新医学
五つの生体自然法則
「精神面から見る病気の原因」の概論
ビェルン　アイブル

精神面から見る病気の原因
リケ・ゲールト・ハマー(Ryke Geerd Hamer)医学博士、神学修士によ
り発見された五つの生体自然法則
療法士と患者のための病気辞典
500以上に及ぶ事例紹介
翻訳：磯部ベッカー幸枝
増訂第7版　2018年　33-１/３出版社　アメリカ合衆国
ビェルン・アイブル（Björn Eybl)
精神面から見る病気の原因
リケ・ゲールト・ハマー医学博士、神学修士により発見された５つの生体自然法則

ISBN 978-1-948909-35-8

Library of Congress Number: 2018900187

「オーストリアでは医師でない私が病気を治すことは許可されていない。だから敢えて言及しておくが、私は人の病気を治したことはない。ＬＮという私の治療方法を施した場合でも人の病気を治したことはない。
病気を治せるのは神と自然、そして患者自身に他ならないのである。」
本書に書かれた内容、助言は基本的にハマー博士の医学的見識と著者の自然医療現場での経験に基づくものである。読者に指標を与えるものではあるが、療法士の診断や治療に替わるものではない。本書で勧めている治療薬、治療法に対し、またそれを用いたために問題が生じた場合、著者はその責任を負わない。
本書の表紙、導入部、辞典部にある人体構造を示す図はウィーンのイラストレーターにより描かれ、ハマー博士が示した由来胚葉による分類に基づき著者が色付けをした。

米国で印刷されています。

精神面から見る
病気の原因

ビェルン　アイブル
（Björn Eybl）

目次

感謝の言葉

新医学という貴重な贈り物を私達にくださったハマー博士に感謝したい。
この発見は今後何世代にもわたって医療関係者に応用され、多くの良き変化をもたらすことだろう。.
知識を教授してくれた友人、教師に感謝する。
三年余りの著作活動を忍耐をもって支えてくれた妻に感謝する。
多くの方々に体験談を語っていただいたが、それらの体験事例がなければ本書の価値は半減することだろう。
法律面ではヴォルフディーター・ディーアシュ博士が父親のように寄り添いサポートしてくださった。彼がいなければ、本書はおそらく出版に至らなかっただろう。
ルプレヒト・フォルツ博士には言語表現の面、また専門的な面での入念な原稿審査をして頂いた。
エンジニアのヴォルフガング・カルヒマイヤー氏には本書の挿絵と心のこもった植字で協力いただいた。
フォールム　www.gnm-forum.eu　のリーダー、アンティエ・シェレット氏には豊富な経験談を話して頂いた。
ベティーナ・マイヤー氏のチームの方々には挿絵に関する助言を頂き、コザー・アンゲロ氏には挿絵の処理で協力頂いた。
磯部ベッカー幸枝氏には本書を日本語に翻訳するという実に先駆的な役割を担っていただいた。

本書の成り立ち

精神と肉体の相互作用について私自身の経験から得た知識を読者の皆様に理解していただきたく思い本書を書いた。七年前に本書が初めて出版されて以来、私の科学的視野は広がり続けている。当初、精神的トラウマとその経過に関するハマー博士の説に私は忠実だった。
第七版である本書ももちろんハマー博士の発見に基づくものである。しかし率直に言うと私は「ハマー博士の説に忠実に従う」という事を徐々に窮屈に感じるようになった。それは私個人に限ったことではなく、同じように感じている者は多い。
私達は前進的に新たな考察をしていきたい。
ここ数年私は精神的トラウマがどのように生ずるのか自問し続けている。そこにはどの様な個人的資質が関わっているのだろうか。どの様な性格がどのような精神的トラウマを招くのだろうか。遺伝的病気の背景は何だろうか。
これらの問いと更に多くの疑問に対する答えが増訂第七版である本書に記されている。
読者の皆様に楽しく読んでいただければ嬉しい。
この場を借りて、本書に公正な価格を付けてくださったIbera出版社に感謝したい。高価な専門書ではなく、誰もが読める本を出したいと思っていたので、値段も手ごろであることを願っていた。
この文献は今後、ずっと我々と共にあり続けることだろう。不安に満ちたこの時代、しかしまた喜ぶべきこの時代に。

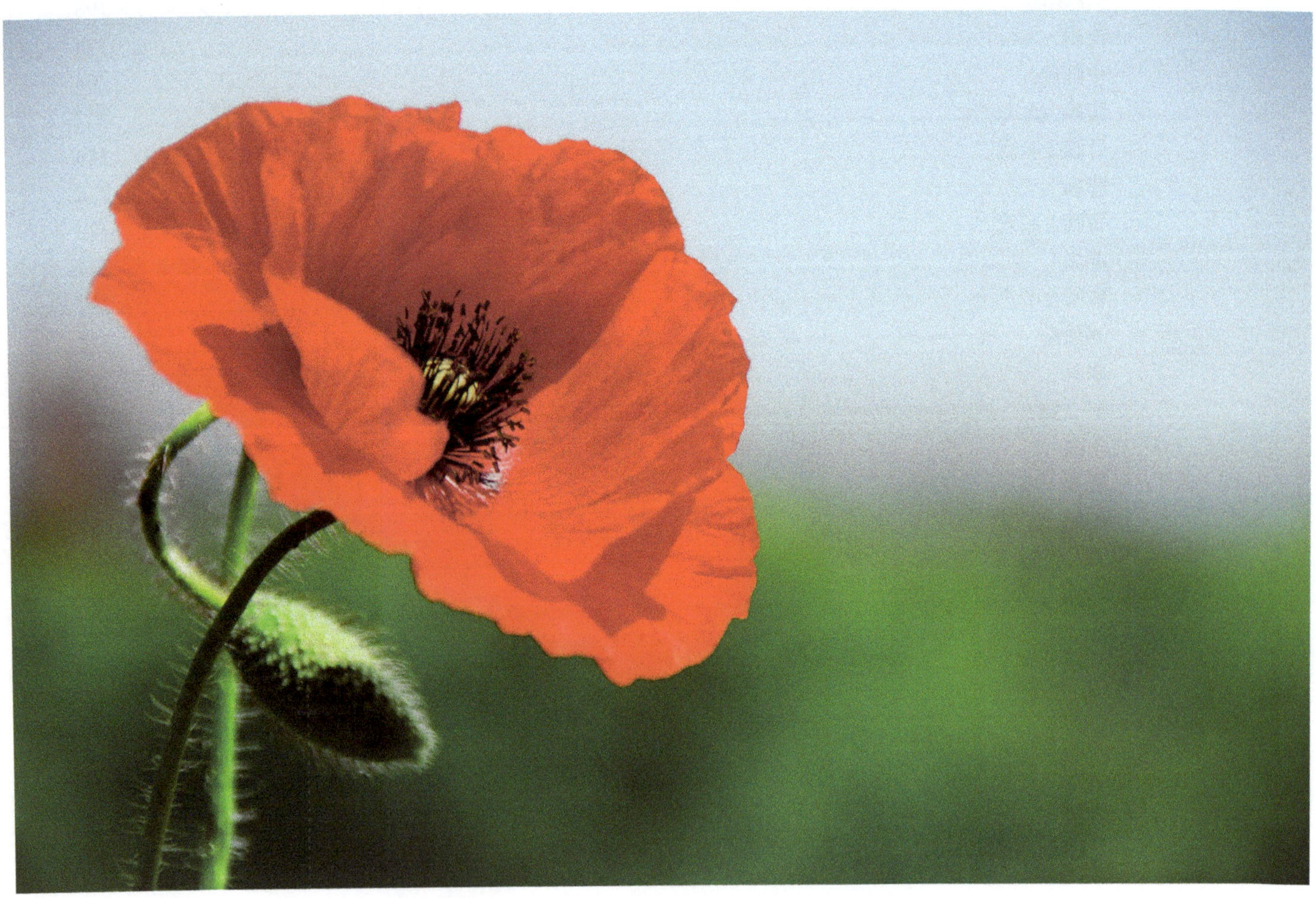

本書は現時点での私の見識を記したものである。まちがっている箇所もあるかもしれないが、その点は許していただきたい。学ぶということは間違うということでもあるのだから。
本書を書くにあたって「できるだけ簡単に、必要な限り正確に」ということをモットーとした。医学の専門でない方はもちろん、医療に携わる方々にも関心を持っていただければ嬉しい。
客観的かつ簡潔な表現の裏に私の熱意情熱が隠されてしまっているが、それは読者の方々が行間に感じ取ってくださることだろう。

古い医学からの離脱

数世代にわたって「病気になったら、健康になるために、その病気に効く薬をもらう」ということに私たちは慣らされてきた。医者に行けば普通は処方箋をもらって出てきた。何かを手に取ることができるのだから、患者にとっては喜ばしいことだ。
これで忌まわしい病気から解放されるという期待。
処方箋をもらうことで私たちは病気の原因は外部にあると信じるようになった。外部にないのであれば回復も外側からは起こり得ない。このように病気に対処する事は楽ではあったが, 実に幼稚で単純なやりかただった。。故障した車を修理に出すように、責任を他に手渡していたのである。専門家なら治してくれるに違いない。そのために彼らは技を学んだのだからと。
なぜ病気になったのか、また健康でいられるのか、自分でわからないだけに責任をだれかに委ねるのは楽だった。
医者も原因が分からない場合でも少なくとも心の支えを与えてくれるシステムがあるし、時として効果のある治療も受けられる。
救急医療の功績は目覚ましいものである。そのため医療機関の他の分野においてもちゃんと対応されているような感じを受けるようになってしまった。
今世紀にかけて西洋医学の同業組合は、偶然の賜物である成功を自分たちの手柄とすることを学んできた。
私は子供のころ天然痘などの感染症がイェナー、コッホ、パストアなどの偉大な医学者により絶滅されると聞いて彼らに畏敬の念を抱いたものである。
その当時、私は歴史書を読む場合にそれが勝者によって書かれたものか、敗者によって書かれたものかを意識しながら読まなければならない、ということを知らなかった。
記録されている歴史というものは政治的利害関係により事実をゆがめられて書かれたものであるということも知らなかった。
真実の歴史はいつもマモンの祭壇の捧げものとなってしまうということを私は知らなかった。
キリスト教と医療は長い間同じ道をたどってきた。そして人々を自分たちの味方につけるという共通の願いを抱いてきた。人々の幸福の為に?いや、自分たちの幸福のためにだ。
盲目の人はおとなしく誰かに従うものだ。
キリスト教が広がる前、ヨーロッパの民族も輪廻転生ということを信じていた。しかし、教会の高位聖職者はこの古来からの知恵を抹消し、天国と地獄という信仰がそれに代わるものとなった。
人々を何百年も支配下に置くために、永遠の呪いに対する恐怖を植え付けることは実に効果があった。
教会の高位聖職者にとって、また医師にとって人々を無知とみなし、自分たちの考えが正しいかのようにふるまうことは重要なことだった。そのためにエリート言葉のラテン語は最適だった。教養のない人々には理解できない、そのため彼らから批判を受けることもない。
例えば uveniler ideopathischer Arthritis というようなラテン語を使うより、関節炎というほうが誠実ではないだろうか。
誠実ではあるが、でももし患者がその関節炎の原因は何かと聞いてきたら何と答えればいいのだろう。分からないと白状するのか。
処方する化学物質についてはどう言いくるめればいいんだろう。どうしてそんなものを飲まなければならないのかと、患者が聞きはしないだろうか。どうして関節が炎症を起こしているのか、自分にも全く分かっていないのに。
uveniler ideopathischer Arthritis“ とラテン語でいえば楽だ。もし何か聞かれたら自己免疫疾患だと言っておけばいい。それでも患者が納得しなければ、細胞内皮系の免疫複合体病のせいだと説明すればいい。
実際の生物学的関連性が分かれば訳の分からない専門用語でごまかす必要もないし、患者としてそのような説明に我慢する必要

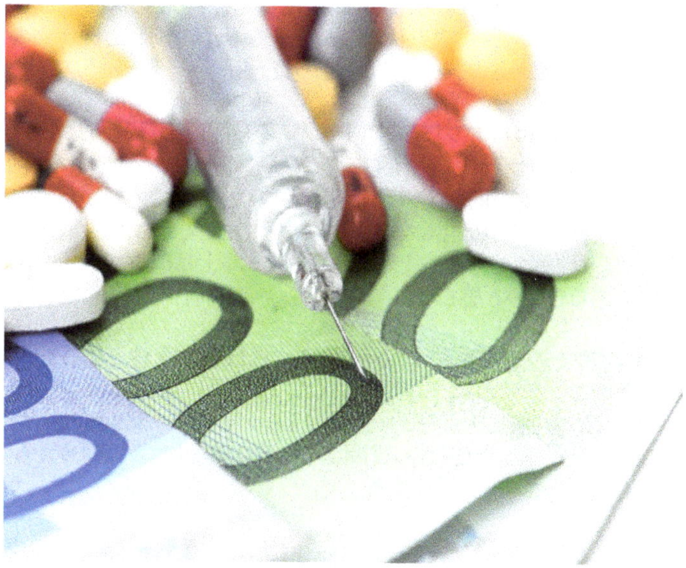

もない。
もう意味不明は言葉で、包み隠しする必要はない。かえって邪魔になる。患者は自分の病気の経過を正確に知るべきなのだから。
その一方で、私達は自分が健康であること、また病気であることに対して、たとえ結果はどうあれ、自分自身で責任を持つという心構えが必要だ。

新医学

五つの生体自然法則の基礎は1981年にハマー博士により発見された。
長い間、何百万人もの人が必要もない抗がん剤治療、放射線治療を受け命を落としてしまった。それに比べるとこの新しい医学の歴史はまだ浅い。
私たちは今、新しい医療時代の黎明期に立っている。
今後数年で医学は根本から変わることだろう。。五つの生体自然法則を鍵として、真のパラダイムシフト(今までの常識が根本から覆されること)の時代、そして新しい医学的認識が潮流のように押し寄せてくる時代を経験するだろう。
ハマー博士によるゲルマン医学と西洋医学は今のところ真っ向か

ら対立しているかに見える。
自然医療も五つの生体自然法則とは相いれないところがある。
西洋医学と自然医療が新医学と一つとなるための道のりは困難に満ちている。しかし医学が病める人々の幸福のため完全なものとなるためには避けて通れない道のりである。
本書では西洋医学、また自然医学の貴重な部分を新医学に取り入れることを試みている。逆に新医学が西洋医学、自然医療に統合するということは客観的に見て不可能に思われる。

私がゲルマン医学を知ったきっかけ

ゲルマン医学は当時、新医学と呼ばれていたが、私は今日またこの呼び名を使いたい。この新医学のことを私が初めて聞いたのは1995年に報道された「オリヴィア事件」を通してだった。そのニュースを聞いた多くの人が思ったように私も「なんということだ、かわいそうな子！」とそのニュースを聞いて思った。その子の両親と医者がやってることは絶対まちがっていると思った。

オリヴィア事件の後も、ハマー博士のことをしばしば聞くようになった。よくあるネガティブな報道はもちろん、時としてとてもポジティブな内容をアウトサイダー的なメディアが伝えていた。そしていつの日か私は新医学というものを詳しく知りたくなりその論文を購入した。内容はさっぱり理解できなかったものの、ハマー博士は誠実で良心的な人物であるらしいと感じた。

そして再度その論文を読んだ時、始めて私はその真意を悟った。その後そのことが私の頭から離れなくなった。勉強会や講習会、セミナーなどに参加し、テュービンゲン、ウィーンでのデモにも参加した。私はセミナーなどでたくさん質問することで知られていた。今でも私は依然としてよく質問をする。

嬉しいことに質問に対する答えはいつも私のマッサージ師、自然療法士としての経験と一致するのである。実践の場においてこの理論が実証され、自分自身の体で病気を通して実証されたため、私にとってこの医学はとても貴重なものとなった。
あのオリヴィア事件から15年たった今、あの時浅はかな判断をしてしまったことを恥ずかしく思う。私はマスメディアに対する信頼はもうすっかり失ってしまった。マスメディアというものは大衆に情報を与えるのではなく、特定の人達の願望に大衆の意識を向けるものであるということに気づいた。

新医学の発見者

リケ・ゲールト・ハマー医学博士、神学修士は1935年に生まれた。
医学、物理学、神学を大学で学び1972年に内科医となった。
テュービンゲン大学病院、ハイデルベルク大学病院の内科に勤務し多くのがん患者を診てきた。
彼は発見、発明の才に富む人であり、若いころ既にその才能を発揮していた。ハマー・スカルペルと呼ばれる、血を出すことなく形成手術を施すことができる特別なナイフ、骨用の特別な鋸、その他多くの発明をした。

それらの発明の特許をとり、その収入で経済的に自立し医師であった夫人と四人の子供たちとナポリに住み開業する予定だった。
そこで貧しい人々の為に診療所を開き、無報酬で働く予定だった。
しかし1978年、運命の打撃がその計画を踏みつぶしてしまった。
長男ディルクがコルシカを航海していた時の事、酒に酔った王子エマヌエル・フォン・サヴォイェンが放った銃弾が当たり、苦しみの末、父親の腕に抱かれて息を引き取った。その三か月後、ハマー博士に精巣腫瘍が発症した。それまで彼は健康であったのに突如、癌になってしまったのである。
彼はその病気が息子を失ったことと関係があるのではないかと思うようになった。病気が回復すると彼はその関係性を突き止めてみようと決心した。

彼はミュンヘン癌クリニックの患者に「病気になる前に何らかのショックを経験しなかったか」尋ねたところ、彼の推測は当たっていた。例外なくすべての患者が痛烈なショックを経験したと話してくれたのだ。こうして彼の研究が始まったのである。彼は同僚にこの驚くべき精神と病気の関連性について話し、それが学術的に討論されることを期待していた。
しかし討論されたのは僅かな期間だった。彼は院長から「病院を辞

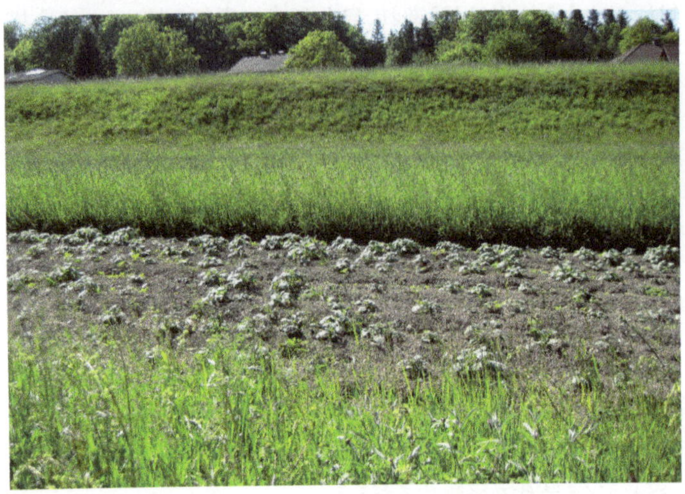

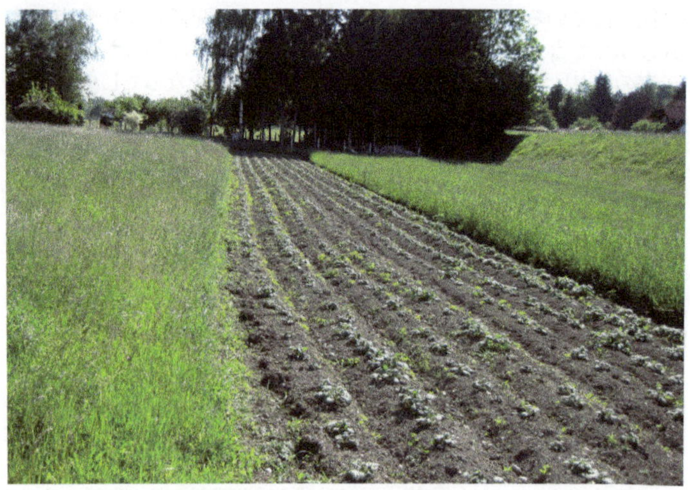

視点を変えると秩序が見えてくることがある。この二つの写真は同じジャガイモ畑である。ハマー博士は健康と病気に秩序を見出した。精神、脳、肉体という方向に視点を定めたからである。

めるか、彼の主張を否定するか」の選択を迫られたのである。ハマー博士はそこで我を折るような性分ではなかったし、今もその性格は変わらない。
彼は更に研究を進める決心をし、ミュンヘンのクリニックを辞め、第一の自然法則「癌の鉄則」を体系化した。
この発見がなされるまでのハマー博士の経歴は輝かしいものだった。将来有望なドイツの若い医師、内科医であり特許権所有者でもあった。
精神と病気の関連性を発見したために事態は一変した。1986年には医師免許を剥奪された。その理由は「癌の鉄則を否定しないこと、西洋医学に帰依しないこと」だった。さらには二度の拘留、三度に及ぶ殺人未遂に遭い、さらに多くの困難に遭遇した。[1]

ハマー博士が彼の見識を論文として再度テュービンゲン大学に提出し検査を要請し、再度却下された時に、弁護士が彼の耳にこうつぶやいた。「彼らは密室で数百回も検査をし、毎回すべてが間違いないと確認した。もし一度だけ間違いが確認できていたら彼らはその翌日に博士をテュービンゲンの公的検査に呼び出していたことだろう」と。[2][3]

2017年7月2日、ハマー博士は移住先のノルウェーで他界した。博士の願い通り遺体はドイツのエアランゲンに埋葬された。この地で博士は夫人と出会い幸福な時を過ごしたのである。

何故「ゲルマン」なのか

ハマー博士は2004年まで彼の発見を「新医学」と呼んでいた。何故呼び方を変えたのかについてハマー博士はこう語っている。「私が新医学をゲルマン医学と呼び方を変えた理由は一つだ。代替医療の療法で新医学と名のついているものが15ほどもある。それでは名前が守られない。

それで新しい名前を考えなければならなかった。この医学が偉大な詩人、思想家、音楽家、発明家、発見家を産んだゲルマニアで生まれたことからゲルマン医学と名付けた。またゲルマン語はほとんどすべてのヨーロッパ言語の母であることからこの名前を選んだ。それ以来、私はセクトと言われるばかりでなく、反ユダヤ主義者のレッテルを貼られるようになった。[3]

私の将来へのヴィジョン

私達、新医学、別名ゲルマン医学に従事する者はお互いに尊敬と尊重の念をもって向き合う。単に仲間内だけではなく、西洋医学や他の医学的指針を持つ医療関係者とも尊敬の念をもって向かい合う。
私達は狂信や教条主義に捕らわれることなく、感謝と愛をもってお互いに学び、自分は他の誰よりもよく知っているというような者は私達の中には一人としていない。
私達は人々、患者を個人としての成長の途上にある精神的存在としてとらえている。
人間が一人一人違うように、病気の治り方も個人個人違うと私たちは見ている。
西洋医学のよいところは新医学に採り入れられる。
私達は新医学を万能医療とは見ていない。更にファミリーシステム、微細物質、スピリチュアリティーなどにも視野を広めていきたい。
西洋医学は物質主義を克服し、新医学は偏狭な生体力学的な考え方を克服し、スピリチュアルなものを求める人たちは書物の中に求めることから、より実生活の中で高度な認識に至るようになるであろう。

五つの生体自然法則

この法則はほとんどすべての病気の原因と経過を説明するものであるが、けが(例えば事故による)、中毒(フッ素、水銀などによる)、欠乏症(コカ・コーラ、マクドナルド食品などによる)などは対象外である。

第一の生体自然法則

トラウマ[4]

第一の自然法則は、病気の原因は耐えられないトラウマ的経験にあるということである。

<u>第一則:</u>合理的生体特別プログラム(SBS:Sinnvolle biologische Sonderprogramm)はいつもトラウマを受けること、つまり突発的かつ激しいトラウマを生体が孤独な状態で[5]経験することから始まり、精神、脳、器官のレベルで同時に作動する。

<u>第二則:</u>トラウマを受けている瞬間、その打撃が合理的生体特別プログラム(SBS)の脳における位置、ハマー病巣(HH:Hamerschen Herd)と呼ばれるものの脳における位置、そして器官における癌または癌に類似するものの位置を決める。

<u>第三則:</u>合理的生体特別プログラムは、トラウマを受けるところから始まり、打撃がほぐされ回復期のピークで回復の山場があり、普通の状態に戻っていくという経過をたどるが、これは精神、脳、器官のレベルで同時に進行する。

上記に特別プログラムは「突発的かつ激しい」トラウマにより作動するとあるが、私の経験からすると必ずしもそうではない。長期にわたり心に重荷を負っていたり、心配事をしていたり、日々貧困に悩まされていたりする場合も、それが時間とともに蓄積しトラウマとなるのである。よく使われる慣用句にこんなものがある。「彼は遂に樽を溢れさせてしまった」(長い間無理ををして病気になった場合などに)「そのことでずっと心が重い」 「もうこれ以上無理だ!」「そのことがずっと心の重荷だ」

1 ハマー博士の著書「Einer gegen Alle」、参考文献目録参照

2 ゲルマン新医学、要約版Amid dl Dirk出版社ISBN: 978−84−96127−31 38ページ

3 ハマー博士による「Präsentation der Neue Medizin」2ページ 参考文献目録参照

4 「孤独な状態で」とは、その瞬間だれにも頼れず一人であるということ。

5 ハマー博士著「Germanische Neue Medizin® Kurzinformation(ゲルマン新医学ガイド)、Amici di Dirk 出版、2008年、ISBN: 978-84-96127-31-9」9ページ参照

分かりやすく言うと、耐え難い出来事、または状況を経験することから病気は生じ、精神、脳、器官のレベルに反映されるのである。
ちょっとした不和はちょっとした病気をもたらし、大きなショックは大きな病気をもたらす。

ちょっとした動揺の例:スズメバチがシャツの中に入り、ぎょっとする。この場合ショックは小さいが、上記の生体の受ける打撃のすべての項目に当てはまっている。予期していない、突発的で、孤独なショックである。数秒後にスズメバチはまた飛んで行った。この場合、ストレス(打撃を受けた時間)が短かったために、目に見える病気にはならない。ここでも生体特別プログラムは始動するが、体が感じる時間は短い。(専門用語で、トラウマ量が少ない)　大変な出来事とは違い、このようなちょっとしたショックは私達は日ごろよく経験する。本書に書かれているのは、病気にまで至る大変なショックに関してである。大きなトラウマの例:暴力をふるわれる。強姦される。母親が子供を失う。大切な職場を失う。

生体の受ける打撃は理性を跳び越す、つまり打撃を受けているときに理性、論理は役に立たない。ただ感情、感覚だけである。この瞬間に生体特別プログラムは始動し、生体にとって可能な限り最善に非常事態を制しようと働く。このショックにより、脳と体は普通モードから特別モードに切り替えられる。
心理学はこのような関連性を「解離」という言葉で説明している。耐えがたい出来事(トラウマ)を経験することにより、意識の一部が解離し、打撃を受けた記憶を失い、知覚に障害が生じ、最終的に病気になる。

こんな風にイメージするとわかりやすい。:　意識の一部が分離し、その場で、その時に凍る。そして「救済」を待つ。当事者は凍った部分を取り戻すように、つまり再度統合(打撃がほぐれる)しようとする。そして彼はまた元通り完全になる。

時期

トラウマを受けるのが幼い時期であればあるほど、深く刻み込まれ、私達の性格、人格の形成にも関わり、なかなか解きほぐされない。精神的に成熟すればするほど、大抵は打撃にうまく対処出来るようになり、早く解きほぐすことが出来るようになる。

合理的生体特別プログラムの概念

これ以降は、病気とは言わず、生体特別プログラムということにす

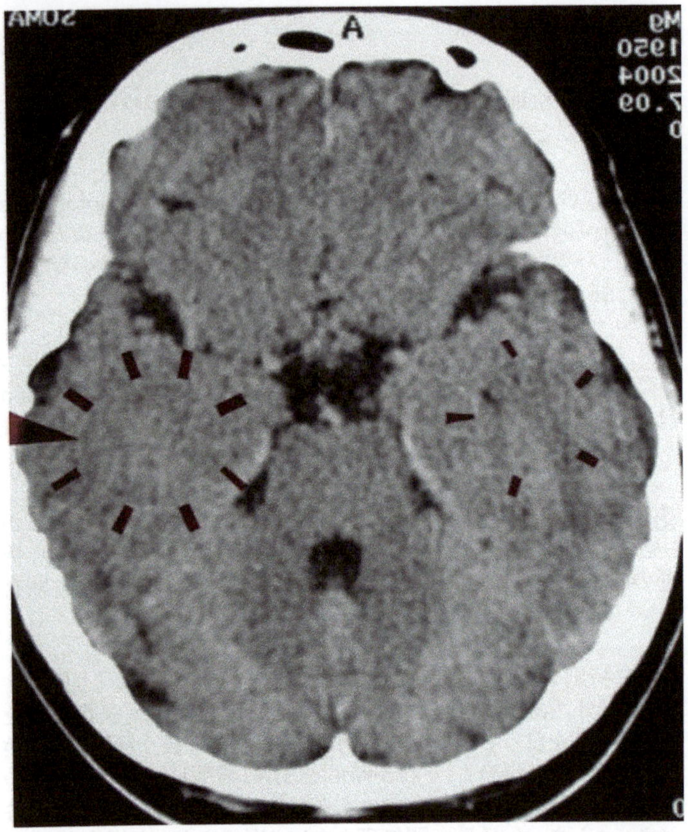

内耳へのリレー部に見られる、輪郭のはっきりとした(活性状態の)二つのハマー病巣。このようなハマー病巣が見られる場合、患者は聞くことによる打撃に苦しんでいて、まだ乗り越えていない状態にある。「私が聞いたことが真実であるはずがない!」
このようなハマー病巣は「心の指紋」ということもできる。これらは精神が脳を通してすべての器官をを司っていることの、生きた証明である。

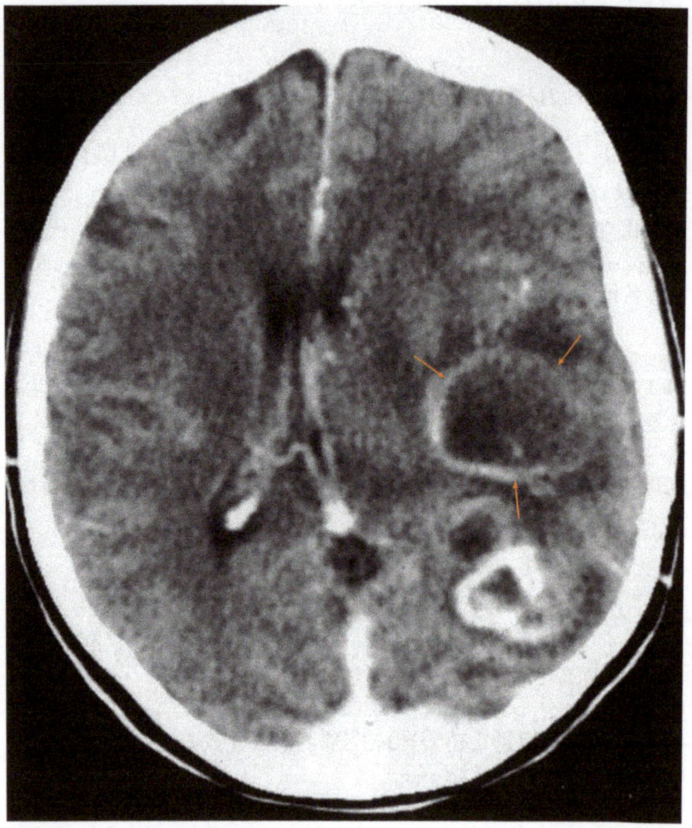

矢印が示しているのは治癒が活発に進行しているときのハマー病巣である。(造影剤を用いた脳部コンピュータ断層撮影)
はっきりとした円の輪郭は見えなくなっているが、その代わりに、脳内の液体がたまった大きな黒い部分が見え、明るい色の結合組織がその周りを囲んでいる。この患者の場合冠状動脈へのリレー部にあたり、勢力範囲に関わるトラウマが解消された状態を意味する。
このように治癒が進行中のハマー病巣を西洋医学ではよく脳腫瘍という診断を下す。この患者の場合 膠芽腫 (かなり悪性)と診断される。

る。何故なら、「病気」というと、体が「何か正常じゃない」「機能しない」「使い古された」「壊れた」というような意味になる(既存の医学での見方)。
五つの生体特別プログラムを理解することによって、体の中のすべてに秩序があり、意味があるということが分かる。かつて私達が病気と呼んでいたものは、実は生体の非常事態から発する意味のある結果であり、生き延びるための自然の方策の一部なのである。かつて、あれこれ「機能しない」と思っていた時、体の働き方、自然の関連性をただ理解していなかっただけなのである。

一つ一つの組織、器官は平穏な状態にあるときには標準的に機能する「普通プログラム」を有し、異常事態、生体の非常事態にあるときには特別プログラムを有する。

自動車技術に例えてみる

四輪駆動(合理的生体特別プログラムに例えられる)に切り替えの効く車は、例えば雪で滑りやすい山道を走るとき(非常事態)に都合がいい。明らかにいい機能だ。四輪駆動で冬の山坂を上りきって、そのためにガソリンを半リットル多く消費してしまった(非常事態に続く病気)と言って嘆く人がいるとしたら、愚かな人だけだろう。四輪駆動は非常事態を乗り越えるための合理的自動車特別プログラムである。もしこの四輪駆動の意味が分からなければ、取り外してしまうことだろう。　時間的に見て「生体特別プログラム」と「病気」には違いがある。生体特別プログラムはトラウマ、ショックを受けるときに始まり、回復期が終わるまで続く。
しかし、ほとんどの「病気」の症状は回復期にのみ見られる。(第二の自然法則参照)

生体が受けるトラウマとは

ハマー博士にとって息子が殺されたということは彼の人生で最も悲惨な出来事だった。しかし同時に五つの生体自然法則を発見した時でもあった。
合理的生体特別プログラムはショッキングな出来事、生体が打撃を受けると始動する。その瞬間に精神、脳、器官に変化が起きる。

精神：

考えが頭から離れない。－　執拗に一つのことが頭を巡る。心のトラウマである。他のことは何も考えられない。夜もその思いから逃れることはできない。

脳：

輪郭がはっきりとしたハマーの病巣が脳の部分にできる。(前ページ左の写真)

器官：

細胞増殖(腫瘍)または細胞減少(組織減退、、潰瘍、壊死)、また機能亢進、機能低下。(第三の自然法則参照)

ハマーの病巣とは

トラウマを受けると、その打撃の内容に相当する脳の部分に円形が見られるようになる。これがハマー病巣である。こらは球形の、圧縮された脳組織である。脳部コンピュータ断層撮影で見ると円盤のように見える。ハマー博士の同僚がこれを嘲笑するように「奇妙なハマー病巣」と名付けた。それがハマー病巣という名前として残るようになった。ハマー病巣が見られる脳の位置は、その人がどのような精神的打撃を受けたのか、またそれがどの器官に影響を与えるのかを示すものである。また、ハマー病巣がどのように見えるかにより、病気の段階が分かる。ハマー病巣の輪郭がはっきりしている状態のとき、患者は精神的トラウマをまだ乗り越えていない状態にある。活性状態のハマー病巣である。それに対し、ハマー病巣の輪郭がぼやけて見えるとき、精神的トラウマは既にほぐされている。つまり患者はトラウマを乗り越えて、回復しつつある。

慣用表現

慣用表現を見てみても、精神と肉体が関係しているということは、疑う余地がない。
「死ぬほどびっくりした」(驚愕恐怖のトラウマ-咽喉)
「恐怖で体が硬直した」」(動作のトラウマ)
「彼は毒と胆汁を吐き出した」(勢力範囲を犯された怒りのトラウマ-胆管)
「それを飲み込むことができなかった」(塊のトラウマ-喉)
「そのことが胃にもたれている」(塊のトラウマ-胃)
「手が縛られている」(抵抗できない無力感のトラウマ-甲状腺導管)
「関係が引き裂かれた」(別離のトラウマ-表皮)
「もう耐えられない」(自己価値のトラウマ)-腰、大腿骨頸部)
「奴が俺の首に座っている」(奴が俺を酷く悩ましていいる)(恐怖-網膜、硝子体)
「面目を失った」(別離のトラウマ)-三叉神経

どう感じ取るか

大切なのは何が起きたかではなく患者がどう感じるかである。傍から見て別に害がないように見えることでも、人の弱点に深い傷を負わせてしまうこともある。逆に、深刻な運命の打撃を受けても、問題なく乗り越え、外から見ると大したトラウマでなかったように見えることもある。
個々人の精神構造、弱点、性格によるのである。＞ 遠隔診断には要注意。

人により感じ方が異なることを示す例

ある男性が、妻が交通事故で亡くなったという知らせを受ける。
- 大抵の場合、このような立場に置かれる男性は 喪失のトラウマを受け、陰嚢に合理的生体特別プログラムが始動することだろう。しかし、全く違う感じ方をする場合もある。
- 拒絶のトラウマ。もし男性が妻がなくなったという事実を受け入れようとせず「妻が死んだなんて、そんなはずはない！」と拒絶する場合。＞膵臓-ベーター ・ ランゲルハンス島(膵頭) に合理的生体特別プログラム。(＝糖尿病)
- 自己価値の核心を喪失したトラウマ。もし男性が持っている自信が、妻の存在があってこその自信であるとする。-「妻が居なければ僕には何の価値もない」と思う場合 ＞ 腰椎に合理的生体特別プログラム。(＝回復段階における腰痛)
- 勢力範囲を喪失したトラウマ。男性が妻を自分の勢力範囲の一部とみなしていた場合 ー なわばりを守る雄鹿とその雌鹿のような関係の場合 ＞ 冠動脈に合理的生体特別プログラム。(＝狭心症)
- 正面からの恐怖のトラウマ。もし彼が妻がトラックにひかれる場面を目の前に見たら ＞ 咽頭弓 に合理的生体特別プログラム(＝ 回復段階における非ホジキンリンパ腫 または 鰓性嚢胞)
- もし男性が妻をもう愛していなかった場合、トラウマは少なく、目に見えるほどの合理的生体特別プログラムは起動しない。

右利きと左利きを生体学的にみる

既に最初の細胞分裂の時点で、その個体が右利きであるか、左利きであるか決定される。一卵性双子では、例外なく一人が右利きで、もう一人は左利きである。

右利きか、左利きかを確認することは重要なことである。なぜなら、そこに男性にも女性にも同様に通用する簡単な法則があるからだ。

右利きの人にとって、体の左半分は母親、あるいは子供に関わり、自分の母親、自分の子供、または母親、子供に相当するような人または動物と関係がある。

右利きの人の体の右側はパートナーと関係がある。（伴侶、ビジネスパートナー、友人、敵、パートナー的ペット、同僚、隣人、親戚、その他すべて）左利きの人の場合、右利きの人と全く逆である。

右利きの人の腰の右側が痛む場合、原因はパートナーとの関係におけるトラウマである。（腰は何か耐え難いこととのトラウマと関わっている。）

左利きの人の右の膝に問題がある場合、母親あるいは子供に関する自己価値のトラウマがあったものと思われる。（膝には運動能力欠如の自己価値のトラウマが影響する。この場合は、母親または子供に関わる運動能力欠如の自己価値のトラウマである。

右利きの人の体の左側に発疹が出る場合、母親あるいは子供と関係がある。（表皮-母親あるいは子供との別離のトラウマ）

あるトラウマが原因となり、体の両側に同時に特別プログラムが始動する場合もある。例えば両膝が痛いとか体全体に発疹が出るという場合である。この場合、パートナー、母親、子供に関係するか、あるいは母親、子供、パートナーのように思っている人と関係している。（例えば介護を必要とする父親は娘の目から見ると子供のようでもある。）

自分の領域に関わるトラウマから起きる特別プログラム（例えば、冠状動脈、気管支、胃粘膜）では利き手がどちらであるかは特に重要である。右利きであるか左利きであるかによって、トラウマが大脳のどちらの半球に打ち込まれるのか、またどの器官が特別プログラムに反応するのかが決まる。

ただ脳幹における特別プログラム、塊のトラウマ（黄色グループ：中耳、腸、肝臓基礎組織、その他）に関しては、利き手がどちらであるかは、意味をなさない。（14ページ参照）

利き手がどちらかを手をたたいてテスト

腕を胴体から離した状態で患者に手をたたいてもらい、利き手がどちらかをテストする。主体的に動く方の手が利き手である。はっきりしない場合は、早く打ってもらったり、ゆっくり打ってもらったりする。打つときに右手が左手に向かって動く場合、右利きである。大抵は主体的に動く手が上に来る。しかし、下の手を上にの手に向けて打つ人もいるので、注意が必要だ。だから、どちらの手が主体的に動いているかを見る必要がある。手を打ってテストしてもはっきりしない場合はほかにも二つほど別のテスト方法がある。

一つは「赤ちゃんテスト」である。このテストには赤ちゃんが必要であるが、それに代わるものとしてバスタオルを丸めたものやクッションなどを使ってもいい。患者に立ってもらい、赤ちゃん（クッション）を胸に抱いてもらう。赤ちゃん（クッション）を患者に渡すとき、どちらにも傾いていない状態（垂直）でわたし、患者が赤ちゃんの頭を胸の左側にして抱くか、右側にして抱くかを見る。頭が胸の左側に来る場合、患者は右利きであり、右側に来る場合は左利きである。

ビンでテスト：ふたをねじって開け閉めするビンを患者に渡し、開けるように頼む。普通は利き手でふたをねじる。普通右利きの人は右手でふたをねじり、左手でビンを抑える。

しかし打楽器演奏する人、体が麻痺している人、腕にけがをしている人に関しては結果が正しいとは限らないので、注意が必要だ。

本来左利きであった人が右利きに矯正された場合、それをまた逆矯正をすることでいろいろな体の不調を劇的に改善することができる。Maria Neumann（マリナ・ノイマン）著「Natürlich mit links」を参照してほしい。

局部的トラウマ-利き手がどちらかは関係ない

症状の出る体の部分がいつも、母親、子供と、またパートナーと関係しているとは限らない。例えば、右利きの人が右の頬を殴られ、右の鶏に基底細胞癌が発症した。この場合、母親、子供、パートナーとは関係なく、ただ単に不快な皮膚の接触が原因している。局部のトラウマに関しては、利き手がどちらであるかは関係ない。

局部のトラウマは、どこにでも受けうるが、表皮、真皮、結合組織，関節、筋肉、血管、リンパ管、腹膜、胸膜に受ける場合が多い。

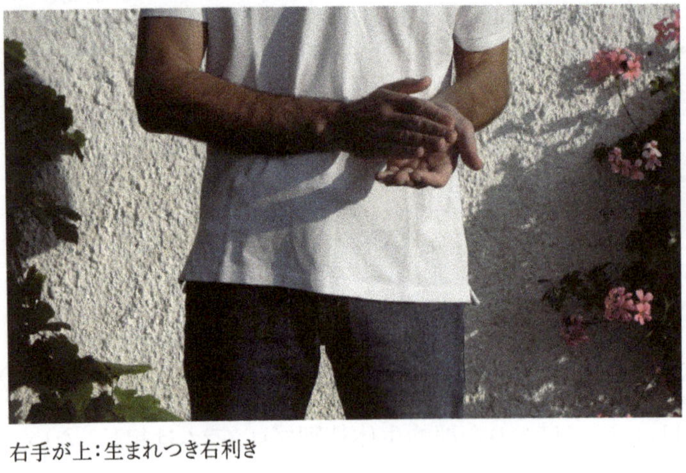

右手が上：生まれつき右利き

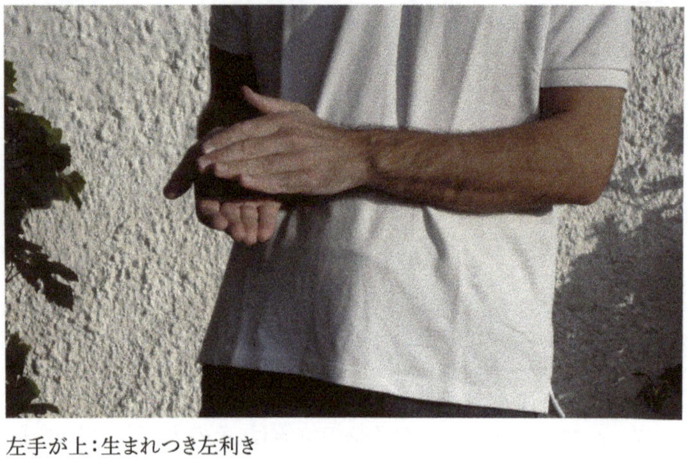

左手が上：生まれつき左利き

第二の生体自然法則 トラウマが解消に至ると、合理的生体特別プログラムは全て二段階になる、という法則 6

無意識に働く神経系は交感神経（活動の神経）と副交感神経（休息の神経）からなっている。交感神経は私たちが目覚めているときの機能（活動、仕事、スポーツ）を司り、副交感神経は私たちが休息しているとき（睡眠、くつろぎ）の機能を司っている。普通の状態、つまり健康で気分よく過ごしているとき、交感神経と副交感神経は調子よく交替しあう。（＝正常血圧、安定した昼と夜のリズム）ところがあるトラウマを受けると、精神、脳、体は継続的ストレス（継続的交感神経緊張状態）に自動的に切り替えられ、交感神経が全ての指令を一手に引き受けるようになるということをハマー博士は発見した。

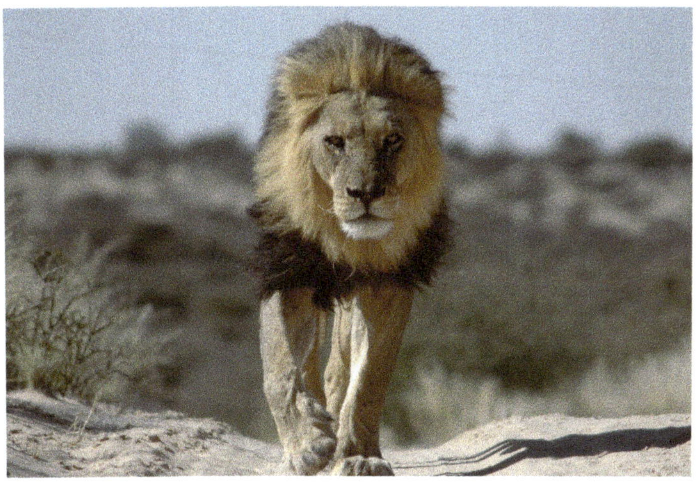

原野でこのライオンが近づいてくるとする。そのような瞬間、交感神経緊張状態にある。

トラウマが活性状態の段階

このようなストレスの段階を私たちは「トラウマが活性状態の段階」あるいは簡単に「活性段階」と呼んでいる。

特徴：緊張状態、受けたトラウマのことで考えが頭の中を巡り離れない。（＝強迫観念）、輪郭がはっきりしたハマー病巣がトラウマ内容に相応する脳の一部に見られる。手が冷たい。血管が狭くなることにより血圧が上がる。呼吸、心臓の鼓動が早まる。夜も興奮して眠れない。食欲がない。＞体重が減る。回復期における胃炎、狭心症などの「冷たい病気」。

回復段階

トラウマを受けた人がそのトラウマを解消できるようになると（トラウマ解消）トラウマ活性段階は終わり、回復の段階に入る。

副交感神経が支配するようになる。＞事態は一変するのである。

継続的なストレスを受けていた場合、継続的な疲れを感じるようになる。（副交感神経優位状態）

特徴：緊張がほぐれる。一つの考えが頭から離れない状態が終わる。安堵感。手が暖かい。血液循環が悪い。血圧が低い。作業能率が悪い。特に日中とても眠りたくなり、疲れる。食欲が旺盛であ。＞体重が増える。頭が痛い。熱が出る。脳に見られるハマー病巣の輪郭が、水がたまることにより、ぼやける。

回復の段階おいては西洋医学でいう病気、感染症や他の「熱い病気」が多く見られる。

回復段階の初めに脳の一部、器官に水がたまる（水腫）が、これは患者にとってはかなり辛い（痛む）場合がある。

患者がトラウマを解消することができない場合、徐々に弱まり、衰弱しきって死んでしまう（悪液質）。しかし、そこまで行くことはほとんどない。なぜなら、本能的に私たちはそのようなトラウマを意識から排除するか、何とか折り合うようになるからである。（＝トラウマ逓減。21ページ参照）

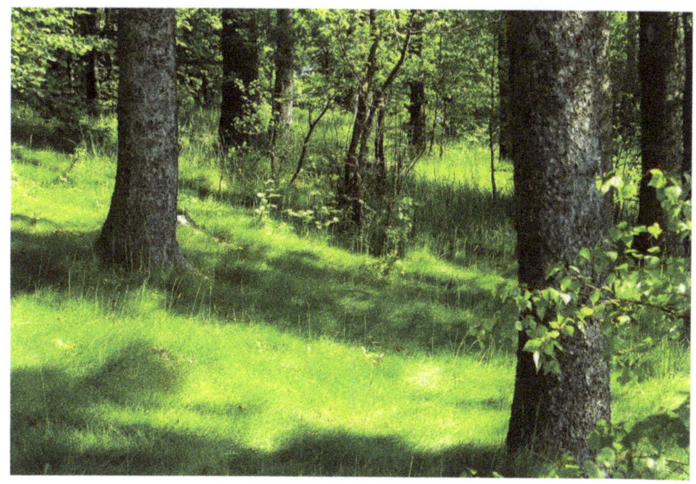

森の中の調和と静寂はストレス解消を促す＝副交感神経優位状態、もしくはワゴトニー

回復期の山場（悪寒の時期、「寒く感じる時期」）

回復期の中ごろに回復山場（悪寒の時期）という決定的時期がある。この交感神経が優位な状態のとがった部分（数分から、三日ぐらいまで続く）、この時に重病から逃れるかどうか、決定される。この危機的な状況の時が、合理的生体特別プログラムにおける山場である。回復山場として起こる症状でもっともよく知られているのは心筋梗塞（心臓における合理的生体特別プログラム）、癲癇の発作（骨格筋における合理的生体特別プログラム）である。

時としてこの「寒く感じる時期」に再度、回復山場に見舞われることがある。この回復山場を以て、正常な状態に向けて方向が一転する。脳、器官において、回復期の前半にたまった水が絞り出される。そのため、回復期の後半、正常な状態へ向かうこの時期は排尿量が多い事で、特徴づけられる。

それに伴って、急速に症状が快方に向かう。

合理的生体特別プログラム）においては、いつも回復期に山場がある。大したことのない病気、例えば鼻水の場合、回復期山場はくしゃみであり、喉頭炎の場合、回復期山場は咳である。

合理的生体特別プログラムに二段階あるということを知っていると、病気に秩序を見ることが出来るようになる。最初の段階ではトラウマがまだアクティブだが、気付かれない場合が多い。なぜならこの段階で苦痛を伴う合理的生体特別プログラムはほんのわずかだからである。二段階目の回復段階に至って初めて「病気」と診断され、治療が施されるのだが、この「病気」というのは実は回復の兆候なのである。

6　ハマー博士著「Germanische Neue Medizin® Kurzinformation（ゲルマン新医学ガイド）、Amici di Dirk 出版、2008年、ISBN: 978-84-96127-31-9」14, 15ページ参照

トラウマが解消に至ると、病気は下図のような経過をたどる－最も重要な図解 [8]

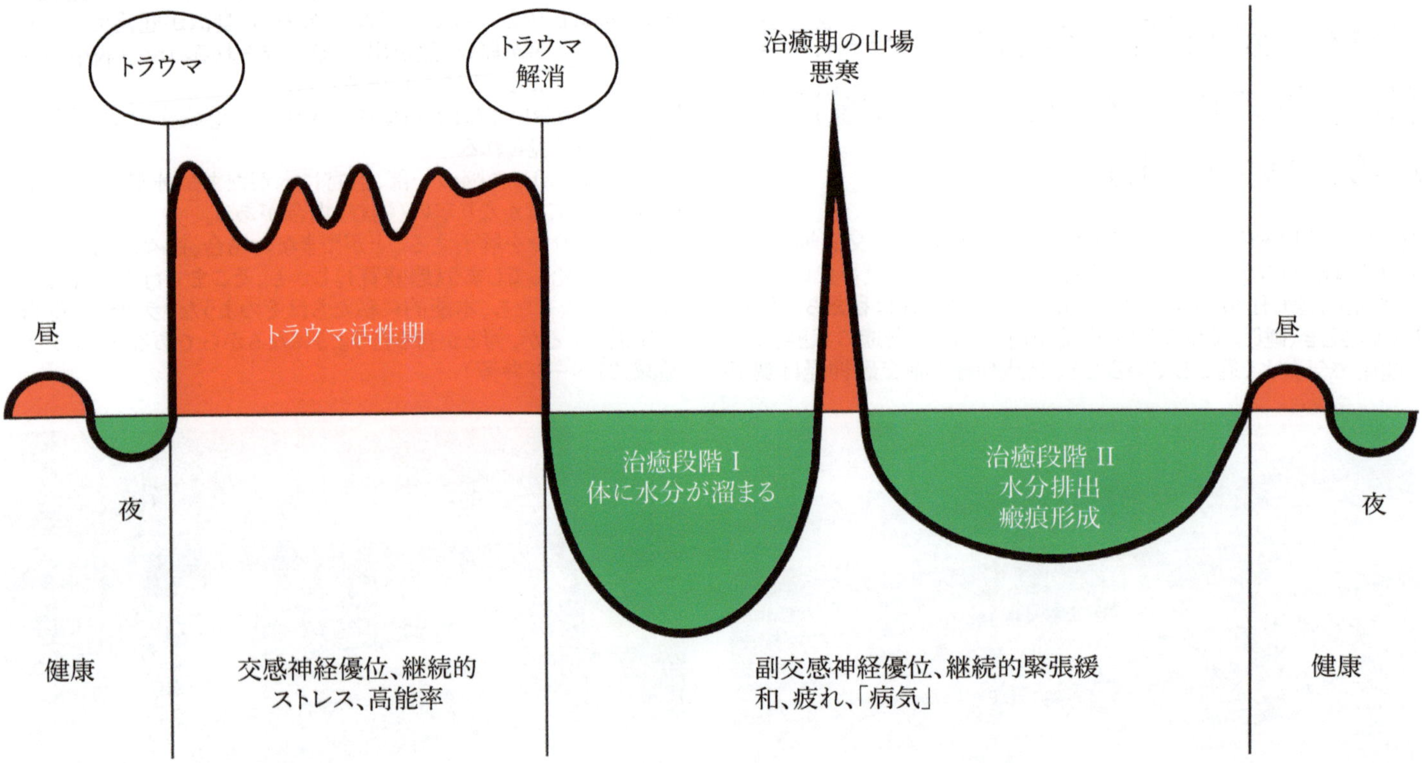

<?> ハマー博士著「 Neue Medizin® – Kurzinformation」14ページ参照

第三の生体自然法則：個体発生論に基づく自然合理的生体特別プログラム のシステム[7]

この法則により、体内で起こるすべての事象は個体発生論的、発生学的に理解、説明が可能である。人間と動物の全ての組織、細胞は三枚の胚葉のうちのいずれか一枚の胚葉から形成される事は、固体発生論により知られている。[8]

ハマー博士は次のことに注目した。：腫瘍にはトラウマが活性状態の段階で増殖し、回復段階になると縮小するものがある。その一方でトラウマが活性状態の段階で「穴」(細胞萎縮-潰瘍、壊死)を形成し、それが回復期になるとまた塞がるという癌もある。全く逆の、一見非論理的に見える進退の仕方である。

ハマー博士は研究を重ね、一万人にも及ぶ患者を比較することによって、この謎を解いた。胚葉、トラウマの種類、また脳における位置との間には秩序があるという驚くべき発見をしたのである。発生論に基づく自然のシステムである。

13ページにある四つの表を比べてみると、内胚葉と小脳中胚葉組織は同じように働くことがわかる。このペアは「旧脳モデル」により機能している。

これに対し、半卵円中心-中胚葉と外肺葉のペアは「大脳モデル」により、まったく逆に機能する。(14、15ページ参照)

つまり組織増殖(腫瘍)、組織融解(潰瘍)、機能低下(例えば糖尿病)、機能上昇(例えば甲状腺亢進症)は第三の自然法則によって理解することができる。どのようなトラウマがどの臓器に影響を与えるのか、また脳のどの部分がどのような現象を引き起こすのかのかが分かるのである。

癌は人体を破壊するまで異常に繁殖する恐ろしい細胞であるというのは既に古い見解である。癌とは恐ろしい細胞がなす悪戯ではなく、母なる自然がなす完ぺきなプロセスなのである。

7 ハマー博士著「 Germanische Neue Medizin® Kurzinformation(ゲルマン新医学ガイド)、Amici di Dirk 出版、2008年、ISBN: 978-84-96127-31-9」19ページ参照

8 胚葉は組織のタイプであり、「葉」そのものとは関係ない。

脳幹と中脳 – 内側の胚葉＝内肺葉 – 利き手がどちらかは関係ない。

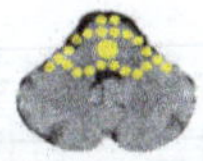
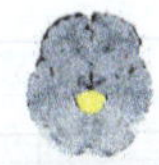

組織/器官	トラウマの種類	トラウマ活性期	治癒期
消化器官、腎集合管、肺胞、子宮粘膜、前立腺、その他	塊のトラウマ –物、事（塊）を手に入れること、または手放すことができない。（自分のものにしたい、したくないトラウマ）	機能亢進、細胞分裂/腫瘍増殖（腺癌）＋	正常化、真菌、細菌により細胞分解、寝汗、痛み −
平滑筋	動作による、塊のトラウマ	緊張が高まる	正常化

小脳 – 中の胚葉 =小脳-中胚葉 –利き手がどちらかを考慮する！

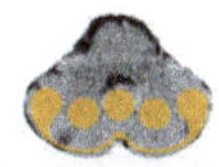

組織/器官	トラウマの種類	トラウマ活性期	治癒期
内皮と外皮：真皮、心嚢、腹膜、肋膜、神経鞘	完璧さ欠損、醜悪、攻撃、汚れ、醜悪化 心配、または争いのトラウマ	機能亢進、細胞分裂、腫瘍増殖（腺癌）＋	正常化 細菌、真菌の介助により細胞分解、寝汗、痛み −

大脳-半卵円中心 –中の胚葉=半卵円中心-中胚葉 –利き手がどちらかを考慮する！

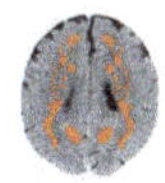

組織/器官	トラウマの種類	トラウマ活性期	治癒期
支持組織と結合組織: 骨、軟骨、腱、靱帯。.横紋筋の栄養、大抵は外肺葉と連結ー神経分布。 血管、リンパ管、卵巣、陰嚢、その他	自己価値の衝撃（例えば、仕事、パートナー、家族、スポーツ、容貌などに関わる） 非難された、けなされた。何かがうまくいかなかった、失敗した。	機能低下、細胞分解（壊死）−	機能亢進、細胞形成（間葉系主腫瘍、肉腫）細菌の助けによる。痛み。＋

大脳皮質 –外の胚葉=外肺葉 –利き手がどちらかを考慮する!

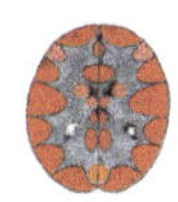

組織/器官	トラウマの種類	トラウマ活性期	治癒期
感覚器官、表皮、扁平上皮粘膜（例えば、冠状動脈、冠状静脈、気管支粘膜、喉頭粘膜、歯のエナメル質	社会的衝撃：例えば，別離のトラウマ、勢力範囲のトラウマ、、噛みつきのトラウマ	細胞分解または機能低下。咽喉-粘膜-パターンの器官に痛み。−	細胞形成、または機能回。外皮パターンの器官に痛み。＋
横紋筋の神経分布、大抵は中胚葉ー栄養と連結。	動作のトラウマ	機能低下（衰弱、麻痺）	回復+治癒山場（痙攣、震え、癲癇）

共通原則

トラウマ活性期・細胞プラス

治癒期・細胞マイナス

脳幹（中脳を含む）は内胚葉組織をを支配している。

脳から器官への神経伝導が交叉していない。利き手がどちらであるかは関係ない。!
消化器系に関連する部分は脳幹に環状に並んでいる。-ハマー博士の理論に基づき個体発生論的に説明（これは原生代からの自然の礎石であると私は思う）。原生動物（例えばイソギンチャク）にその原型が見られるが、栄養採取のためと排泄の為に一つだけ開口部がある。右から食物（塊り）が入り、左から消化されなかったものが出される。高等動物、例えば私達人間においてもこの消化器官のシステムが受け継がれている。ただ環状ではなく、一本の伸びた消化器官であるのは、環が切り裂かれたためである。原生動物の環状の消化器官の始めと終わりが高等動物の口と肛門である。
精神的トラウマの種類：原始的塊りのトラウマ：右側－何かを手に入れたい、　左側－何かを手放したい

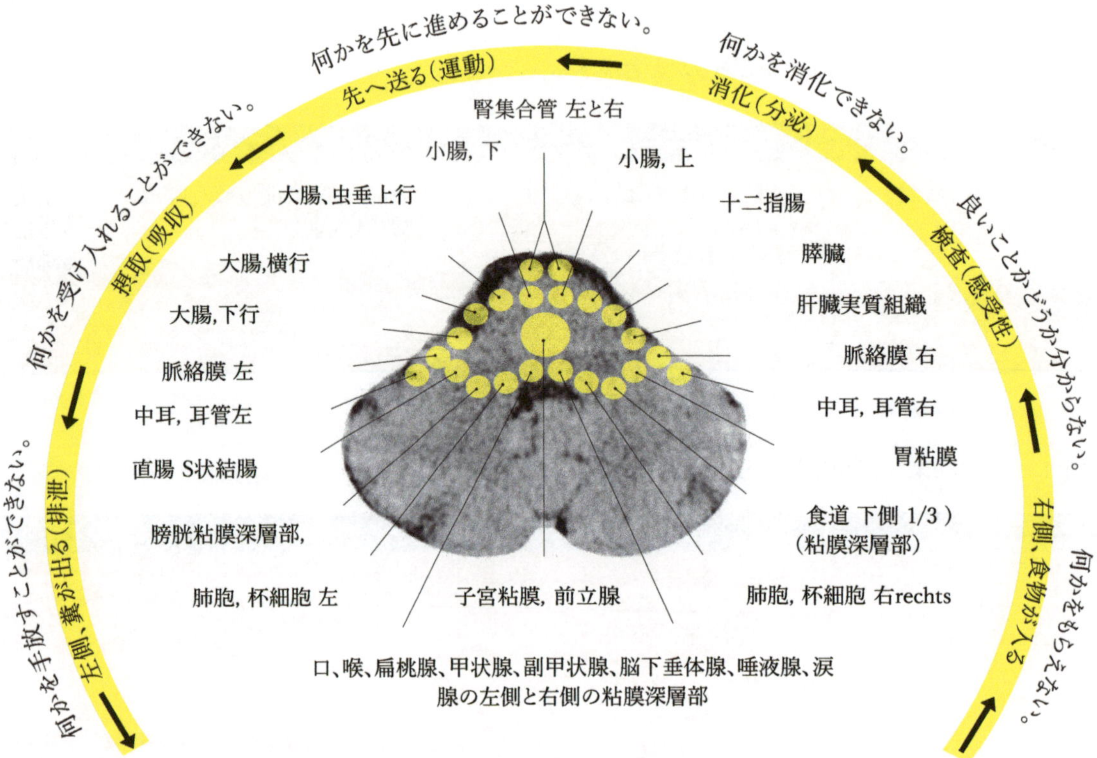

小脳は中胚葉組織の一部を支配している。＝小脳ー中胚葉

脳から器官への神経伝導が交叉している。利き手がどちらであるか,局所的トラウマであるかに留意する。
攻撃、醜悪、心配、争いのトラウマ

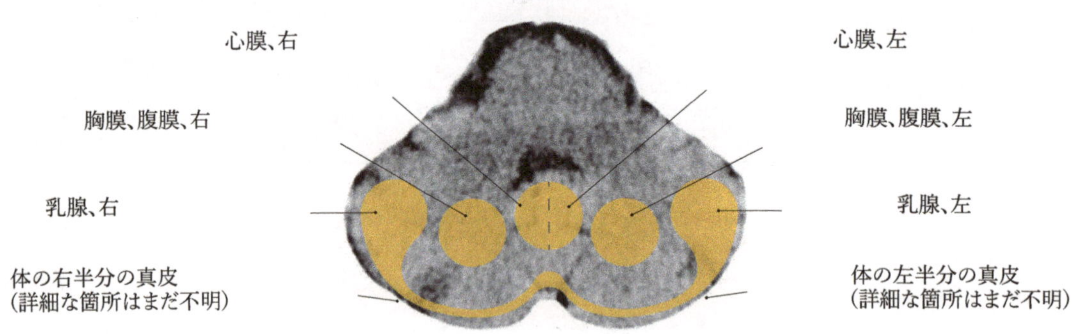

大脳-半卵円中心は他の中胚葉由来組織を支配している＝半卵円中心-中胚葉。

脳から器官への神経伝達が交叉（心室筋を除く）。
利き手がどちらか（または局所的トラウマか）考慮する。
自己価値のトラウマ：自分が十分に強いと感じられない。うまくいかなかった。失敗した。

体の右側　　　　　　　　　　　　　　　　　　　　体の左側

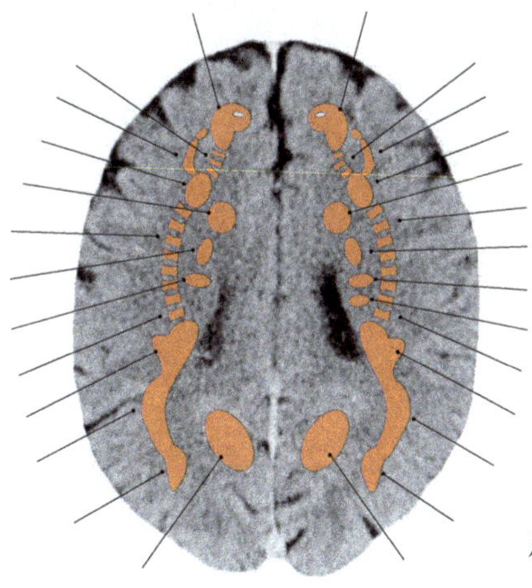

大脳皮質は外胚葉由来組織を支配する

脳から器官への神経伝達は交叉している。利き手を考慮する！
社会的トラウマ、勢力範囲のトラウマ、別離のトラウマ、動作のトラウマ、後ろから、または前からの危険に対する恐怖。

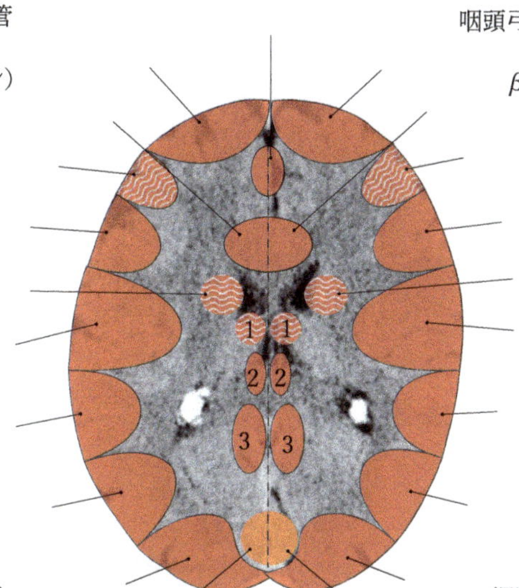

1 右足と左足の横紋筋（運動）
2 右足と左足の皮膚、毛（感覚）
3 右足と左足の骨膜 ((Post-sensory)

14,15ページの図はハマー博士著「 Wissenschaftliche Tabelle der Germanischen Neuen Medizin®（ゲルマン新医学学術的要項一覧）、Amici di Dirk出版、ケルン、2006年11月現在、ISBN: 84-96127-22-2」10, 42, 56, 85ページより引用

第四の生体自然法則
個体発生論に基づく微生物システム[9]

真菌、細菌、ウィルス(核酸タンパク質化合物)は必要不可欠なヘルパー(共生生物)であり、特定の役割を果たしている、というのが第四の自然法則である。現代医学では微生物を「良性」=「共生生物」(例えば大腸菌、口腔細菌)と「悪性」=抗生菌(例えば結核菌、レンサ球菌、ウィルス)に分類されている。そしてこの悪性の微生物が様々な病気の原因であるとされている。このような病気は感染症と呼ばれる。なぜこのようなまちがった見方がされるのかというと、多くの病人の体内に真菌、細菌、ウィルス(核酸タンパク質化合物)が実際に発見されるからである。しかし健康な人の体内にも調べれば多くの微生物が発見されるということには現代医学は言及したがらない。病気の人にそのような微生物が発見されると、それを病原性(病気を起こす)菌という。「病原性菌が発見された。感染症だ」というのである。なぜ同じ菌が病気を起こす場合

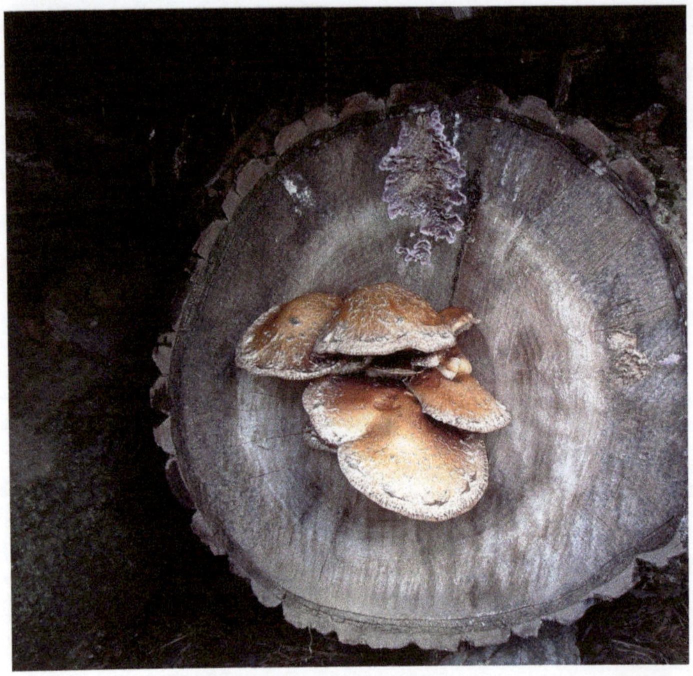

何一つとして偶然にその場にあるということはない。微生物においてもそうである。図のように、枯た木がキノコにより分解される。

と、起こさない場合があるのだろう。それはその人の免疫システムが良いか悪いかで説明されている。
感染を試す実験が秘密裏に繰り返し実行されているが、結果は毎回同じである。菌は部分的に他に移るが、その菌が引き起こすはずの病気は移らないのである。

微生物は消防士
誰かが火事の原因を調べるとしよう。そして下記のようなバカげた結論を出すということがありうるだろうか。
「火事の現場にはいつも消防車がいた。消防車が火事の原因に違いない!」と。誰もがばかげた話だと思うはずだ。消防車は火を消すためにそこにいるのだから。菌、細菌、ウィルス(核酸タンパク質化合物)の働きは消防車と同じである。火を消し、回復力を最大限にするために働いているのであり、決して病気の原因ではない。

忠実な同伴者
微生物は悠久の昔から人間の忠実な同伴者である。私達の体の細胞の一つ一つに至るまで微生物で満たされている(例えばミトコンドリア)。自然界には無菌のものはなく、生きているものはすべて微生物で充満している(例えば腐植土)。人はその起源以来、微生物と完ぺきに共生している。微生物がいなければ我々は即死んでしまうことだろう(細胞呼吸、消化)。ハマー博士は三種の微生物(真菌、細菌、ウイルス)はそれぞれ脳の別々の部分によって制御されていることを発見した。それぞれの脳の部分から微生物は特定の「オペレーション」をするようにと命令を受けるのだ。ここで重要なことは、我々のこの微小外科医は回復期にのみ働くということである。

真菌と真菌細菌
脳幹からの命令を受けて微生物が内胚葉組織の過剰な分を片付ける。(例えば腸内カンジダ菌、口内の鵝口瘡) 寝汗をかくのはこれらの菌が働いているときである。繁殖するようにという命令を脳幹が出すのは活性期である。(ある程度の蓄えを生産) 微生物が活性期(症状が見られない)にあるとき、これを現代医学では非病原性の(病気を起こさない)菌であるとする。

細菌
細菌には実に多くの種類がある。そしてそれぞれの細菌の領域は決まっている。例えば淋菌の領域は泌尿生殖器、コリネ菌の領域は咽喉である。それら細菌の一部は小脳により制御されていて、組織を分解する。(=旧脳の原理)また別の部分は大脳髄質により制御され、組織を作る。(=新脳の原理)例えば骨質を作る骨特別プログラムにおいて細菌が働いている。

ウィルス
今日に至るまで、ウィルス(病気の原因として)の直接的証明は成されていない。西洋医学で行われたウィルスの証明は、すべて間接的な実験であり、たんぱく質が他のたんぱく質に結合しているか、いないかに基づくものである。これらの実験では検証されたとは言えない。なぜなら、検証するためには、隔離されたウィルスが必要だからである。

ウィルスが病気を起こすという証明にもなっていない。はっきり分かっていることは、血液その他の体液内に、最小の核酸とタンパク質の結合が多く見られるということである。この結合をウィルスと呼ばれるものと、同等のものとみなすことができる。

大脳がこのたんぱく質と働き、回復期に不足している外胚葉組織を形成するとみることは可能である。これに関し、ハマー博士は、外胚葉には微生物が働いていないと付け加えている。

微生物は体内細菌の一部になれない場合のみ、問題を起こす。例えば遠方に旅行に行ったときなどに、未知のバクテリア菌株に触れることがある。そうすると、その未知のバクテリアや菌を自らの体

9 ハマー博士著「Germanische Neue Medizin® Kurzinformation(ゲルマン新医学ガイド)、Amici di Dirk 出版、2008年、ISBN: 978-84-96127-31-9」25ページ参照

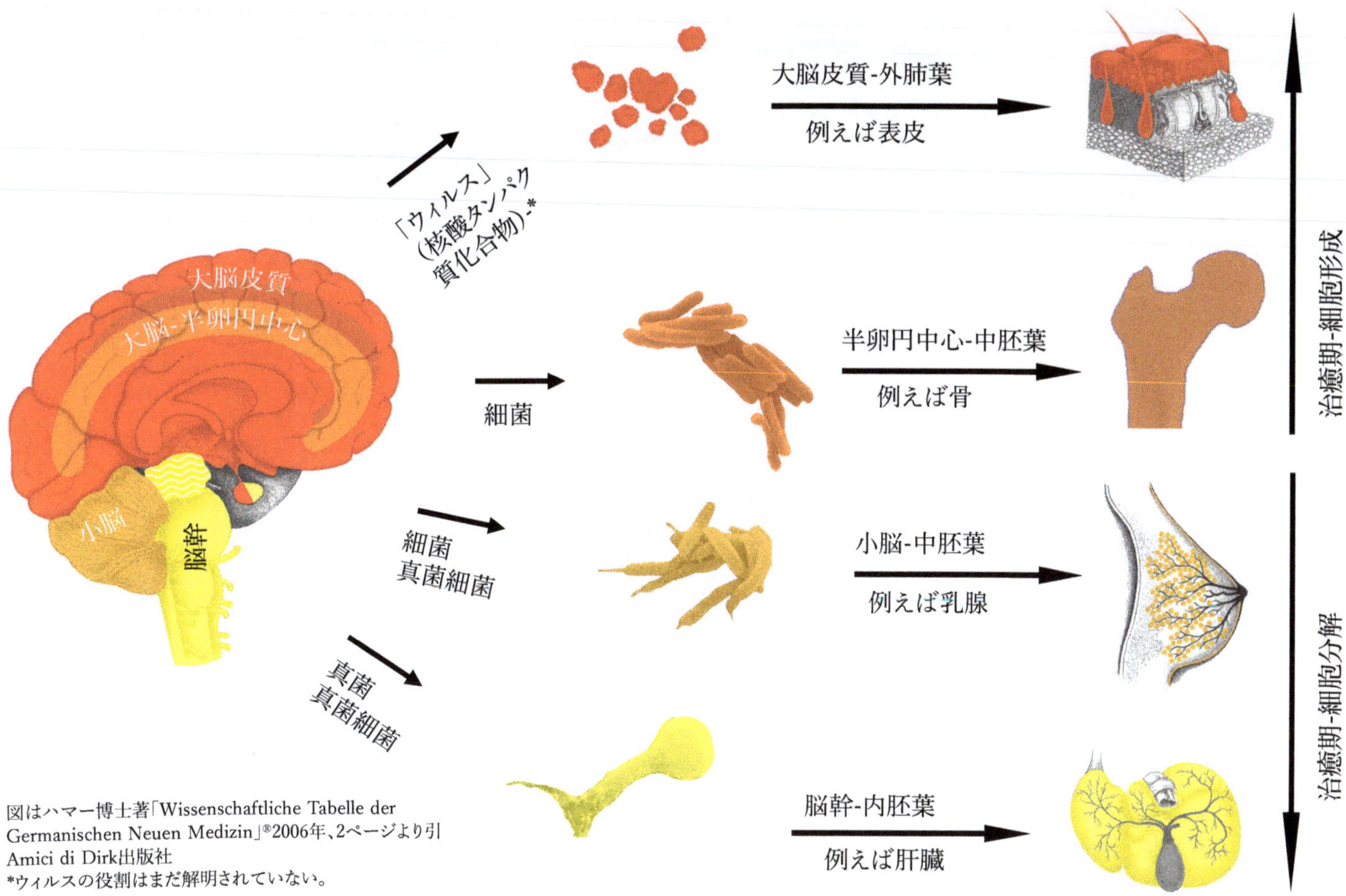

図はハマー博士著「Wissenschaftliche Tabelle der Germanischen Neuen Medizin」®2006年、2ページより引
Amici di Dirk出版社
*ウィルスの役割はまだ解明されていない。

内に蓄えられた微生物に同化させるという、難しい課題を体が負うことになる。

それ以外にも汚染され病んでいる環境が病気を生じさせるような微生物を発生させるということはあり得ると私は思う。このような観点から見ると霊媒ヒーラーであるAnthony William(著書:Mediale Medizin, Arkana出版社2016)が エプスタイン・バール・ウイルスは産業革命の始まったころに発生したと言っいることは興味深い。彼はこのウィルスが慢性倦怠感、肝炎、線維筋痛症の原因であると見ている。

微生物がどのように働くのか、基本的に分かっていることは少ない。一世紀以上にもわたって、「感染」という方向でのみ、研究が進められてきたからである。

私達は伝染病をどの様に見ているかというと、集団で受けるトラウマを通して発生するとみている。家庭内では例えば母親が急に働きに出なければならない場合、学校で例えば難しい数学の試験がある場合、地域的に、例えば戦争や災害を受ける場合などに集団で受けるトラウマである。

集団で背負う共通の感情が関係する。似たようなストレス、またマイナスの感情は回復期において、似たような病気をもたらす。(59ページ、予防接種の章、273ページ、はしかの章参照)

第五の生体自然法則 核心的法則−病気と称されるもの全てに意味があるという法則 10

ハマー博士は「病気」のことを「合理的生体特別プログラム」と呼んでいるが、それには根拠がある。「合理的生体特別プログラム」の要旨は、すべての病気には意味があるということである。
昔、病気は神が与える罰だと思われていた。
西洋医学では、病気の意味などは全く問題とされない。人間は進化による、偶然の産物であるという前提で見るのである。西洋医学の立場から見ると、人が病気になるのは、偶然であるか、または「機械と同じように見なさる体」が適切な燃料を供給されていないか、よく手入がれなされていないからだと見る。
病気の意味を理解できること、それが新医学の素晴らしさである。新医学のおかげで私たちは自然の仕組みを見て取ることができる。すべては秩序だっていて、合理的に考え抜かれてできていることに気づかされるのである。合理的生体特別プログラムは何百万回にも及んで実証されている。このプログラムは、私たちが通常でない状態にあるとき、予期せぬことが突然起きた時にのみに始動するのである。

10 ハマー博士著「Germanische Neue Medizin® Kurzinformation(ゲルマン新医学ガイド)、Amici di Dirk 出版、2008年、ISBN: 978-84-96127-31-9」29ページ参照

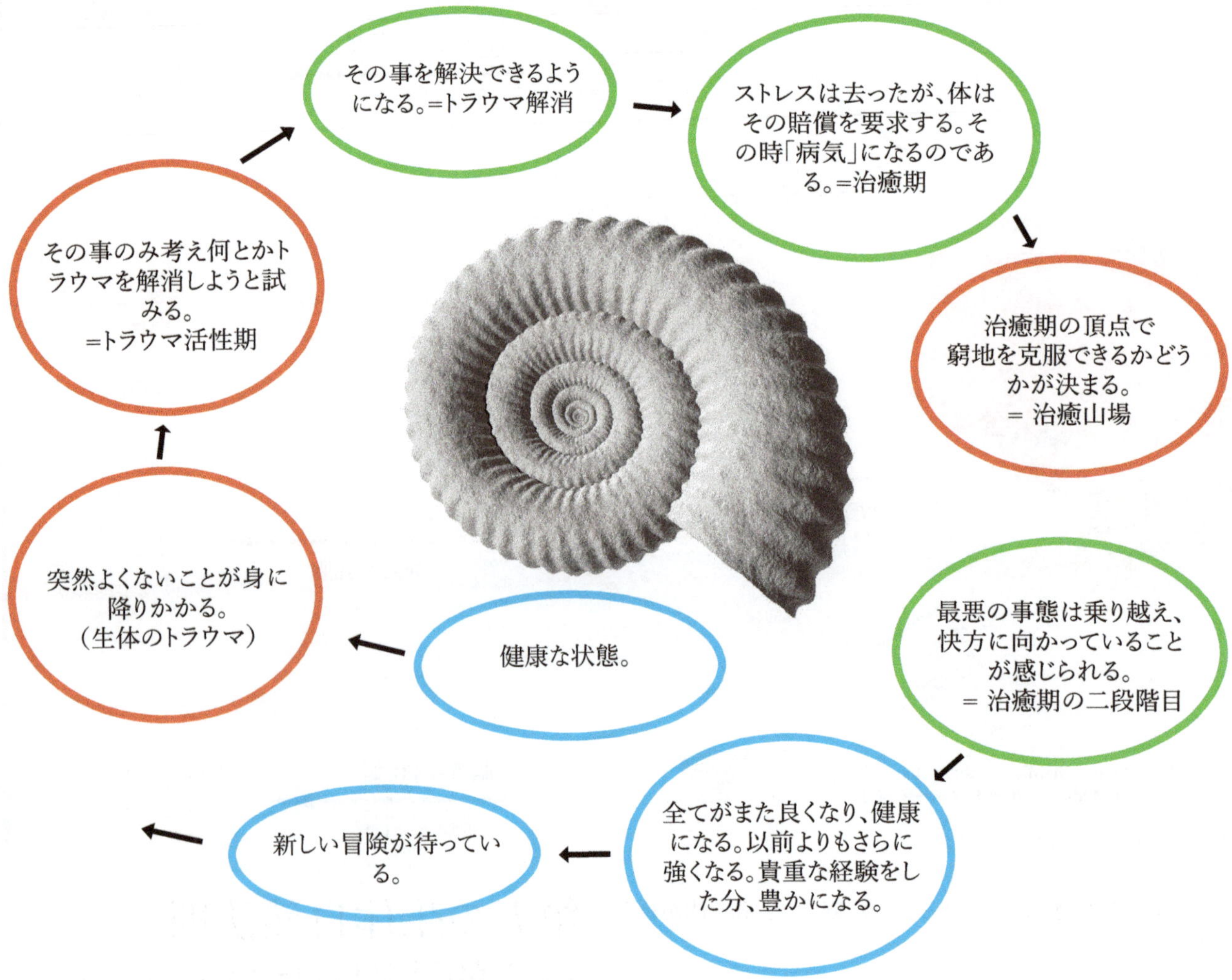

大腸癌の意味

「まだそのことが消化できずにいる」と言うような「消化されない怒り」が大腸癌を招くトラウマである。例えば、ある会社員が近々昇進すると喜んでいたのに、突然別の人が起用されることになったとする。大腸で細胞分裂が始まる。「怒りの塊」がよく消化されるように、増加した腸細胞は追加的に消化液を出すのである。これと同じ特別プログラムはオオカミの腸に骨(塊)が引っかかった場合にも働く。腸細胞を増やすことで、障害となっているものを取り除こうとする自然の働きである。私たち人間においては実際の食べ物でなく、仕事(塊)、家(塊)、車(塊)などに関わることがほとんどである。

精巣腫瘍の意味

例えば、近い親族が亡くなった場合、かわいがっていた猫が車にひかれた場合、息子が遠くの街に移り住んでしまった場合などに受ける「喪失のトラウマ」の後、精巣内で細胞分裂が始まる。精巣細胞が増殖することにより、より多くのテストステロン(男性ホルモン)と精子が造られる。このホルモンの増加が性欲に拍車をかけ、失われたものを早急にまた補充すべく生殖本能が高められる。愛する人が亡くなったのか、猫が亡くなったのか自然は区別しないのでどちらの場合も同じプログラムがスタートし、子孫繁殖の為に働くのである。女性は「喪失のトラウマ」を受けると卵巣癌で反応する。細胞の増殖がエストロゲンの大量分泌を促す。エストロゲンの含有量が高まることで女性は愛を受け易く妊娠しやすくなる。
ここでも自然は失われたものを早急に補充するように働く。この場合は妊娠を通してである。

筋骨格系が痛む場合

弱まっていた部分をまた強くするために、安静にするようにという意味で痛みが生じるのである。骨、軟骨、腱、筋肉は安静な状態でのみ再生される。(自動車も修理するときはエンジンを静止した状態にする)回復期(炎症)が完了すると痛みは治まり骨はまた力をかけても大丈夫な状態に戻る。それどころか以前よりもっと強くなるのである。(贅沢グループ)
ここでは「自己価値のトラウマ」が原因となっている。

甲状腺亢進症の意味

行動が遅すぎることが原因でトラウマを受けると、甲状腺で細胞分裂が始まる。例えば、店の品物を客が持って逃げていくのに、店員が走るのが遅すぎてその客を逃がしてしまうというような場合、母なる自然は甲状腺組織を増やしサイロキシンの分泌を促す。その結果、より敏速な活動ができるようになる。>店員は前よりも敏速に行動できるようになった。トラウマが解消されると、真菌細菌を介

して甲状腺腫瘍が分解される。(甲状腺炎症)

第五自然法則の限界
私のこれまでの経験から言えることは症状/病気の持つ意味は時として生物学の枠を超えると言うことである。精神的プロセスが肉体に反映され、そのことにより気付きをもたらすという意味を持つ場合がよくある。=投影/鏡の法則。例えば過剰可動性関節(過剰運動性)は内的な不安定性を示す。

重要な用語の説明

「良性」か「悪性」か
良性か悪性に分類することは西洋医学では重要な意味を持つが、五つの生体自然法則においては特に重要な意味はない。西洋医学では「良性腫瘍」とは無害でおとなしく、「悪性腫瘍」は攻撃的で命を脅かすものとされている。しかし生物学的に見て、実際はどうなのだろうか。
いったい何が「悪性腫瘍」をそんなに「悪性」にするのか。西洋医学では、大きさ、見た目、増殖挙動、そして何よりも顕微鏡の検査結果(生検)により、「良性」か「悪性」かを決定する。顕微鏡検査で拡大した細胞核を伴う、多くの大きな細胞が見られれると、「悪性」と診断される。同じ大きさの細胞構造が見られる場合は「良性」と診断される。

細胞の増殖はどのようになされるのか?
まず、細胞が元の大きさのほぼ二倍ほどに膨張する。細胞核と他の細胞の部分が二倍の大きさになる。そのすぐ後に、細胞の真ん中が絞まり分裂する。一つの細胞が二つになるのである。新しくできた方の細胞の核は他の細胞と比較すると大きい。西洋医学ではこれを「悪性組織」という。正確に言えば、単に「成長しつつある細胞」であるに過ぎない。西洋医学で「良性」と「悪性」を区別する境界は全く明確なものではないということが分かれば、その区別の仕方は実に馬鹿馬鹿しいものだ。同じ組織を検査しても、検査所によって違った結果が出ることはよくあることだ。そのため、専門家同士が反論しあうことはよくある。特に腫瘍が増殖を始めたとき、あるいは、増殖がほぼ静止状態になった時に、頻繁にこのようなことがある。かつて、組織増殖は自然の失策であるとして、「悪性」と名付けていた。しかし今、組織は単に偶然に増殖するのではないということが分かっている。生体が必要とする時のみ、合理的生体特別プログラムはスタートするのである。胎児の組織、あるいは治りつつある傷の細胞を顕微鏡で見ると西洋医学の立場からは「悪性」と判断されるだろう。なぜなら、そこには活発な増殖が見られるからである。
骨折が治りつつある骨から取った組織からも、似たようなバカげた診断が下される。骨折の組織は、骨肉腫の骨癌組織と何ら変わりないのである。。
また、妊婦の乳腺細胞からも同じ検査結果が得られることだろう。妊娠期には乳腺細胞は増殖するのである。
結論:「良性」「悪性」という見方は、科学とは全く無関係であり、即刻忘却されるべきである。

転移
「転移とは、仮説的に定義づけられた、悪性腫瘍または感染病巣が他の器官に移ることを言う。. . . 今日の腫瘍学はこの学説に基づいている。」とウィキペディアには書かれている。はっきりと学説だと言っている。しかし癌患者が診断を受けた時に、転移はある学説によるものだと説明されたという例を私は知らない。西洋医学では、全くその逆に「転移」は医学的事実と見なされている。
しかし、動脈の血液中に癌細胞が検出されたことは未だかつて一度もないということは事実である。

献血:献血者の血液中に転移癌があるかどうか、なぜ調べないのだろうか。四人に一人は生存中に癌にかかるというのだから、献血者の血液中にも転移癌があると考えるのは医学的に見たら当然のことではないだろうか。

不可解な変貌:原発大腸癌の細胞が例えば骨に転移して、どうして突然骨細胞に変貌することができるのだろう。腸特有の腸細胞からどうして骨細胞ができるのだろう。骨へ転移したと言われる癌には骨細胞以外は見つからない。

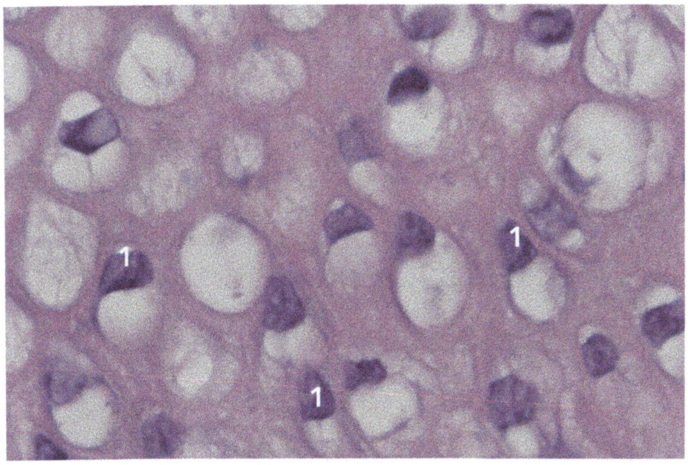

この二枚の写真は、二人の女性の子宮頚から採った組織である(400倍に拡大)。上の写真では同じ大きさの、全く普通の細胞核を有する細胞が寄り合っている(1)。分裂中の細胞は極わずかである。=増殖していない組織。
西洋医学での診断:「良性、または正常」

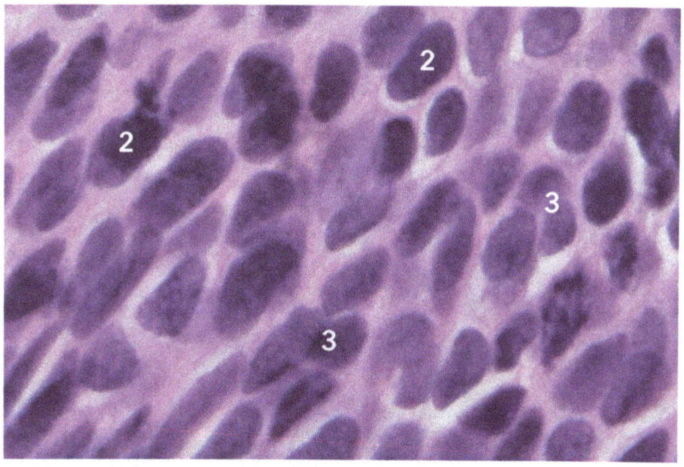

この写真では非常に拡大した細胞核(2)を有する細胞が見られる(2)。写真の黒い部分は細胞の新陳代謝が盛んであることを示す。細胞分裂をしている細胞も見られる(3)。この様な状態はは組織増殖を示すものである。西洋医学による診断:「悪性。新医学による診断:女性的勢力範囲喪失のトラウマの治癒期。上の二枚の写真は病院の病理検査によるものを引用

転移するということがないのであれば、転移癌と言われているものはいったい何なのだろう。ほとんどの場合、、西洋医学の医師から死の診断、予後を受けそのショックで新しくできた癌(二番目三番目の癌)なのである。
「あなたは前立腺癌です。」とか「あなたの肝臓癌はとても攻撃的です。現実的に見てあと一年の命です。残りの人生を安らかに過ごされますように。そして全ての準備を整えてください。」
このようなことを言われ、五つの生体自然法則を知らなければ、患者は強烈なトラウマを受ける。この瞬間、患者が例えば、死の恐怖を感じると、新たに合理的生体特別プログラムがスタートし肺胞に細胞増殖が始まる。なぜなら患者は死の恐怖を「息が苦しい」ということと結び付けているからである。僅か数週間後には、綿密な検診の結果、肺結節と呼ばれるものが見つかる。
前立腺癌の場合、患者が自己価値のトラウマを受ける場合もある。「手術の後、たぶん自分は性的不能になってしまうだろう」と。この場合、骨盤または腰椎の骨に穴(骨溶解)があく。これを西洋医学では骨肉腫という。
なぜ動物においては癌の転移がほとんど見られないのだろうか。犬や猫、オウムは悪性癌が見つかったと医師が話しても、幸いなことにそれを理解しない。動物は診断が終わって家に帰れると喜

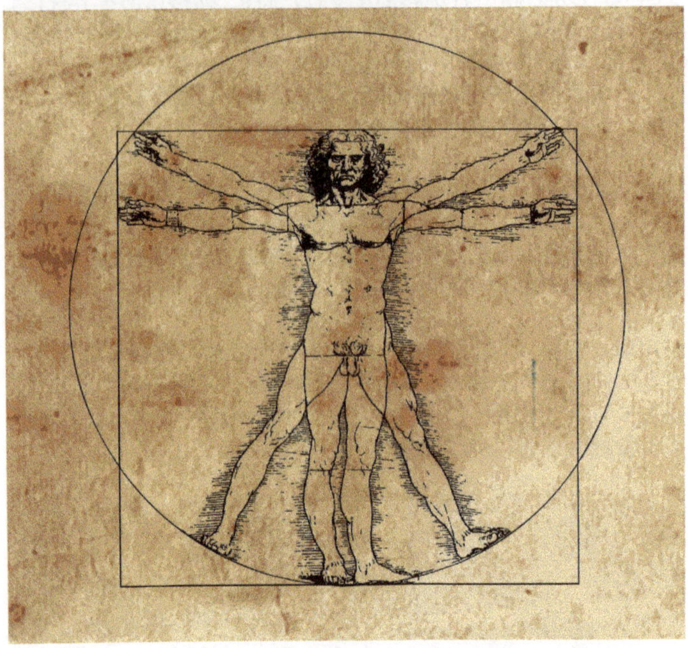

ぶだけである。
動物には癌の転移がほとんど見られない、もう一つの理由は人間に比べて動物はスキャンされることがあまりないからである。

免疫システム

免疫システムという言葉を私たちは使わない。なぜなら、そのようなものはないからである。攻撃的な侵入者(西洋医学で言う抗原)と戦うなどということは、癌細胞と戦うということ同様、無いのである。体には独自の「ごみ回収屋」のようなものがある。食細胞(マクロファージ)と呼ばれるものが、壊死細胞、細胞残屑などを分解する。分解されたものはリンパ系(下水道、排水路)と血液を介して排泄される。免疫グロブリン、抗体、抗原などという言葉も不必要だ。タンパク質またはグロブリンと言った方がいい。
トラウマが繰り返す(再発する) 場合 - 段階を繰り返して経過する場合(次ページ上の図参照)
合理的生体特別プログラムが終了すると、理想的な場合その個体はまた健康(通常の状態)になる。これは絵にかいたように理想的な二段階からなる経過の仕方である。しかし、実際は幾度も段階を繰り返す場合が多い。短期の、あるいは長期の休みを経て、また同じトラウマ、あるいは似たようなトラウマに見舞われるのである(再発)。トラウマを実際にまた繰り返すことにより、またはトラウマの軌跡により、再発するのである。
二度目の場合、すでに一度経験しているので、トラウマは弱い場合が多い。それでも、もう一度、合理的生体特別プログラム-トラウマ活性段階、回復段階、回復期山場-を全て通過しなければならない。レコードの針が引っかかるように、先に進まなくなることもよくある。
再発とトラウマの軌跡は医療の実践の場で重要な意味を持つ。なぜなら私たちが日々診ている患者の多くは、新しいトラウマで苦しんでるのではなく、再発またはトラウマの軌跡で苦しんでいるからだ。特に深刻なトラウマ(職場で度々嫌な思いをするとか、パートナーとずっと喧嘩ばかりしている、というような)を受けたというわけではないのに、何度も襲ってくる体の不調である。思い出すことや、夢を見ることで再発する場合もよくある。

トラウマ活性状態が滞る場合(次ページ中段の図)

人がトラウマを解消することができずにいると、ずっとストレスの段階にいて治ることがない。これを滞っている停滞中のトラウマ活性期と呼ぶ。トラウマが活性状態のまま滞る場合は一段階のみで衰弱、死にまで至る。しかし、そこまで至らないように私たちは本能的にトラウマを何とか折り合うようになる。(トラウマ逓減)　例えば患者が「それでも何とか生きて行ける」とか「状況を変えることはできないけど、もうそれほど悲劇的なこととは思わなくなった」というような場合トラウマが逓減したことを意味している。停滞中のトラウマ活性期がトラウマの部分的解消により短期的に中断しても活性の方が優勢の場合、停滞中のトラウマ活性状態と医療現場では呼んでいる。(正確に言えば、トラウマ活性が優勢の数段階に及ぶトラウマ)
例えば、部長を務める人が左遷されたとする。彼は自分の領域を失ったというトラウマを受け、それが冠状動脈に影響を与える。それでも彼は最善を尽くし、そして人生をもっと楽しもうと試みる。しかし職場ではまだちょっとしたトラウマがあった。それ以来、彼は繰り返し狭心症に悩まされるようになった。(冠状動脈が活発である事を示す)

回復が滞る場合(次ページ下の図)

回復が滞る場合、上述とは逆である。幾度も段階を繰り返す場合が多い。短期間のトラウマ活性段階と長期の回復段階が交互に繰り返す。回復が毎回、最初から始まり残念なことに完了はしない。回復が滞る場合の良い点は、トラウマが解消した後に、回復段階で涙を流すほどの苦労はしなくて済むという点だ。つまり、症状はよくなる。(例えば、いぼがなくなる、腸の炎症が治まる、など)
例えば花粉症:ある生徒が夏休み前(学期末)に、通知表の評価が可になるか不可になるか、危うい状況にいた。一生懸命勉強したにもかかわらず、先生は彼を落第させてしまった。
生徒は「もうたくさんだ」(ドイツ語で鼻がいっぱいに詰まってる、という表現をする)、せっかくの夏休みが台無しだと嘆く。このような場合影響を受ける器官:鼻の粘膜。
トラウマの軌跡:初夏の花粉。それ以来彼はいつも同じ時期になると花粉症にかかる。=　回復が滞る場合。(鼻水=もうたくさんだ鼻がいっぱいに詰まってる、というようなトラウマの回復期の症状)

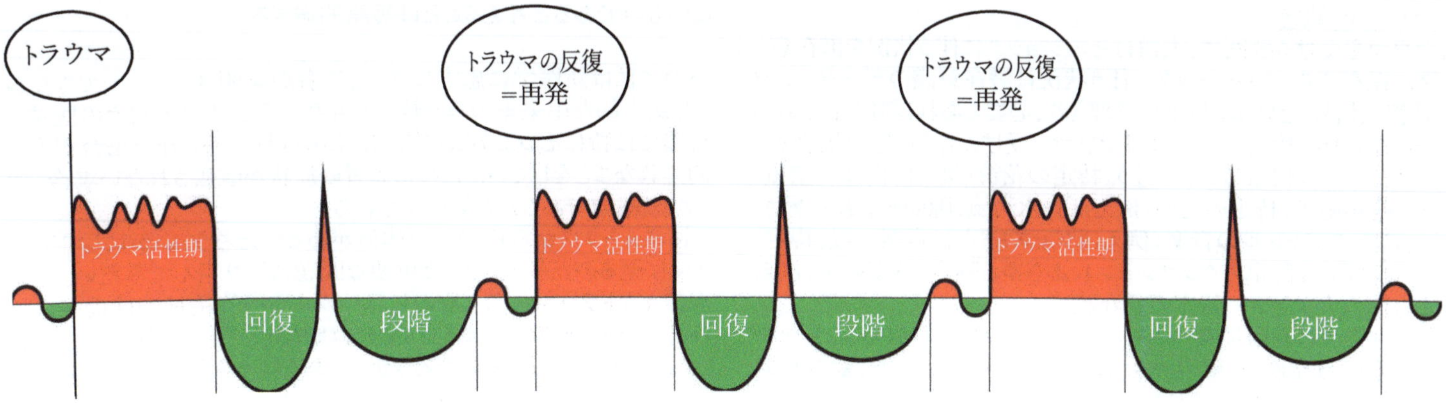

数段階を経過する場合（トラウマの反復）= 交感神経優位状態と副交感神経優位状態が交互に

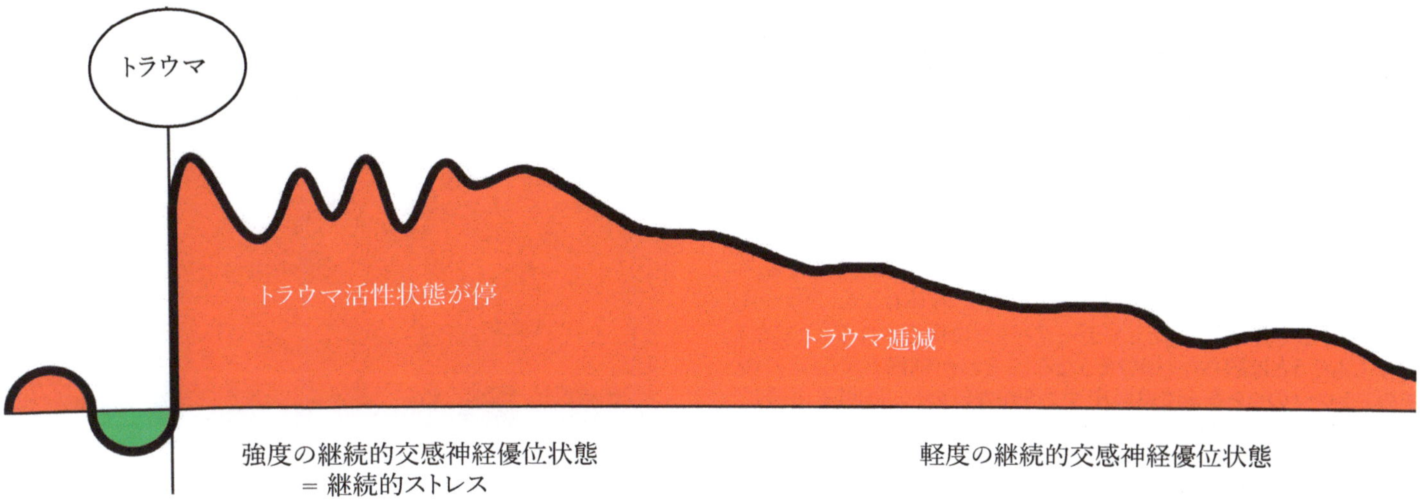

強度の継続的交感神経優位状態
= 継続的ストレス

軽度の継続的交感神経優位状態

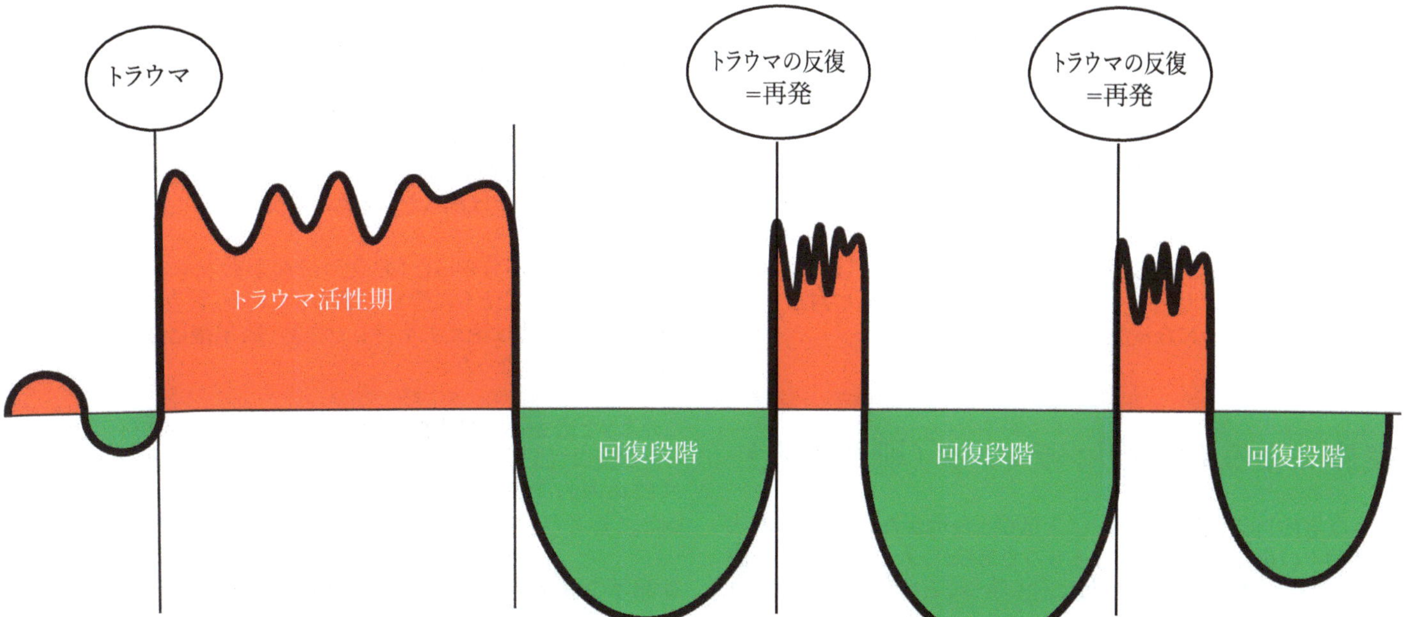

この図はハマー博士の CD-ROM「Neue Medizin」の挿絵016を引用したもの

回復の停滞=継続的副交感神経優位状態、短い活性状態を伴う

トラウマの軌跡

トラウマを受ける瞬間に、大概はそのショックに伴う状況を潜在意識が保存する。このショックに伴う状況は潜在意識のデータバンクの「警戒信号」という項目下に整理され、必要とあれば呼び出される。ショックに伴う状況というのはトラウマを受けたときに感覚器官が受けた全ての刺激のことを言う。特定の花粉（例えば白樺）、空気中の菌類胞子、特定の匂い（例えば香水）、風、隙間風、寒さ、暑さ、埃、特定のジャンルの音楽（例えばジャズ）または音楽一般、特定の騒音（例えば、車のクラクション）、あらゆる騒音、特定の声（例えば男性の大きな声）、特定の色など。
トラウマを受けた時に食べたものは特にトラウマの軌跡になりやすいが、例えば空腹感、喉の渇き、満腹感、足が冷たかった、髪の毛がぬれていた、など体が感じたこともトラウマの軌跡になる。

その後の人生で感覚がある刺激を受け、その刺激に潜在意識データバンクにある「警戒信号」が応えると、「トラウマXYに注意しろ！特別プログラムをすぐに始動させろ！」と脳が反応する。トラウマの軌跡を通って潜在意識が古いトラウマを思い出し合理的生体特別プログラムがスタートする。私たちの潜在意識に保存されているトラウマのほとんどは受精時から青少年期までに経験したものである。具体的に言えば、初期に経験したトラウマは私たちの性格、人格を形成するのである。[11]　例えば、初めて経験する水とのトラウマは、その人がその後の人生で水に親しめるか、水を避けるようになるかを決定する。私達は水の中で、あるいは水といろいろなトラウマを経験をする。そうするとそれ以後、水が特定のトラウマの軌跡となる。[12]
例えば：小さな子がプールで溺れそうになり、液体によるトラウマを受ける。水が「警戒信号」としてデータバンクに保存されることになる。（必ずしもそうとは限らないが）そうなると、それが軌跡となる。その後そのトラウマのことを全く思い出すことがないのに、毎回入浴後には血圧があがる。（227ページ参照）

注：トラウマの軌跡は再発を生じさせ、合理的生体特別プログラムを新しくスタートさせる。
うまくいって、トラウマが解消されるとトラウマの軌跡は無用になる。トラウマの軌跡すなわち再発はすべてのアレルギーのベースになっている。

例えば：カビアレルギー
ある学生が引っ越して一年間休暇用の家に住むようになった。その家は暖房が悪く、壁にはところどころカビが生えていた。ある日この家で学生は、親友と大喧嘩をした。＝　悪臭のトラウマ：「もうあいつにはうんざりだ。」ここでトラウマの軌跡となるのは湿気のある部屋のカビである。それ以来，学生はカビ、湿気のある部屋に対してアレルギー反応するようになった。（著者資料より）

家族によるインプリンティング（刷り込み）

五つの生体自然法則が正しいことは疑う余地がない。これらの法則は個々の生命体に当てはまるものであるが、人の健康はその個人がトラウマを経験し、自らそれに討ち勝つことによってしか得られないものであると考えることは短絡的過ぎる。

かつて私は新医学に忠実に従い、患者が克服することのできなかった個人的な出来事のみを探したものである。しかし日々の医療現場では特にそのような決定的出来事は見つからない場合が多い。的外れなことをしていたために患者の症状が改善されない場合、考えが短絡的であったと気づかされる。
それゆえトラウマの背後に一体何があるのだろう、いかにしてトラウマに至るのだろうかという重要な問題に取り組んでみたい。我々が様々なトラウマに苦しむのにはいかなる内的精神的前提があるのだろうか。何故我々はあることには敏感に反応し、別のことに対しては冷静でいられるのだろうか。今ある我々を我々とならしめているものは何なのだろうか。

❁ 22才の女子学生は10週間前から膀胱炎を患っていた。（慢性的

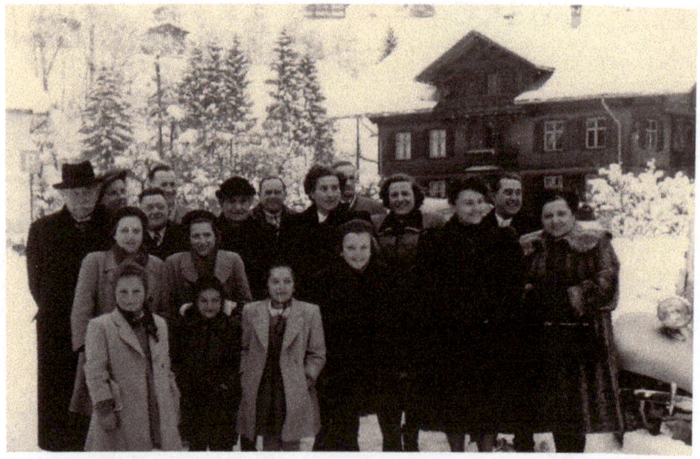

な勢力範囲の境界に関わるトラウマ）
彼女のトラウマの経緯：彼女は大学に入ってから二年間ウィーンで自分のアパートに住んでいた。しかし経済的な理由から彼女は11週間前に学生ルームシェアで住むために引っ越した。自分のものを片付けてから彼女は数日実家に帰った。そして戻ってくると彼女のものはわきに押しやられていた。＝勢力範囲の境界に関わるトラウマ（私の勢力範囲の境界が尊重されていない）。他のルームシェアの学生と話し合い気持ちよくそこに住めるようになったにもかかわらず、トラウマは滞った。何故だろうか。

次のようなことが分かった：彼女の母親が彼女を身ごもっていた時、父親の両親とともに農家で暮らしていた。彼女の母親の勢力範囲のことを姑は絶えず干渉したため、数年後に彼女の両親は離婚することになった。

このような過去との関連性を知ることだけで既に回復の効果はあった。それに加えてまだ生まれていなかった彼女と彼女の母親の当時の内的世界への旅を試みた。その後、症状は永続的になくなった。（著者資料）

❁ 38才の事務職の男性には7才と10才の子供がいた。彼はスポーツをほとんどしなかったが体つきはスポーツマンのように筋肉質だった。力仕事をするとその後数日、腰が激しく痛むと言って彼は私の診療所を訪れた。夏には隣の家で車庫を作るのを彼は一日中手伝った。

11　心理学では条件付けと呼ばれる。

12　心理学：水はネガティブなものを連想させる。

その結果、三日間にわたって激しい腰の痛みを覚えた。西洋医学で第4と第5腰椎の間の椎間板突出であると診断された。
また最近彼は車のタイヤを交換し、次の日激しく腰が痛んだ。
事務の仕事をした後はいつも少し凝りがある程度で、調子は良かった。
新医学の見地から見れば答えは明白である；肉体労働をする時の自己価値のトラウマである。彼は自分が大工仕事などそれほど器用にはできことを自覚していた。肉体労働をした後、数日は修復期である。私は治療として「そのような仕事は何の役にも立たない」ということを自分に言い聞かせるように、などと彼に助言をした。しかし腰痛はよくならなかった。何故だろう。考えが短絡的過ぎたのである。原因はもっと深いところにあった。
次の診察の折に私は何気なく彼に「父親と祖父はどんな仕事をしていたか」と尋ねた。
すると彼は次のように答えた。「祖父は農業を営んでいたが、ロシアに戦争に行き帰って来た時には足が一本しかなかった。そのため肉体労働はできなくなり農業をやめた。哀れに思われ祖父は役場から仕事をもらった。祖父が身体障害者になってしまったため父親は若年で農家を継ぐことになった。それと並行して父は電気技師になるための勉強をしていた。しかし数年後に腰を悪くしてしまい肉体労働ができなくなり、事務の仕事をするようになった。」
これで分かった：彼は先祖が解消することのできなかったトラウマを負っていたのである。そのため彼は肉体労働に対しては敏感に反応したのである。祖父、また父親には「自分はもう肉体労働はできない」という思いが刻み込まれていた。このことを知ったことは彼にとっては新たな部屋に入るための鍵を握ったようなものであった。新たな治療の可能性が見えてきた。それは先祖のトラウマを見つめ、敬意をもって認め、愛を注ぎ込むというものだった。（患者の意識における作業である - このことに関しては詳しく後述する）

家族の歴史を知ることにより家族と個人の間の相互作用が我々の認識の中で一層明確になる。
これらの関連性を研究し、その成果を世に広げた Frieda Fromm-Reichmann（新フロイト派）、Nathan Ackerman（家族療法）、Jacob Levy Moreno（心理劇）、Mara Selvini Palazzoli（ミラノモデル）、Anne Ancelin Schützenberger（心理療法、家系図-ジェノグラム）、Bert Hellinger（ファミリーコンステレーション）、Claude Sabah博士と彼の教え子 Angela Frauenkron-Hoffmann（生物学的デコーディング）の各氏にはとりわけ感謝したい。

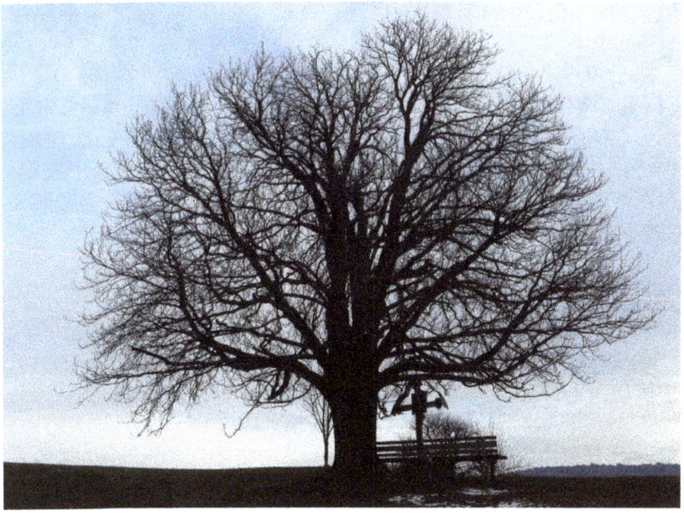

重要な基本的原理を下に記す。

全ての人は全ての人と繋がっている
特に家族においてはその繋がりが強く、家族というものを一つの生命体として見ることができるほどである。私達、また私達の子供は先祖代々繋がってきた長い家系の最先端にある。そのような立場にあるため私達は私達の内に先祖の経験の全て-良いことも悪いことも-を引き継いでいる。普通は両親からのものが一番強く、次に祖父母、層祖父母の順となる。
経験したこと全ては保存され、悪いことマイナス的なことは解消されなければならない。

無からは何も生じない
全てのことは精神的また生物学的な法則性に従って経過する。人間が有する全ての障害、全ての症状、全ての病気には原因がある。その原因はその人自身の人生に見いだせる場合もあり、また先祖に見いだせる場合もある。

木においては幹と根（両親、先祖）から葉（子供）に養分が送られる。そして木（家族全体）は葉（子供）に依存している。何故なら葉において光合成という形で実質的な生命活動が行われているからである。葉と樹皮（生きている者）は木（家族）を成長させる。幹の核心部（先祖）は支えであり基礎となっている。

例えば子供が外国語を学ぶことが困難な場合、先祖がその言語を憎んでいたことが原因であることもある（その言語を学んだ時のストレス、追放、移住によるストレス、その言葉を話す民族への憎しみなど）

❁ 5才の女の子ラウラは母親から離れることができなかった。（例えば幼稚園に行くときなど）
その原因はラウラの母親から話を聞き、見つけることができた：ラウラの曾祖母は養女だった。一歳の時に生みの母親の元から他の家庭にもらわれていったのである。ラウラはその曽祖母を知らなかったが、曾祖母の経験がラウラに記憶され、絶えず母親がいなくなってしまうのではないかという恐怖に脅かされていたのである。治療としてラウラに曾祖母のその話をした。そして母親がラウラに「曾祖母に起きたようなことはラウラには絶対に起こらない。」と約束した。それでラウラの恐怖心は消え、すぐに喜んで幼稚園に行くようになった。（Frauenkron-Hoffmann著「So befreien Sie Ihr Kind」（生物学的解読：子供を自由にするために）38ページ参照）

家族が似たような運命をたどる
このような場合、そのことに関わる問題がまだ解消されていないことを意味する。そのため再度その問題が浮き上がってくるのである。

❁ 女性患者は家業である美容師の三代目として働いていた。彼女は自動車事故の為にネックカラーを付けて Schützenberger 女史のところに話に来て、家族の歴史を語った。彼女の祖母はアルメニア人虐殺を目の当たりにした。二人の姉妹と母親の首が槍に突き通されているのを見た。「切られた首が無数にあった。」
美容師という職業が三代続いたことに関して：祖母の娘も孫も人の頭をきれいにする仕事をしている。
Schützenberger女史は「彼女はまるで大量虐殺の償いをしているかのようだった。そして同時に大量虐殺とその理不尽さを思い起こしているようだった。」と述べている。
更なる詳細：1．彼女はネックカラーを付けていた。2．彼女の娘はへその緒に首を絞めつけられ、障害を持って生まれ幼くして亡くなった（ここでも首が関係している）。その後彼女はもう子供が欲しいとは思わなかった。3．彼女の妹も美容師をしている。妹の子は頭骨が奇形状態で生まれた。「脳みそが頭から流れ出た。」（Anne Anceline Schützenberger著「Oh meine Ahnen!」147ページ参照）

暗黙に伏せられたこと
家庭内で起きた良からぬことが暗黙に伏せられたままにされると、そのことが次の世代でまた浮上するということはかなり高い確率で起こる。時としてその本人の身に起こることもある。

❁ 3才の女の子は自然な排便を一日中抑えることが良くあった。大抵は両親と一緒に居る時、例えば休暇中などにその様にして女の子は自分を苦しめていた。託児所にいるときはそれほどではなかった。母親はその子が全てをプラス的観れるようにに既にいろいろなことを試してみた。例えば「うんこ遊び」などである。しかし効果はなかった。その子は誰かほかの人が排便する場合でさえもおどおどした。診察時に母親は女の子に何がトラウマになっているのか分からないと話した。そのため私は焦点を両親に当ててみることにし何か表に出せないこと出したくないことがあるのではないかと聞いてみた。すると母親は「その様なことがある」と答えた。「夫はトゥレット症候群という病気に悩ませれていて、夫婦関係にも支障を来たしている。ゆっくりしている時に彼は無意識に動物のような声を発する。普段仕事をしているときはこらえているが緊張がほぐれると症状が出る。」と語った。
それで分かった。彼は恐ろしい叫び声を出してはならないのある。彼の娘は臭い便を出さないのである。父親の問題が娘に反映しているのである。この家族はその問題で悩まざるを得なかったのである。
治療：両親でこの問題についてよく話し合い、何故父親は醜いこと、良くないことを口外できないのかを考えた。（父親の育った家庭では厭なことは話さないというしきたりがあった。）数か月後女の子は普通にトイレに行くようになったと聞いた。（著者資料）

実現できなかったこと
親や先祖が実現できなかったこと、または切に願っていたことを子供が実現するということがある。そのようにして家族の回復に子供が貢献するのである。

❁ 母親が若い息子のことで心配していた：息子は極右グループに属していたのである。彼は外国人を憎み、オーストリアと自分の家族を守らなければならないと言う思いに駆られていた。この息子には彼の祖父が憑依していることが分かった。祖父が第二次世界大戦で前線で戦っていた時、彼の家族はチェコスロバキアから追放された。家族はみんな逃げることができたが、祖父の病気だった高齢の母親だけは置き去りにされなければならなかった。その後まもなく祖父の母親はチェコの収容所で亡くなった。
祖父は一生チェコ人を憎み、母親を助けられなかった自分を許すことができなかった。
重要なことは：息子は祖父のことをほとんど知らなかったが、祖父が息子に憑依していたために息子は祖父が当時感じていたように感じたのである。息子は外国人を嫌った（なぜかは分からないが）。祖父が当時自分の家族を守ることができなかったため、息子は今日自分の家族を守らなければならないという思いに駆られるのである。祖父が許せない思いを砕いて入れたスープを息子がスプーンで飲みつくしているようなものである。
ファミリーコンステレーションという心理療法を行い、セラピストが息子に回復効果をもたらす次のような言葉を話すように指示した：「おじいちゃんがどうしようもない苛酷な状況でどんなに大変だったか、そしておじいちゃんのお母さんのことでどんなに悲しんだか僕にはわかる」、と。そして祖父と息子に曾祖母の宿命とチェコの宿命の前に頭を下げるように頼む。（Achleitner-Mairhofer著「Dem Schicksal auf der Spur」参照）

五つの生体自然法則だけに基づけばこの若者の件は生物的攻撃性コンステレーション（310ページ参照）と診断することができる。疑問として残るのは、きっかけは些細なことであっただろうに青年は何故そのように反応したのか、何故よりによってそのようなトラウマに敏感であったのかということである。

上記の心理療法では家族のことを知るということが重要である：この青年の場合、勢力範囲に関わる怒りを異常に感じやすかったが、その原因は祖父が憑依していたためであると見ることができる。

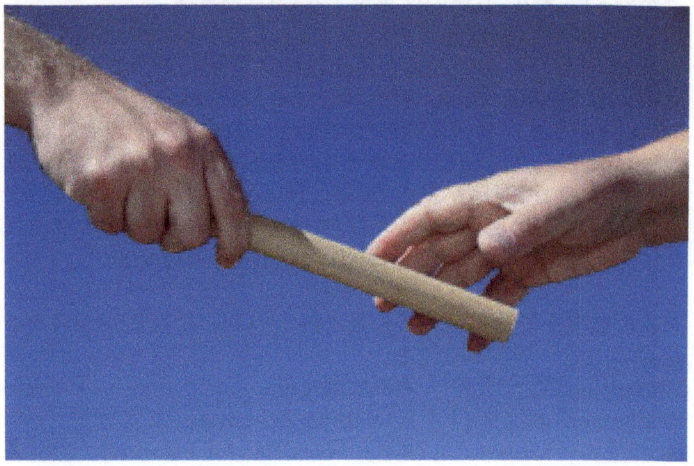

ファミリーワルツ
自然界では全てがリズミカルに脈動している。家族においても然りである。想像しやすいのは二拍子である：その場合、子供とその祖父母の関係で因果性がみられ、性格や健康面、経歴に相似性がみられるのである。
三拍子の場合、自分と自分の曽祖父との関係、または自分の子供と自分の祖父母との関係において現れる。特に障害をもって生まれてくる子供の場合、この三拍子のケースが考えられる。医療現場ではこのような場合、子供の曽祖父の代に何か悲惨な出来事があったのではないか調べてみる。そこにその子の障害を理解する鍵があり得るのである。

名は体を表す
家族内で同じ名前を持つと名前がその者同士を結びつける。似たような運命、役割、責任、期待を負うことになる。例えばヨハンという子供はヨハンという先祖と似たようなことを経験する。

良かれと思い先祖と同じ名前を付けるのであろうが、子供にとって良いことではない。

アニバーサリー症候群
同じ日時に重要なこと(例えば出生、死亡、結婚、事故)が起きる場合、その出来事、当人同士が互いに関連していることを意味する。その背後には尊敬され認められ癒されることを待っている何かがある。また新しい家族が生まれるのと、別の家族が亡くなるのが時期を同じくする場合も、新しく生まれた家族が亡くなった家族の使命や重荷を引き継ぐということは考えられる。

❁ 39才のフランス人男性は精巣がんを患い、手術の後全ての治療を拒否した。彼の祖父はラクダに精巣を蹴られて39才で亡くなった。Schützenberger女史による治療:「祖父が今の自分と同じ年で亡くなったということを抜きにして、祖父を愛する。」(Anne A. Schützenberger著「Oh meine Ahnen!」138ページ参照)

❁ 小さな女の子を持つ母親が私のところに相談に来た。一番目の子であるその女の子が喘息で死んでしまうのではないかと心配していた。彼女の家系では何代にもわたって一番目の子が幼いうちに亡くなってしまうのだと話した。彼女の家系図はフランス革命の頃にまで遡る。当時迫害されていた牧師を彼女の先祖はかくまっていた。弾圧が治まると牧師は隠れ家から出て、その家族を祝福してこう語った。「この家庭への感謝として、各々の代における長子がこの家庭を見守るようにする。」と。その後200年にわたって各々の代の長子は「昇天し小さな天使」となり、家族を見守ったのである。これが祝福と言えるだろうか。呪いではないか。Schützenberger女史と話すことで新たな方向性が見いだされ、状況は変わった。女の子はその後元気になり10年後の今も生きている。(Anne Anceline Schützenberger著「 Oh meine Ahnen!」175ページ参照)

注釈:科学者である Schützenberger女史は輪廻転生などは信じていない。彼女はいろいろな事例を記録し、何故そうなったのかという疑問を投げかけているが霊的な意味での答えを与えてはいるわけではない。

誕生日-命日-同期性
家族の一員が生まれるのと、別の一員が亡くなることが同じ時期である場合、生まれてきた者が亡くなった者の責任や重荷を直接に引き継ぐということがあり得る。比ゆ的に説明すると:リレー走者が次のリレー走者にバトン(家族の課題)を引き渡す。初めのリレー走者にとっては走ること(人生)は終わるが、次の走者にとっては人生が始まるのである。

前世からのインプリンティング

自分の前世を見ることができるというのは稀なことではあるが、肉体を持って生きていた前世が私達に強くインプリンティングを残しているということがあると私は確信している。

人が生まれ変わるということを私は信じるが、もちろん全ての読者の方々がそのように信じるわけではない。科学(五つの生体自然法則)と信仰を一緒に扱うのは間違っているという人もいる。しかし両者は深く関わり合っているものだと私は思う。

ショーペンハウアーは「眠りは死の弟である。」と語っている。夜、人は死に、朝になるとまた生きるのである。人生の終わりに人は死に、必要であればまた生きるのである。そのことを示す証拠は数えきれないほどある。しかし私達はその証拠がどんなに信頼できるものであったとしても一人一人の信念の世界においてしかそれを受け入れることができない。

下記の例は人が生まれ変わるということの証拠とは言えないが、そのことを考えさせる話である:ある人の一日を理解するのにその人のそれ以前の歳月を知ることなく理解できるだろうか?その人が今までたどってきた人生を知ることなく、その人の現在の状況を理解できるだろうか?

❁ 誓いによる束縛:55才の女性はシンブルマザーで30才の息子がいたが、彼はとても変わった性格の持ち主だった。彼は母親に対しては自分が全ての責任を持っているように感じていた。彼女がアジアへの旅行を計画した時も息子は考えもしないで彼女に付いて行くと言った(彼はその旅行自体には全く興味がなかったにもかかわらず)。彼は10年前から付き合っている女性がいて彼女は彼と一緒に住みたいと思っていた。しかし彼は母親のことを思いずっと母親と同居していた。つい最近、この母親はある問題があり霊能者を訪ねた。すると霊能者は彼女が自分のところに来たのはその問題の故ではなく息子のこと故であると言った。霊能者は母親と一緒に彼女の息子がそこにいるのが見えるが、二人は既に幾度も前世を共に生きてきたのだと語った。息子はこの前の人生では母親の夫だった。夫は臨終の床で、もしまた一緒になることがあればずっと彼女を見守ると誓った。そう誓ったことを彼は覚えていないが、その誓いのごとく行動していたのである。霊能者のもとで儀式が行われ、臨終の床で誓ったことは特に重要な意味を持たないと説明された。息子にはそのことを話さなかったが数日後には息子の様子が目に見えて変わった。以前ほど母親に気を配ったり手伝ったりすることがなくなった。そして数日後には息子は付き合っている女性と一緒に住み、将来家を建てたいと母親に打ち明けた。(著者資料)

私自身の経験によれば、治療の現場では前世からのインプリンティングは先祖からのインプリンティングと同じようなものと見ることができる。その様に見れば分かりやすいし、どちらの場合も現れる結果は同じである。

「愛する存在として自分自身を認識せよ。個性を磨け。全てを元通りにせよ。それはあなたのためだけではなくすべての人の為になる。」
自分の言葉で心の底から祈ることのよって、多くのことを達成できる。
例えばかつて誓ったことを解き放す:「神様、私に力を貸してほしい。私が現世でまたは前世で誓ったこと、約束したこと全てをここで今、解き放する。誓いに束縛されることで苦しみをもたらしてしまった自分自身とまたそのことに関わり合ったすべての人を許す。私は今自由だ。ありがとう。」
全てのネガティブな感情を解き放す:「私が現世でまたは前世で抱いたすべての憎しみ、妬み、怒り、嫉妬の思いを今解き放す。その思いの故に他の人を苦しませたり害を与えてしまったことを済まなく思う。このネガティブな思いを永遠に解き放す。」(Anton Stygerの文献参照)

生物学的観点から見る生殖

人間と動物における性的反応周期は母なる自然がいかに交感神経優位状態と副交感神経優位状態と癲癇性の山場を必要に応じて切り替えるかを見せてくれる完ぺきな例である。男性における性反応の経過を下に記す。

普通の状態-興奮していない：標準的昼と夜のリズム、正常緊張状態、日常（（図の左端部分）

性的緊急事態：「あの子を自分のものにしたい。あの子が欲しくてたまらない。どうしたら自分のものになるのだろう？自分のものになったらどんな感じだろう？=ストレス、緊張、合理的生体特別プログラムにおけるトラウマ活性期におけるような強迫観念。

緊張緩和、共寝：「自分のものになった。」=緊急事態の解消>ストレス解消、副交感神経優位状態。陰茎の根本の環状筋、球海綿体筋と坐骨海綿体筋が緊張し勃起する。（夜中に副交感神経優位状態で深く眠っている時にも男性には長い勃起期がある）

オルガズム：自然の営みとして不随意に全身が痙攣し癲癇性の山場オルガズム（最高の交感神経優位状態）が生じる。この瞬間陰茎の二つの環状筋は緩み、牽引筋が陰茎を緊張させる。そのため精液の通り道が開かれる。合理的生体特別プログラムにおける回復山場の水腫であり、ここで精液が絞り出される。
緊張が緩み眠り込む：オルガズムのあと二番目の副交感神経優位状態となり眠り込む。
女性においても全て似たように機能する。女性がオルガズムを感じる瞬間子宮口が開き、子宮頚が蠕動的ポンプのような動きをする事で精細胞を移送させる。そしてそのすぐ後に子宮口はまた閉じる。このようなことを理解するとセックス/生殖行為はリラックスした状態でのみ成功するということが分かる。

生物学的観点から見る妊娠

合理的生体特別プログラムが二段階からなるということを理解するうえで重要かつ実際的な経過を妊娠においてみることができる。月が地球を回る周期は27、3日であり、妊娠の期間は約273日である。

妊娠第一期の約三か月は交感神経優位である。この時期は脳幹と小脳に制御される器官が急激に成長する（14ページ参照）（=交感神経優位による後押し）。この間女性は神経質になりやすく気持ちが余り落ち着かない。子宮口は少し開いている。自然はこの最初の三か月間に流産して妊娠を中断するという可能性を与えている。流産の80%はこの時期に起こる。最もよくある原因：過度のストレス、慌ただしい生活（パワーウーマン）、活性状態のトラウマ、騒音そして/または運命的必然性。（家族エネルギー、カルマ）

妊娠第二期はその後の約六か月で、副交感神経優位を特徴とする。この時期は主に大脳に制御される器官が成長する（15ページ参照）。最初の三か月の経過が良好で条件が良ければ、自然は妊娠を最後までやり遂げようと働く。子宮口が閉じ妊婦は心が落ち着くようになり、容易に気を取り乱すこともなくなる。幸せな時期である。妊娠が完了するように、よほどのトラウマを受けなければこの時期の落ち着きが乱されることはない。

出産は回復の山場と見ることができる。出産は最初の陣痛で始まる。副交感神経優位状態は終わり，強度の交感神経優位状態になる。出産のとき通常妊婦はずっと仰向けの姿勢でいるが、この姿勢だと分娩は困難である：しゃがむことと四つん這いになる事を交互に繰り返す方が良い。

授乳は乳児にとって十分なだけ長く続けるといい。この時期は再び副交感神経優位状態（リラックス状態）になる。二番目の回復期ということができる。合理的生体特別プログラムの場合と同様、この時期には女性の体から水分が排出される。乳腺は個体発生論的に見る

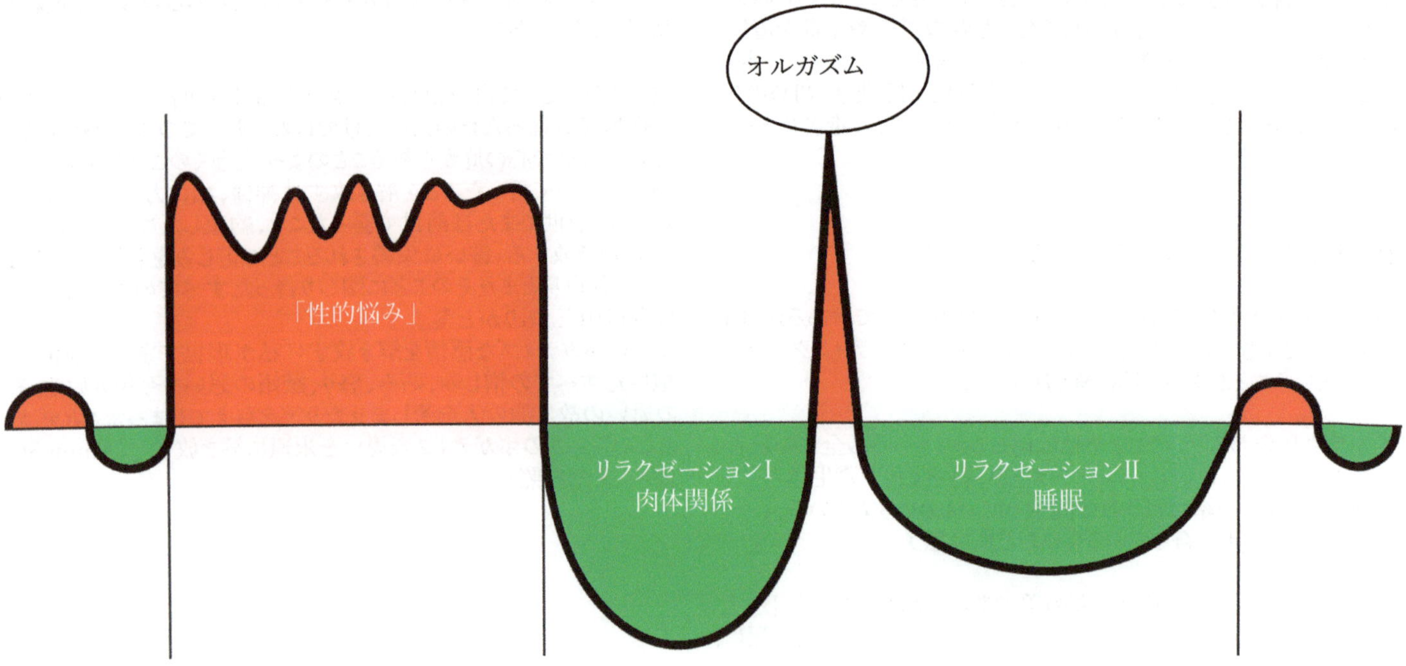

汗腺が変化したものであるが、汗の代わりに母乳を出すのである。

前頁の図を見てみよう。赤で示されている段階は強度の交感神経優位状態であり、この時期の出来事はすべて潜在意識にはっきりと刻み込まれるのである。ここで生じるインプリンティングについてこれから取り上げてみたい。

生殖によるインプリンティング

生殖は物質に(再度)宿ること、(再度)肉体を持って生きる人生の初まり、生命の出発を意味する。
将来親になる二人が生殖行為の前またその行為中に抱く考えや感情は既に子供に影響を与える。性行為が不本意なものであった場合と、はっきりとした自覚によるものであった場合とでは違いが生じる。愛により生まれる子、理想的にははっきりとした意識をもって、一つの魂に宿るところを与えたいという思いで行われる行為の結果として生まれる子供は人生の最高のスタートを切ることができる。そして一生にわたり活力と 信頼に満ちて生きることができる。

妊娠中におけるインプリンティング

母胎は胎児にとって最高に居心地のいいところである。母親のお腹の中で母親と共生し、胎児は母親、父親、他の家族や周囲の人々からの感情や思い、言葉を吸収する。そこから、その後の人生でほぼ消し去ることのできない感情や思考の基礎ができるのである。それが愛、信頼、喜び、思いやりの感情の基礎となり、また神との関係の基礎ともなるのである。困難、権威、親族などに対してどのように対処するかの基礎となるものもこの時期にできる。特にそのお腹の中にいる子に関わる思いや言葉はその子に大きな意味を持つ。しかしその胎児に直接には関わりのないことでも胎児は自分のことのように感じ取る:私、あなた、彼、彼女、それ、私達、あなたたちに関わることどれもすべてが胎児自身に向けられる。

例えばその子の父親となる人が母親に対して「お前は何も理解できない!」言うとすれば、彼は胎児がその言葉を自分のものとして聞き取り、後の人生(例えば学校で)「何も理解できない、あまりよく理解できない」子になってしまう可能性があることを知っていなければならない。
母親が「私は一人ぼっち!」と思えば、子供も後で「一人ぼっち」と感じやすくなる。子供は胎内でそのように感じるように学 んだのである。

・もし母親または父親が「もう一人子供を持つだけの金銭的余裕があるかどうか」と心配すれば、その子に金銭的な面で不足しているというインプリンティングが残る可能性がある。その子が後の人生で金銭的欠乏を引き寄せるということはあり得ることである。それに共鳴するものをその子が持っているからである。

・母親または父親が生まれてくる子供の性別に固く捕らわれ、実際にその性別の子が生まれなかった場合絶望すると、その子はのちの人生で自分自身の性別とうまくいかなくことがある。典型的な例:髪の毛を短くし、男の子と一緒にサッカーをし、男の子のようになろうと努力する女の子。

例: 10歳の男の子カールには認知障害があった。発達が遅れ、読むことも書くこともできなかった。
その原因:その子の母親は一番目の男の子の次に女の子が生まれることを切に願った。産婦人科医が胎児の性別を調べその結果を母親に伝えようとしたとき、彼女はその結果を知りたくないと言った。しかし医師がカードに男の子と記しているのが、ちらっと見えた。その時のショックを彼女は妊娠中ずっと抱き続けた。彼女はよく泣いた。そして、医師が書いていた性別は間違っていた、または自分の見間違えだったに違いないと自分に言い聞かせていた。男の子は母親の認知障害を受け継いだのである。読むことも書くこともできない(したくない)。知識を吸収することが全くできず、妹に対して極端に嫉妬した。この原因にまつわる話は実はもっと過去に遡る。母親の両親(男の子の祖父母)は上の二人が女の子で三人目に男の子を望んだ。彼女が女の子として生

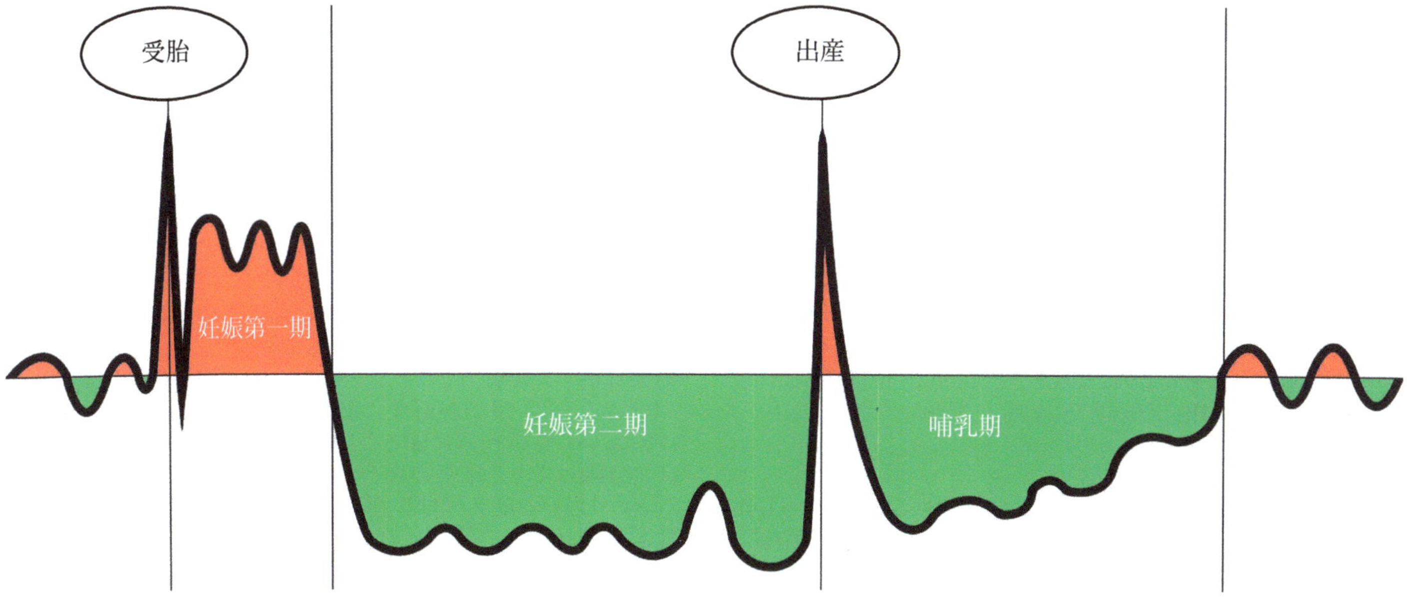

まれた時両親はとてもがっかりしたのである。当然彼女はそのことに気づいていたので、男の子のようにふるまった。男の子でありたかった。彼女の両親は「お前はまるで私達の息子だね。」とよく言っていた。治療として母親は彼女の両親とその件を話し、自分自身の性別を拒否する思いを癒すために瞑想をした。息子のカールには寝る前に毎晩「私達はあなたが男の子であって嬉しい。貴方がいてくれて嬉しい。」と話しかけた。(著者資料)

・望まれずに生まれてくる子供:もし母親または父親がお腹にいる子供を中絶してしまおうと考える場合、それは子供にとっては悲劇的なことである。父親または母親に対する信頼は失われ、生まれることへの喜びも失ってしまうのである。自分ではどうすることもできないという感情がその子の生き方を支配するようになる。そのことは後々両親や他の人に対する不信感、何かに没頭することができない無能力さ、自信の欠如などとして現れる。(ずっと目立たない存在として生きる)

・もし母親が怖がりの性格の場合、その性格は子供に受け継がれる。子供も極度に慎重な性格になる。細かいことまで受け継がれることがある:例えばパートナーを失うのではないかという恐れ、特定の動物に対する恐れ、高所恐怖などである。父親が違うタイプだとこのインプリンティングは埋め合わせられる。(その子が母親と父親のどちらから主に受け継いであるかによるのである)

・母親または父親が「お腹の子が病気または障害をもっているのではないかと恐れる場合、恐怖の芽が子供に引き継がれる:自分自身の健康に対して自信が持てない。その後の人生でその子は医者に盲従したり頻繁に医者に行くようになる。このような親の恐れは大抵医師に診てもらうことでカバーされる。「子供に対してリスクを負いたくないから、法定定期健診は当然受ける。」(超音波検査、羊水検査など)。そうすれば小児科の医師はその両親の責任ある態度を褒めるだろうし、マスメディアも同調する。しかしいつの場合も健康診断は不信の思いがあるために受けるということ、そしてその思いを子供が引き継ぐということは忘れられている。何かの症状があるために診断を受けるのはもちろんのことだが。

・両親が頻繁に喧嘩をするとそれを子供はもちろん共に経験する。「喧嘩をするのは普通のことで生活の一部である」と子供にプログラムされる。そして共鳴の法則により、その子は後の人生で仲睦まじく暮らすことを望んでも争いを引き寄せてしまうことになる。特定の争いが特定のインプリンティングの原因となる:4才の女の子は家では人形と遊びながら歌を歌うのに、幼稚園では他の子供たちと一緒には絶対に歌ったり踊ったりしなかった。原因:その子の父親は長距離の運転手で運転中ラジオを聴きながらよく歌を歌った。彼が家に帰ってきて大きな声で歌った時、その女の子を身ごもっていた母親がイライラして「もうやめて!あなたが歌うとせっかくのいい歌もめちゃくちゃ!」と言った。そのことが女の子にプログラムされているということを説明するとその後その子は幼稚園でも喜んで歌うようになった。(Frauenkron-Hoffmann著「So befreien Sie Ihr Kind」(生物学的解読:子供を自由にするために)24ページ参照

・私達のうち10%から20%は生殖後の数週間あるいは数か月間、胎内において一人ではなく双子の兄妹とともにいた。自然/運命はその双子の兄弟が死に、私達が生まれてくるように働いたのである。このような胎内での経験はほとんどの場合覚えられていないが、この早い時期のインプリンティングにより人と別れること、人が去っていくこと、失うこと、死ぬことに対して敏感になる>その様なことに対してわけもなく過敏な反応をする人の場合、胎内に一緒に居た亡き兄弟のことを考慮してみる。以上、生まれる前におけるインプリンティングについていくつかの例を記した。このインプリンティングが後に受けるトラウマの下地となる。しかしインプリンティングとトラウマの境目ははっきりしているわけではない。

下記は妊娠中によくトラウマとなり得る具体的な例である:
・様々な騒音(建物道路建設現場、オートバイ、飛行機、花火、ディスコ、ポップコンサートなどの騒音)
・喧嘩:1.騒音による要因、2.感情的要因
・様々な危険、恐怖
・超音波検査:定期健診のナンバーワンである。超音波は胎児にとって強度の騒音ストレスである。それに耐えられる子もいるが、耐えられない子もいる。その子らは聴覚のトラウマ、勢力範囲のトラウマ、別離のトラウマを受け、生後それに相応する病気にを起こす。超音波検査が一体何の役に立つのだろう?大腿骨の長さや頭の大きさを知ったからと言って何の役に立つのだろうか?
・羊水検査は更に危険であり、トラウマを生じさせる可能性はさらに高い。いったい何のためにこのようなリスクを冒す必要があるのだろうか?　障害をもって生まれてくるかもしれない子を自分なら中絶するだろうか?そのことに関してWerner Hanne著「Die Entwicklung des Kindes – was spielt sich da ab?」から引用する:「両親が特殊で霊的観点から見るとどうしても必要な課題を果たすために、ある魂が普通ではない体に宿ろうとするということはありえないことだろうか?」

助言:「妊娠中の女性は日常から離れ、子供が生まれることを喜び、全ての心配事や恐れを捨て、信頼せよ!」

出産時におけるインプリンティング

陣痛と出産は 育児という仕事と試練への着手を意味するものであるとFrauenkron-Hoffmannは語っている。「母親が出産に臨む姿勢が子供が将来大人になり試練や仕事に臨む時の姿勢として現れることがある。」というのである。
助産師や医師は子が産道を出る手助けをする。そして後々は子供が試練を乗り越えるのを教師が手助けする>教師は子供にとって産科医のような立場にある(ポジティブな場合とネガティブな場合がある)。
出産は人生における最初の大試練である。母親が出産前に抱く恐怖心は将来その子の試験に対する恐怖心となって現れることがある。
帝王切開による出産の場合、子供に他からの助けを借りなければ何もできないという思いが刷り込まれてしまうことがある。その結果:両親は事細かなことまでその子と一緒に学ばなければならなくなる。補習授業が必要になる。家庭内で物事を済ませる代わりに、いつも専門家に頼ることになる。
自然分娩はたとえ難産の場合であっても子供に「頑張ればできる」という思いを植え付ける。帝王切開で生まれた人は鬱病、呼吸器系の病気その他諸々の病気になる頻度が高い。愛のホルモン、オキシトシンは自然分娩の場合のみ十分に放出されるため

であろう。いつ出産するかの時刻は生まれてくる子も大抵はいっしょに決定する：副腎皮質からコルチゾンが分泌され陣痛を起こす。人工的に分娩すると（大抵の場合病院の都合で）、その子が将来自分自身で何かを決定するということが難しくなる可能性がある。出産時の特殊な事情を説明することで、それまでの行動の仕方が変わるということもある。

・10才の男の子は食事の時に食べ物をひどく散らかした。原因：その子が生まれる時、前置胎盤のため帝王切開が施された。その結果酷い状態になった。分娩室は血だらけだった。そのような状態がその男の子にとっては生き延びるための条件だった。母親が男の子にその分娩時のこととの関連性を説明し、これからは普通に行儀よく食べれるようになると話した。それ以来その子は普通に食べるようになった。（Frauenkron-Hoffmann著「So befreien Sie Ihr Kind（生物学的解読：子供を自由にするために）」59ページ参照）
助言：「妊娠中の女性は出産のために良き助産師と場所を探し、全ての助けを借り、愛をもって身を捧げよ。」

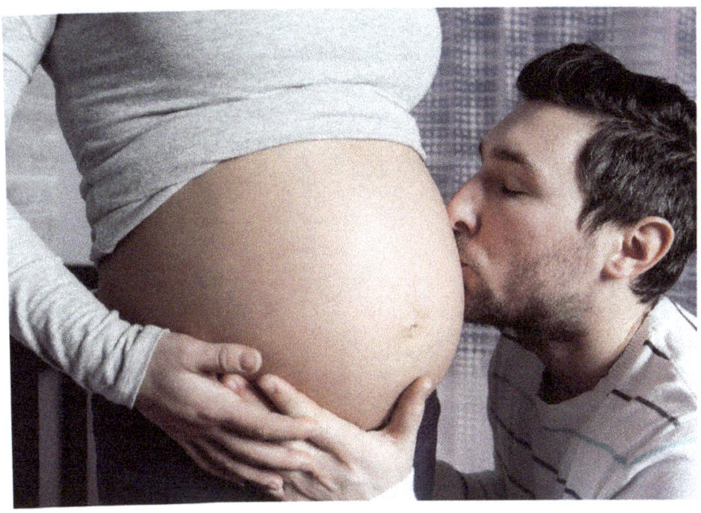

生後一年間におけるインプリンティング

インプリンティングは一生を通じて起こる-例えば我々の先祖の戦争体験など。しかし個々人をそのようにならしめる重要なインプリンティングは、生後ニ三年間のものであり、時間とともにインプリントとして後に残る傾向は弱まる。注意すべきことは全ては前世からの、または先祖からの、または妊娠中のインプリンティングの基盤の上にあるということである。慈しみ、暖かさ、栄養（母乳）という形で愛情を受けなければ子供は死んでしまうのであり、生後子供が生き延びるということは当たり前のことではない。愛を受ける、愛される術は生存本能から発するものである。ずっと一生を通じて、大抵は自覚されないが私達はその術を身に付けている。
子供は「泣けば誰かが来てくれる。もっと泣けばママが来てくれる。それで安心。」
「保育園にはママはいない。でも泣き叫べば保育士のおばさんが来てくれる。ママほどではないけれど。保育園で転んで鼻に怪我をしたことがある。その時はママがすぐに来た。そして一緒に医者に行ってその後家に帰った。その数日間ママは僕にとても優しかった。もう長いことそんなに優しいママを見たことがなかった。」
「これでうまくいくことが分かった：愛されるためにはその前に何か良くないことがある。でも愛されることの方が僕にとっては重要だ。」
その結果：愛されるために、苦しむ、病気になる、困った立場になる。
また別の子供の場合：「僕が笑うとみんな僕のところに来て抱きしめてくれる。ママもきて喜んでくれる。」
その結果：愛想がよくなる。場合により過剰に愛想よくなる。また別のケースでは：「僕が宿題をやればみんなが褒めてくれる。それは嬉しいことだ。」
その結果：愛されるために勤勉で責任感のある子になる。
また別のケースでは：「僕が宿題ができなければパパが来ていっしょに勉強してくれる。学校では勉強ができなくてもいい。パパが手伝ってくれるから。パパはよく怒るけど、僕の傍にいてくれる。」
その結果：愛されるために落ちこぼれになる。
私自身は能力を最も重視する両親のもとで育った。自分の実力を実証するような功績をあげた時、私は父親から認められた。学校の成績は中くらいだったが、運動はよくでき、そのことで私は父親から認められた。父は既に20年前に亡くなっているにもかかわらず未だに私は有能な人間であろうと努力している。

知性人は愛とは認めることであると言うが、そのような愛は私達が努力して得ようとする愛である-小さな子供も、大人も、老人も。
下に示す例は些細な出来事が重大なインプリンティングに共鳴すると重大な結果を招くということを示す例である。

・四人の子供を持つ50才の女性が私の治療院に来た。彼女は一週間前に友人と電話で話したすぐ後から耐えられないような腕神経痛に苦しんでいた。（「これ以上の痛みは出産のときに経験しただけだ。」鎮痛剤は効かない）

友人はパートナーが亡くなった後の家の片づけを手伝ってくれないかと彼女に電話で聞いたのだった。この小さな出来事がこんなにも大きな結果をもたらしたのだろうか？
次のようなことが分かった：彼女の母親が彼女を身ごもったころ一人目の幼い兄が亡くなった。彼女が2才半の時に二人目の兄弟が亡くなった。そして四年前には三人目の兄弟が亡くなった。そしてその後に彼女の両親は亡くなった兄弟の住居をすぐに片付けるようにとせがんだ。しかし彼女自身は喪に服する時間をもっと必要とした。私は彼女に治療を施すにあたって彼女が二歳半だった時に戻る必要があると感じた。私達は二歳半だった彼女にこう話しかけた。「あなたは一人じゃないし、愛されているんだよ。お母さんはあなたのことも愛しているけれど、息子が亡くなったことを悲しんでいるの。」と。そして思いの中で彼女を抱きしめ、今の時から二歳半の彼女に愛を送った。そのすぐ後瞑想をすると痛みは70％引いた。一週間後に彼女はそれまで長い間感じたことがないほど軽快な気分だと話した。（著者資料）

子供は大人と違う

子供（ペットの場合も）の病気の原因を探るとき二つの可能性を考慮しなければならない。

1. 子供が自分自身のトラウマで苦しんでいる。この場合五つの生体自然法則が当てはまる。（病気辞典の部分参照）
2. 子供が両親、先祖、または愛する人から何かを引き継いでいる。この章ではこのことに取り組み、五つの生体自然法則の範囲を超えてみたい。家族について思索してみることにする。

重要なこと：子供はまだ責任を負わない。責任は両親または先祖にある。子供は行儀が悪かったり、弱点があったり、悪いことをしたりしても子供自身には責任はない。子供にはそうする以外に他の選択肢はないのである。しかしそのことに共鳴するものを子供は持っているのである。子供の行動とか病気を通して家族内またその周囲ですぐに解決または回復されなければならないことが見えてくる。または子供の行動が生き延びるための戦略の一部であることもある（その顕著な例は注意欠陥多動性障害である。下記参照）。原因を見つけ出すことで回復への道が開かれる。

・3才の女の子は何度も悪夢を見て窒息しそうになり目を覚ました。Schützenberger女史の提案で調べた結果その子の大叔父は第二次世界大戦中イーペル近郊でガス中毒で亡くなり、曽祖父はヴェルダンの戦いで負傷していたことが分かった。そのことを家族で話すとその時からずっと悪夢は見なくなり問題はなくなった。その女の子は1991年4月26日に生まれ、イーペルのガス攻撃があったのは1915年4月26日だった。（Anne Anceline Schützenberger著「Oh meine Ahnen!」219ページ参照）下記の二つの例では幼い患者が事実上の患者ではないということに気づかされる。

❁ 7才の賢い男の子ペーターは右利きで二年前から癲癇の発作を起こすようになった。発作が始まると、まず右の眼がピクピク動き痙攣した状態で腕を上にあげ、目を保護するかのように手で覆った。西洋医学で前頭葉癲癇と診断され、抗癲癇剤で治療を受けたが、効果はなかった。
私はその子の家族から話を聞いて、原因がはっきりとわかった。二年前にペーターの父親は右眼を患った。手術の後一時的によくなったが、結局片眼は失明してしまった。それ以来家族は心配が耐えなくなり、両親の夫婦関係と経済的な状況は深刻化した。
説明：父親が病気になったことでペーターは動作のトラウマに苦しんだ。父親の眼を自分が代わりに守ってやりたかった。父親が苦しむのは嫌だった。家族が崩壊するのは嫌だった。そのため痙攣を起こしながらペーターは右側の、パパの病気の眼の側に手を置くのだった。厳しい家族状況が続いたために、ペーターのトラウマは停滞した。癲癇発作は動作のトラウマの回復山場として起こるものである。トラウマが持続的に解消されれば、発作はなくなる。
備考：両親に障害があっても、小さい子供にとっては特に問題とならないことが多い。しかし、親が苦しんでいたり、喧嘩をしていたりすると子供にトラウマを招く。
ペーターにとって最良の治療は家族の調和と喜びをまた取り戻すことである。父親はペーターに「片目だけでも大丈夫。全ては上手くいっている。」と頻繁に話しかけるといい。回復をもたらす言葉－「お前が私の代わりに苦労を引き受けてくれてありがとう。でも、お父さんはもう大丈夫だから、お前が引き受ける必要はもうないよ。」（著者資料）

❁ 大動脈弁狭窄症：4才の男の子は大動脈弁狭窄症と診断された。＝心臓に影響を及ぼす停滞中の蔑視のトラウマ
経緯：その子が母親のお腹にいた時その子の母方の曾祖母が冠状動脈硬化症のため危篤状態だった（バイパス手術は不成功に終わった）。曾祖母はひ孫を一目見たいと切に願っていた。出産を待ちながら曾祖母は二週間後に亡くなってしまった。時を同じくしてその子を身ごもっていた母親がとても慕っていた彼女の母親が弁幕狭窄になった。その子の曾祖母と祖母が心臓を患ったのである。それを4才の子が引き継いだのである。（Hellinger氏はこれを「家族の連帯」としている。）私は治療として祖母と母親が死また心臓病と完全に和解するようにと提案した。母親は息子に次のような癒しの言葉を話しかける：「人は来てそして去っていく。あなたの曽おばあちゃんはあの世で元気にしている。この世で生きている私達も上手くいっている。ありがとう。でもあなたはそのことを私達の為にもう背負う必要な無いんだよ。」（著者資料）下に示す事項の大部分は私が推薦する本「So befreien Sie Ihr Kind」（Angela Frauenkron-Hoffmann 著）から引用したものである。

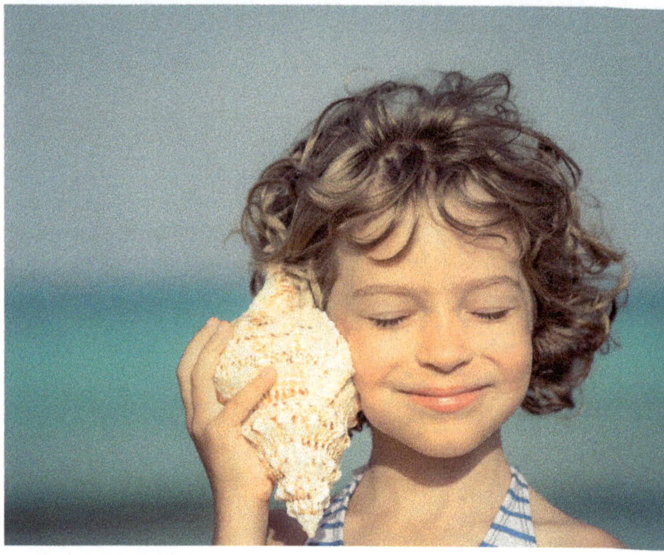

<u>攻撃性、破壊的怒り</u>
母親、父親（または先祖）が吐き出さなかった怒り（妊娠中）または吐き出す怒り（実生活）は子供に反映される。
治療：怒りの状況を見つけ出しそれを見つめ認めそのことについて話し解消する。もうそのように行動する必要はないと子供に説明し、何が問題であったのかが示されたことに感謝する。

<u>注意欠陥多動性障害</u>
多動症候群の子供は楽しいからそんな風に動き回っているわけではなく、そうせざるを得ないのである。ずっと動いていることが生き延びるための手段なのである。

・よくあるケース：母親が以前に流産をした。母親は悲しみこんな風に考える。「また妊娠したらお腹の子が動いているかどうか、しっかり気を付ける。動いていれば生きているということだから」そして母親がまた妊娠し、子供の動きに意識を集中させる。そのことは子供にとって「動かなければならない。そうしなければ死んでいるということになるのだから。」とプログラムされるということである。
治療：原因を究明し子供にそのことは既に解決されたのだと説明する。

注意欠陥・多動性障害（ADS）

妊娠中に母親または父親が休養したいのにのにできない。

- 妊娠中の女性がずっと夫の母親からありとあらゆる話を聞かされる。
- 産後の床に就いていた女性は病室で複数の女性と一緒だったが、彼女らは絶え間なく話をしていた。彼女はできれば何も聞きたくないと思った。
- Frauenkron-Hoffmann女史によるその他のケース：女性が望まないのに妊娠してしまい、そのことを認めたくない。このような状況から、生まれてくる子供は「誰か（教師、両親）が何かを伝えようとしても聞かないほうがいい。」ということを学ぶ。

読むことが困難

母親、父親または先祖が大事な時に（特に妊娠中に）読むことでストレスを感じていた場合その子供は読むことに問題を生じるようになる。その問題の詳細は原因となったことの出来事にその糸口を見出すことができる。例えば読むことがとても遅いという場合、原因となる出来事で誰かが読むことが遅すぎたため時間が足りなかった、または早く読み過ぎて重要なことを読み損なったためである。

❁ 6才の男の子は読むことで後れを取り、そのため学年をもう一度繰り返すことになった。しかし書き取りの成績はいつも良かった。
経緯：その子の母親はその子が生まれる前に出産のときに読む祈りの文を書き留め、陣痛が来たらそれを読むつもりだった。しかしその場に及んでその文章を読もうとしたがあまりのストレスで読むことができなかった。そのため男の子は読むことが困難：「文字は見えるけれどストレスを感じると読めない。」
いつもその子が何かを読もうとすると脳はそのことを思い出させる＝軌跡。もし母親が出産のときに無理矢理に祈りの文を読もうとしていなければこのようなプログラムはその子に組まれなかっただろう。その子がなぜ読むことができないのかを自分で理解するとしこりが解け、すぐにすらすらと普通に読めるようになった。（Frauenkron-Hoffmann著「So befreien Sie Ihr Kind」23ページ参照）もしこの子の問題がこのような経緯によるものでなかったとしたら書き取りもよくできなかったはずである。この子は母親のストレスを引き継いだ、つまり母親の真似をしていたのである。

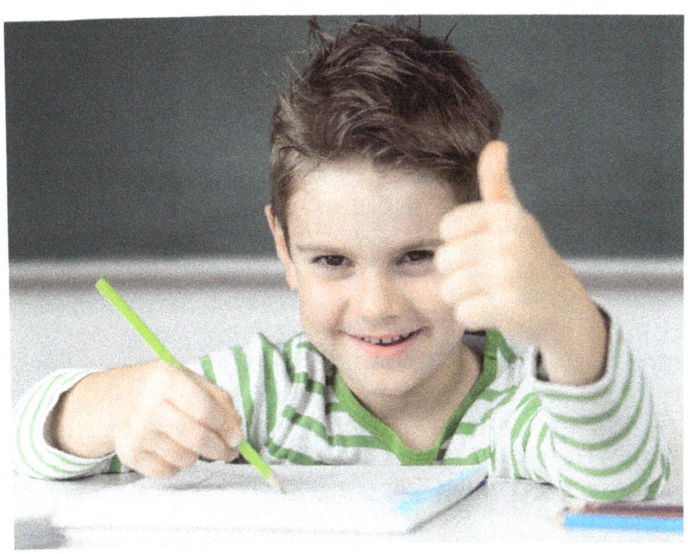

書くことが困難

この場合父親、権威、秩序、法律、警察などと関わりがあると Frauenkron-Hoffmann 女史は言っている。子供が正書法（法、秩序）が書けない場合、先祖にこれらの問題がなかったか調べてみる。トラウマを探す：母親よりは父親または男性の先祖。妊娠中または出産時に上記のようなことに関わる状況があった場合も考えられる。
治療：原因を究明し、それを直視し、そのことを認め、話し合う。全ては解決されたとその子に話し、問題が示されたことに感謝する。そしてその子はきちんと書けるようになる。

言葉、文字の配置に問題

文法は言葉を正しい位置に配置しそれぞれの言葉の関係性を決める。言葉を人、文章を家族とみることができる。言葉や文字に問題のある子は家庭内での序列や位置をわきまえない。例えば親子が友達のような関係にある。または実際の家族の関係を子供には隠しているというような場合である。家族関係がはっきりしないために先祖が困難な問題を抱えていたということも考えられる。治療：前ページ参照。

外国語習得が困難

この場合母親、父親または先祖がその言語またはその言語を話す民族に関係するストレスを感じている、または感じていたということを示している。妊娠中に母親または父親がある言語を話す民族のことを罵倒したり、悪く考えたりすると子供はその言語から遮断されるというがあり得る。そして後にその言語を学ぶことが困難になる。両親が二つの言語を話す場合お互い相手の言語を特に尊重し、そのことでパートナーを尊敬しあうようにする。-そうすれば家族全員の為になる。

- 私の母はフランス語の大ファンだ。フランス語を愛しているのである。父はそんな母のフランス語への情熱を称賛していた。そのため私にとって学校でのフランス語は簡単だった。文法も単語も知っていたのでほとんど勉強する必要はなかった。フランス語の全てが自然に理解できた。

計算が困難

割り算が困難な場合（頻繁にある）子供が「割れてしまうこと」を怖がっているを示す。良くある状況：両親が喧嘩をし、子供が割れること（離婚）を恐れる。または転校することでクラスの仲間から別れてしまうことを恐れる（クラスが割れてしまう）。または先祖がそのようなトラウマ的なことを経験した。

掛け算が困難な場合（稀なケース）、家族が何倍にもなる（子供が多すぎる）ために問題を抱えるということが考えられる。パーセントの計算が困難だという場合、家族の誰かがパーセントのことでストレスを感じていたということを示す。

❁ 10才の女の子がパーセントの計算ができない。
原因：その子が母親のお腹にいた時に両親は家を改装した。父親は税率を6%と計算していたが、ある時突然に税率は21%であるということが分かった。彼はそんなことになるとは考えていなかった。（Frauenkron-Hoffmann著「So befreien Sie Ihr Kind」105ページ参照）
治療：原因を見つけ出し直視し認めそのことについて話し合う。全ては解決したと子供に説明し、問題が指摘されたことに感謝する。

実践へのアプローチ

現実的立場を保つ

この新医学、つまり五つの生体自然法則の強みはなんといっても、体の中で起きていることを説明でき、理解できるという点だろう。細胞プラスのプロセス、細胞マイナスのプロセス、炎症、痛みとそれらの経緯が理解できるようになった。そのため、この新医学は（今日の西洋医学と違い）真の医学であると言える。

このように新医学により医学的洞察が大きく前進したために、寄せられる期待もまた大きい。「新医学でほとんどすべての病気を説き明かすことができるのであれば、ほとんどすべての病気を治せるはずだ。」というように。

私自身も当初そう思ったし、五つの生体自然法則を初めて知った人の多くはそのように期待していた。しかしそれは思い違いである。偉大な知識を得たにもかかわらず、私たちができることは僅かしかない場合が多い。期待するほどに病気の経緯（特に精神障害）に影響を与えることはできない。

それは、新医学が間違っているからではなく、私達人間に問題があるのである。難しい状況をなかなか切り抜けることができなかったり、古いしがらみを何年も引きずっていたり、そして何よりも意識に縛り付けられた恐怖（精神と体にとって最悪の毒）に問題があるのである。がっかり失望させてしまう話だが、事実である。

ハマー博士の書物を読むと、やはり大きな期待を抱いてしまう。新医学では生残率98%であると、ハマー博士は主張しているが、無意味なことだ。もし、ある一定期間、全ての医師が新医学を応用し、癌に対する恐怖が一掃される時代が来たとしたら、98%という数字はありうるかもしれない。
60ページ以降の病気辞典に理想的に進行する場合の特別プログラムを全て記載した。非常事態（トラウマ）を絶妙に乗り越えるための自然のサポートとして、まとめた。トラウマは比較的短期間に（2、3日から数週間）解消されるものと、自然は計算している。そのように本来計画され、それが望ましいのである。もしそのように短期で解消される場合、特別プログラムは下書き通りに進行し、良い結果をもたらす。

しかしトラウマが長引く場合、またはトラウマが何度も繰り返す場合、悪循環する場合、（このようなケースが実際にはよくあるが）思わしくない状況になる。腫瘍が大きくなったり、、消えなかったり、痛みが止まなかったり、何度も繰り返し襲って来たりするのだ。そのようなケースに対して自然また新医学は何もできない。

本書を読んでいる療法士の方々で新医学に感銘を受ける方は多いと思うが、それでも現実的で謙虚な姿勢を保ってほしいとお願いしたい。

事例　骨粗鬆症

簡単な説明

骨粗鬆症は高齢の女性に多い。骨量が減少していく疾患である。そのため骨が弱くなり、骨折しやすくなる。（例えば：大腿骨頚骨折）

トラウマ：自己価値のトラウマ
長期にわたってトラウマがアクティブな状態が続くと骨の細胞が減少し始める。その間に細胞の再生期が少しあり、痛みを伴うことがある。この時こそ、素晴らしい出来事などを通して自己価値が高められる時なのである。（282ページ参照）
現在61歳の親切な右利きの体育と数学の教師はシングルマザーとして既に成人している娘を育てた。
走ること、テニス、ハイキング、スキー、体操など、大抵はグループで楽しくやるスポーツが彼女は大好きだった。こんなにスポーツで鍛えられ、健康的な食事をとるよう気を付けている、非喫煙者の彼女が47歳で骨粗鬆症と診断を受けるとは誰も想像していなかった。1999年8月の予防検診での骨密度測定（PQCT）の結果、顕性骨粗鬆症と診断された。（検査結果26ページ）

2002年9月まで検査数値は悪くなり続けた。左大腿骨は密度0、576g/m³と測定された。（34ページ参照）この期間、彼女は医師に処方された薬（Bisphosphonate）を定期的に服用していた。

どの様なトラウマを受けたのか

その当時彼女は教師として憂鬱な日々を送っていた。学校では厭なことがよくあった。彼女を腹立たしい思いにするのは、校長のみではなかった。でもそれは、大した問題ではなかった。
一番大きなトラウマの原因は最愛の娘だった。娘は独り立ちし、家を出た。それだけならまだしも、娘は良い仕事が見つかり、オーストラリアに行くことになった。＝自己価値のトラウマーもうだめだという思いが腰の両側に影響を及ぼす。
2002年秋、彼女は一人で家にいた。あたりには秋の霧がかかり、彼女はいったい何の意味があり生きているのかが分からなくなった。そんな時、突然にこんなことが頭に浮かんだ。「そうだ、オーストラリアの娘のところに行こう。学校なんかどうでもいい！」と。注釈：オーストリアでは国家公務員は一年の休みを取り、その後また問題なく職務に就くことができる。
書類上の手続きを済ませて2003年1月に彼女はオーストラリアへ向かった。骨粗鬆症の薬は効果がなかったので、家に置いて行った。2004年の6月まで彼女は娘と一緒に太陽の下、オーストラリアで過ごした。それは彼女にとって人生で一番素晴らしい時だった。水泳、浜辺、テニス、ハイキング等々。
オーストラリアにいた時は一度も腰は痛くならなかった、と彼女は当時を思い出している。家にいた時はずっと腰痛に苦しんでいたのに。（ずっと腰が痛いということは自己価値のトラウマが滞っていることを意味する。）
2004年6月に帰ってくると、骨密度の検査を受けた。数値はなんと0、590（34ページのカラーのグラフ上、横軸3）で、骨粗鬆症と診断される限界値を上回っていた。つまり、彼女はまた健康になったのである。オーストラリアにいるときに、まったく薬を服用せずに治ったのだ。
2000年8月の測定では右側の密度は0、599g/cm³、左側は0、554g/cm³だった。右と左の数値が違うのは彼女が受けた自己価値のトラウマは主に娘のせいだったことを示している。患者は右利きなので、体の左側は母と子の関わる側である。
2004年9月に彼女はまた以前のような日常生活に戻った。幸せだったオーストラリアでの一年の後、学校での最悪な一年が始まった。娘はそばにいないし、霧が気分を重くした。＝　再度自己価値のトラウマ
2005年の左大腿骨の骨密度測定結果は0，522で、また骨粗鬆症になってしまった。しかも以前よりも重度だった。この数値は彼女の

精神状態の悪さをそのまま映し出していた。
しかし、2005年の冬から、事態は一変した。娘がオーストラリアからヨーロッパに戻ってきたのだ。そして学校の方も状況はよくなった。全てを肯定的に見ようと考えるようになった。このころ彼女は新医学というものを知るようになった。新しい人生観を持つようになり、日照時間の少ない秋も難なく過ごすことが出来るようになった。その後、骨密度はj徐々に良くなった。(34ページ　5, 6, 7, 8, 9)
それもそのはず、娘が故郷に戻ってきて暮らすようになったのだから。>　骨は再生回復した。

事例/実話
84才の年金生活者の女性が慢性の下痢のためオーバーエスターライヒ州の病院で内視鏡検査を受けるようにと指示を受けた。検査の翌日、断りもなく点滴を受けさせられた。点滴装置を付けられた状態で彼女は「いったい何の点滴を受けているのか」と尋ねた。それに対する答えは「骨粗鬆症を防ぐ薬で、あなたのような年齢の患者は、みんな受けている。」というものだった。
彼女は不審に思った。三か月ほど前に別の病院で骨密度を測定してもらい、結果は「全て良好」とのことだった。今回の入院は腸の検査のためだったはずだ。ここでは骨密度など誰も測定していなかった。
骨粗鬆症を防ぐ点滴のすぐあと、さらに二つの点滴が取り付けられた。「今度は一体何か?」と尋ねると「骨粗鬆症の薬が原因で痛みが生ずるので、その痛みを止める薬」だと言われた。

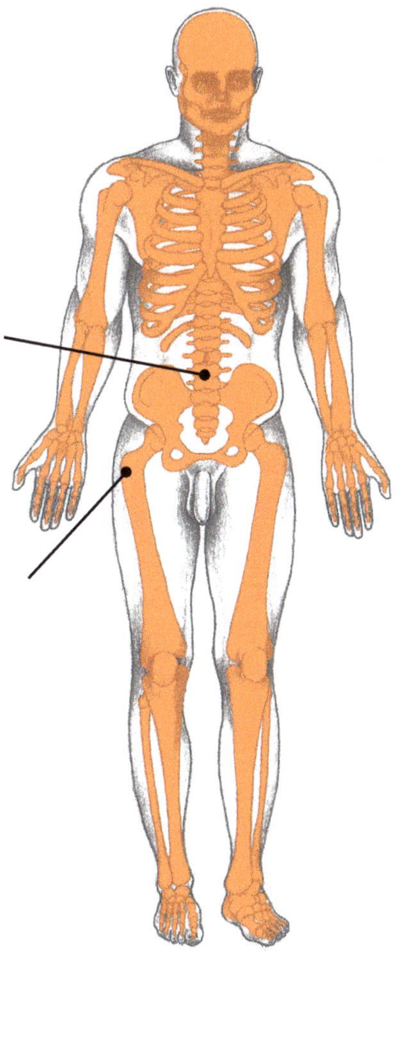

不審感が更に募った。すると本当に強い痛みを覚えた。点滴を受ける前にはなかった痛みである。
夕方、病室でテレビを見ていると、まさに彼女が入院している病院のことが報道されていた。「…オーストリアで最大の骨粗鬆症専門の科があり、ほとんどの患者に…。」と。
この入院で受けた痛手から回復するまで彼女は数週間を要した。

診察

西洋医学では診察の際に体だけを診るが、私たちは体だけでなく、精神、脳、体を診る。例えば卵巣嚢胞があるということは、大脳半卵円中心の卵巣のリレーに回復しつつあるハマー病巣が見られ、精神的にはまだ乗り越えていない喪失のトラウマを抱えているということを意味する。
精神、脳、体のうちのいずれかのレベルでの所見は他のレベルでの所見と相呼応する。そのため、かなり誤診を避けることができる。「医者の数だけ所見がある。」(医者によって言うことが全く違う)と言うことわざも、もうすぐ過去のものとなるだろう。

脳の診断
脳レベルには精神と体の関連性を見ることができるため医学的に極めて重要である。しかし医療現場ではCTを読み取ることにほとんど意味がない。判断の難しい病気の場合に脳部コンピュータ断層撮影CTTは役立つかもしれないが、私達は基本的にCTTは必要としない。何故なら:
1. 診断ショックを与える可能性が高い。
2. CTTははっきりと読み取れない場合が多い(病巣を見つけ正しく分析することは簡単ではない)。
3. CTTの読み取り方を学ぶには長い時間を要する。ある程度信頼できる診断を下せるようになるためには数百回に及ぶCTTの経験が必要である。それができる臨床医はほとんどいない。幸いなことに五つの生体自然法則を用いれば脳レベルの診断無しでも的確に対処できる。精神レベルと肉体レベルという二つのレベルを相互に調べることができるからである。

それでもCTT検査を受けるという場合は下記の項目が満たされ必要がある:
・コンピュータ断層撮影(CT)(脳の窓)(MRI核磁気共鳴画像は不必要)
・頭蓋底に平行に撮る
・造影剤不要(ネイティブ)
・画像をデジタル媒体(CD−POM)に
(紙に印刷する必要なし)
・筒状機器の中に静かに仰向けに寝る(画像鮮明度)
CCTを評価することは、本書のテーマではない。CCTを読み取ることは簡単なことではなく、よくよく勉強しなければならない。本書病気辞典の中で、小さな脳の図にリレーが示されているので、興味のある方はみていただきたい。

精神的レベル、肉体的レベルでの診断
西洋医学での診断
もし西洋医学により、ちゃんとした診断を受けられるとすれば、ありがたいことである。
しかし、西洋医学におけるほぼ60%の診断は適切であるが、40

0 - 1
悪い時期:「娘が行ってしまった」

2 - 3
「オーストラリアでの幸せな年」

3 - 4
「学校での最悪の年」

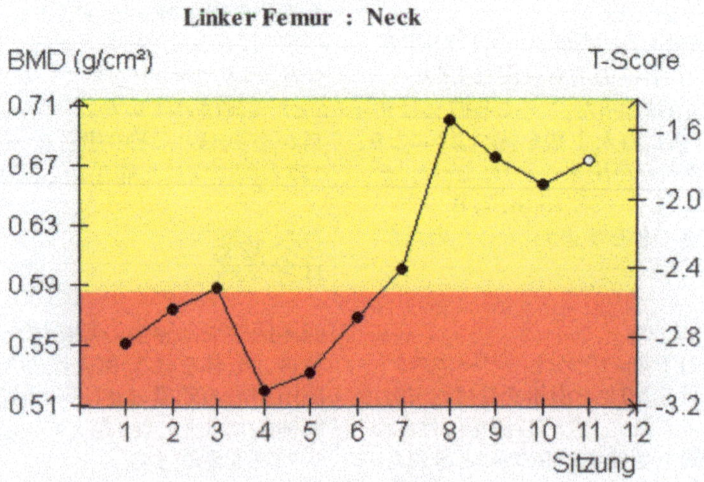

5 - 7
「娘が戻ってきた」

8 - 11
良い時期:「娘が家に帰ってきた」

	Linker Femur
Durchschnitt (g/cm²)	0.606
SD (Standard Deviation)	0.063
Variations Koeffizient (%)	10.39

Untersuchungsdatum	**Alter**	**BMD (g/cm²)**	**Anwender**
24/08/2000 08:44:00	46	0.554	
02/09/2002 09:47:00	48	0.576 (4.05% / 4.05%)	
16/06/2004 09:38:00	49	0.590 (6.63% / 2.48%)	
21/11/2005 11:08:00	51	0.522 (-5.66% / -11.53%)	
04/12/2006 08:19:38	52	0.534 (-3.56% / 2.23%)	
10/04/2008 11:21:06	53	0.571 (3.10% / 6.90%)	
15/06/2009 10:58:30	54	0.603 (8.88% / 5.61%)	
19/04/2010 10:03:07	55	0.703 (26.97% / 16.62%)	L
04/04/2011 10:12:58	56	0.678 (22.43% / -3.58%)	K
06/06/2012 09:39:55	57	0.659 (19.11% / -2.71%)	L
12/06/2013 09:49:28	58	0.676 (22.09% / 2.50%)	M

* = nicht berücksichtigte Daten　　Variation (Ref / Vorherige)

Knochendichte - Befund

Es wurde folgender Befund erhoben:

Messort	**BMD (g/cm2)**	**T-Score**
LWS (L1 - L4)	0,873	-1,6
Re. Schenkelhals	0,584	-2,4
Li. Schenkelhals	0,633	-1,9

Gerätetyp: Hologic QDR-4500

骨粗鬆症の症状は既にない

Beurteilung:
In der LWS und im Schenkelhals beidseits finden sich - bezogen auf den T-Score - im unteren Normbereich gelegene Knochendichtewerte, gegenüber der Voruntersuchung vom April 2008 zeigt sich in der LWS ein Anstieg des Knochenmineralgehalts um knapp 5%, im Bereich des Schenkelhalses im Mittel um knapp 6%. Es zeigt sich somit eine Befundbesserung gegenüber den Voruntersuchungen, der Befund spricht nun für eine **Osteopenie**, eine Osteoporose ist nicht mehr nachweisbar.

Kommentar:

%は間違っている。レントゲン画像が間違って読み取られることもよくある。
大きな嚢胞のある器官を間違って、別の器官にあると診断される事さえ頻繁にある。このような間違いが起こるのは、西洋医学では精神と脳を相互に見るということをしないからである。

検査数値

診断を下したり、または病気の経過を診るうえで検査結果は極めて重要だ。
五つの生体自然法則を知ると、検査値の持つ意味は西洋医学における意味と違う新しいものとなる。例えば膵臓酵素、リパーゼとアミラーゼの数値などは、個人差が大きく、その患者自身の以前の数値と比べてはじめて、意味がある。検査結果を患者に伝えるとき、患者がその数値をあまりにも深刻に受け止めすぎて、数値そのものがトラウマをなってしまうという危険性がある。そのような心気症の患者は次から次へと診察を受け最後には自分が作った罠にはまってしまう、ということがよくある。(基準値の範囲を外れる数値)

<u>甲状腺の検査</u>
トリヨードサイロニン(T3)とサイロキシン(T4)
この二種の甲状腺ホルモンの大部分は血液中でタンパク質と結合した状態にある。タンパク質と結合していない遊離サイロキシン(fT4)または遊離トリヨードサイロニン(fT3)の割合は極わずかだ。
西洋医学での基準値(血清)[13]
T3(トリヨードサイロニン) 67- 163 ng/dl,
fT3(遊離トリヨードサイロニン) 2,6 – 5,1 qg/ml,
T4(サイロキシン)4 5,1 – 12,6 microg/dl,
fT4(遊離サイロキシン) 1,0 – 1,8 ng/dl
数値が高い場合
- 甲状腺基礎組織のトラウマ活性期ー塊のトラウマ
- 抵抗できない無力状態のトラウマ活性期に、数値は少し上がる(甲状腺導管)

数値が低い場合
- 甲状腺-塊のトラウマの回復期停滞期、または回復の後

TSH値が高い場合、または低い場合、甲状腺導管で合理的生体特別プログラムが進行中であることを示す。(118ページ参照)。

<u>血液と検査値(130ページ以降の血液に関する章参照)</u>

<u>赤血球</u>
西洋医学における基準値[14]
女性　4,0 – 5,2 mio/ml
男性　4,2 – 5,9 mio/ml

数値が低い場合(貧血)
- 自尊心のトラウマがアクティブな段階」ー骨の合理的生体特別プログラム

骨における合理的生体特別プログラムが血液像に顕示されるかどうかは、どの骨が、どのくらい関わっているのかによる。何故なら、造血は主に扁平骨(胸骨、椎骨など)で行われるからである。長骨に関しては、血液像にはほとんど反映しない。

数値が高い場合(= Erythrozytämie)
- 骨の合理的生体特別プログラムにおける回復期。回復期の初めは赤血球が更に減少しているように見えるが、それは副交感神経優位状態で血管が拡張し、血清が追加されることにより血液が薄められたからである。(低　ヘマトクリット値) この時の赤血球生産は最大限に達しているので、実際の赤血球量は増えている。
- 持久系アスリート またはよく鍛えられた状態の人

<u>白血球</u>
西洋医学における基準値[15]
白血球(成人) 4 – 10 t/microl (4 – 10 G/l)

数値が低い場合(白血球減少症)
- トラウマがアクティブな段階-自尊心に受けたトラウマ(骨)
- 脾臓の合理的生体特別プログラム(稀に)

数値が高い場合(白血病)
- 体のどこかに炎症(=回復段階)(白血球は体内のごみ回収屋の役割を果している)
- 自尊心が受けたトラウマの回復段階

ヘモグロビン(血色素)
ヘモグロビンは赤血球数に次いで重要な貧血症パラメータである。

西洋医学での基準値[16]
女性 12 – 16 g/dl,
男性 14 – 18 g/dl

数値が低い場合
- 自尊心のトラウマがアクティブな段階=貧血
- 他のトラウマの回復期(副交感神経優位状態)に血管が拡張するため。
- 妊娠第二期(副交感神経優位状態)に血管が拡張するため。
- 出血時(負傷、内出血、多量の生理出血)

数値が高い場合
- 自尊心のトラウマの回復期(骨)回復期の初めは赤血球と同じように、ヘモグロビンは減少しているように見えるが、それは副交感神経優位状態で血管が拡張し血清が追加されることにより血液が薄くなったからである。
- 他のトラウマのアクティブな段階に血管が縮小し、赤血球の密度が増すため。
- 持久系アスリートまたはよく鍛えられた状態の人

<u>ヘマトクリット値</u>
<u>(血液中の血液細胞の占める割合)</u>
<u>この数値は血</u>液の薄さ、粘性を示す。つまり血球の密度(粘性)

西洋医学における基準値[17]

13 http://www.netdoktor.at/laborwerte/fakten/schilddruese/t3_t4.htm

14 Böcker/Denk/Heitz著「Pathologie」Urban & Fischer社 第3版 2004,「Spickzettel Pathologe」以下 B/D/H–Pathologyと記す。

15 . B/D/H–Pathology

16 . B/D/H–Pathology

17 . B/D/H–Pathology

女性 37 – 46 %, 男性 41 – 50 %

数値が低い場合
- 自尊心のトラウマ(骨)がアクティブな段階に血球の生産が減ることによる。回復期初めに数値はさらに下がる。
- 避難のトラウマがアクティブな段階(腎集合管))血液中にも水分が増える。血球の数は変わっていないが、血液は薄くなる。
- 他のトラウマの回復期(副交感神経優位状態ー血管拡張))
- 妊娠第二期(副交感神経優位)では血管が拡張しヘマトリット値は下がる。(血管に水分が増える)

点滴によりヘマトクリット値は短期で下がる。(血液が薄くなる)

数値が高い場合
- 上記以外のトラウマのアクティブな段階血管が縮小することにより血球の密度が上がる。
- アスリート、特に高地トレーニングの後、赤血球の生産量が増え、血液が濃くなり、酸素運搬能力が高まる。.
- 水分不足、枯渇(汗、喉の渇き)

赤血球沈降速度
古くから使われている簡単な血液検査法の一つ。試験管に血液を入れ、一時間後、または二時間後にどれだく血球が沈殿しているかをみる。数値が高い場合は、西洋医学では、体内で炎症が進行している可能性があることが示されているとみる。

基準値[18] 1h:女性 6 – 11 mm, 男性 3 – 8 mm. 2 h:女性 6 – 20 mm, 男性 5 – 18 mm

数値が高い場合
- 回復期　体のどこかに炎症

C反応性蛋白 (CRP)
「急性期タンパク質」に属する。体のどこかに炎症が起きると、この数値が最も早く反応する。

基準値[19] < 10 mg/l

数値が高い場合
- いずれかの器官での急性回復期
- 手術後、負傷後、事故後、心筋梗塞後(回復期また修復期)

コレステロール
西洋医学ではコレステロール値は特定の病気を示すものではなく、血管疾患の原因となる危険性を示すものとみなされている。心筋梗塞、脳溢血、その他の疾患の危険要因とされている。LDL (low density lipoprotein) コレステロールは血管に害を与える悪性コレステロールとされ、HDL (high density lipoprotein) コレストロールは血管を保護する善玉コレステロールとされている。以上西洋医学の見解である。
しかし実際、コレステロールは、LDLにせよHDLにせよ、生命維持に不可欠なものであり、その大部分は体内で合成されている。
私達が前提とすることは、母なる自然は無意味なもの、悪なるものは作らないという事である。
コレステロールはそれ自体では血液中で運搬されない。脂質であるため、水に溶けないからである。HDLまたLDLに結合することにより初めて移動可能になる。
私たちはこれをはHDL-LDLーリポたんぱく質ーコレステロール-複合体という。
HDLリポたんぱく質は食物を通して採り入れられたコレステロールを受け肝臓に運ぶ。肝臓で胆汁酸、遊離コレステロールに生合成される。LDLリポたんぱく質は肝臓で合成されたコレステロールを体細胞に運ぶ。LDLにより運搬されるコレステロールはステロイドホルモン(性ホルモン、コルチゾールその他)、ビタミンD3、胆汁酸などの基質を産生する。また血管や皮膜を保護する役割も果たしている。
LDLを悪性とみなすことは不条理である。
コレステロールの80%は肝臓で合成されるので、ダイエットをしてもコレステロール値にはさして影響を与えることはできない。せいぜい5%ぐらいは数値を下げることができるかもしれないが、それも僅か24-48時間程度だ。なぜなら肝臓が,独自の生産力を高めてコレステロールを産生するからだ。
全人口のほぼ半分を患者にしてしまうという目的で、コレステロールの限界値を製薬業界が操作している。奇妙なことに限界値200と定められたのである。
それ以来、ひどい副作用があるにもかかわらず、該当者は脂質降下薬で「治療」を受けることになったのである。コレステロールは血管損傷を修復する際の、修理物質、つまり細胞間物質に大きく関与しているものとみられる。[20]
事実、プラーク(動脈硬化による部分的肥大)はほとんど結合組織から成っていて、コレステロールはわずか (1%程度)) しか含まれていない。　コレステロールは体細胞膜の重要な構成要素であり、皮膜の強度を高めるのである。

コレステロール全般
西洋医学の基準値[21]120 – 200 mg/dl (3,1 – 5,2 mmol/l).

LDLコレステロール
西洋医学の基準値[22]< 150 mg/dl (< 3,87 mmol/l)

HDLコレステロール
西洋医学基準値[23]> 50 mg/dl (> 1,3 mmol/l)
コレステロール値が高い、あるいは低い(LDL、HDLに関係なく)ということから、病気を推測することはあまりないできないようだ。もし数値が急に変わった場合(めったにないことだが)どうしてなのか考えてみるといい。

数値が高い場合
- 運動不足、肥満(体重過多、アルコール)
- 薬の副作用(コーチゾン、βブロッカー、その他)
- 一般的にストレス増大の兆候
- 甲状腺、腎集合管、副腎、肝臓、糖、の合理的生体特別プログラムが考えられる。

18 . B/D/H–Pathology

19 B/D/H – Pathologie

20 http://www.westonaprice.org/knowyourfats/skinny_de.html

21 B/D/H–Pathology

22 B/D/H–Pathology

23 B/D/H–Pathology

肝臓の検査

γ-グルタミルトランスフェラーゼ

肝臓酵素である γ-グルタミルトランスフェラーゼ は胆管における合理的生体特別プログラムをみる重要なパラメータである。

西洋医学における新しい単位による基準値
女性36U/lまで
男性64U/lまで

数値が高い場合
自分の領域を侵害された怒りのトラウマ、またはアイデンティティーを傷つけられたトラウマ（胆道）からの回復期。γ－グルタミルトランスフェラーゼの数値が下がり始めると、危ない段階（回復期の峠）が始まる。数値400まででは大抵、回復期の峠は大したことなく済む。400－800では危ない状況、800以上では深刻な状況になる。（新しい単位による）

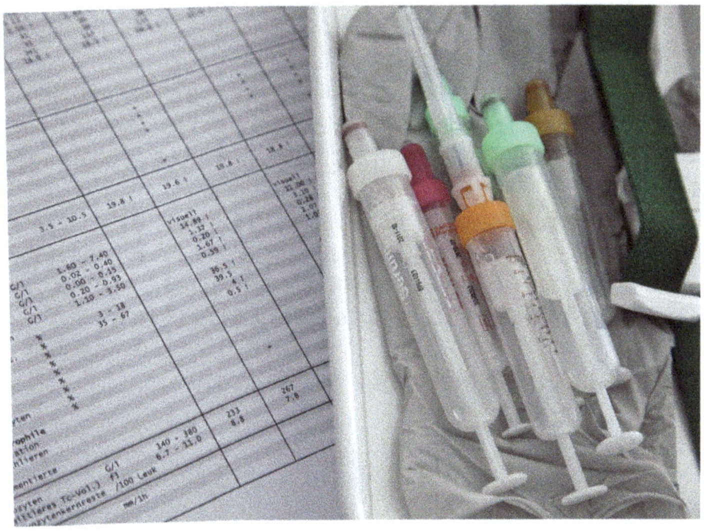

GOT（グルタミン酸オキサロ酢酸トランスアミナーゼ ）

西洋医学では、GOTは肝臓、心臓、筋肉の疾患で数値が高まるとされている。

西洋医学のおける新しい単位による基準値[24]成人34/l

数値が高い場合・おそらくγ－グルタミルトランスフェラーゼと同様、自分の領域を侵害された怒りのトラウマ、またはアイデンティティーを傷つけられたトラウマ（胆道）からの回復期

GPT（グルタミン酸ピルビン酸転移酵素）

肝臓に高濃度のこの酵素が含まれている。低濃度で骨、心筋にも含まれる。

西洋医学における新単位による基準値[25]　成人55U/lまで

数値が高い場合
・自分の勢力範囲に関わる怒りのトラウマ（胆道）ー回復期

AP（アルカリホスファターゼ）

この酵素の検査値は胆管または骨において合理的生体特別プログラムが進行しているかどうかを示す。

基準値[26]　40-150U/l（高齢60－170U/l）

数値が高い場合
・自分の勢力範囲に関わる怒りのトラウマ（胆道）－回復期
・自己価値のトラウマ（骨）－回復期
・骨折の後

ビリルビン

ビリルビン値は肝機能検査値の一つである。黄疸の診断、又その経過を検査する際に用いられる。ビリルビンはヘモグロビンの代謝物で通常、胆道から排出される。しかしそこで溜まると、ビリルビンは増えて血流に入る。

西洋医学における基準値[27]
総ビリルビン　成人　0, 2-1, 1mg/dl（3, 4-18, 8micromol）数値が高い場合
・自分の勢力範囲に関わる怒りのトラウマ、またアイデンティティーを傷つけられたトラウマ（胆道）－回復期　>排泄路が一時的に閉塞し、胆管が回復のため腫れている。
・輸血、毒物また薬物、大きな内出血（挫傷）、マラリアにより、赤血球が急速に分解された。
・肝臓内の太い胆管が占拠性病変により押しつぶされている場合、肝臓基礎組織（飢餓、生存のトラウマ）の回復段階で稀にビリルビン値が上がることもある。

コリンエステラーゼ

西洋医学においてコリンエステラーゼ値は肝臓損傷と中毒を検診するときにみる。数値にはかなりの個人差があるために、診断のための検査値とするよりは、経過をみるための検査値として適している。

西洋医学における基準値[28]
成人　3000－8000U/l

数値が高い場合
・飢餓、生存のトラウマーアクティブな段階（肝臓基礎組織）。肝臓の新陳代謝機能が亢進すると数値が上がる。

膵臓の検査

血糖

血糖値は血液中のブドウ糖（グルコース）濃度を示し、膵臓ホルモン、インシュリンとグルカゴンによって調節されている。
西洋医学における基準値[29]

24　. http://www.netdoktor.at/laborwerte/fakten/leber/got.htm

25　. http://www.netdoktor.at/laborwerte/fakten/leber/got.htm

26　. http://www.netdoktor.at/laborwerte/fakten/leber/got.htm

27　B/D/H-Pathology

28　B/D/H-Pathology

29　B/D/H-Pathology

成人 70 – 100 mg/dl (3,89 – 5,55 mmol/l)

数値が低い場合(＝低血糖症)恐怖、嫌悪のトラウマ、または拒絶のトラウマー膵臓のα膵島細胞またはβ膵島細胞における合理的生体特別プログラム。(216－218ページ参照)

数値が高い場合(＝高血糖症)拒絶のトラウマまたは恐怖、嫌悪のトラウマー膵臓のβ膵島細胞またはα膵島細胞における合理的生体特別プログラム。(216－218ページ参照)

アミラーゼ(αアミラーゼ)

酵素アミラーゼは膵臓で産生され、炭水化物の消化を助ける。西洋医学では膵臓に炎症があると疑われる場合にこの数値を調べる。アミラーゼは血液(血清)中または尿中で測定される。

西洋医学における基準値(血清)[30]:成人　70－300U/l

数値が高い場合
・自分の勢力範囲に関わる怒りのトラウマ、またはアイデンティティーのトラウマ-回復期=膵炎　膵管が回復のため腫れ、そのため一時的に流れが止められる。>膵酵素、アミラーゼ、リパーゼの数値が上がる。

リパーゼ(ホスホリパーゼ)

リパーゼとは消化酵素(エステル分解酵素)群であり、脂肪を分解する働きがある。膵臓に関するパラメータとしては最も反応しやすい。
西洋医学における基準値[31]
成人　30-180U/l

数値が高い場合
・自分の勢力範囲に関わる怒りのトラウマ、またはアイデンティティーのトラウマー回復期(膵管)膵管が回復のため腫れ、そのため一時的に流れが止められる。>膵酵素、アミラーゼ、リパーゼの数値が上がる。

腎臓と検査値

クレアチニン

クレアチニン値は西洋医学の見地からも、私たちの新しい見地からも、最も重要な腎臓検査値であるが、両者の理解は全く異なる。クレアチンは筋肉の代謝産物であるので、数値は筋肉により左右される。。私たちは尿に排泄されるクレアチン量、つまりクレアチンクリアランスではなく、血清(血液)中のクレアチン値を重要視する。

西洋医学における基準値[32]
0,5 – 1,2 mg/dl (44 – 106 micromol)

数値が高い場合
・避難のトラウマがアクティブな段階(腎集合管)この「省エネプログラム」は水分を保存し、栄養分をリサイクルさせる。>クレアチニン、尿素、尿酸は血液中に蓄えられ、非常時にエネルギーとして使われる。(西洋医学－尿毒症)このリサイクルのプロセスを窒素循環という。西洋医学では数値、4mg/dl以上で透析治療を行うが、五つの生体自然法則の知識があれば、12-14mg/dl以上で初めて透析を検討する。
・筋肉たくましい人が筋肉労働をした後、また肉を食べた後

尿素

西洋医学における基準値(血清)[33]
10 – 50 mg/dl (1,64 – 8,18 mmol)

数値が高い場合
・避難のトラウマがアクティブな段階(腎集合管)
窒素循環において尿素からタンパク質がリサイクルされる。
・下痢、嘔吐、断食、大量の発汗、火傷、脱水状態の後。
・怪我、事故、輸血の後(タンパク質分解)

尿酸

西洋医学では尿酸値は痛風の診断のパラメータである。私達は痛風はアクティブな避難のトラウマと、何らかの自己価値のトラウマが組み合わさり、その回復段階に於けるものと見る。(「症状」226ページ以降参照)
尿酸はプリン代謝の最終生成物である。肉を消化する際に生ずる。数値は栄養また中毒により左右される。生存のトラウマが活性状態の時、体は尿酸から残ったエネルギーを摂取しようと試みる。そのため尿酸を排出せずに、血液中に留めておくのである。

西洋医学における基準値(血清)[34]
女性<5,7mg/dl
男性<7mg/dl

数値が高い場合
・ 避難のトラウマーアクティブな段階(腎集合管)-クレアチニン、尿素に類似
・食物を通して多くのプリンを摂取(肉、臓物など)
・プリンが多量に形成される。薬物による細胞壊死ー抗がん剤、抗凝血剤、降圧剤、その他多数

尿中タンパク質(アルブミン、ミクログロブリン)(＝タンパク尿)
西洋医学では尿中タンパク質は腎臓濾過機能の欠乏を示す警報であるとみなされている。(西洋医学ー ネフローゼ症候群)西洋医学ではたんぱく質は血液から尿に入るものと信じられているが、そうではなく回復しつつある腎尿細管から、つまり腎臓そのものから尿に入るのである。(腎結核)＝主要組織の分解(226ページ以降参照)

検査結果がポジティブな場合(タンパク質検出)
・避難のトラウマの回復段階(腎集合管)。腎集合管腫瘍の分解。>分解された物質が尿と共に排出される。>尿にタンパク質
・性的トラウマの回復段階(前立腺)または消化できない不愉快な状況からの回復期(膀胱粘膜下層)＝膀胱結核
上記の二つのケースは腫瘍組織の結核性分解 >尿と一緒に流出>尿中にタンパク質、寝汗を伴う。

30 B/D/H–Pathology

31 B/D/H–Pathology

32 B/D/H–Pathology

33 B/D/H–Pathology

34 B/D/H–Pathology

尿中に血液(血尿、血色素尿症)
肉眼で尿が赤く見える場合、これを肉眼的血尿という。これに対し検査技術を以てしか血液が確認されない場合、顕微鏡的血尿という。

検査結果がポジティブな場合(尿中に血液確認)
- 自分の領域を守るトラウマの回復段階(腎盤粘膜、尿管粘膜、膀胱粘膜、尿道粘膜)移行上皮(尿路上皮)の再生尿に血液が混じっているということはこれらの組織のいずれかに炎症が起きていることを意味する。
- 避難のトラウマー回復段階(腎集合管)　タンパク質と血液の流出を伴う集合管腫瘍の分解
- 消化できない不愉快な状況ー回復段階(膀胱粘膜下層)

前立腺と検査値

前立腺特異抗原(PSA)
この酵素(PSA)は前立腺で産生され、西洋医学では前立腺また腫瘍の大きさを示すパラメータとしている。しかしこの関係性は不確かであるということは西洋医学の医師も知っている。なぜならPSAは肝臓と一部、膵臓でも産生されているからである。

基準値:[35] 0 – 4,5 ng/ml

数値が高い場合
- 性的トラウマートラウマがアクティブな段階または回復段階(前立腺基礎組織)
- 自転車に乗る、乗馬をする際
- 性交の後、前立腺触診やそれに類似することの後
- 女性では更年期後
- 肝臓における合理的生体特別プログラム
PSA値を多く検査すればするほど、実際健康であるのに、前立腺癌で死亡する人が増える、というのが事実である。五つの生体自然法則の見地からすれば、数値が標準よりかなり高くてもまったく気にする必要はない。検査値を聞いてトラウマを受け、そのことが苦になってしまう(悪循環)という危険性があるので、PSA値を検査させないことを薦める。

腸の検査

血便
便に血液が混ざっていることは肉眼で見えることもあるが、検査により目に見えな血液も調べる。

検査結果がポジティブな場合(便中に血液)
- 消化管(食道から直腸まで)のどこかの回復段階。血液の色が濃いほど、出血箇所は消化管の上部にある。

リウマチの検査
リウマトイド因子,抗核抗体(ANA)
リウマトイド因子は西洋医学では自分の体の組織を攻撃する抗体、あるいは自分の体と戦うタンパク質であると理解されている。リウマトイド因子を測定するには試験管または検査用プレートに血清と他のたんぱく質を入れその反応を見る。西洋医学ではさらにワーラーローズ試験、ELISA試験などが用いられる。五つの生体自然法則の見地からすると、リウマチの仮説は間違いであり、リウマトイド因子を調べることは無意味である。

免疫グロブリン(Ig)　M,G,A,E,D,その他
私達は「免疫グロブリン」、「抗体」、「抗原」という言葉を特に必要としない。正確には単にグロブリンのことである。グロブリンは体内で最小のタンパク質結合体であり、組織の成長また傷ついた細胞を塞ぐのに重要な役割を果たしている。中毒(予防接種、麻薬、アルコール、など)の後、また負傷(挫傷、捻挫など)した後、また回復期においてグロブリンは血液中で増殖する。電気化学的なプロセス(電気泳動)でグロブリンを大きく分類することができる。免疫グロブリンを測定することは私達には意味のないことである。

「感染」と検査結果

エイズ　テスト
例えば、ELISA法やウエスタンブロット法では ヒト免疫不全ウイルス(HIV)を確認することはできない。今日に至るまで、ヒト免疫不全ウイルス(HIV)は科学的に証明されてはいない。これまでの検査方法は、間接的で、公正ではなく、効果のない立証方法なのである。現在行われている「抗HIV」ー抗体テストには国際基準がない。検査結果がポジティブであるか、ネガティブであるか、つまり検査値が決められた測定値より高いか、低いか、は同一人物でも大陸によって、国によって、街によって、更には検査室によって、違うのである。アフリカでは費用の関係で二つの検査方法を組み合わせて実施されている。アフリカでHIVポジティブだった人がヨーロッパで再テストをしてHIVネガティブになるケースがよくある。突然、HIVに感染していないことになるのである。[36]　HIV検査には基準がないのである。検査結果には解釈が加えられなければならないが、この解釈の基準が検査室によって、それどころか月によっても違うのである。[37]
Roche社製造のエイズテストの説明書には次のように書かれている。「検査結果がネガティブであっても、HIVに感染している可能性がないわけではない。」と。

検査結果を誤ってポジティブにしてしまう原因として知られている要因:[38]
- 流感
- 呼吸器上部における感染
- 血液疾患
- 単純ヘルペス
- 癌疾患
- リンパ腺の腫れ・腎不全、透析
- 肝炎などに感染中
- 自然発生した抗体
- 関節リュウマチ
- 輸血

35 B/D/H–Pathology

36 Heinrich Krämer医学博士著「Die stille Revolution der Krebs- und AIDS-Medizin」参照

37 「New England Journal of Medicine」 317合、参照

38 Michael Leitner 著「Mythos HIV」 Videel 出版社、参照

・破傷風、流感、B型肝炎の予防接種
・臓器移植
・免疫グロブリンの投与
・アナルセックスを受けた

ボレリア抗体
ボレリア症は、西洋医学では ボレリア・ブルグドルフェリ菌を原因とする感染症で、虫に刺されることにより伝染すると考えられている。五つの生体自然法則の見地から見ると、ボレリア症は回復しつつある別離のトラウマである。虫 、ダニに刺された場合、また刺されなかった場合もある。ボレリアの検査(IgM,IgG抗体検査)もまた無意味である。西洋医学においてさえ、あまり意味のないものとみられている。。イエス／ノーではなく、しきい値を下回っているか、上回っているかを検査結果とする。タイター(力価)と呼ばれるものが、勝手に決められた限界値を下回った場合、ボレリアだと診断される。(＝間接的検査)

ラミジア抗体、カンピロバクター抗体、連鎖球菌抗体
これらの検査も、エイズ、ボレリアの検査と同じである。>間接的検査であり、限界値には何の生物学的根拠もない。

腫瘍マーカー

癌胎児性抗原（CEA)
特に大腸がん、肺がん、乳がんに関する、 西洋医学における最も重要な 腫瘍マーカーである。この名称だけ見ても、腫瘍に関する西洋医学のジレンマを見ることができる。このタンパク質は細胞分裂を促すものらしい。胎児においては細胞分裂は盛んであり、腫瘍増殖の際も、細胞分裂は盛んである。

基準値[39]2、5 – 10 microg/l
数値が高い場合
・合理的生体特別プログラムにおいて、トラウマがアクティブな段階、あるいは回復期。おそらく、旧脳－器官では活性期、大脳器官では回復期。
・喫煙者の場合(中毒ー修復ー新陳代謝)

炭水化物抗原19/9 (CA 19/9)
それぞれの血液型の特性を決める要素に含まれる。西洋医学では膵臓、肝臓、胃、腸の腫瘍マーカーとされている。

基準値:[40] < 37,5 U/ml

数値が高い場合

・膵臓、肝臓、胃、腸 のいずれかで進行中の合理的生体特別プログラムでトラウマ活性状態の段階、または回復期

α-フェトプロテイン（AFP)
CEAと同様、胎児組織また種々の腫瘍において産生される。妊婦また乳児でもこの数値は高い。>これらの場合。腫瘍と同じく細胞分裂が盛ん。西洋医学では、肝臓、胚細胞、気管支、胃の腫瘍マーカーとされている。

基準値:[41] < 20 ng/ml

数値が高い場合
・肝臓、肺細胞、気管支、胃の合理的生体特別プログラムのトラウマ活性期、または回復期

腫瘍マーカー　妊娠特異β1糖タンパク質（SP-1)、ヒト絨毛性ゴナドトロピン（HCG)
生物学的観点から 腫瘍増殖と妊娠が いかに類似しているか、ここでも見ることができる。これら二つの数値は妊娠中に高まる。妊娠していない時にこの数値が高まると、腫瘍があることを示すものとされている。西洋医学では妊娠中の細胞分裂は正常つまり「良性」、妊娠の後の細胞分裂は「悪性」と呼ばれている。

初診－どの様なトラウマを経験したのかを見つけ出す

療法士として私達はその人のトラウマとそれ以前にあったインプリンティングを見つけ出すためにその人を全体として把握するように心がけている。まず初めに患者の重大な症状、最も苦しんでいることに焦点を当てることは重要だ。私は次のように初診に臨む。1. 患者の症状を適切な特別プログラム(辞典部分参照)に割り当てる。2. 患者がどの段階(トラウマ活性期、回復期、または再発)にいるのかを見極める。3. トラウマの原因を探す。4. トラウマの下地となるインプリンティングを探す。5. 回復の方法について話し合う：内的生活、考え方を変えることと外的状況を変えることによる-もし可能であれば。初診にどれくらい時間を要するかはその病気とトラウマの出来事、家庭状況がいかに複雑であるかによる。よく話を聞く療法士だと三時間ほどを想定する。

療法士と患者の関係
分かりやすいようにここでは「療法士」と「患者」という言い方をする。しかし旧来のような-知識ある療法士と助けを必要とする患者というような関係は良い基盤とは言えない。上下関係であり一方が依存することになるからである(子供と父親のように)。
良き療法士は患者が健康になるかどうかは自分の力に掛かっているのではないということを心得ている。良き療法士は治療に関わる決断をすべて患者に任せる。より偉大な力が働くということが分かっているので彼は謙虚な姿勢で患者を助ける。彼は患者の背後にある家族、患者の神的本質を見る。
もし患者が自分の両親とか他の人のことを悪く言うとき良き療法士はその人たちを非難するのではなく患者の心にゆとりを持たせるようにする。そして重要なことは適切な質問をし、話をよく聞き、患者の言葉の背後にあるものを感じ取る事である。

トラウマを見つけ出すための質問

手は冷たいか、温かいか？

39 B/D/H–Pathologie

40 http://www.laborlexikon.de/Lexikon/Infoframe/a/Alpha-1-Fetoprotein_als_Tumormarker.htm

41 「New England Journal of Medicine」317号

患者にあいさつをする際に、握手をすると手が冷たい、または暖かいと感じる。手が冷たい場合は、トラウマがアクティブであることを意味している。面談を始めるにあたって、患者が緊張しているために、トラウマがアクティブであるということも考えられるし、実際に病気の為に手が冷たいのかもしれないし、また寒い気候のためかもしれない。なので、あまり早く判断しないほうがいい。

生まれつき右利きか、左利きか？
手を打つテストをしてもらい、どちらの手が主導的に動いているかを見る。(10ページ参照)

患者の年齢は?(療法士のレベル)
特にホルモンの状態と関係があるので年齢は知っておく必要がある。
女性の更年期は普通45才から55才の間に始まる。女性は更年期を通してエストロゲンが減少するため、ホルモンは男性的になる。
この時期に女性は男性右脳に「交代」する。左利きのため、勢力範囲のトラウマのため、卵巣壊死、卵巣切出の為に元々右脳で働いていた女性は別である。

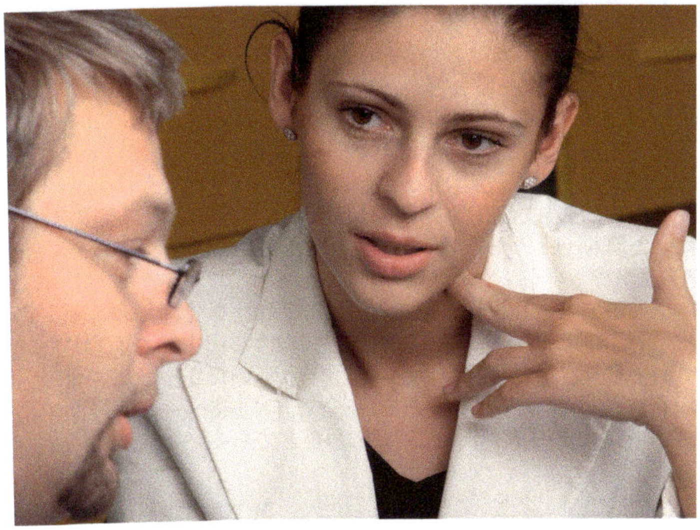

複雑なテーマである。236ページ以降の更年期障害と不妊に関する部分とハマー博士の文献を参照いただきたい。
。男性は70才から75才くらいの間に女性的左脳に交代しホルモンは女性的になる。左利きでコンステレーション[42]のない男性、陰嚢壊死、陰嚢切出を経験した男性は、それ以前からすでに左脳で働いていた。このような場合テストステロンが減少しても「交代」はしない。＞患者が更年期にある場合は特に自分の領域に関する特別プログラム(子宮、心臓、肺－気管支、喉頭、直腸ー肛門、膀胱)において障害は脳の交代によるものかもしれないと考える必要がある。

初潮はいつ？(療法士のレベル)
女子は、勢力範囲に関わるトラウマを受けていない場合、11歳くらいで初めての生理を経験する。(初潮)
右利きの女子が勢力範囲に関わる活性状態のトラウマを受けている場合(左脳)または喪失のトラウマ(卵巣)を受けている場合初潮がかなり遅くなる。そのトラウマが解消された時、またはそのトラウマが更に強い男性的勢力範囲のトラウマ(右脳)により補充された時(コンステレーション)に初潮が来る。
左利きの女子で初潮がかなり遅い場合は活性状態の喪失のトラウマを受けているか、二つ以上の性的内容を含む勢力範囲に関わるトラウマ(コンステレーション)を受けている。喪失のトラウマ(卵巣嚢胞)が解消されるか、左脳のトラウマが解消されるか、右脳のトラウマが強調されることにより、初潮が訪れる。[43]

原因となる精神的トラウマがあるか、ないか？
ちょっとした不調などの場合、精神的トラウマを原因としない。
・例えば若いアスリートが一週間前から両方のアキレス腱に軽い痛みを感じているとする。両方のアキレス腱と距腱関節は赤くなり、少し腫れている。特に朝起きて立ち上がり二三歩歩くと、痛みを感じる。彼は半年間トレーニングを休んでいたが、また足筋力トレーニングを始めたということだ。慣れない負担がかかった後の筋肉痛のように、アキレス腱が強化される痛みである。－適応反応、トレーニングの効果－おそらく精神的トラウマが原因ではない。(器官のトラウマ)
・例：日光浴の後の日焼けーメラニン細胞層を形成ー紫外線に対する適応反応
・例：食べすぎの後の消化器系の不調＝食べ過ぎまたは間違った食べ物の組み合わせによる中毒
・例：靴が小さすぎるためにできる魚の目
精神的トラウマが原因となっているのかどうか、時としてはっきりと見極めることはできない。
単なる適応反応であれば大抵の場合経過は早い。例えば若い男性がトレーニングを休んでいる間に走ること、跳ぶことに関わる局部的トラウマに悩んだとする。(「僕はもう以前ほど速く走れないかもしれない。」)＞また十分なトレーニングをする事で彼は回復に至る＞痛み。

回復期か、トラウマ活性期か、トラウマの反復か？
患者が苦痛を訴える場合、それは回復の症状またはトラウマ活性状態での症状である。例えば狭心症、胃炎、糖尿病はトラウマが活性状態であることを示し、椎間板ヘルニア、肺炎はトラウマが解消されたことを示す。
私達の責任は症状を正しく見分けることにある。その為に、一つ一つの特別プログラムを知る必要がある。もし患者がトラウマが活性状態での症状を訴える場合、患者はそのトラウマを負っているということであり、私たちはそれを見つけ出し、場合によっては解消しなればならない。もし患者が訴える症状が回復期の症状であれば、患者は既にその症状に関わるトラウマ、またはトラウマのレールを解消しているということである。その症状が現れる少し前にである。
トラウマ活性状態での一般的症状：受けたトラウマのことで頭がいっぱいで、ストレスを感じ、よく眠れず、食欲がなく(体重が減る場合もある)、手足が冷たく、冷え症になる。
回復期での一般的症状：精神的には楽になり、全てをまた穏やかな気持ちで見れるようになるが、肉体的には「病気」で怠く、熱が出たり、汗をかいたりする。特に日
中、疲れを感じる。食欲がある。(体重が増える場合もある)手足が暖かい。

42　コンステレーションとは、活性状態のハマー病巣が右脳と左脳の両方に同時にある場合をいう。

43　濱博士著「Krebs und all sogenannten Krankheiten(癌と病気と称するもの全て」　60ページ参照

不調を感じるようになったのいつから？
最も重要な質問である。
ほとんどの不調は回復期の症状である。不調を感じ始める少し前に精神的トラウマが解消されているはずである。(何かいいことが起きたのである。)トラウマが解消された出来事(例えばお母さんがまた戻ってきた、休暇が始まった、退職した、新しい恋愛関係、試験に受かった、パートナーまたは上司と話し誤解が解けた、または仲直り出来た、など)が分かると、トラウマそのものが何だったのかも大抵、簡単にわかる。
急にトラウマが解消される＞急に病気になる(ほとんどの場合、夕方または夜中)
トラウマ活性状態でのものと見られる症状が始まる前に、何かネガティブな出来事(トラウマ)があったはずだ。(例えば、争い、喪失、怒り、別離)
ここで考慮しなければならないのは、外的に起きた出来事そのものではなく、内的にそれをどう感じ取ったかである。

新しいトラウマか、あるいは再発か？
大人の疾患のほとんどは新しいトラウマによるものではなく、再発またはトラウマへの軌跡によるものである。
それをはっきりさせるために次の質問をする必要がある。
この症状は初めて経験するものか？＞もしそうであれば、そのトラウマは新しいものである。
もし初めてでなければ＞トラウマの再発またはトラウマへの軌跡によるものである。＞次の質問：いつ同じような症状を経験したか？その時、何があったのか？＞どのような出来事の後、またはその最中に、このような症状があるか？＞元のトラウマを見つけ出す。そうするとほとんどの場合、患者が幾度も踏み入る再発の原因、またはトラウマへの軌跡がわかる。

同じ夢を何度も繰り返し見るか？
時々同じ夢を見るか？何かの出来事の後、見る夢が変わったか？夜、潜在意識はその日に経験したこと、過去に経験したことを処理する。すべてではないが、多くの夢は精神的トラウマと関係している。何度も見る夢は、トラウマを示すものである。また繰り返し見る夢はトラウマを活性状態に留める場合もある。
事例
・ある少年の叔父が亡くなった。少年と叔父とはとても親しい関係にあった。少年は喪失のトラウマ(陰嚢)と全体に及ぶ自己価値のトラウマを受けた。(貧血ー白血病)少年は時々叔父が亡くなる夢を見た。そのためトラウマは活性状態に留まった。(トラウマの活性状態が停滞)このトラウマが見つけ出され、その後次のような措置をとることにした。
叔父の命日がもうすぐだ。追悼のミサに少年を連れて行き、叔父のことを思う存分話し合った。－少年の手はやっとまた暖かくなった。(＝回復期)少年はしばらくの間、保存血液の輸血を必要とするが、その後は万事良好である。西洋医学ではこの回復期を無白血病性白血病 と診断する。(ハマー博士によるGoldenas Buch第一巻573項参照)
・モハメド・アリは1971年に ジョー・フレージャと戦った時のことを時々夢に見ると語っていた。この戦いは彼のボクシング歴初めての苦い敗北の経験だったと彼は言っている。この経験で彼は次のようなトラウマを受けた。自分を防御できない＞手が震える。驚愕恐怖のトラウマ＞言語障害、リングから逃げ出すことができない＞歩行障害
その夢を見るたびにトラウマがアクティブになる。振戦麻痺(パーキンソン)は回復期、正確には回復期の峠にあたるが、この状態が終わらないケースである。(回復が滞る)

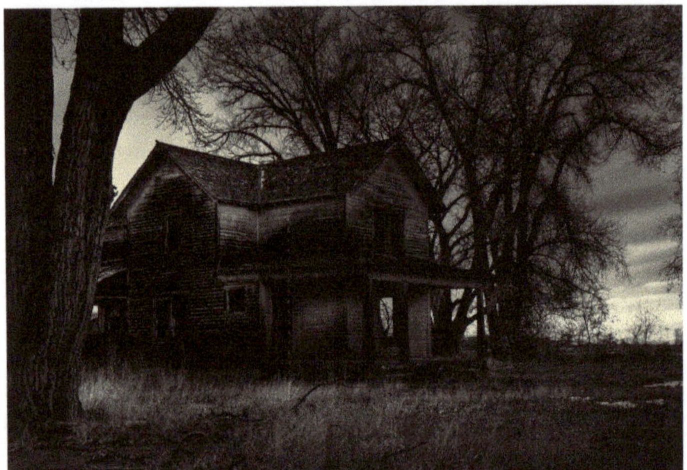

トラウマが見つからない場合
「アイデンティティのトラウマ」また「塊のトラウマ」とはどういうものか、想像できない人は多い。その場合質問を簡単にしてみるといい。例えば「当時一番ひどかった出来事は？」「その時、特に何がストレスになっていたか？」「どんなことをよく思い巡らすか？」「今の生活で変えたいことは何か？」「何が一番怖いか？」「幸せになるために何が必要か？」など。
生まれる前の、また乳幼児期のトラウマも考慮する。：母親のお腹にいた時期はどうだったか？母乳を飲んでいたか？子供のころどうだったか？
本人も確認できないほど早い時期にトラウマを受けているというケースは稀ではない。そのような場合、どのような出来事を通してトラウマがまた蘇ったかを見つけ出す。(再発)幸いなことに、このような場合に役に立つ方法ががある。完全に許す(48ページ)、音楽治療(51ページ)、ホーポノポノ(55ページ)などである。

インプリンティングを見つけ出す質問

家族：母親、父親または先祖に似たような病気が見られるか？もしそのような例がある場合：精神的な類似性、つまり共通の型があるはずだ(家族全体に及ぶ場合が多い)。解明するために：母親、父親または先祖において似たような困難、行動パターン、家族状況がなかったか？どんな家族内の秘密があるか/あったか？言ってはいけないことは何か？先祖に早死にしたり悲惨な死に方をした人がいるか？原因は？家族に悲劇的出来事はなかったか？英雄的人物または厄介者はいなかったか？家族から排除されたものはいなかったか？何故？自分の家族は何か典型的な特徴または信条を持っているか。母親にとって人生で最悪の出来事は何だったか？父親にとって人生で最悪の出来事は何だったか？
経済的にどうだったか？
自分は望まれて生まれて来たのか？自分が懐妊された時なにか異常なことや問題はなかったか？
自分が懐妊される前に流産や妊娠中絶はなかったか？

出産：どうだったか？生まれてすぐに母親のもとにいることができたか？(母親に聞く)

出産後母親の反応はどうだったか？
母乳を飲んでいたか？どのくらいの期間？自分が生まれる前に母親は不安を抱いていたか？（母親に聞く）
早産、 会陰切開 、帝王切開、逆子？助産師、産科医との関係はどうだったか？

妊娠期：どうだったか？（詳しい事情状況や事故や誰かが亡くなったということはなかったかを母親に聞く）
妊娠したことを誰かに非難されなかったか？
妊娠中またその後の母親と父親の関係はどうだったか？妊娠中にお腹の子の、または母親自身の健康のことで不安はなかったか？（両親に聞く）
母親にとって体重が増えたことは問題ではなかったか？（母親に聞く）
性別は希望どおりの性別だったか？
先祖に同じ名前の人はいたか？
幼少・若年期：最初の一年で何が心に擦り込まれたか？（母親に聞く）
両親にどんな問題があったか？
手術または入院をしたか？
子供の誰かがえこひいきされたか？
学校に行ってた頃はどうだったか？
どんな困難があったか？
両親の悪いところを指摘するとしたら何？
初恋は？
最初のパートナーは？
自分が抱えている最大の問題に関わる決定的インプリンティングは？>明確にし言葉で言い表す。どんな信条/信念が形成されたか。

質問と答えの例

膝関節の痛み
69才の右利きの女性が先週末より左膝が痛むと嘆いている。
合わせて検証：先週末に、運動能力欠如の自己価値のトラウマが、母子関係で解消されたはずだ。（回復の症状）ここで家族状況を聞く必要がある。
質問：子供はいるか？子供達は何歳か？子供たちは何をしているか？ペットはいるか？（ペットは子供、またはパートナーに相当する）母親は生きているか？母親は何歳か？母親と一緒に住んでいるか？
答え：成人した娘が二人いる。母親はすでに何年も前に亡くなった。
合わせて検証：母親と関係するトラウマではないらしい。おそらく娘との関係で何かがあったのだろう。
そしてその痛みが元となる最初のトラウマから生じたものかを、はっきりさせる。
質問：以前、似たような痛みを左ひざに感じたことはあるか？
答え：ない。
合わせて検証：痛みは新しいトラウマから生ずるものであることが分かった。そのトラウマがいつ起きたのかはまだ分からない。もし患者が以前にも同じような痛みを左ひざに感じたことがあると答えていればトラウマを呼び戻す軌跡により生じたものだと考えられる。回復からさかのぼって、次にどんなトラウマを受けたのか、に迫ってみたい。
質問：膝が特に痛むのはいつか？
答え：夜寝返りを打つとき。
合わせて検証：夜、副交感神経優位状態であるから、明らかに回復段階であり、炎症とエネルギー充満を意味している。質問：痛みはある日突然きたか？それとも、ゆっくり段々と痛くなってきたか。
答え：痛みは突然やってきた。
合わせて検証：急に痛み始めたということは、急にトラウマが解消されたということを意味する。ということは、何かポジティブなトラウマ解消の経験をしたに違いない。トラウマの解消がゆっくりと進行する場合、例えば何週間も経て痛みがだんだん強くなる場合、何か決定的な回復の経験があったわけではなく、トラウマを受けている状態が徐々に、多くの場合気づかずに、良くなっていく。
質問：先週末に何かポジティブなことがあったか？娘と嬉しい経験をしたか？何かいい知らせがあったか？
答え：どうしてそのことを知っているのか？娘に電話したら、いい仕事の話があると話していた。（注：娘は外国に住んでいて、うだつの上がらない生活をしていた。母親の目から見ると娘の職業は不安定で、あまり求人もないように思えた。娘には三人の息子がいて、

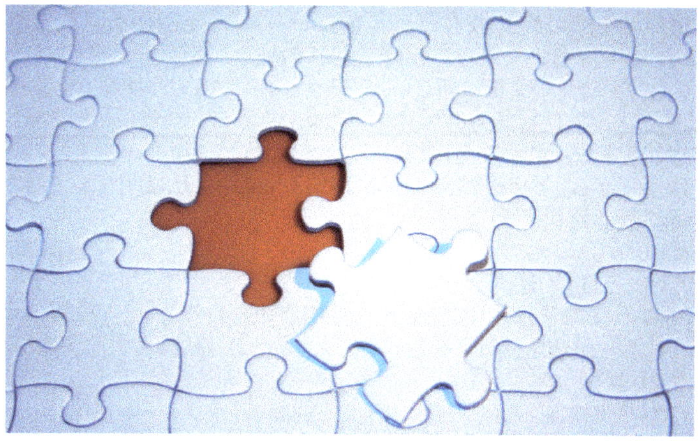

そのため経済的にはぎりぎりの状態だった。）
合わせて検証：これで分かった。娘に対する期待が満たされていなかったため、体の動きに支障を及ぼす、自己価値のトラウマを負っていたのである。このトラウマは何年も続いたものであったが、娘からの嬉しい知らせを受けたことで（部分的に）解消された。>娘が実際にその仕事を受けることになると、膝の痛みがもっとひどくなるということもあり得る。（著者資料より）

後頭部の痛み
患者は48才の右利きの女性である。彼女は独身で痩せている。事務の仕事をしていて、子供はいない。ちょうど一年前の嘆きの金曜日（キリストの受難を記念する聖日）に後頭部の右側に突然痛みを感じ、痛みは顎、顔にも広がった。西洋医学では異状は見つからなかった。多くの検査をし、無駄に歯を一本抜かれた。肌は特に繊細ではなく、赤くなっているとかその他の目立つところはなかった。
合わせて検証： 肌における合理的生体特別プログラムではない。顔の筋肉（表情）も正常である。麻痺、痙攣もない。
合わせて検証：顔面の動きには特に支障はない。（からかわれたためのトラウマではない）
間違った検証：骨の合理的生体特別プログラム特別ー知性面の自己価値のトラウマ
質問：その嘆きの金曜日に、またはその前にどんなポジティブな出来事があったのか？
答え：ポジティブなことなんて何もなかった。全くその逆だった。今でもはっきりその日のことは覚えているが、悲惨な日だった。自分が惨

めで、全てから、特にパートナーから切り離されたように感じていた。
合わせて検証：予想は外れだった。自己価値のトラウマではないようだ。痛みはトラウマがアクティブな段階でのものだ。考えられるのは骨膜の合理的生体特別プログラムだけである。
質問：足が冷たくないか？
答え：冷たい。
質問：鎮痛剤は効くか？
答え：効かない。全く効かない。
合わせて検証：足が冷たい＝骨膜に関係がある。鎮痛剤が効かないということも骨膜に関係があることを示す。
質問：痛みを強く感じるのは静かにしているときか、それともストレス状態にあるときか？
答え：ストレス状態にあるとき、日中は痛む。夜は痛みはない。週末も比較的痛くない。
合わせて検証：明らかに交感神経優位状態で痛む。－骨の合理的生体特別プログラムではない。
更に話を進めると、彼女は三年前にパートナーと悲痛な別れ方をしたという。別れてから二年経ち別れの痛みが特に強く感じられるようになった。いまだに新しいパートナーがいないし、仕事もあまりうまくいってないこともあり、なおさら悲しくなったという。＝後頭部に症状をもたらす、強い別離のトラウマ。ちょうど一年前からアクティブ。残念ながら、なぜ後頭部に症状が現れたのか、私は明らかではない。（著者資料より）

<u>アトピー性皮膚炎</u>
四歳の女の子は体中にアトピー性皮膚炎を負っていた。母親はエネルギー療法を受けさせたいと考えていたが、私はまず原因を探すよう提案した。
合わせて検証：アトピー性皮膚炎＝別離のトラウマー回復段階
母親に対する質問：初めてこの子の皮膚炎に気づいたのはいつか？
答え：帝王切開で生まれて、一週間後、顔に赤い斑があることに気づいた。
合わせて検証：帝王切開で生まれてくること自体、またその後の状況は最初のトラウマとなった。一週間後初めて回復が始まった。
質問：体のどちら側に皮膚炎が見られるか？
答え：体中、全て。
合わせて検証：全体に及ぶ別離のトラウマ。この子は母親と父親と離れ離れになったことが痛手になっている。全般的にスキンシップが足りない。
質問：今までで皮膚炎が一番ひどかったのはいつか？
答え：二年前にこの子の祖母も一緒に家族みんなで海辺で休暇を過ごした。始めの2、3日はアトピーがそれまで見たこともないほどひどかった。休暇の終わりごろアトピーはだんだん良くなり、全く消えた。その後、クリスマス休暇にまたアトピーが体中に出た。
合わせて検証：休暇の初めの2、3日は家族がみんないたため回復が盛んな段階だった。家族に抱っこされたりスキンシップが多かった。休暇の期間内に回復が完了した。休暇の後、この子はまたトラウマ活性状態となり、クリスマスまで活性状態が続いた。
クリスマス休暇にまた回復が始まった。母親は半年の休みを終えまた仕事に行くようになった。僅か週20時間の仕事だが、そのために女の子は丸二日と半日、祖母の家に預けられることになる。出産のときの別離のトラウマが最初のトラウマである。母親がパートの仕事に行くための別離のトラウマはトラウマの再発である。＞回復段階においてアトピー性皮膚炎悪化。（著者資料より）

治療

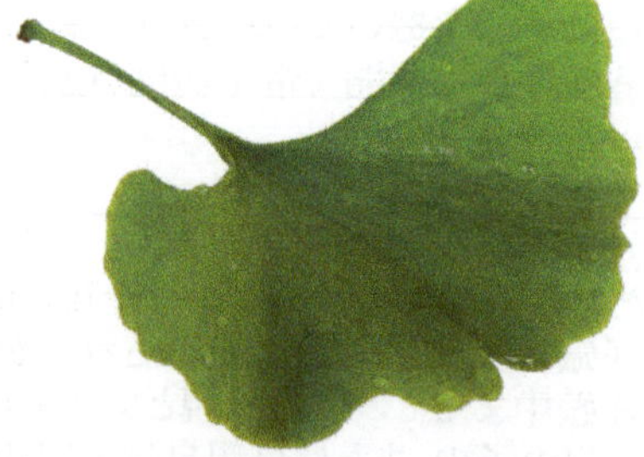

子供のころから私たちは病気になると様々な薬をもらった。治療が施されるのはほとんどの場合、回復段階においてだったが、薬をもらうことは慰めになったし、希望を与えてくれた。しかし、現在行われている治療方法は五つの生体自然法則の見地からじっくりと整理してみる必要があると思う。一朝一夕にしてなせることではなく、まずそれぞれの治療専門家に五つの生体自然法則を知ってもらう必要がある。
五つの生体自然法則を知り感動し新医学に入門し「いいことだ。それで次は？治療は？」というような質問をする人がよくいる。何もしないなんてことは多くの人にとって考えられないことである。これまでの医療によって私たちはそのように慣らされ過ぎてしまった。
本書では必要に応じ、治療法を紹介したい。
もちろん効き目のあるものは何でも喜んで受け入れる。全ての医師が新医学に基づいて治療をするようになるまでは、新医学の唱える生物学的関連性を理解することはもちろん重要なことである。この新しい時代においても、自分で考える事をせず、医師の言うことを単に信じたがる人はいる。それは受け入れなければならない。一体何が起こっているのか、それを知ることで患者は恐怖や不安から解放される。例えば 筋骨格系の痛みが回復期のものであると分かれば我慢できるし、それどころか喜んで受け入れることもできる。原因を見つけ出すことが楽しみになる。

これから精神ー脳－肉体のそれぞれのレベルで段階ごとに何をすればいいのかを紹介する。辞典の部分ではそれぞれの病気に関する治療法を提案したい。

治療ートラウマ活性段階の精神レベルでのトラウマ解消の可能性

合理的生体特別プログラムというのは悲惨な状況（トラウマ）を乗り越えるためにある。私達が生き抜くために自然が与えてくれたものである。しかしトラウマ解消にあまり長い時間をかけてしまうことは避けたい。特別プログラムという名前からも分かるように時間的に限りがあり、精神－脳－肉体にかなり疲労させるものなので、長期にわたると過重な負担になってしまう。トラウマ解消が遅すぎる場合の長期ストレスの結果：衰弱また耐え難い回復期。全ての合理的生体特別プログラムは精神から発するので、回復のカギは精神にある。[44]
トラウマまたトラウマへの軌跡が見つかったら、それを解消するためにどうすればいいかを考える。一人一人の人間が全て違うように、その運命もトラウマも違い、トラウマの解消の仕方も一人一人違う。

44 注意：特に勢力範囲のトラウマとコンステレーションが長引く場合は要注意！このような場合CCT検査も参考にし、患者の命に係わるリスクを避けたいなら、トラウマを解消すべきかどうかを慎重に考えなければならない。ハマー博士の文献参照、例えば「Krebs und all sog. Krankheiten（癌と病気と称するもの全て」"60ページ

トラウマ解消で一番優先されるのは現実的実際的な解消法である。トラウマ活性状態を、また合理的生体特別プログラムを終わらせるのに、現実的トラウマ解消法は最良の確かな方法である。
<u>私達の原則：1.トラウマを見つけ出す。2.能動的、現実的にトラウマを解消する。</u>
例：
❁ たとえまずくても食事を全部食べるようにと園児が幼稚園でしつけられた。(＝食事を飲み込みたくないというトラウマ)そのためその子は幼稚園に行くようになって以来、喉に炎症を起こすようになった。現実的トラウマ解消：母親が幼稚園の先生と話し、その子が食べたい物だけ食べればいい、ということにした。＝行動による現実的解消法。食べたいものだけを食べるようになり、それ以来その子は喉の炎症を起こさなくなった。(著者資料より)

❁ 左利きの男性が、余暇に予定が詰まるといつも、自分の勢力範囲に関わる恐怖への軌跡に乗り込んでしまった。(喉頭粘膜)
現実的トラウマ解消：予定を立てないことに決めた。>それ以来彼は喉頭に炎症を起こさなくなり、僅かな前兆のみで済むようになった。(著者資料より)

現実的トラウマ解消では解消できない深刻なケースも残念ながら、ある。
❁ 若い女性が離婚後、多額の借金を抱えていた。(＝生存のトラウマトラウマ)>体に水がたまる。体重が増える。頭が痛い。)この場合の実際的解消法は札束の入った小包を彼女にあげることであろう。現実的解消法は節約のため母親の下にかえり一緒に暮らす事であろうし、また自己破産を申請するということもあり得る。しかしこれらの方法は彼女にとっては考えられないことだった。(著者資料より)
このようなケースでは現実的解消法に替わる第二の方法を検討しなければならない。解消できないトラウマを抱えている人でも助け得る可能性が今日既にある。
現実的には解消不可能なトラウマを解消または逓減する方法を以下に紹介する。

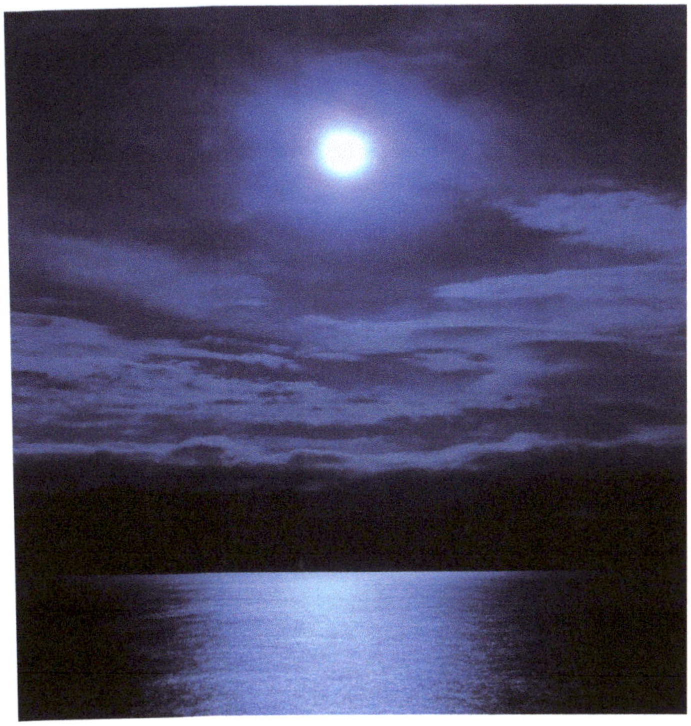

<u>潜在意識ー決定的要因</u>
理性でトラウマを解消したいと思うことはいいことではあるがそう簡単ではない。なぜなら感情レベルに定着した生体のトラウマは知性とか冷静な理性とはほとんど関係ないからである。そのため成功のカギは潜在意識にある。潜在意識が私たちの精神の重要な部分を成している。そこには信じられないほどの経験の記憶(すべてのトラウマへの軌跡を含む)が保存されている。トラウマへの軌跡を解消するためには潜在意識にまで至る必要がある。顕在意識は潜在意識より比重はかなり軽い。車に例えると、潜在意識は走行装置、車体であるのに対して、顕在意識はハンドルくらいにしか相当しない。ではあるが、顕在意識が潜在意識に及ぼす影響は大きい。1990年代から下記のようなことがよく言われるようになった。

自分の思いに気を付けよ。思いは言葉になるのだから。
自分の言葉に気を付けよ。言葉は行動になるのだから。
自分の行動に気を付けよ。行動は習慣になるのだから。
自分の習慣に気を付けよ。習慣は性格になるのだから。
自分の性格に気を付けよ、性格は運命になるのだから。

また2000年前にマルクス・アウレリウスは「長い時を経て、あなたの魂はあなたの思いの色に染まる。」と言っている。
ある療法を選び実践しても、そこで潜在意識がともに働かなければすべての努力は無駄になる。頭で理解するということだけではあまり意味がない。では潜在意識をどのようにすれば動員できるのだろう。できるだけ感覚を使うようにする。感覚を使えば使うほど潜在意識は動く。トラウマへの軌跡 の多くは何年、何十年もの間に私たちの魂に焼き付いた。この古いレールを取り去り、新しいものに入れ替えるには強い刺激が必要である。

ロシア人医師 Mirsakarim Norbekov[45] は潜在意識を新たに書き換えるための指標となるアドバイスをしている。：
彼は治療で用いる活性化のためのエネルギーを「オクターブ」と呼んでいる。「オクターブ」とは想像しうる最高の感情的状態、またはかつて経験したことのある最高の感情的状態のことを言う。例えば、大きな成功をおさめて天にも昇るような心地になる時、愛する人と素晴らしい夕日を見るとき、小さな子供を抱きかかえるとき、忘れられないような美しい川の風景を見るとき、など。
「オクターブ」とは信念、決断、エネルギー、強さ、優しさと堅実さ、愛、思いやり、喜びを合わせたものである。それは静けさであり、望むようになるという確かな思いである。そして同時にオクターブは目標をかなえる動くエネルギーである。
オクターブとは徐々に外的にも内的にも望むようにイメージを書き換えるために体を導き、体に命令し、仕向ける業である。[46]
内的努力が必要とされる。下記はそのための原型的な内的姿勢である：
私は意志である。
私はエネルギーである。
私は愛である。私は許しである。
私は力である。
私は青春である。
私は健康である。

45 Mirsakarim Norbekov著「Eselsweisheit – Der Schlüssel zum Durchblick oder wie Sie Ihre Brille loswerden」Goldmann出版社、第二版2006年

46 同書202,204ページ

私は知恵である。
私は生きる喜びである。
私は美しいもの全てである。
全ては私にかかっている。
全ては私の手にある。[47]

この内的姿勢を身に付けるために儀式を実践したり治療を施すが、それにより潜在意識に変化が起こる。この強力な刺激に抵抗することはできない。この内的姿勢を以て私たちは目標を達成することができる。古いトラウマへの軌跡を解消し、潜在意識のプログラムを組み替えるのである。

この内的姿勢で慢性疾患を治すことができるし、すべて成し遂げることができる。この姿勢を持っていれば、私たちは次から次へとトラウマを抱くような小さな人間ではなく、自分の運命を自分で造る人間になるのだ。

<u>家族状況を把握する</u>

Bert Hellinger(バート・ヘリンガー)氏が発見した隠された家族の調和について知っている者は手際よくトラウマの解消法を見つけ出

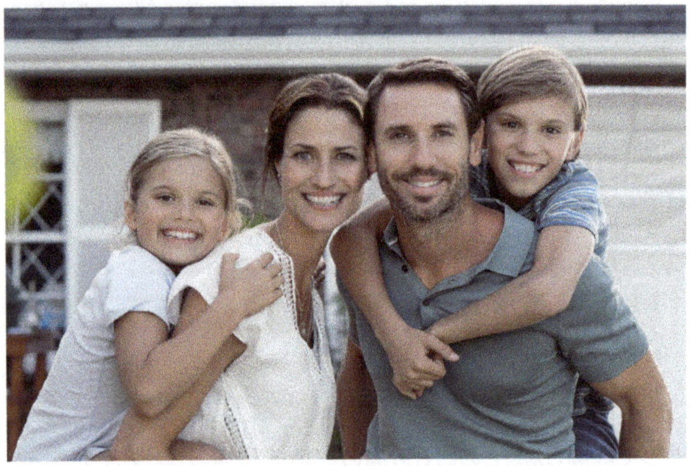

すことができる。家族状況を明確に知るということは私の仕事の要である。このことは昔のインプリンティングを知ることと同様、前進し回復するための重要な手段である。

ファミリーコンステレーションは誰にでも合うものではなく、必ずしもやる必要はない。別のやり方 、例えば話すことでも家族の状況を見つけ出すことはできる。重要事項:(推薦図書:Bert Hellinger著「Ordnungen der Liebe」Carl-Auer出版社、Heidelberg、Thomas Schäfer著「Was die Seele krank macht und was sie heilt」Knaur出版社)

・私達が生まれてきた家族親族、その中で私達はみんな繋がっている。私達の道徳意識(良いものも悪いものも)家族の道徳意識の一部である。個人が完全に家族から切り離された存在と見ることは幻想である。>「私は私の先祖と私の両親の後に続くものである。
」

・もし家族の誰か(または家族全体)が不正を犯しそれを償っていないとすると子孫の誰かがそのことに責任を感じ(無意識に)自分の方法で(多くの場合苦難を負うことで)それを償おうとする。>「あなたたちが何をしでかしたのか知らないが、その罪は自分たちで負うべきだ。私にはその罪を負う義務はない。私はただの子供だ。」

・家族内の序列は既に決まっているものである。先に来たものが後から来るものより序列は上になる。つまりまず初めに両親が来て、次に子供という順序になる。最初のパートナー(とその間に生まれた子)はたとえ離婚したとしても、序列は子孫の前である。両親にもその母親と父親がいるが、彼らは両親の前になる。そのようにして家系は自然の秩序により終わることなく続く。この序列はグループや友達関係、協会などでも同じである。>私はこの秩序に順応する-そうすることでより自由になれる。

・家族の中には除け者(例えば施設にいる障害者)、死者(幼くして死亡、または死産、妊娠中絶による)、家から出て行ったものも含まれる。これらの人達にいる場が与えられないと家族内に不調和/病気が生じる。>私は心の中に彼らがいる良い場を与える!

・子供はあるがままの両親をそのまま受け入れるべきである。自分の両親より良い両親などいない(たとえ自分の両親が悪い両親である/であったとしても)。自分の気に入ったところだけを両親から受け入れる(雑貨店でのように)とすれば全体を受け入れているということにはならない。自分の両親を侮るものはエネルギーから完全に断たれる。逆にじぶんの両親を完全に肯定する者は自分自身の人生、運命を肯定するのである。(それは親と違う意見を持ち、全く違う道を行ってはならないということではない。)
憎しみと軽蔑は互いに絡み合っている。愛は人を自由にする。>「お母さんありがとう。お母さんのすべて受け入れる。お母さんは私の心の中にいる。お父さんありがとう。お父さんの全てを受け入れる。お父さんを尊敬している。私は自分の道を力強く歩いていく。」

・男の子、男性が自分の父親を受け入れられないと精液ができない場合がある。男らしさに欠け、鬱になりやすい。>お父さんは僕の唯一の父親。そして僕にとって最高のお父さんだ。ありがとう。」

・女の子、女性が自分の母親を受け入れられないと完全な女性ではない/になれない。

・「お母さんは私の唯一の母親。そして私にとって最高のお母さん。ありがとう。」

・親は自分たちの夫婦関係のことで問題を子供に打ち明けるべきではない。親が子供に関係ないことを言ったとしたら、子供はそのことを忘れたほうがいい。「そんな事、僕に話さないで。僕はお母さんの子供なんだから。」同様に子供にも両親の夫婦関係のことに干渉する権利はない。例えば浮気や離婚、妊娠中絶などは親だけの問題である。>「それは子供のお前には関係ないことだよ。」
子供が親のパートナー役を勤めるとその付けが回ってくる。そのような場合子供は親に甘えられているように感じることがある。序列がおかしい。>「僕はお母さんの子供なんだから。」(大人になっている場合も)

・子供は教育において誰が主導権を持っているかを知るべきである。子供は愛情に満ちた、そして強い両親を必要としている。子供はやってはいけないと言われたことを守ること、また守らないことを通して成長していく。守ることもまた守らないことも重要なことであり、

47 同書 206ページ

してはいけないことまた規則を決めておくことは必要不可欠である。しかし教育において基本的なことは両親の生き方に影響を受けて現れてくることである。子供は自然に親の真似をするのである。両親が子供の教育の問題で意見が一致せず、父親の方が譲歩すると(よくあるケース)、子供は無意識のうちに父親の側に立つ。そうする方が両者にとって都合がいいからである。その子は後々は父親のようになる。母親が父親(アル中、ダメ人間)に対して心を閉ざしていればいるほど、そのようにならざるを得なくなる。>「あなたはお父さんのようにもなれるし、私のようにもなれる。」

• 子供が幸せになろうとせず、先祖(多くの場合両親)の未解決で重い隠された罪を連帯感の故に引き継ぐということがよくある。そのことが依存症や病気、問題の多い性格の原因となる場合が多い。その根底にある思いは:「自分も不幸であるべきだ。」または「あなたについていく。」というようなものである。• 夫婦関係が終わっても親子の関係が終わるわけではない。母親はいつまでも母親であり、父親はいつまでも父親である。(そのことを子供に繰り返し言う!)>「私達は別れたけれど、あなたたち子供とは関係ないこと。私達はいつになってもあなたたちの親であり続ける。」

• 離婚後子供は母親か父親のもとに行くわけだが、二人のうち相手をより尊重する方にいくべきだ。理由:そうすれば一緒に居ない親もそこで身近に感じられるからである。どちらの親の元に行くかを子供に決めさせるという無理な要求をしてはならない(子供は罪悪感を抱くようになる)。

• 養子をもらう場合に「子供が欲しい」という動機は適切とは言えない。一時的に養育する/受け入れるというのが良い。

• 人と人との関係においては授受のバランスが取れていなければならない。与えてばかりいて受けることをしない人は支配的になり優

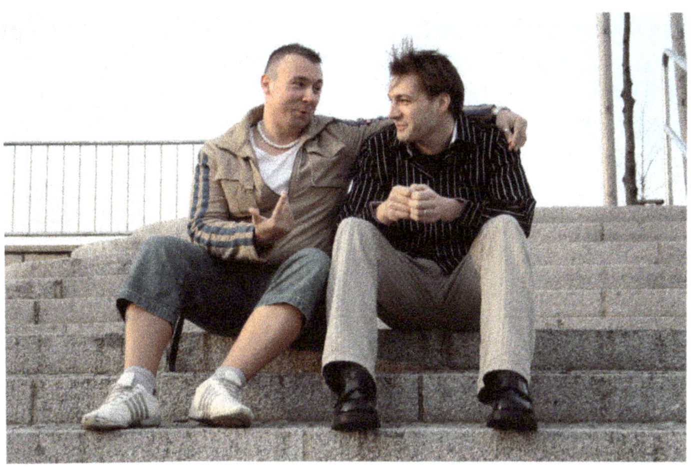

越感を保ち続けることを欲し、その人間関係を危うくしてしまう。受けてばかりいて与えることをしない人も関係を壊してしまう。
親が子供に与えるもの(生命)はあまりにも大きく、それに対して報いるという可能性は限られている:親が年を取ってから。

• 人と人関係において「残念に思う。」という言い方をする方が「赦してほしい。」というよりも良い。「残念に思う。」と言った方が、寛大に赦してもらうより、また同じレベルに立つことを可能にする。償いを要求することでもまたバランスを取り戻すこともできる。

• ヘリンガー氏が唱える偉大な教え:「常に愛を求めなければならない-そこに答えも見つかる。」

自分が抱いているトラウマについて語る

自分が感じたことを話すのは多くの男性とっては、そう簡単ではない。ー女性の方が長生きするのはそのためかもしれない。
抱えている心の重荷について早い時期に話せば話すほど、十分に話せば話すほど、トラウマ活性状態から早く抜け出ることができる。しかし、それが深すぎる傷であったり、恥ずかしいことである場合簡単ではない。
それでも暗い影を乗り越えて、経験したことを心から話そう。話し相手ももしかしたら同じような経験をしているかもしれない。または同じような経験をした人が知り合いにいるかもしれない。そのような悩みを抱えているのは自分一人ではないと分かることで、全てはさほど悲劇的なことではなくなる。
誰かに話すことで、同じことばかり考え続けるということも、なくなる。もやもやが消えて、問題を整理出来るようになる。話している間に解決策がすでに見つかるかもしれない。まず誰かに話すということはとても大切なことだ。友達でも、パートナーでも、同僚でも、誰でもいい。話すことを通して、自分は精神的に孤独である、という思いから解放される。話し相手が五つの生体自然法則を知っていて、信頼できる人であれば理想的である。
精神療法士や心理学者による専門的治療も、五つの生体自然法則を知ったうえで成されるのであれば、意味がある。良い精神療法士、また医師は精神、脳、肉体の三つのレベルを熟知している必要がある。

トラウマの内容を書く

自分が抱えているトラウマを書いてみるのもいい。書くときには冷静に考えるため、大切なことが見えてくる。書くことで頭がすっきりするし、トラウマに終止符を打つこともあり得る。日記を書くということは五つの生体自然法則の見地から見て意味あることである。何が起きたのかを時間的経過とともに記録し、それをもとに診断し、治療を行うのである。書くことでトラウマは既に処理されはじめる。
誠意をこめて手紙を一通書くことがトラウマに回復効果をもたらすことはよくある。その手紙を実際に誰かに出すか(事が台無しになってしまう危険性あり)、自分なりのやり方で象徴的に送るかは、よく考える。宛名の人物が生きている人か、すでに亡くなっている人かはどちらでもよい。例えば書いた手紙を川岸で心をこめて燃やし、その灰を川に流してもいい。

許す-和解する

ほとんどの場合、トラウマ、トラウマを抱えるようになるのは他の人と関係においてである。幾度も繰り返すトラウマ、トラウマは大抵、誰かをずっと恨んでいるために、生きながらえる。そのような場合、トラウマから解放されるために、許すということが簡単で良い方法だ。一番近くにいる人を許すということはたいていの場合難しい。それ以上に難しいことはないと思われるほどに難しい。理性では許したいと思っていても、それがができないということが、時としてある。例え理性は許せと言っていても、潜在意識に長年にわたって復讐心が蓄積されると、すぐに許すということは難しくなる。許す事が必要なのではなく、相手の立場になり相手の言葉や行動を理解しようと

努めることが必要とされることはよくある。人の行動の一つ一つにはその人の性格や過去が現れる。同じ過去を持てば、同じ行動をするのである。誰かが自分を侮辱しようとしているとか、自分のものを盗もうとしている、とか自分の評判を損ねようとしている、というような全くの幻想に私達は捕らわれることが時としてある。

許すということには更に深い側面がある。私達の身に降りかかることの原因はすべて私たち自身が作っている。－現世において、あるいは前世においてである。住んでいる環境、周りの人々は反映に過ぎないのである。自分の及ぼす影響（思い、言葉、行動）はまた元の人（自分自身）のところに戻ってくる。－共鳴の法則。この霊的な法則は信じようが信じまいが、ぜんまい仕掛けのように正確に働いているのである。

療法士Marion Kohnはこの法則に関する本（参考文献目録参照）を書いているが、読むことをお勧めしたい。彼女は事例に基づき、トラウマは唐突に襲ってくるものではなく、計画的に来るものであることを説明している。そして五つの生体自然法則を心霊的なことと結び付けている。これにより、生物学を超えてさらに大きな力が働いているということを認識できるため、許すということが容易になる。もちろん、自分の人生に自分で責任を持ち、運命の打撃を感謝して受け止めるより、自分は惨めな犠牲者だと思うほうが楽である。

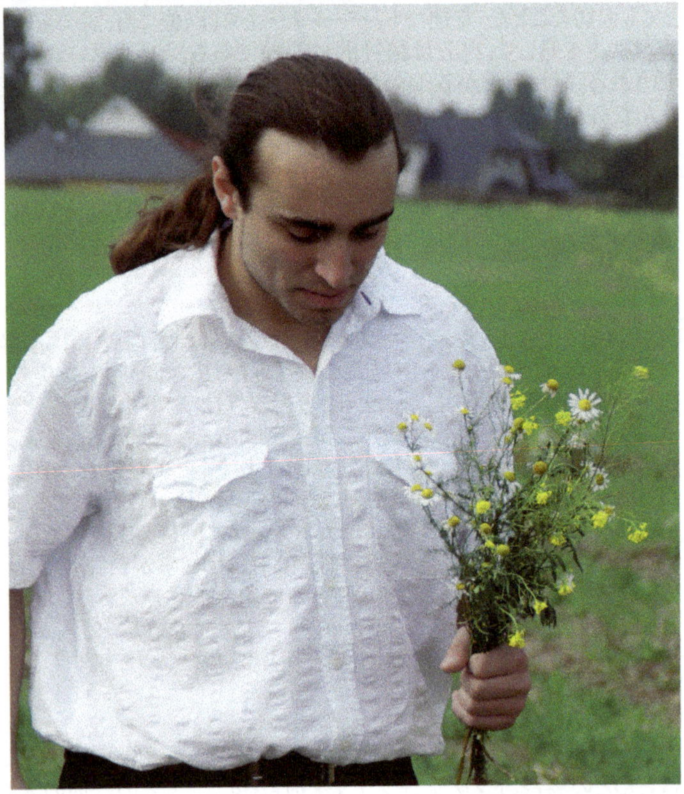

実は私たちは自分の行いの犠牲者なのである。

そのことを完全に理解すれば、誰かに腹を立てる理由がなくなる。－私達自身の一部を取り戻してくれる人に腹を立てる理由があるだろうか？その帰結として、許す理由もまたなくなるである。

残るのは感謝と私たちの人生に秘められた偉大な秩序への感嘆のみである。個人的には私は人を許すときに、ここで働いているのは「小さなエゴ」であり、その人の神的な真髄ではない、と思うと容易に許せる。この「小さなエゴ」に腹を立てるなんてことはあり得ない。許しは人格的精神的円熟さ、または霊界との関わりという意味での宗教性を必要とする。許すということはしぶしぶ譲歩するということではないし、降伏するということでもない。誰かに背を向けて、それでもその人を許すということは矛盾することではない。誰かと争いながら、同時にその人を許したり、なぜ彼がそのようにしか行動できないのかを理解することもできる。古い恨みとか、苦い思いを捨てよう。重荷を捨て去ろう。

そうすれば自由になり、活力を得、トラウマから解き放される。もし許すことができたら、できればその相手にもそのことを告げた方がいい。そうすればその人も癒される。ちょっとした動作（例えば握手をする、抱擁する、贈り物をする、招待するなど）をすることで、許しは潜在意識に浸透する。感情を伴わず、理性だけで許すという場合トラウマは解消されないことが多い。

トラウマを受けた経験とトラウマ解消を演じる
（「ドラマ治療」　モレノ式サイコドラマ）

演劇は長い人類史を通して演じられてきた。従来その目的は単に娯楽であった。しかし癒し効果という深い意味も演劇にはある。観客と演技する人が癒されるのだ。

古代ギリシア悲劇は、多くのクラッシク音楽と同じように、二つの段階からなっていて、観客にとっての癒しのトレーニングと考えられていた。

演劇は個人、または集団のトラウマを浮き彫りにし、それに気づかせる試みである。劇場という守られた環境でトラウマを改めて感じることができるのだ。そのように改めて非常時を演劇を通して経験することにより、そのトラウマを解消しようという意欲が湧き、実際にそのような展開に演じる。実生活でトラウマを受け、その「解消を演じる」ことで、新たにプログラムされる。つまりトラウマの軌跡が解消されるのである。

いつの日にか五つの生体自然法則が演劇またドラマ治療に取り入れられるようになれば、そこに大きな期待を寄せられる。今日、現代演劇と呼ばれているものには核心がない。自然との関係、精神との関係、また癒すという責任にかけている。私たちは特に舞台など必要としないし、ドラマ治療というような仰々しい呼び方も必要ない。まだ解決されていない問題がトラウマへの軌跡という形で残存し、時間を経て私達を病気にしてしまうが、そのようなシーンを一人で、または他の人と一緒に演ずる。もう一度そのトラウマを経験しそこから「空気を抜き出し」、大したことではないと思うようにする。そしてトラウマを新たに整理して、新たに評価する。理性だけでなく心を込めて感情的に行うことが重要である。感情が潜在意識に乗り込めれば成功だと言える。潜在意識を全面的に用いて事に臨む。抑制とか変な羞恥心なしで、トラウマを受けた時の感情を呼び起こす。そして完全に新たな方向へ向かう。－古いシナリオを書き換える。古いプログラムはトラウマへの軌跡もろとも解消され、新たなポジティブなプログラムが定着する。

✿ 以下はフランスであった事例である。聞き分けのない四歳の男の子がいた。両親は困って、父親がサンタクロースに扮してその子に厳しく説教をすることにした。部屋の外でベルが鳴ると父親が息子に「パパノエル（パパのサンタ）だ。気を付けなさい。」と言い、十分間にわたってドアががたがたと音をたて、ドアをこすったり引っかいたりする音がした。一その男の子にとっては本当に恐ろしいことだったし、途轍もなく長い時間だった。その後その子はまるで落雷にあったようになった。（その場から逃げることができないという運動機能

のトラウマ、サンタに連れ去られると思ったために受けた別離のトラウマ）　このシーンを彼は毎晩夢に見た。（＝再発）
この子は26歳になるまで癲癇を患っていたが、トラウマを受けた当時のシーンを演じることでトラウマは解消された。ハマー博士のお陰である。またサンタクロースに来てもらい当時の様子を演出したのだった。部屋の外でドアをこすったり、引っかいたりする音がした。しかしサンタが部屋に入ってから、逆転し、彼がサンタをやっつけた。これを機に彼の病気は治った。（ハマー博士著「Vermächtnis einer Neuen Medizin」第一部 Amici di Dirk 出版社、第7版　1999年 ISBN: 84-930091-0-5　以降「Goldenes Buch」第一巻とする。143ページ 参照）

・生まれて六か月になる乳児が痔ろうのため手術を受けた。傷口を洗浄する際に両親が乳児の手足を抑えた。この時、乳児は激しく

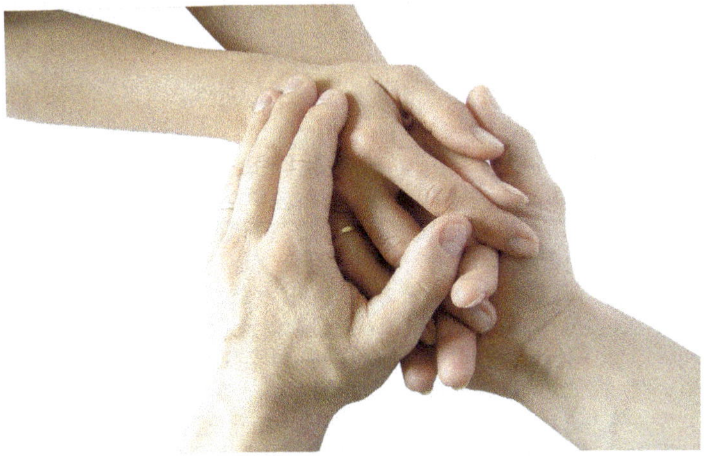

泣き喚いた。（その場から逃げることができないという運動機能のトラウマ）その後、その子には明らかに運動発達遅滞が見られた。五つの生体自然法則を知っていた両親は六か月後にその子が負っていたトラウマを見つけ出し、当時の様子を演じて再現することでトラウマを解消することができた。
父親はこう語っている。「あの時のことを思い出せるように、息子を寝かせて私は足を抑え、妻はお尻を抑えた。私が足を抑えた時点で既に息子の顔には不安の色が見えた。また痛い目に合うのかと怯えているような眼をしていた。それがはっきりと目に見えた。お尻は既に回復して久しいが、妻が軽く押した。息子はすっかり緊張してパニック状態で、泣き出す寸前だった。私は抑えていた手を緩めた。手が足に触れているという程度まで緩めた。この時息子が足をバタバタさせるものと私は期待していたのだが、全く動かさなかった。私は少し待った。すると息子の足が少し動いたように感じた。そこで私は大げさな動作をした。まるで私の手が押し離されるかのように、手を放し腕を上げ、ニ三歩後ろに下がった。
息子は私を見ているだけだった。私はまた息子に近づいて足を抑えた。今度は少し弱めに抑えた。妻はお尻を軽く抑えた。すると息子がはっきりわかるほど足を動かした。私はまた押し離せれるような動作をした。息子は私の顔を見ていた。これを私は10回から15回ほど繰り返した。その度に息子の足の動きは大きくなり、怖がっている様子は消えて行った。
最後には息子はそれが楽しくなったようで笑うようになった。今こうして当時のことを書きながら、ハマー博士の次の言葉を思い出す。『当人がそのことを笑えるようになればトラウマは解消される』全くその通りだ。息子は笑い顔を見せた。私が息子の足を抑えると息子は足で私の手を押し離し、私は後ろに倒れた。息子が自由になる様子を目の当たりにして嬉しかった。それまで息子の足には全く力がなかったのに、足を延ばして私の手を突き放すようになった。その変化を見ることは私たち夫婦にとって実に感動的だった。
それは夕方の、もうすぐ就寝時間というときのことだった。次の日もこの遊びを繰り返しやろうと決めた。そして翌朝私たちは驚かされた。息子が一夜通して寝てくれたのだ。何か月かぶりに、夜中に目を覚ますことなく眠りとおしたのだ。そして日中息子の手が暖かいことに気が付いた。そして落ち着きがあり、以前のように駄々をこねることもあまりなくなった。昨日の遊びをまたやってみた。怖がっている様子は全くなく、すぐに一緒に遊び始め私の手を撥ね返した。二日後その遊びをやめることにした。そんなに度々やりたくはなかった。その夜も息子は通して眠った。一度きりの偶然ではなかったのである。トラウマが解消されてから二週間ほどたったころ、息子のハイハイの仕方が徐々に良くなった。向きを変えたり、ハイハイしたり、立ち上がったり、それどころか歩くという行動も目に見えて活発になった。トラウマ解消から6、7週間たったころ息子はおもちゃの乳母車につかまって初めて歩いた。その後すぐに何もつかまらずに歩けるようになり、転ぶことも少なくなった。息子は今、二歳半だが、全ての遅れを取り戻したようだ。検診の結果は、発達状況正常だった。（www.germanische-heilkunde.at/erfahrungsberichte.）

<u>儀式を執り行う</u>
儀式というのは自分の抱負や決意を確認する象徴的な行為であり、古い昔の遺物ではなく五つの生体自然法則を以て治療として使える手段である。その目的は潜在意識に新たにプログラムしなおすようにと伝えることである。
例えばパートナーと別れ立ち直れずにいるとする。（別離のトラウマ）このような場合別れの儀式を行うことで、決着をつけ、関係を断つ。
例：
・パートナーとかつて幸せな時を過ごした場所へ行き、そこでろうそくに火を灯し、パートナーと一緒だったころに感謝する。思いの内でパートナーと別れ、過去に結末をつける。.
・部屋でお香を焚き、ろうそくに火を灯し芳香油を空気中に漂わせる。
・焚火をしてパートナーからもらった手紙を燃やし、心の中でパートナーと別れる。

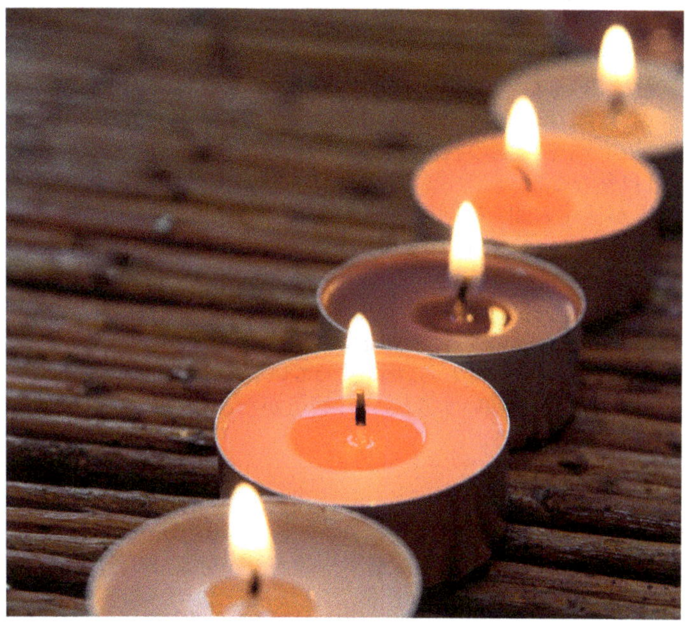

・パートナーと最後の面談をし、きっぱりと別れる。
差し迫った恐怖のトラウマが滞っている場合、自分は守られていると感じられる儀式を考えるといい。
勢力範囲の境界に関わるトラウマの場合、最後に自分の勢力範囲の境界をはっきり決めることができるような儀式をするといい。
大切なことは、トラウマの核心に至り、心をこめて行うということである。感情をこめればこめるほど、より効果がある。どんな儀式をするか自然に思い浮かべば理想的だ。

宗教性、祈り、瞑想
祈りや瞑想を通して私たちはより高いエネルギー、神、神々、天使、

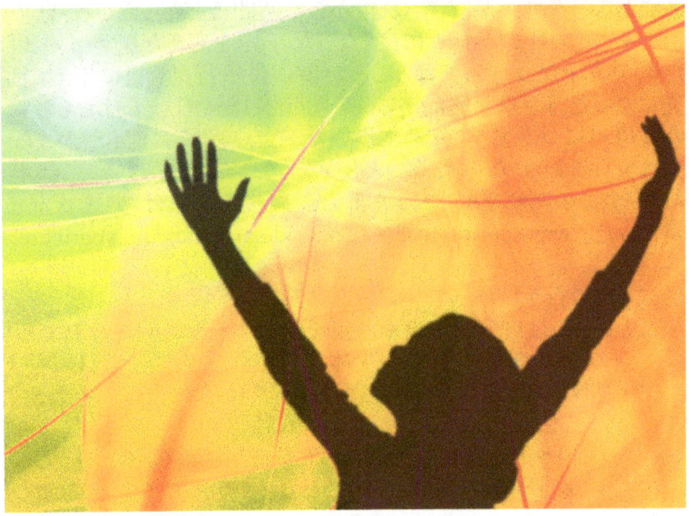

守護神（その人の考え方によるが）につながろうと試みる。
祈る動機は人それぞれだし、それぞれのやり方で祈ればいいと私は思う。天なるものとつながるということはきわめて重要なことだ。少なくともこの地に接地する、つまり二本の足で立つこと程重要である。心霊世界に通ずる人は些細なことで悩むことはない。人生とは長い旅における短い間奏曲であることを知っている者はちょっとしたことでは動揺しない。霊的なものを基盤としているので、壊れることがないのだ。
負っているトラウマに関して祈るとき、52ページの事例で若い女性が犯しているような間違いをしないようにしなければならない。
祈りとは頼むことでもある。助けを頼むのである。どうしていいかわからない時や苦悩の状況に出口が見えない時に助けを求めることは自然なことだ。
霊界が私達人間を援助する、その可能性は厖大だ。私達には守護霊がついていて、私達がやろうとしていることに同調できればいつでも援助してくれる。
治療師として私は助けを求めて来る患者が回復するようにと静かに心の中でお願いすることにしている。こうしてお願いすることで何か謙遜な思いになれる。病を患っている人は誰でも病気が治るようにと心からお願いするといい。病気がたとえどんな状況であっても助けてもらえる。

謝り、償いをする
トラウマが活性状態であり続けるのは多くの場合私達が何かを許せずにいるからだ。軽率な言葉や行動が誰かを傷つけたりする。例えば気が動転してしまいひき逃げをしてしまうような場合である。
また、ある男性は妻を一度だけ欺いた。妻にその浮気のことを打ち明けるまで、そのことで何年も悩んだ。（著者資料より）
良心の呵責は肩における合理的生体特別プログラムを起動させる。しかし様々なトラウマへの軌跡になることもある。
ここで問題となるのは、道徳的または法的に正しいとか正しくないとかではなく、その人個人が間違ったことをしたと思うその人自身の主観なのである。暴力をふるう人が、それを別に悪いことだと思っていなければ、トラウマもしないので合理的生体特別プログラムも始動しない。－いつかそれを償わなければならないような羽目になるかもしれないが、それはまた別問題である。
罪悪感に苛まされるのは本人がその罪を認めていなくて、その罪を抹消しようとしているときである。真っ向から罪を見つめ、完全に罪を認めると不思議なことに罪悪感は解消される。もし可能であれば改めて謝罪するとか、償いをするとか、自主する[48]などの方法でトラウマを解消するといい。「すみません」という言葉は時として奇跡を呼び起こす。

トラウマを過去のものとする（トイレ治療）
私達がトイレで何をするか誰もが知っていることである。便をして、流して終わりである。何千回も実証された簡単なプロセスだ。
さてここで次のことを想像してみてみよう。：排便を終えて、　流さずに、排泄物をトイレのブラシでかき混ぜる。－気違いじみている？確かにそうだ。しかしまさにその気違いじみたことを何度もやるのだ。トラウマ（トイレに入っているもの）を私達は流して忘れてしまえばいいのに、何日も、何週間も、何か月も、何年も、それどころか一生、負い続けることもある。（滞るトラウマ）くよくよ悩んだり、思い煩ったり、堂々巡りをしながら私達は生命エネルギーを遮断してしまっている。絶えず古い過去の重荷のことばかり考え、運命の罠に迷い込む。「ここに今」生きる、という生き方をしていないからである。そんな生き方はもうやめよう。古いものは捨てよう。。過去から学び、しかし過去の重荷は捨て去ろう。日々新たな出発をしよう。

48　もし裁判所に行く自信がある場合

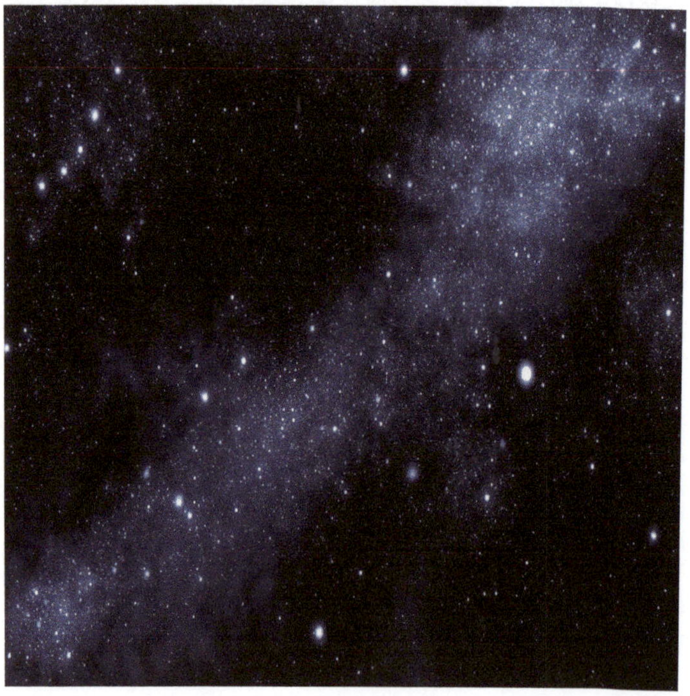

音楽治療、歌、踊り

実験の結果、音楽は植物動物の健康にポジティブな影響を及ぼすということが分かった。音楽は植物、動物、人間の体を単にに癒すのではなく、まず精神を癒し、そうして初めて体を癒すのである。音楽は私達の心を開いてくれる。音楽を聴くこと同様、自分で演奏することもだ。少しでも気に入っている音楽であれば多少なりとも癒しの効果があると私は思う。癒しの音楽というのは自然に調和するものであり、私たちの内にある善、美、神性に響く(共鳴)ものである。このような音楽は理想的な場合(不調和な部分を通して)私たちの内に潜むトラウマを呼び覚まし、調和する波長でトラウマを癒し取り去ってくれる。

本当に回復効果のある音楽は霊的世界からのインスピレーションによるものであり、霊的世界をその源とする。聖なる幾何学(Melchzedek)や数学(Plichta)、物理学(Schauberger)、生物学、化学(Russel)そしてすべての自然がそうであるように癒しの音楽は宇宙の神的秩序を反映するものである。治療としての音楽演奏、音楽鑑賞、踊り、歌唱は五つの生体自然法則を知ることで貴重なインパルスを受けるに違いない。ハマー博士は「Mein Studentenmädchen(私の女学生)」という歌を薦めている。

悩みを相対化する(例えば　天の川治療)

天の川を見てみよう。三千億もの恒星惑星がある。地球は何億もある星団の内の一つの銀河系の片隅にある小さな惑星だ。そしてこの地球上には約七十億の人類が住んでいる。一人一人にとって自分はとても大切だ。一人一人世界の中心を持っている。しかし、胸に手をあててみよう。宇宙的視野から見たら私達は本当に小さい。宇宙の埃、巨大な組織の微小な細胞みたいなものだ。なぜ私達は自分をこんなに重要に思うのだろう。私たちが抱えている小さな問題はなんと無意味で些細なことだろう。視野を広げてみよう。尺度を変えてみよう。

....雲の向こうには無限の自由がある。

そこでは恐れも心配事も姿を潜める。

重大に見えていたことが突然、取るに足らない小さなことに見える。

(Reinhard Meyの歌の歌詞)

笑い

ユーモアは人生を安楽にする。南国の人達をみるとよくわかる。彼らが老けないのはオリーブオイルとトマトのお陰だけではない。。彼らの軽快さと朗らかさもその要因だ。悩みや危機もユーモアがあれば乗り越えやすい。自分自身と自分の人生を「人生ゲーム」ととらえて、あまり真剣に考えないようにしよう。

不機嫌であったり、硬くなっていたりすると、生きることもトラウマを解消することもうまくいかない。緊張が笑いに替われば成功だ。

健康になった状態、またトラウマが解消された状態を想像(イメージを描く)

私達の思いや観念はエネルギーであり、遅かれ早かれ具現化する。ネガティブな思いや悲惨なビジョンは具現化するし、ポジティブな思いや幸福を想像することも現実化する。トラウマが実際には解消されていなくても、長期にわたってトラウマが炎上している状態にいたり、病気でいることはよくない。前を見よう。健康、またトラウマの解消を想像し、そこに強いエネルギーを投入しよう。今日の願い事は明日の現実となる。イメージ化は目覚めている状態から眠りにはいる間に行うと一番効果がある。このリラックスして、目覚めている状態の時私たちの脳は約10Hzの脳は(アルファ波)を発する。この状態で夢を見初め、自分の内なる観念をみる。

もしイメージ化を治療としてを行うと決めたら一日の内のどの時間にするかを決めたほうがいい。例えば朝起きる前とか眠る前に五分間ベットで横になり視覚化をする。

例:

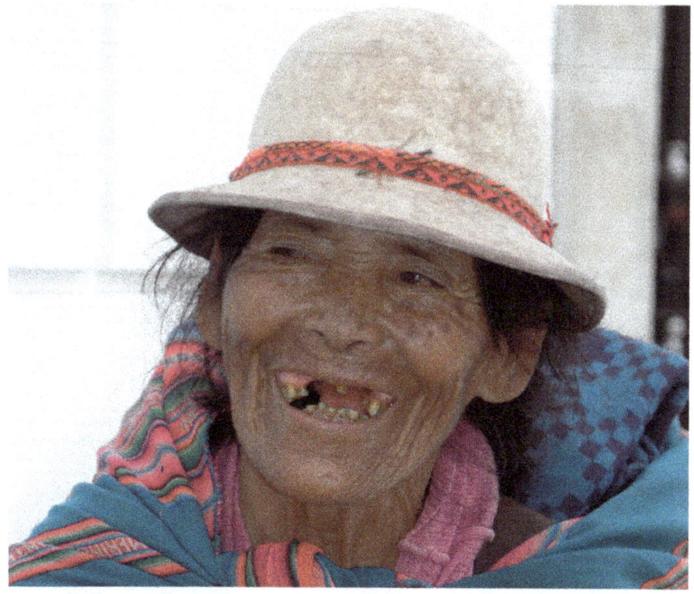

長い間、腰の痛みに苦しんでいる人がいる。腰の痛みは彼が子供のころから自分は価値のない人間だと感じてきたために生じた。(トラウマ停滞)

この場合次のような視覚化が考えられる。:例えば美しい花が咲く野原で元気に踊ったり走ったりする。脊髄は軽くて痛みはない。暗かった子供時代を認め、過去のものとする。生きていることを新たに感じれるようになり喜ぶ。

バッチフラワー

英国の医師エドワード. バッチ(1886−1936)は生前、全ての肉体的な病苦は精神的、心霊的原因によるという認識に至った。彼はその晩年を、副作用のない自然療法の探求にささげた。生まれつきの繊細さを以て彼はウェールズの森を散策し、様々な植物の性格を感じ取った。1936年に亡くなるまでに彼は38の花エキスから成るシステムを開発した。エキスは野生植物、木、低木の花から作られた物であった。

バッチ博士は病気とは精神的な問題(トラウマ)に対する肉体の反応であると言っている。バッチフラワーにより、ネガティブな感情は押しつぶされるのではなく、ポジティブな姿勢に代えられるのだ。例えば過去にあった理不尽なことを許し、忘れるのことを助けるという特性が柳にはある。自己憐憫や恨みなどで心ががんじがらめになり、疲弊している人は柳のエキスを使ってみるとよい。バッチ博士は多くの慢性病患者に助言を与えたが、肉体に見られる症状を見るのではなく、精神面の状況を改善することに努めた。精神のレベルで原因が整理されれば、疾患は自動的に治る。

バッチフラワーは対症療法としてはほとんど使えない。なぜならバッチフラワーのシステムには精神的トラウマと器官の関連性は解かれていないからである。

バッチフラワーはトラウマがアクティブな段階で用いるといいが、回復段階で内的姿勢を前向きにするサポートとしても効果がある。どのエキスを選ぶかは,効用を考えて、または直感で、また患者自身が選んでもいい。自分に合うエキスを患者に選んでもらうのだ。どの様にエキスをえらぶ場合でも天に助けをお願いする。

絵画療法

紙に描かれた内的イメージは無意識の欲求、トラウマが深層心理学的象徴という形で表現されたものである。よって、無意識の欲求、トラウマが表現可能である。

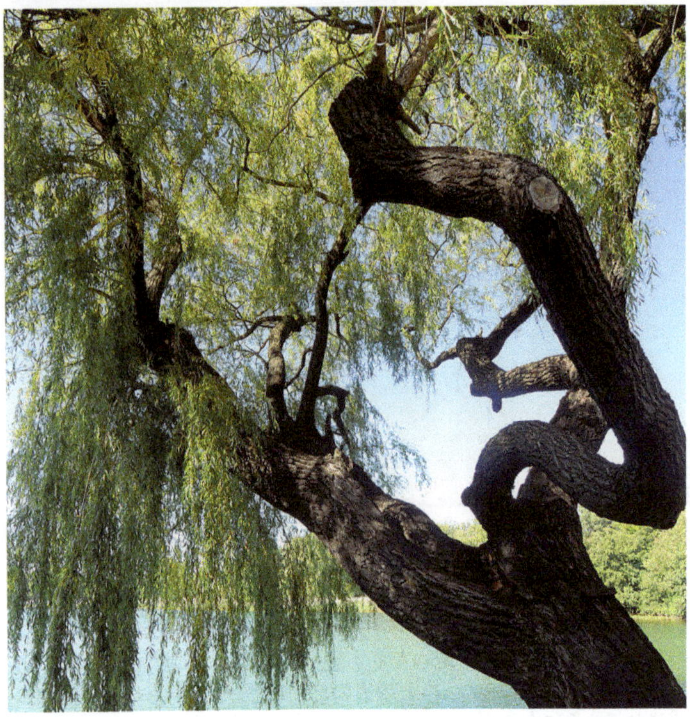

療法士にサポートしてもらい守られた枠内でトラウマ的場面をフラッシュバックすることは可能である。感情とトラウマによる緊張感はあるがままでいい。
象徴的表現が含まれる絵を別の視角から、ある距離を置いてみると、そこに内的な関連性が見えてくる。
この新し認識方法により想像的に問題解決をする方法がが見つかりやすくなった。－まず紙の上で、それから実際の生活において。(www.maltherapie-zentrum.at)
絵画療法は特に理性で(言葉のレベルで)心に届くことができない人、例えば年少である(子供)とか、精神障害があるとか、コンステレーション(自閉症)の場合に適している。
あた深く埋もれた古いトラウマを抱いている人、また単に絵を描くことにが好きな人にも絵画療法は適している。
動物の言葉は心象である。彼らとコミュニケーションしたければ心象を送る。テレパシーのメッセージは内的心象である。内的心象はテレパシーによるメッセージである。心象はインフォーメーション(Informationen)なのである。心象が物質を形(Form)にする。つまり心象を通して私達は自分の将来を作っているのである。意識的に、または無意識のうちに。

心理療法

古来から精神の回復のため試みられてきた心理療法について考えてみよう。
ここ数十年で数多くの心理療法術が現れ、その分野のインサイダーでさえも把握することが難しい。様々な療法のジャングルのなかで道しるべとなるのは「病気が治るのであれば、その人の方法は正しい」ということわざかもしれない。どんな方法であってもトラウマから救出してくれるものであれば正しいといえる。(肉体の症状のレベルではこのことわざは僅かしか通用しない)
重要なのは次の二点である。
心理療法においても患者の実際的問題の解決のため努めるべきだ。実際問題の解決とは生物学的な解決のことで、心理学的療法に比べ効果という点で重要である。
心理療法士は五つの生体自然法則を基盤として療法を施すといい。最高の心理療法士は医師であり、最高の医師は心理療法士でもある。今、心理療法のと五つの生体自然法則が一つになろうとしている。それはそれぞれの心理療法の専門家によって実現されるであろう。[49]

マトリックス・リインプリンティング

この治療は既によく知られているとエネルギー治療のツボ叩き法が更に進化したものである。創始者カール.ドーソンは、私達はトラウマのショックを受けると精神の一部が分裂し、凍結してしまうという前提に立っている。いくつかのステップを踏んでこの「私の一部」に接し、分裂したことはよかったけれど、もうその必要ないということを説得しようと試みる。カール.ドーソンは五つの自然法則を「Meta-Medicine」の一つとして認識している。

システム・コンステレーション ファミリー・コンステレーション

ファミリー・コンステレーション は近年かなりよく耳にするようになった。数人が集まりコンステレーションのリーダーの指導の下、生きている人またはすでに亡くなっている人との間での問題を解決するの

49　ジークムント・フロイトによる精神分析、C. G. ユングによる深層心理学、,アドラーによる個人心理学、F. シュルツによる自律訓練法、W. ライヒ、A. ローヴェンによる生体エネルギー論、ミルトン・エリクソン他による催眠術療法、E. ベルネによる交流分析、V. フランクルによるロゴ治療、P. シュッツその他による .神経言語心理療法,(NLP)、行動療法(教育レベル、支持者多数)

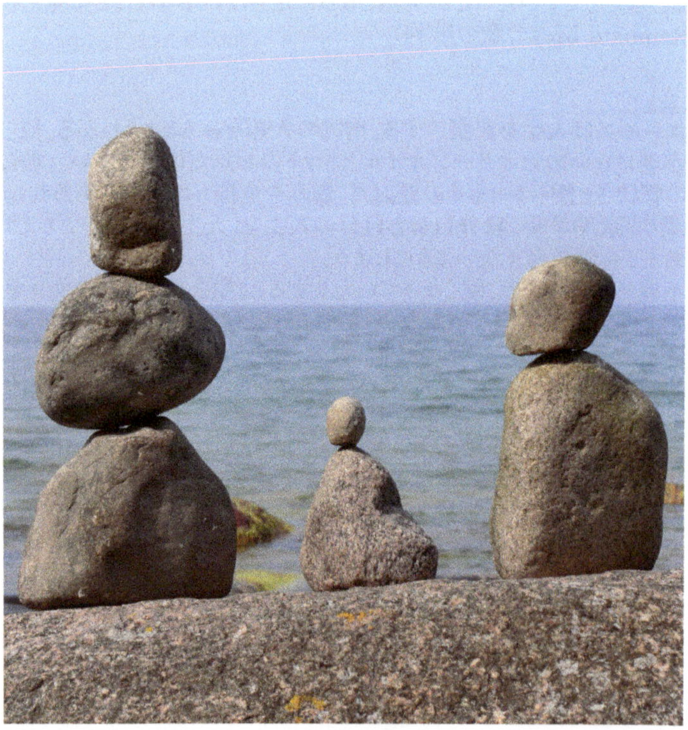

である。大抵は一日か数日のセミナー形式で行われる。
ハマー博士はこの「心のストリップショー」をあまり好まない。精神的に不安定な人はこの ファミリー・コンステレーションをすることでそれ以前よりも混乱してしまったり、感情的に依存するようになってしまうという危険性があるように私は思う。
私自身ファミリー・コンステレーションに一度参加したことがあるが、また参加してみようとは思わない。ただその経験を通して私自身の現実の「人生劇」での自分の役割りがはっきりした。そして誰か特定の人に怒りを覚えることは何の役にも立たないということに気づいた。人は皆自分は正しいことをしていると思っているのだから。他の人の役を演じ、その人を封鎖しているものを感じ取ることができたことは、心の痛みを伴うものであったが、いい経験だった。他の人のことが急によく理解できるようになり、どんな状況なのかを感じることができ、私自身の視野が広まった。
その結果、その人とわだかまりのない関係になり、仲直りしたいと思うようになった。ファミリー・コンステレーションには危険が伴うが、理解し合い和解することに効果があるのであれば良い治療だ。ファミリー・コンステレーションも五つの生体自然法則でいうトラウマ解消を可能にする一つの治療であるが、前提はトラウマの解消を目的として取り組むということである。Bert Hellinger(バート・ヘリンガー)が経験をもとに見つけ出した「家族とグループでの秩序の原則」は価値あるものである、回復効果があると私は思う。(Bert Hellinger著「Ordnungen der Liebe」Carl-Auer 出版社 Heidelberg第8版、2007年　324ページ以降参照)

前世療法

もしトラウマ、トラウマが古い昔のものであったり、それ自体が過去のものとして忘れられているような場合には、過去に遡ってみる過去生退行 には意味がある。療法士の指導の下、あるいは一人で瞑想のなかで行ってもいい。過去生退行では、まずトラウマを見つけ出し、次にトラウマを呼び起こしそのトラウマを体験し、トラウマの解消がなされる。
❁ Christopher Ray(クリストファー・レイ)はその著書「100日の心筋梗塞」[50]でいかにして、過去に遡り、母親の胎内にいた時のトラウマを自分で解消したかを書いている。母親が中絶を決意したとき彼は彼の兄妹と母の胎内にいた{双子}。しかし中絶は部分的にしか成功しなかった、つまり彼の双子の妹は死んでしまった。=自分の領域を失ったトラウマ(彼は妹を彼の領域の一部としていた)　彼自身は生まれてきたのだが、潜在意識に記録された妹の思い出の為に彼はずっと重度の心臓疾患に悩まされてきた。60年という歳月を経て、過去に遡ることを通してそのトラウマは活性をなくすることができたのである。その後彼は100日にも及んで連続的に心筋梗塞になったが、幸いにして克服できた。その後、それまで彼が抱えていた慢性狭心症はすっかりなくなった。見ても分かるように 過去生退行は例え専門家の指導の下、行ったとしても危険が伴う。忘却にかかったベールを突き破るのだから、危険なことである。忘れるということは意味のないことではないのだ。忘れるということは意味のあることであり、それによって私達は守られているのだ。
それはハマー博士の認識と一致する。古いトラウマ、特に勢力範囲に関わるトラウマは解消してはならない。ある社長のケースを考えてみよう。彼は生涯ずっと仕事のことで自分の勢力範囲に関わるトラウマを抱えていた。そして定年退職を迎えるとその数週間後に回復期山場を迎え心筋梗塞で死んでしまった。過去生退行のやり方はアメリカ人Brandon Bays(ブランドン・ベイズ)の著書「癒しへの旅」[51]に具体的に書かれている。
彼女の方法は私たちの治療にも使わせてもらっている。前世療法では前世に迫り前世に現世の問題の原因を見つけ出そうと試みる。この方法で既に多くの成功事例があることには疑いの余地はない。いくつもの過去生を現在の問題と照らし合わせてみることには回復の効果があることだろう。また既に前世でも持っていたその人の弱点とか特別な好みなどを理解するうえでもこの方法は役に立つ。しかしその一方で思うことは、自然が前世と現世の間を塞いでいることには意味があるのではないかということである。僅かな例外はあるにしても、前世をほじくるよりは現生を精一杯生きることが願われているように思われる。前世で私は誰だったのか、どこに住んでいたのか、貧しかったか、豊かであったか、どんな仕事をしていたのかなど知ったところでそれが何の役に立つのだろう。それらのことを知りたいという興味はあるかもしれないが、知ったところでそれが私達を前進させてくれるとは思われない。
私達を前進させてくれるのは、自分がしてほしいと思うことを身近

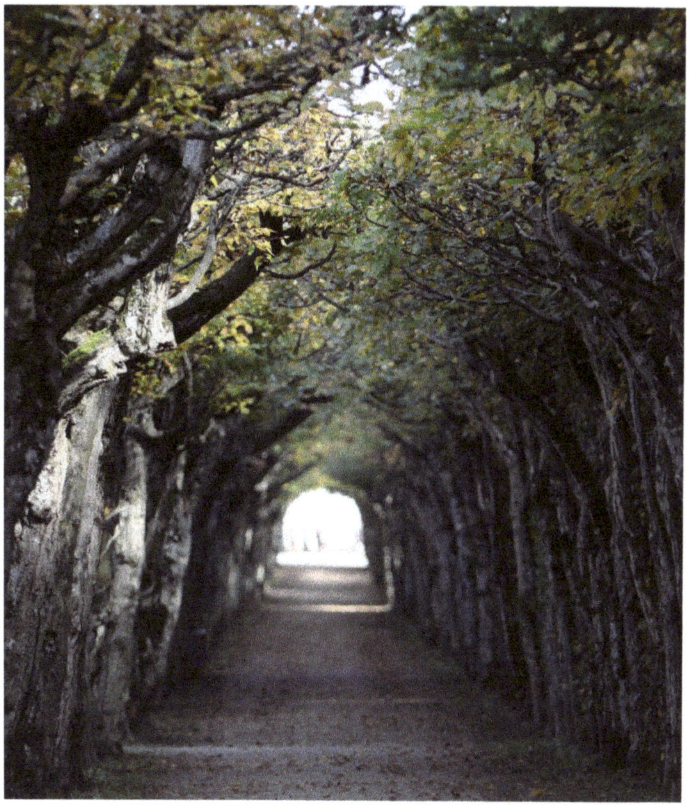

な人にしてやることである。私たちの人生の課題(最大の問題、最大のトラウマ)を知り、それを「今、ここで」解消することである。　そうすることで私達は前に進むのだ。そうすれば私たち一人一人、人生を終えるまでやることはたくさんある。
私自身前世療法に関してはあまり積極的ではないが、魂の成長のため、人は何度も生まれ変わるということはしっかりと認識しておくべきだ。そう認識することは意義ある人生、恐れのない人生を送るための基盤だと思う。

50　Monika Berger-Lenz & Christopher Ray著「Neue Medizin 8, 100 Tage Herzinfarkt」Faktuell 出版社 Görlitz 2009年

51　Brandon Bays著「The Journey – Der Highway zur Seele」Ullstein 出版社 Berlin,第9版2008年

全責任を負うことによる癒し

この素晴らしくまた驚くべき方法はハワイのイハレアカラ・ヒュー・レン(Ihaleakala Hew Len)博士の功績により世界的に知られるようになった。端的に言えば、私達は病気の人、自分自身、また母なる地球を次のように癒すことができる。

・私は病気の人を見てその病気と精神的重荷を認識する。
・外的な世界は私の内なる世界の反映であるので、全てのことは私と関係があると認識する。
・その状況を作った原因は私にもあるので、私は全責任を負う。
・そして償いをしたい。ことの原因となってしまいごめんなさいという。
・創造主よ、私を許して。私自身も私を許す!
・癒すチャンスがあることに感謝する!
・私はあなたを愛している。
・「ホ・オポノポノ」とは「ごめんなさい。許してください。ありがとう。愛しています。」を簡略化した言葉である。

詳しくは　http://de.spiritualwiki.org/Wiki/Hooponopono

著者の診療の進め方

1. 医師の診断書(血液検査結果、レントゲン写真など)をすべて持参するように前もって患者に頼む。面談で患者にどんな苦痛/症状があるのか話してもらう。
2. その症状がどの合理的生体特別プログラムであるのか、59の治療法のどの治療法が良いか、どの段階にあるのか、的確な判断を試みる。
3. その症状を引き起こすトラウマについて尋ねる。例えば「新医学の観点から見ると反復する別離のトラウマが見られる。そのようなことを五年ほど前に経験していないか?」というように。
4. どの様なインプリンティングがトラウマの下地となっているのかを一緒に見つけ出す。そこに実際的意味での原因がある。ここで患者はその知識をもとにして自分で問題に対処していくか、それとも私達と一緒に対処するかの判断をする。
5. リラックスできるようなマッサージ治療を施す。
6. その後横になって瞑想をする。

第1ステップ:お願いする

トラウマが解消され患者が救われるよう心の中で、または声に出して心霊の助けをお願いする。神とのつながりを築く。

第2ステップ:言葉にして意図を明言する

トラウマとインプリンティングを私が再度短い言葉で言い表し、それを解消したいか患者に聞く。

第3ステップ:呼び戻す

患者はトラウマを受けた状況、またインプリンティングにもう一度戻る。(例えばママがいなかった…)

第4ステップ:認める

患者が心の中で、または声に出して「このような状況を経験しそこから学ぶことができたことに感謝する。」と言う。

第5ステップ:新たにインプリント

辛かった状況から今度はポジティブな状況を想像する。例えばママが来て私を強く抱きしめて「ずっとそばにいる。」と言う。

第6ステップ:喜びに浸る

患者はこの新たな幸福感に浸る。このエネルギーを体全体に満たす。

第7段階:感謝する

宿題:三週間にわたり回復をもたらす思い/ビジョンを毎晩深く心に染み込ます。これ以降患者は日常生活でその問題に対し意識的に新たにまたは今までとは違った風に取り組むようにする。

このプログラムは数多くある治療の一つに過ぎない。　ローマへ通ずる道は数多くあるのである。
本書の第一版の後に読者から頂いた多くの問い合わせからもその事は伺える。神経言語プログラミング(NLP)、量子法(CQM)、、量子論的療法-マトリックス・エナジェティクス、二点療法、その他多くの方法がトラウマ解消に効果を上げている。

治療の期限を決める

自然療法ではある薬を服用する場合限られた期間服用するというのが原則である。(例えば、薬草混合茶を三週間)　ほとんどの場合、それ以上長く服用しても意味がない。
この原則は精神療法でも同じである。良い治療というのはまずトラウマを意識レベルまで呼び出し、短期間だけトラウマを活性状態

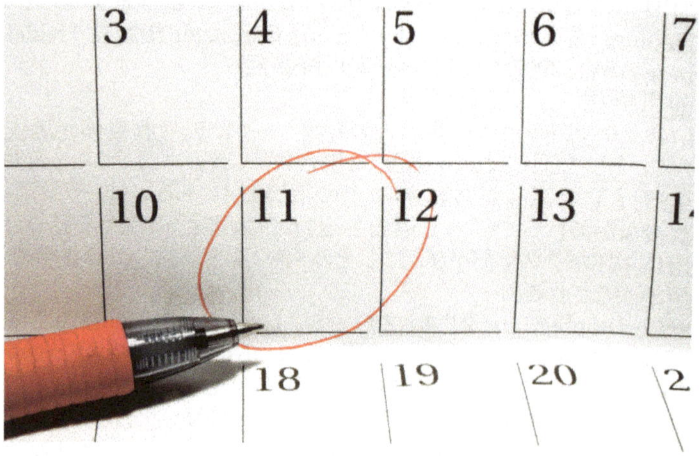

にする。二番目のステップとしてそのトラウマを何らかの方法で解消しようと試みる。限られた期間内に解消されない場合は、その治療による試みをやめる。
トラウマが人為的に活性状態に留まってしまい、逆効果になってしまう危険性があるからだ。良かれと思ってやったことがかえって裏目に出てしまう。

❁ その事例

ある若い女性が母親を亡くし、喪失のトラウマに悩んでいた。彼女は習慣的に毎日母親の為に祈っていた。数年後やっとその習慣をやめると四か月後に卵巣嚢胞があると診断された。:母の死という事実に締めくくりを付け、新しく前進すればいいところを、彼女は毎日祈ることで母親を亡くしたトラウマを何年も活性状態にしていた。必要以上に長くトラウマが継続すると、トラウマの量が大きくなり、回復段階に小さな嚢胞ではなく、大きな嚢胞ができてしまったのである。(著者資料より)

補足：初期悪化現象

初期悪化とは自然療法において治療初期に症状が悪化するという現象である。これはホメオパシー、また自然療法においては治療の手ごたえを示す、歓迎すべき兆候である。

例えば慢性の副鼻腔炎が急性副鼻腔炎になったり、それほど強くない頭痛が片頭痛になったりする。マッサージ師として治療を始めた直後に患者の症状が悪化することは喜ばしいことである。例えば患者の膝に治療を施し翌日に症状が悪くなるというような場合である。－それを患者が理解してくれるかどうか、それはまた別問題であるが。

この現象はどのように説明されるだろうか。

数年前に私がハマー博士の見解に真剣に取り組み始めたころ、全ての疾患とそれを引き起こすトラウマについて徹底的に研究を始めた。そして私自身の病気と比較した時、私はそれまでないほど重い病気になった。一体何が起きたのだろう。－私の古い、部分的にまだ解消されていなかった精神的トラウマが掘り起こされ、病気とトラウマの関係を理解したことにより、解消されたのである。

慢性のプロセスは解消しようとすると、また急性の状態に戻る。肉体レベルでも精神レベルでも同じことが言える。

空洞に膿が詰まっている状態（膿瘍）は例えば、温熱療法で開くことができる。その際に初期悪化（痛みとそれ以前よりもひどい腫れ）は避けて通れない。

自然薬やホメオパシーが回復を助けるのはどうしてなのだろう。共鳴現象と関係あるのだろうか。

人はそれぞれ個性、精神的特徴を持っているということはだれも疑わない。動物、植物に関してもそれぞれ特徴を持っているということは今日自然科学でも認められている。そして無生物、例えば石、鉱物、塩、などにもそれぞれ個性があるということを認めることはできないだろうか。物質もすべてその起源は精神的なものであるから、精神的性格を持っている。例えば翁草の独特な性格が特別なトラウマが活性状態にある人の精神に共鳴し、その人を助けるということはありえないだろうか。。心の中の牢獄から脱出するために必要な精神的刺激をある薬が与えてくれるということは考えられないだろうか。

初期悪化の後、根源的な回復がなされるように 器官レベルでもこれら自然薬は副交感神経優位状態を強める。

この回復の原則はエドワード・バッチ博士（下記参照）のバッチフラワー・治療のカラマツのエキスに明らかに見ることができる。このエキスは自信がない人が服用するといい。自己価値のトラウマ解消を促してくれる。このエキスの効力はまず初期悪化という現象を起こし（副交感神経優位の回復段階）そしてその後、症状の改善を促す。面白いことに化学薬品では初期悪化は起こらない。化学物質によるストレスで患者を副交感神経優位状態の回復段階からすぐに交感神経優位状態にしてしまうためである。その結果一見、病気は治ったかにみえるが実は治っていないのである。

回復を妨げるもの

1. 病気になることの利点：多くの人は愛されることに飢えている。そして子供の時あるいは大人になってから具合が悪くなると愛と思いやりを受けられるという経験をする。その様な経験からプログラムされるのは：「私は病気だけれどそれは我慢できる。病気になれば愛されるのだから。」その結果無意識のうちに病苦に縛られてしまう。早期退職、身体障害、、介護手当などの利点についても考えてみよう。
2. 多くの人は自分は犠牲者（例えば酷いパートナーや愛情のない母親の）だと感じている。病気になることで良心の呵責を覚えさせ恨みを晴らすということもある。：「見て、私はこんなに酷い状態（口には出さないが-あなたのせいでこうなった）。3. 病気を治すためには何かを変えることが必要である。しかし何も変えたくないという人は多い（怠惰または恐れのため）＞このようなケースであるかどうか確かめ、そのような思いを切り捨てる！

トラウマが活性状態における脳レベルでの治療

私が知る限りでは、トラウマが活性状態の時に脳レベルで対処することは特にない。重要なことは、精神レベルにおいてトラウマ解消に取り組むことである。（前頁参照）

トラウマが活性状態における肉体レベルでの治療

合理的生体特別プログラムはトラウマがが活性状態にある段階ではほとんどの場合、肉体的な疾患を起こさない。つまり病気だとは感じないのである。この段階では体は好調だ。交感神経優位状態の「ドーピング」である。トラウマを乗り越えられるようにと自然が為す処置である。

その付けは、回復段階に「回復の二日酔い」というような形で廻ってくる。（副交感神経優位状態の回復段階）精神的にトラウマを受けていることが分かっていてもこの段階で肉体レベルでできること、やるべきことは特にない。精神レベルとは逆である。体は特別プログラムの「実施機関」としてプログラムを遂行する。プログラムの起動（精神）、制御（脳）においては体はフィードバック程度の影響しか受けない。例えば、消化できない怒り（トラウマが活性状態）が原因で腸腫瘍が出来た場合、精神レベルでトラウマを解消する努力をする。例えばトラウマが長く続きすぎ腸閉塞の恐れがある場合肉体レベルで手を打たなければならない。このような場合、幸い現代医学で施される手術、また特定の薬による治療の可能性がある。肉体レベルでできる治療に関しては器官の章でさらに詳しく紹介している。

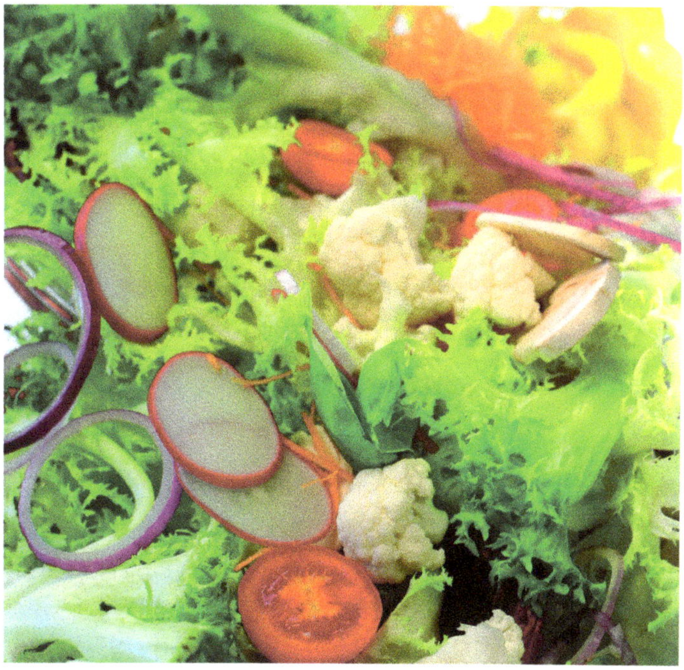

食物

トラウマが活性状態の段階であれ、回復段階であれ、平常であれ、健康的で、無添加無農薬で、遺伝子組み換えをしていない、バランスのとれた食物を採ることは重要なことである。トラウマが活性状態ではあまり食欲はなく、同時に体は活力にみなぎっている、つまり仕事などよくできる状態である。

断食や減食は特に痩せている人にとってはこの時期にふさわしくない。食べたいと思うもの、栄養価の高いものを少量食べるといい。もちろん、太りすぎの人にとっては痩せるためのいい機会だ。この段階では減量は容易にできる。（避難のトラウマが活性状態である場合を除く）

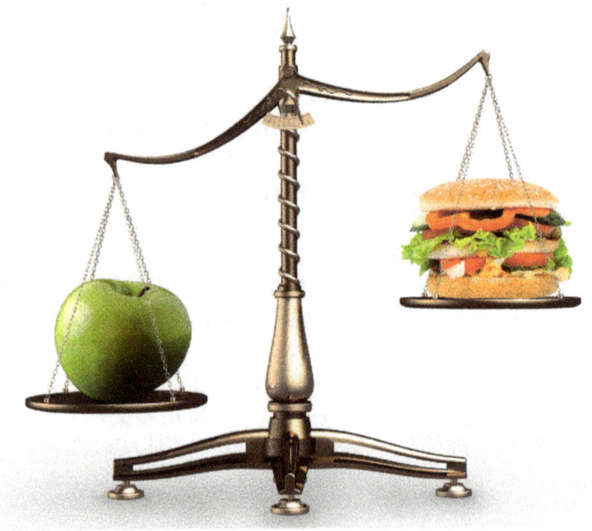

私自身トラウマが活性状態にあるとき（ストレス状態）は、平穏な時に比べて、あまり栄養のないもの（甘いもの、精白小麦粉からできたもの）などを食べる傾向にある。生物学的に説明すると：トラウマ活性状態ではエネルギーの需要が高まり、それをカバーするために、すぐエネルギーとなる短鎖炭水化物を食べたくなるのである。自分自身に正直になろう。私達はみんな健康的な食べ物とはどんなものか、だいたいわかっている。どんなものが体にいいか、みんな知っているのだ。自然のもので栄養価が高いものを適量-それはわかっているけれど、意志が強く妥協なくそのような食生活を送っている人は僅かだ。まず、一番大きな食生活での悪習慣をやめ、自分の弱さに打ち勝とう。

以下に食生活と健康の基本的関連性を述べたい。

食べ物と癌

多くの西洋医学の医師、そして特に自然医療の医師は健康的な食生活が癌の予防になると信じている。

五つの生体自然法則の観点から見ると、部分的には正しいが、今まで信じられてきたものとは別の意味で正しい。健康的な食事をすることで、人は強く、生き生きとし、能率よく仕事ができるようになる。そのような生活を送るとトラウマは少なくなるため、癌になるということも少なくなる。

逆に不健康な食生活得をしている生き物（動物、人間）はトラウマのリスクが大きい。例えば、劣等感を感じるために、自己価値のトラウマ、弱すぎて自分の領域を守ることができないために、勢力範囲に関わるトラウマ、塊を得る戦いに負けてしまったために憤激のトラウマ、などである。

長期にわたって毒物を摂取すること（電磁波スモック、ケム・トレイル、薬物、予防接種、コーラ、ビッグマックを毎日食べる、など）がフィードバックを起こし、癌になるということはあり得ると私は思う。

私たちの活力をダメにするのは不健康な食べ物だけではなく、その他の悪習慣、毒物もその要因である。：例えば、喫煙、受動喫煙、麻薬、アルコール、運動不足、運動過多、偏った運動、不十分な呼吸、悪い姿勢、など。

健康的な食生活をしている人は活力があるために、食物中の毒素で体が弱っている人に比べると、回復期の山場を楽に超えられる。健康的な食生活により生活の質が上がり、寿命が延びるということは言うまでもないことである。

食事の場の雰囲気

和やかな雰囲気で楽しくまたお互いを思いやりながら、食事を味わうことには癒しの効果がある。怒っている時とか、怯えている時、心配事がある時に食べたり飲んだりすると病気になる。その際にトラウマへの軌跡が敷かれ、それが一生尾を引くということはよくある。（食物アレルギー）　テレビを見ながら、または車の運転をしながら食べることは危険だ。なぜなら次の瞬間にトラウマを経験するすることになるかもしれないからである。

酸性とアルカリ性のバランス

自然医療で酸性症という言葉をよく耳にする。

酸性症が全ての病気の原因であるかのように取りざたにされる。

五つの生体自然法則の見地から見ると、酸性症はトラウマが活性状態にあることを意味する。ストレス、ネガティブな思考、感情、は体を酸性環境にする。何か不愉快なことがあると私達は「sauer(ドイツ語で酸っぱいという意味)」になる。精神的にも肉体的にもだ。

副交感神経優位状態は体をアルカリ性にする。ポジティブな感情、思考は体をアルカリ性環境にする。

面白いことにジャンクフードなど栄養価の低い食物は、ストレスに比べると、酸性アルカリ性の対比にそれほど影響を与えないのである。このことは自分で尿のpH数値を測定[52]することで確認できる。いい気分の時、生きる喜びを感じる時、嬉しいことがある時、尿のpH数値は7まで上がる。特に良いものをたべていなくてもだ。アルカリ豊富な食物（例えば生の植物性食物、野菜、コウゾリナなど）を食べた後でもそれほど高い数値には至らない。

トラウマやトラウマ、ストレスは尿のpH数値を低くする。（＝酸性）そのような時にいくらたくさんニンジン、野菜を食べてもpH数値は大して上がらない。

化学ミネラル混合物であるアルカリ性サプリは酸性度を下げるために使われる。胸やけの時に服用するのはいいが、継続的に体内環境の酸性度を下げるためにはために は適当ではないと私は思う。そのためには精神生活、生活習慣、食習慣を変える必要がある。

「眠りの預言者」エドガー・ケイシーは80％はアルカリ反応を示す食物、20％は酸性反応を示す食物を採るとよいと言っている。ーそれを精神レベルで言うと、一日のうち80％は平穏で、あとの20％は

52　私はMadaus社のIndikatorpapier Uralyt-U pH 5.2 – 7.4を使用している。

ストレス状態であるのがいいということになる。
体内環境をアルカリ性にするのに最も効果があるのは、タンポポ、センタウリウムソウ、行者ニンニク、セージ、ペパーミント、ヒナギク、イラクサ、メリッサ、ヘラオオバコなどの野生の薬草である。これらは「神様の薬局」でただで手に入るし、商店などで高いお金を払って購入する出来上がった商品に比べると千倍も回復効果がある。散歩やハイキングをしながら摘んできて、千切りにしていろんな料理に入れれば滋養も高まる。
野生薬草アルカリ性スムージー：手にいっぱいの野生薬草を好みに応じ、または体が必要とする分量を細かく切り容器に入れ、250 mlの冷水を加える。ハンドミキサーで混ぜ、濾せば出来上がり。ーその青汁を飲む。この療法は特に春先にやるといい。生命力いっぱいの飲み物である。

タンパク質摂取量

WHOは一日のタンパク質摂取量が30－35g以下であればタンパク質不足であるとしている。この定説をオランダ人オーメン教授は調べ、ニューギニアに住むある部族はほとんどサツマイモだけを食べていることを発見した。彼らは肉は食べない。何百年もの間この部族は一日9－24gのタンパク質を採っている。西洋医学の観点からすれば彼らの食事は極度にタンパク質不足である。彼らは筋委縮、貧血、飢餓水腫などの病気になっているはずだ。
ところが実際はその逆で彼らは活力に満ち、筋肉隆々としている。オーメン教授はこの矛盾を解明しようと試み、腸内の嫌気性菌（クロストリジウム）が空気中窒素の助けを借りで炭水化物からタンパク質が作られることが分かった。また、動物性の食物に多く含まれるビタミンB12は腸内細菌により植物性食物から合成される[53] ことも分かった。
この研究の結果は、西欧の豊かな社会では人々は肉を文字通り「死ぬほど食べている」ということを示している。タンパク質の摂取が多すぎると体に必要以上に負担がかかり、体内環境が酸性になりすぎる。特に大量飼育の豚肉がそうである。西欧人々が肉食をやめれば、私達人間にとって良いばかりではなく、母なる地球にとってもよい。家畜飼育はとても辛い仕事だ。

53　Ralph Bircher 博士著「Geheimarchiv der Ernährungslehre」40 – 44ページ参照、Bircher-Benner出版社 Bad Homburg第11版. 2007

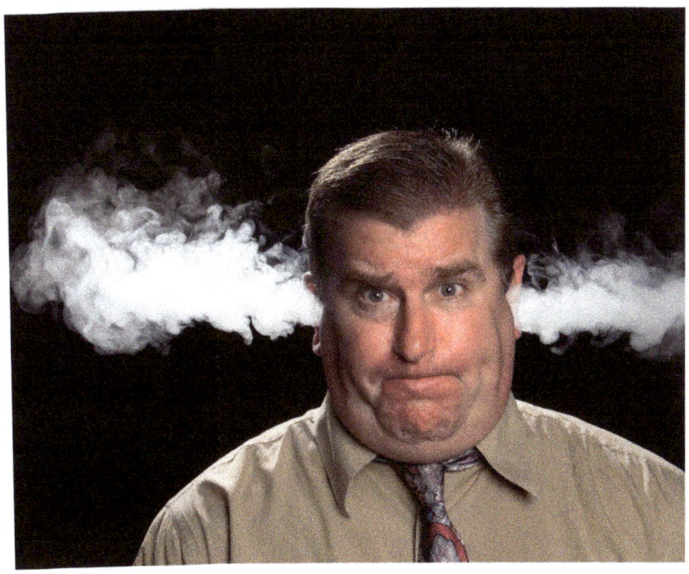

しかも、動物に穀物などの餌を与えて、肉を得るという回り道をすることにより 食物エネルギーの75％は損なわれるのである。この回り道のことを、食物の価値を高めることだと言われているが、間違いだ。もし私たちが肉を食べなければ、動物の飼料を作るために使われている土地を地球に戻すことができる。
愛すべき動物を際物として受け取るのは、賢明でないと私は思う。

食べる量

ネズミを使った実験で分かったことがある。初めから餌を豊富に与えられたネズミは速く成熟し大きくなり、早く老い、早く死んでしまった。いつも餌の容器にいっぱいの餌をもらっていたネズミは600日程度生きた。それに対し、餌をあまり与えられなかったネズミはいつもお腹を空かせていたが、平均して900日程度生きた。
このネズミは他のグループと比べると体は小さかったが、すばしこく、賢く、好奇心があり、活力があった。[54]
世界で最も活力ある民族は豊かな西洋の国ではなく、貧しいアジアの山岳地帯に住んでいる。。
簡素な生活、質素な食物は私たちにとって害ではないようだ。貧しい国の彼らにとって少量を食べるということは避けられないことであるが、私達にとっては節制である。

有用微生物群（EM）

EMは日本の農学博士、大学教授の 比嘉照夫 氏によって発見された。EMは乳酸菌、光合成細菌、酵母、菌の混合物である。今日、農業において、環境、産業、健康などの分野で世界的に使用されている。
EMは食品として、また薬品として認可されていないが内用として用いることができる。
私は体内の細菌、菌を補充するためEMを定期的に飲んでいる。それに加えて、療治として小さじ一杯のEM1を水に混ぜて一週間毎日飲む。今日ではAM+Plus aktive Mikroorganismen社のような他のメーカーもある。

ホメオパシー

伝統的ホメオパシーは合理的生体特別プログラムのすべての段階で施される体に優しい療法である。療法士が五つの生体自然法則とホメオパシーの療法に精通していれば理想的である。一つ一つの療法や薬に関してはここで推薦することはしない。なぜなら、私自身の理解が不十分であるためであるし、また患者一人一人の状態に合わせて個々別々に療法、薬を正しく選ぶ必要があるからである。

マッサージ

マッサージはトラウマが活性状態の時、また回復段階で効果がある。
- リンパドレナージュ（リンパ腺排液法）は回復段階、特に水が溜まっている場合に施すといい。
- 伝統的な、セグメント、結合組織、足裏つぼ、耳つぼ、その他つぼのマッサージはトラウマが活性段階でも回復段階でも効果がある。-どのように、どこに施すかにもよるが。
- 漢方医学の気という観点から見ると、トラウマが活性状態にあるとき、関連する経絡部分に気が不足する。気が不足するために、エネルギーの補充が必要とされる。
- オステオパシーは様々な手技療法を意味している。 押す、回す、運

54　Ralph Bircher 博士著「Geheimarchiv der Ernährungslehre」40 – 44ページ参照、Bircher-Benner出版社 Bad Homburg第11版. 2007

動欲求を起こす刺激を与えるという試みがなされ、筋骨格系の痛みが和らげられる。トラウマの活性期及び回復期に施すとよい。
・伝統的マッサージとセグメントマッサージにより、心地よくエネルギーの補充が為される。摩る、もむ、こねることで体の新陳代謝とエネルギーの流れが促される。皮膚、筋肉に受ける施術の刺激が背中を通して内臓器官に伝わる。(=皮膚内蔵反射弓)
・足と耳のつぼマッサージは器官にエネルギーを供給し調和させる。マッサージが直接に精神レベルでトラウマに働きかけるわけではないが、くつろいだ贅沢な気分で肌に触れてもらい、委ねることで精神的にも良い効果がもたらされ、回復の良き土壌となる。

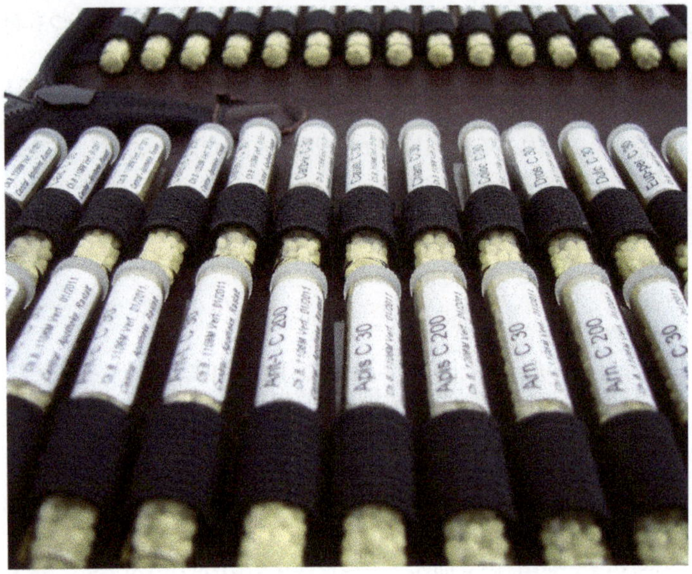

回復段階における精神レベルでの治療

ハマー博士は回復段階では治療は必要ないと言っている。回復段階とは体が自ら修復、再生する時である。回復段階の症状を病気とみなし、それを取り除くために治療するということは、生物学的な関連性を理解していないことを意味している。=古い医学のレベル
・しかし回復段階に患者に付き添い、苦しみを耐えられるようにするために症状を軽くするということは意味あることである。
・勇気と自信を与える。
・トラウマトラウマは解消されて、全てはまたよくなるということを患者にはっきりとわかってもらう。
・再発を防ぐため、患者に守られた環境を作る。つまりネガティブな思い、新たなトラウマから患者を守る。
・自分はまた元気になる。何事があっても平穏だ。新しく出発できることが嬉しい。」と考えることが重要。

回復段階における脳レベルでの治療

ハマー病巣が治るときに脳に水がたまる。>ハマー病巣が拡大しその周りの脳の部分を抑圧する。脳そのものは痛みを感知(痛覚)しないが脳膜(髄膜)は痛みを感じる。>脳膜が押されて頭痛が生じる。患者が回復段階を耐え抜くか否かの決定する要因であるので、痛みがひどい場合は脳の圧迫を弱める 。

処置法:
・もし腎集合管-トラウマ(症候群)が活性状態である場合はできるだけ速く解消するようにする。(226ページ以降参照)
・頭を冷やす。(冷水でシャワー、冷湿布、氷袋)
・寒気の中を散歩する。
・頭を日光、暖気から守る。
・オーガニックのぶどう糖(早くエネルギーになる) マルトデキストリン19[55] など(長く持続)を短い間隔で特に夜(副交感神経が優位)食べる。ぶどう糖を口の中で溶かす。
・ビタミンC、コーヒー、紅茶など、交感神経優位状態を促すものは副交感神経優位状態を優位状態を弱める。(下記参照)
・自然の硼砂、内服。黒ビール。(麦芽ビール)
・0, 9%またはそれ以上の海塩のふろに全身浴または部分浴。(海は私達人間の命の故郷) 浸透圧によって体から水分が出される。
・頭部と顔のリンパドレナージュ。
・足と頭は体の極であり、お互いに影響しあっている。そのことを治療で利用できる。:足を温めたり、足に刺激を与えると頭はエネルギー的に負担が軽くなる。>裸足で歩く。熱い足湯に入る。足マッサージをする。
・食塩の点滴はしない。塩分が体中の水分と結合するためである。味付けに塩は控えめに使う。
・口から摂取できる場合はブドウ糖の点滴はしない。(血液中の糖は水分と結合する)
・次のようにイメージする。:エネルギーが頭から脊椎を伝わり足に流れる。頭が空になる。足はエネルギーで満たされる。頭が青い光で包まれる。
・場合によっては コロイダルシルバー またはMMS。極端な場合は副交感神経優位状態を弱めるために コルチゾン (プレドニゾロン)。

回復段階における体レベルでの治療

炎症は苦痛に耐えられない場合のみ、和らげる処置をする。強い炎症=強い回復>早い回復
もし痛みがひどすぎたり、熱が高くなりすぎる場合には交感神経優位状態を強める手段をとる。化学薬品を使う前に、まず自然薬を使

55　水溶性炭水化物混合

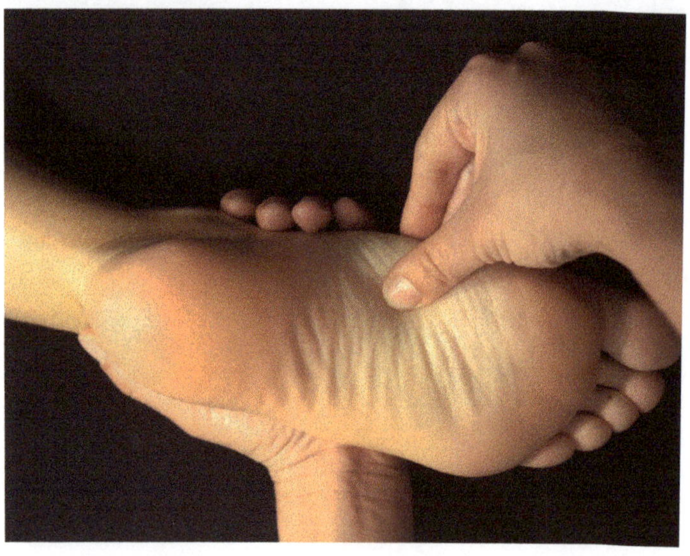

う。自然医療は回復期の症状を和らげる貴重な薬や処置法を豊富に備えている(詳しく本書辞典の部分で)。
痛み止めは交感神経を刺激することでその効果が表れる。そのため、副交感神経優位状態での回復の痛みは痛み止めで和らげられる。化学的なストレスによる刺激は器官を副交感神経優位状態の深みから交感神経優位状態へと引き上げるのである。重症の場合は私達も集中治療医療や外科医療の助けを必要とする。

痛みに対する自然の痛み止め(交感神経優位を促す)

- 体を動かす。適度の運動。
- 紅茶、コーヒー、シュッスラー塩No3
- 温冷療法の冷の方を多めに。温冷シャワー、クナイプ療法、氷袋、冷たいシャワー。
- 辛い香辛料、例えばコショウ、唐辛子、ショウガ、辛子、サフラン。
- 柳の樹皮の煎じ茶。柳は古くから痛み止めとして使われている。新枝の皮にはサリシンが含まれている(自然のアスピリン)
- ペパーミント、セージ、タイム、アルニカ、ヒナギク、クサノオウ、三色スミレ、ノミノツヅリ のお茶。
- 例えば、ペパーミント、ユーカリ、セージ、タイムなどのすっきりとした刺激のオイルを局部的にぬる。

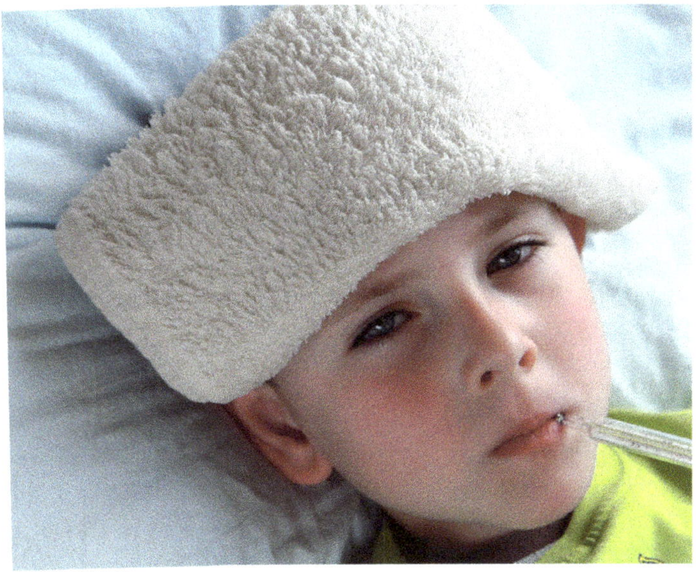

- 強い痛みにはCBDオイル(カンナビジオール)。

リンパドレナージュ(リンパ管に沿って体液の還流を促すマッサージ法)
この方法はリンパ腺の滞りを緩め痛みを和らげる。リズミカルにリンパ液を送り出すように揉むことでリンパの流れが良くなり、患者の痛みが軽減する。エネルギー的に見ると リンパドレナージュには鎮静作用がある。つまりエネルギーが弱まり、炎症が緩和されるのだ。筋骨格系の(けがの後の関節炎、打撲傷、打ち身など)回復段階において、また頭部、顔の(例えば歯痛、三叉神経痛)回復段階で、また内臓の回復段階において、痛みを和らげるのにリンパドレナージュは良い方法である。リンパドレナージュがうまく施された後は尿がたくさん出る。

針治療、ツボマッサージ、指圧
この療法は患者の経絡系に療法士が施術する。その基本原理は「エネルギーが多すぎるところからは取り去り、エネルギーが少なすぎるところには補充する。」である。漢方医学の観点からすると、全ての経絡に均等にエネルギーが流れていればその人は健康である。器官における回復期はエネルギーが充満している状態(炎症)である。経絡系の他のどこかでエネルギーが不足している。療法士は針、棒、また指で押すことで、エネルギーを 炎症を起こしているところから、エネルギーが不足しているところに送ろうと試みる。

肝油
肝油は残念ながら過去のものとなってしまったが、これなしに多くの人はあの戦争を乗り越えることができなかっただろう。特に、やつれた(トラウマが活性状態、ストレス状態)の人には効果がある。一日大さじ1, 2杯摂取することで、安価で理想的な脂溶性ビタミンA、D、Eの供給になる。

石油
原油、石油(種々の 炭化水素 混合物)は東欧で民間療法として様々な疾患に用いられ効果が認められていた。効果のメカニズムは明らかにされていないが試してみることに別に問題はない。安価で効果があるために、時代遅れで毒であるとされてしまった。

オイルプリング
朝、朝食をとる前に低温圧搾されたひまわり種油を大さじ一杯、口に含み10分程に口腔に通す。その後、その油を吐き出す。。油は乳白色になるが、老廃物が吸着しているのである。期間を決めて療法として行うか、または一週間に一度行うといい。

自然の抗生物質レシピ
酢700ml、みじん切りにしたニンニク大さじ二杯、みじん切りの玉ねぎ大さじ二杯、すりおろしたショウガ大さじ二杯、すりおろした西洋わさび大さじ二杯、粉末ターメリック大さじ二杯、みじん切りにした生の唐辛子大さじ二杯、を全部ガラスの瓶に入れ蓋をして何度も振る。二週間後にざるを通して濾す。一日の適量:最高大さじ6杯まで。

MMS (亜塩素酸ナトリウム $NaClO_2$) ジム・ハンブルによる
MMSに関しては賛否両論あるが、私は高く評価する。強い酸化剤(抗酸化剤の逆)であり、交感神経優位状態にするときに使うといい。西洋医学で用いられる抗生物質に替わるものと私はみている。新医学の立場から、MMSは優しい抗生物質であり、回復期の症状緩和に用いられる。服用に当たっては、説明書をよく読む(成人のみ使用)。酸化性であるため、長期の服用は勧められない。

五つの生体自然法則の観点から見る薬

基本的に体の中のことは全て合理的に考え抜かれて、そうなっている、ということをまずはっきりと心得ておかなければならない。なので、化学薬品を使う場合はよくよく考えて、使用期間はできるだけ短く、使用量はできるだけ少なくした方が良い。
一般に使われている薬に関する概観を下に記す。(詳しくは病気辞典の部分で)
くすりは大まかに二つのグループに分けることができる。

- ストレスを強める薬(交感神経優位状態にする薬)例えば、抗生物質、抗リウマチ薬、コルチゾン、MMS、コーヒー。このグループに属する薬はほとんど西洋医学の薬である。

・鎮静剤(＝副交感神経優位状態にする薬、鎮静薬)例えば痙攣を治める薬、睡眠薬

鎮痛剤

有効成分　パラセタモール　ー　商品名：Paracetamol(パラセタモール) Mexalen、Acetalgin、Ben-u-ron、Perfalgan その他
効果：痛みを鎮める。熱を下げる。
痛みをよく鎮め、副作用もそれほどない。>回復期の症状緩和に良い。化学薬品の鎮痛剤としては最も推薦できる。副作用などの支障も特にない。主に脳に働く。血液を薄くする効果はない。リウマチの痛み(骨、関節)には抗リウマチ薬より効果は少ない。

有効成分　アセチルサリチル酸（ASS）
ー商品名アスピリン、Aspro、Alka-Seltzerその他
ASSは痛みをよく鎮め、副作用も少ない。(ただ腎臓にはよくない)血液を薄める効果があるため、私たちの立場としては普通あまり望ましくない。>場合によっては推薦できる。

有効成分　ジクロフェナク ー抗リウマチ薬
ー商品名Allvoran、Deflamat、Voltaren、Rewodinaその他.
効果：痛みを鎮める。炎症を抑える。>回復が盛んな段階における骨、関節の痛みを抑えるのに良い。

有効成分　イブプロフェン
ー抗リウマチ薬　商標名Aktren、Dismenol、Dolormin、Ibuprofen Genericon その他
効果：痛みを鎮める。炎症を抑える。熱を下げる。回復が盛んな段階における骨、関節の痛みを抑えるのに良い。

有効成分　インドメタシン
ー抗リウマチ薬　商標名　Indocid、Indomet-ratiopharmその他
効果：痛みを鎮める。炎症を抑える。熱 回復が盛んな段階における骨、関節の痛みを抑えるのに良

有効成分　モルヒネ
ー商標名Morphin Merck、Morphin-ratiopharm、Capros, MST-Mundipharma、Compensan, Kapanol　その他
>交感神経優位状態にする強力な薬。強力な鎮痛剤。強い依存性を持つ。継続的緊張により腸を麻痺させ、患者の精神までも破壊する。モルヒネを使用することは終焉に向かう一方通行を走るようなものである。自律神経にショックを与え、脳のハマー病巣を急激に委縮させる。
次の補給がされないと、ハマー病巣は前よりもさらに大きく膨張し、脳神経接合(シナプス)を引き裂く。
西洋医学ではモルヒネはよく使われる。癌患者がせめて痛みで苦しまなくてもいいようにと。つまり安楽死のための薬だ。注意：モルヒネの点滴は患者、親族の了承なしに与えられる。>点滴に何が入ってるのか、聞く必要がある。もっといいのは自分がどのような治療を受けたいのか、受けたくないのかを文書にしておくことだ。>モルヒネは基本的に薦められない。

モルヒネテープー有効成分　フェンタニル、ブプレノルフィン
モルヒネがやはり必要だという場合は半合成麻酔薬使用のモルヒネテープを使えばいい。本物のモルヒネに比べ副作用もい少なく、終焉に向かう一方通行ではなく、回復に向かうことも可能となる。

コルチゾン
有効成分：強力な交感神経優位促進薬ー副腎皮質ホルモン>回復期における症状が重い場合、コルチゾンは症状を急速に和らげる。回復期山場の症状が重い場合、その直後の重篤な状況を乗り超えられるように、コルチゾンを使用することをハマー博士は勧めている。しかし、活性状態の腎集合管の症状には適さない。体内に水がたまるためである(禁忌)。重症の場合コルチゾンを使うことはいいが、しかしできるだけ短期で使うようにする。

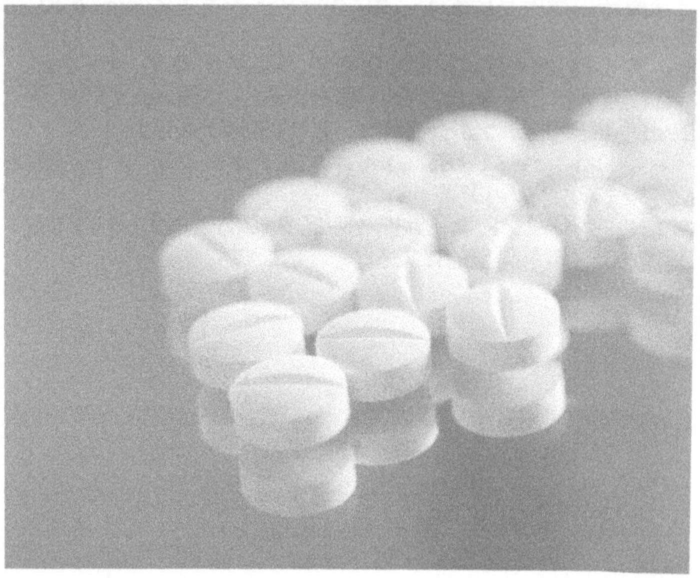

抗生剤

>回復期の症状があまりにも重い場合、熱が極度に高いとか、痛みが我慢できないとき、抗生剤は役立つ。しかし、どうしても服用しなければならない症状の時だけにする。例えば、中耳炎のため抗生剤を服用し二日後には何とか我慢できるほどになった。その場合すぐに服用をやめる。このようなやり方は西洋医学では「薬剤耐性になる」という理由で禁止されている。西洋医学では「細菌をすべて殺すために薬は一箱全部飲まなければならない。」と言われているが、根拠に欠ける。すべての菌を殺すということも、ある菌株だけをだけを絶滅させるということも不可能だからである。もしそんなことが実現したら、「臨床的に衛生的」で「臨床的に死んだ」状態である。
抗生剤は遺伝素質に害を与えるので、例外的場合のみ投与されるべきだ。体に優しい、抗生剤の代替物：コロイダルシルバー、MMS(59ページ参照)

抗真菌薬

>内服すると体に害を及ぼし、小さな化学療法に相当する。抗真菌薬の使用は勧められない。

抗ウイルス薬

>無意味で有害であるため、勧められない。

降圧剤

β遮断剤、アンジオテンシン変換酵素阻害薬、カルシウム拮抗剤、その他
西洋医学では血圧は心臓、循環器系疾患の危険要因だとしてい

る。2008年まで、西洋医学では100＋年齢数が血圧の正常値とされていた。その後WHOは突然限界値を140と定めた。それ以来、数値が140以上だと治療を受けることとなった。>高血圧は心臓、血管、脳にとって危険ではない。降圧剤には多くの副作用があり、継続して服用することは勧められない。例外的場合にのみ短期服用するのは良い。(63ページ参照)

利尿薬
>既に腎集合管の処置をすべて施した後でのみ使用する価値がある。(224ページ参照)

コレステロール低下剤
>無意味であり、副作用が多いため勧められない。(36ページ参照)

抗凝固薬
有効成分 アセチルサリチル酸
商標名Thrombo-ASS、Herz-ASS-ratiopharm、その他
有効成分 フェンプロクーモン
ー商標名Marcumar、Falithrom その他
>この薬品の効果は軽い持続的中毒による。
クマリン (Marcumar その他)は害虫駆除剤としても使われている。肺血栓塞栓症、血栓症の後、1、2週間の使用は有効。長期の服用は勧められない。

精神科の薬
睡眠薬、抗うつ剤、精神安定剤には例外的に短期間有効なものもあるに違いない。>しかし、これらの薬剤には効果はほとんどなく、依存症の危険性があり、人格を変えてしまう作用もあり、多くの副作用があることから、基本的に使用することは勧められない。

化学療法剤(細胞分裂阻害薬)
ハイデルベルクにあるドイツ癌研究所のウリッヒ・アベル博士は「化学療法の研究が現在主流となっているが、このことが将来癌治療における深刻な混迷を招くことだろう。」と語っている。[56]
また Charles Mathe教授は「私がもし癌になったら、従来の癌センターでは絶対に治療させない。生き延びるチャンスがあるのはこのような癌センターに距離を置く癌患者のみである。」と述べている。[57]
ハマー博士は化学療法についてこう語っている。「化学療法を治療として売ること、それは今日までの医療界における最大の欺瞞であろう。化学療法という拷問を治療として考え出したものには地獄で銅像が建てられていることだろう。」と。

放射線療法
この療法は有害であり、推奨には値しない。ただ、腫瘍が位置的に手術では取り除くことができないところにある場合、また回復期の症状が重く他の手段では抑えることができない場合、例えば脊柱管 の骨の回復期の症状が極端な場合。

56 Abel Ulrich著「Chemotherapie fortgeschrittener Karzinome. Eine kritische Bestandsaufnahme. 2.」改正版 Stuttgart: Hippokrates 出版社 1995. ISBN: 3-7773-1167-7

66 ユダヤ人の癌専門家、パリ近郊 ヴィルジュイフのフランス国立がんセンター所長。彼はゲルマン新医学により気管支癌を自分で治したとハマー博士は語っている。彼はユダヤ人でない患者には化学療法を用いた。ハマー博士著「Einer gegen alle」235ページ参照

ホルモン剤による避妊(避妊用ピル)
このピルは女性をホルモン的に男性にする。そのため脳は右側の男性の脳に替わる(左利きの場合、または コンステレーションの場合を除く)。脳の活発な側が移る。(左右分化)>男性化>避妊効果>五つの生体自然法則から見て避妊ピルは、普通の脳の状態を逆にするものであるので、体に悪影響を及ぼすものである。ピルを服用することで、あるいは服用をやめることでトラウマが活性化する、あるいは解消されることもあり得る。(=ロシアンルーレット)>心筋梗塞、肺動脈塞栓 、その他のリスク。他の避妊方法の方が良い。

予防接種
五つの生体自然法則をを知らない人でも予防接種に反対する人は多い。
・効果が証明されていない。
・医療における最も重要な「何よりもまず害を与えないこと」という原則が犯されている。(傷害罪)
・水酸化アルミニウム、また水銀結合物(チメロサール)、ホルムアルデヒド、フェノール、最近ではナノ粒子による中毒。その結果:奇形児の生まれる割合増加、生殖不能、ADHD(注意欠陥多動性障害、アレルギー、認知症、その他。知識がないために恐れが生じる。

しかし真菌、細菌、ウィルス、(核酸ータンパク質結合)は私達の共生生物であり「友」であるという第四の自然法則を知ることで、その恐れから解放される。認識することはとても簡単である:予防接種で侵害者から身を守るべきだとされているが、侵害者などいなければ身を守る必要もなく、予防接種も必要ないのである。それに

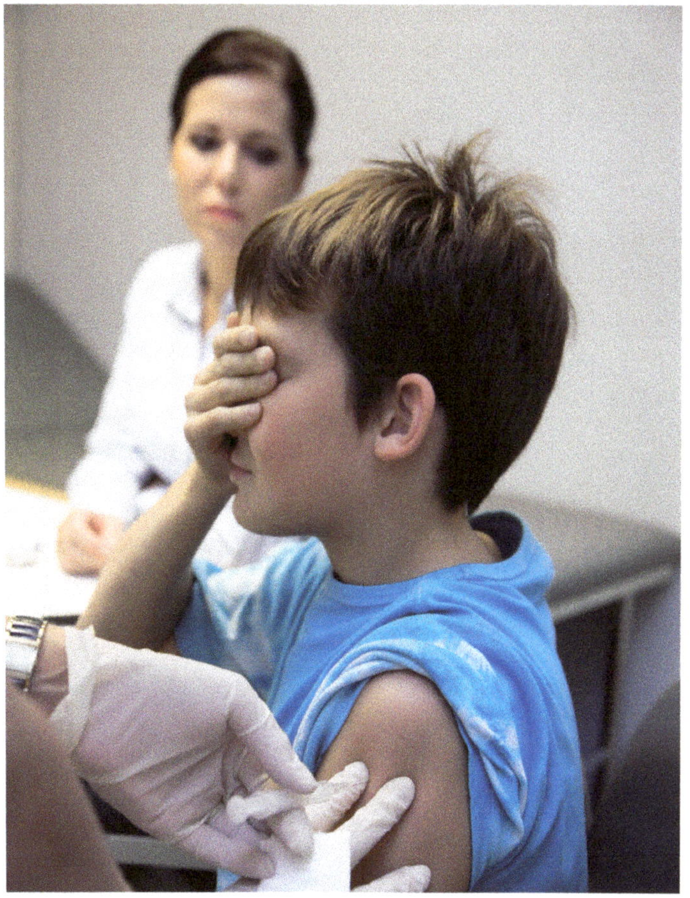

日常の衛生対策の多くはしなくても問題ない。

そして、外部からの敵がいないのなら「免疫システム」という言葉に何の意味があるだろう。古い医学用語であり、歴史の本の中に破棄されべきものである。実際には生体内にゴミ回収屋システムがあり、毒素、老廃物、壊死細胞などを処理しているのである。そのためには血球、リンパ節、リンパ管、腎臓、肝臓、脾臓が役割を果たしている。

要約
何の予防接種であるかに関わらず予防接種はすべて効果がなく無意味である。それどころか毒であり、そのやり方にはトラウマを起こす可能性がある。(接種を受ける時の恐怖、例えば押さえつけられるなど)

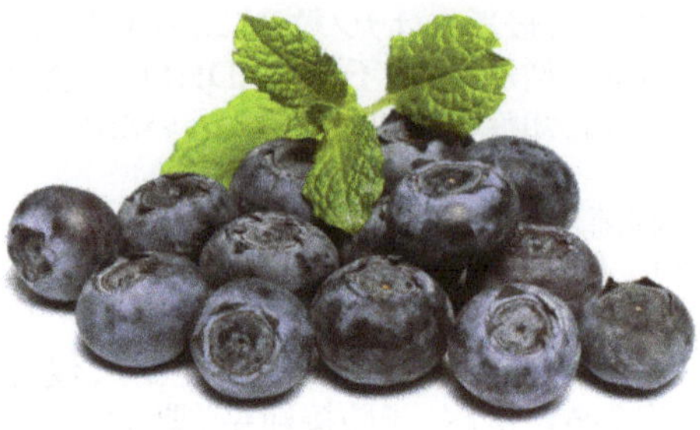

病気辞典

実践のための手引き

この辞典は神経系から始まり、医学専門書で一般的に用いられる器官の順序に基づいて書かれている。
まず初めに226ページ以降の腎集合管における合理的生体特別プログラム(体に水がたまる)を読んでおくと分かりやすくなる。そうすると他の病気に関するところでもバックグラウンドミュージックが流れるように背後関係が分かるし、腎集合管における合理的生体特別プログラムと再三関連づけられる。(キーワード　症候群)筋肉に関わる病気(例えば 眼瞼痙攣)を理解するには、まず307ページ以降の筋肉に関する章を読むといい。
ここに記されているトラウマの内容は単なる目安に過ぎない。人生は多様であり、この目安には当てはまらないこともある。はっきりしない場合は、自身の感情、直感に頼ってほしい。

ほぼ全ての疾病についてその原因となるトラウマの例を挙げている。この矢印➡で始まっている例は典型的なトラウマの状態であり、❁で始まっているのは実際にあった事例である。そのうち、わずかではあるが、内容を少し変えて書いたものもある(匿名性を守るため)
トラウマが活性状態、回復段階、回復段階山場が太字で書かれているのは、表題の疾病がその段階のものだあることを表している。特別プログラム、疾病の分類、トラウマの説明にはハマー博士によって書かれたものではないものもある。私個人、または他の人の認識に基づいて書かれたものであるが、その部分は, この印 *が記されている。
それぞれの疾病に対してどのように治療すればよいかアドバイスもしている。
トラウマが活性状態の時、最も効果のある治療は患者の立場からすればトラウマを解消することである。そのため、ハマー博士はほとんどそのことだけに集中している。
本書ではしかし、他の治療方法も紹介している。何故なら、実際にはトラウマを解消するということが不可能な場合が多いからである。回復段階における病気においては、治療とは回復に付き添うものである。

腫瘍は小さい段階であれば自然に治る。トラウマ活性期>回復期>全てまた良くなる、という経過は腫瘍が小さい場合のみに言えることである。大きな腫瘍は手術/治療を必要とする。(自然の状態では人は死に、解決策は見いだされないだろう)

私が推奨している薬、処置法に関しては簡単であること、自然のものであること、(多くは地元の薬草)そして安価であることを考慮している。(出来合いの薬品はほとんど紹介していない。)

ほとんどすべての処置方法は私自身実際に経験している。新医学と自然療法、西洋医学がつながることを私は望んでいる。助けを求めている患者にとっては、何でもいい。とにかく効果があるものが求められている。それぞれの分野の間に私は橋を渡したい。この橋はそれぞれの医学的主義の間の分裂が克服されるときまで必要なものである。
既に一つになろうという意識はいたるところで感じられるようになった。新しい時代、新医学の時代が来たのだと思う。

一般的症状

高血圧

高血圧とは何だろう?数年前まで健康とされていたことが今日では病気ということになっている:2008年までは血圧は100+年齢で良しとされていた。その後WHOは不当にも限界値を140/90と定めた。それを機に多くの人々が薬により継続的に血圧を抑えられるようになった。その結果:疲労感、活力と生きる喜び減退、性欲減退。西洋医学では高血圧は心臓循環器系疾患の危険因子であるとされている。その主張は間違いであるが、正しくもある。トラウマ活性状態の人がストレスの為に血圧が上がり心筋梗塞、脳卒中やそれに類似する病気になる場合、上記の主張は正しいと言える。しかし原因は血圧ではなくストレスであるのでこの主張はやはり間違っている。例えば過重な負担によるトラウマが心臓に影響を及ぼすなど。危険因子を自動車の油圧コントロールランプに例えてみよう。油圧コントロールランプが光っている車は光っていない車よりエンジン損傷が多いと言った場合-これも間違いであるが正しくもある。>高血圧が心臓、血管、脳にとって危険なのではなく、ストレス(トラウマまた軌跡)が危険なのである。

考えられる原因:

- 薬、アルコール、麻薬:交感神経を優位にする効果により、血圧を上げる。特にコルチゾン、アドレナリン、抗生物質、免疫抑制剤、化学療法剤、その他。
- 血管平滑筋:トラウマ活性期においてよくある高血圧:血管筋の緊張が長く続く。緊張のトラウマ:戦うこと緊張することによってのみ生き延びることができると思う(138ページ参照)。
- 交感神経優位状態にする一般的要因－活性状態のトラウマ:絶えずストレス下にある。(楽観性に欠ける)。多くの場合、何世代にもわたって培われた成績重視主義(子供のころから植え付けられたもの)。いつもイライラしていて、些細なことで怒る人。外見は落ち着いておるように見えるが内的には緊張しているタイプの人。=冷静さに欠ける=一番よくある高血圧のタイプ。体は常時、「警戒態勢」>血管が狭くなり、骨格筋が緊張>高血圧。その時の状況による(一時的ストレス)、またはいくつかのトラウマによる長期の活性状態>楽観的に生きよ!
- 活性期またはトラウマ活性状態が滞っている時の腎臓基礎組織:腎臓基礎組織で細胞分解(壊死)>腎臓濾過組織の損失>それでも濾過機能を保つために生体は血圧を上げる=「代償性高血圧」(西洋医学では「腎性高血圧」)。およそ九か月後に腎臓嚢胞ができると、血圧は元の正常値に下がる。この時点から、嚢胞が他の腎臓部分の濾過作用を補助するようになる。

トラウマ活性状態が停滞すると血圧は高い状態のままである。なぜなら、濾過組織が分解され、回復の期間が足りないため、新し組織に補充されないからである。(227ページ参照)

例:ある男性は母親がドナウ川で溺死したとき水のトラウマを経験した。それ以来ドナウ川は彼の軌跡となった。不幸なことに彼は毎日、通勤するときにドナウ川を渡らなければならなかった。=トラウマの活性状態が滞る－継続的に高血圧。(著者資料)

- 右側心筋－回復の山場(=心筋癲癇):右心が協調的に働かない分を補うために左心のポンプが強まる。>代償的高血圧。発作的にに、平穏な状態で発症することが多い。横隔膜も関与しているため呼吸困難になる場合もある。(123ページ参照)
- 甲状腺:(停滞中の)トラウマ活性期においてサイロキシン値が上昇。サイロキシンは交感神経優位状態にする。>血圧上昇、脈拍加速、新陳代謝加速、体重減少。(116ページ参照)
- 回復期における副腎皮質のコルチゾール:コルチゾール過剰分泌=西洋医学では「クッシング病」。(113ページ参照)
- 回復期または回復停滞期における副腎皮質のアルドステロン:アルドステロン過剰分泌=西洋医学では「コーン症候群」:カリウム値が下がる。(低カリウム血症)、高血圧、筋無力症
- トラウマ活性時における副腎髄質:ドパミン、ノルアドレナリン、アドレナリンの産生が増える=副腎髄質機能亢進症:脈拍数上昇を伴うストレス下での発作的高血圧、血糖値上昇、発汗、震え。(115ページ参照)
- 脳下垂体:成長ホルモン分泌増加(ソマトトロピン)により血圧上昇その他の症状が現れる。手、足、下あご、あご、口、鼻、性器の拡大を伴う。(111ページ参照)

治療

原因となる トラウマ、インプリンティング、信条を見つけ出し解消する。 安静にする。生活においてやることを少なくする。責務を減らす。急がない。持久力運動、ストレッチ運動。

呼吸療法。降圧剤は基本的に意味がなく、副作用(例えば、性向不能、無気力)が多いので、特殊な場合に限り効果がある。(場合により、または短期で服用)

低血圧

低血圧も新医学の観点から見ると概ねは好ましいことであり、治療の必要はない。

しかし 血圧105/65以下だと不調を感じることが多い:めまい。立ち上がると目の前が暗くなる。やる気が出ない。

次のような原因が考えられる。

- 降圧剤の副作用:高齢で医者の言うことをよく聞く人に頻繁に見られる。
- のんびりとした生活:のんびりとストレスなく生活する>低血圧。良い兆候。
- ストレスが過ぎ去る:ストレスの多い(トラウマ活性)時期を乗り越えた直後。気持ちが落ち着きよく眠る。=回復期>一時的に低血圧になる。
- 左側の心筋が過重負担のトラウマの回復停滞状態にある(トラウマ再発):心臓左側が弱く体全体に血液を循環させるだけのポンプ力がないが、狭い循環範囲(肺)では血圧が上がる(自覚なし)。主な症状:大抵はストレスの後、静かにしている時に心臓の鼓動が首のあたりまで感じられる=心筋の回復山場(123ページ参照)
- 副腎皮質が活性段階にある。コルチゾール、 アルドステロンの産生が減る= 西洋医学-「アジソン病」:疲労感、吐き気、皮膚の褐色化。(113ページ参照)

治療

原因となるトラウマ、インプリンティング、信条を見つけ出し解消する。特に治療を必要としない場合が多い。副交感神経優位状態のため血圧の低い人は高血圧の人とは逆により社会参加を心がけ、人と関わり、自分の位置を確率させる。家庭の秩序がしっかりしていると血管の筋肉が引き締まる。>血圧+高血圧の人とは逆に筋力と瞬発力（筋肉と血管の緊張）を鍛える。（持久力スポーツは少なめに）十分にタンパク質を取るように心がける。（植物性のものだけ食べていると血圧が下がる）

不眠症（睡眠不全）

考え得る原因

- 強度のトラウマ活性状態（＝ストレス）：一つの、あるいは複数のトラウマの為に夜も眠れない。特に何か発展的なことが思い浮かぶわけでもないのに、考えを巡らせてしまい、その考えが頭から離れない。>落ち着かない。眠りが浅い。寝つきが悪く、通して眠ることができない。朝早くに目が覚める。
  生物学的意味：トラウマを解消するため、目を覚ましている状態が続く。>治療：トラウマを解消する。
- 内輪の隠し事：よく眠れない人は恐怖心が潜在意識に及んでいる場合が多い（抑圧された、暗黙に伏された、話してはならないこと）-トラウマ活性状態と実際は同じである。昼は顕在意識に相当し、夜は潜在意識に相当する。
  死に対する恐怖も関わることがある。「眠りは死の弟である。」>話しずらいと感じるとしても勇気をもってそのタブーとされていることについて話す。書物を読んだり、話したり笑ったりすることで自分の死と仲良くする。
- 回復が盛んな段階：副交感神経優位状態でも不眠症になることがある。それは夜間の回復の痛みのためだけではない。日中は疲れていて夜になるのを楽しみにするが、夜は後半になってやっと眠れるようになる。そして日中はまた疲れている。この現象については二つの説明が可能である。
  1. 副交感神経優位状態で衰弱している人が簡単に夜行動物の餌食になることを自然は防ごうとする。日中に寝る方が安全である。>回復期にある人は日中、眠気を感じたら十分に午睡をとる。
  2. 副交感神経優位状態にある人が夜も副交感神経優位状態であることで極度に副交感神経優位状態になり、重篤な状態になることを自然は防ごうとする（強度の副交感神経優位状態＝強度の回復症状）。この自然な睡眠障害により、人は耐えうる適度の副交感神経優位状態に留まるのである。
  コーヒーなど交感神経亢進を助けるものを夕方飲むと、自然をだますことができる。体は夕方にもかかわらず、昼だと思い睡眠障害をやめる。>コーヒーは回復段階で夜よく眠れるようにする効果がある。（＝パラドックス）
- 軽度の右心心筋梗塞による 夜間睡眠時無呼吸症候群：右心室筋と横隔膜が連結し、そのため呼吸が困難になる。>不眠症（117ページ心臓に関する章、204ページ横隔膜に関する章参照）
- 口蓋筋弛緩と気道閉鎖による夜間睡眠時無呼吸症候群：ほとんどの場合肥満の人。大きないびきと長い無呼吸状態を繰り返す。>不眠症。
- 甲状腺、副腎皮質、副腎髄質の機能亢進>交感神経機能上昇＝ストレス上昇>不眠症。
- 不眠症の人は死に対する恐怖を持っている場合が多い。「睡眠は死の弟！」>自分自身の死と仲良くなる。

治療

- 夜、体が疲れるように十分な運動をする。夕方は静かに過ごす。（テレビ、コンピュータは見ない。）夜遅く食べない。
- 毎晩同じ時間に、あまり遅くならないうちに就寝する。
- 一日に終止符を打つ習慣、例えばベットで深呼吸をする、一日をふり返る、その日に別れを告げる。そして終止符を打つ。Tirala教授のヒーリング呼吸法
- バッチフラワー：シデ、ツリフネソウ、オリーブ、スターオブベツレヘム、自然の硼砂を内服。
- ラベンダーの香り袋を頭の傍に置く。
- 足を温めるよう心掛ける。（足湯、靴下）
- お茶：バルドリアン、メリッサ、ホップ、ラベンダー、フェンネル、その他
- ヒルデガード療法：毎日ケシの種を小さじ2杯食べる。
- カンナビジオール

疲労感（CFS慢性疲労症候群）

疲労感の原因が不眠症（前ページ参照）ではない場合、次のような原因が考えられる。

- 薬の副作用：降圧剤、精神科の薬、その他多数。高齢で医者の言うことをよく聞く人に頻繁に見られる。
- ストレスが過ぎ去る：ストレスの多い（トラウマ活性）時期を乗り越えた直後。気持ちが落ち着きぐっすりと長時間眠るのにそれでも日中疲れる。＝回復期。この種の疲労感は最高6か月間ほど続く。
- 副腎皮質が活性段階にある：正しい道を外れてしまったというトラウマ。コルチゾール及びアルドステロンの分泌が減る。アジソン病と診断されるまでもない-軽症のものもある。
  主な症状：ストレス感のある疲労感。食欲がない（113ページ参照）>どんな状況の時に疲れを感じるかを見る。例えばつまらない事務の仕事。
- 心筋：慢性的過剰負担のトラウマ：能力が衰えることによる疲労感（仕事、スポーツ）。123ページ参照。
- 心膜：慢性的に心臓が攻撃されるトラウマ>心臓衰弱（126–127ページ参照）

治療

原因となる トラウマ、インプリンティング、信条を見つけ出し解消する。

体重過多、脂肪過多(肥満症)

考え得る原因(-組み合わせ)

・インプリンティングによる肥満。
・子供または先祖(両親)が太っていれば可愛がられるという経験をすると無意識のうちに太りたいと思うようになる。例えば「お前はビアフラの子供みたいに痩せている。お姉ちゃんを見てごらん。よく食べるし顔がぽっちゃりしているでしょ。」と言うように言われることによるインプリンティング。子供または先祖がやせることは危険だという経験をすると無意識のうちに痩せることを拒む。たとえ本人は痩せたいと思っていてもである:例えば先祖が食道がんになり栄養失調のため亡くなった、または先祖が捕虜収容所で餓死した。
・太っていることを嫌ったり自分の体に対して不満足感を抱く場合、それが世代を超えて受け継がれていくことが良くあり、同じ結果を招く:例えば母親が「私のお尻はなんて大きいの!」と嘆き続けていた場合、娘がそれを受け継ぎそのことが現実となる。-つまり大きなお尻になるのである。思春期または妊娠中に体形が丸くなると彼女は「なんてこと、お母さんと同じぐらいに太っちゃった!」と思うのである。(=世代にわたる悪循環)
このようにプログラムされることにより特別プログラムがスタートし、脂肪細胞に働きかけるのである。(274–275ページ参照)>私はありのままの自分の体を愛している-太ったお母さん/お父さんにそっくりのこの体を。私はお母さんやお父さんのようになれるけれど、私が望めば違う体形になることもできる。
• 慢性的トラウマ活性状態の腎集合管: 最もよくある原因。生存の、また避難のトラウマ>水が溜まる。水分全て、利用できるものは全て保存され、喉の渇きを耐えなければならない道のりに備えられる>少ししか食べないにもかかわらず体重が増える。脂肪消費が少なくて済む。尿の色が濃い。クレアチニン値と尿酸値が高いことが多い。便からも水分が吸い取られる>硬い便、便秘になりやすい。(223ページ参照)
• 脂肪組織:脂肪がついた部分を醜いと感じる。回復停滞>プロブレムゾーンに過剰な脂肪組織が形成される>脂肪のクッション、セルライトができる。274–275ページ参照。
• α膵島細胞(膵臓):恐怖-嫌悪のトラウマ、拒絶のトラウマ。慢性的にトラウマ活性状態>機能低下>低血糖値状態が続く(西洋医学では低血糖症、高インスリン血症)>血糖値が低いため絶えず空腹感。無性に甘いものが食べたくなる。過食>体重増加(218ページ参照)
•肝臓:幼いころに経験した飢餓のトラウマの為に満腹感が無くなる。どれだけ食べれば十分なのか、わからない(211ページ参照)
•甲状腺実質組織:遅すぎたという塊のトラウマ。回復停滞中または、回復後の状態>サイロキシン産生減少=甲状腺機能低下(西洋医学で:甲状腺機能低下症、粘液水腫、橋本病である場合も)>新陳代謝が遅くなる—エネルギー消費が減る>体重増加(117ページ参照)
• 副腎皮質:道を誤ってしまったというトラウマ。回復停滞>コルチゾール産生増加=副腎皮質機能亢進(西洋医学で:クッシング病)>
> 腹部肥満、フルムーン顔。コルチゾン長期服用の場合の症状に似ている、(113–114ページ参照)
• 運動不足:エネルギー供給(食事)とエネルギー消費(運動)のバランスが取れていないと、過剰な分は脂肪として保存される。。体を動かしたい、運動をしたい、多様な動きをしたいという欲求が満たされない>定期的にスポーツ、体操などをする。
• 栄養不良:繊維質の少ない「死んだ加工された安価な食べ物(精白小麦粉、砂糖、マーガリン、ソフトドリンク、その他)はカロリーは同じでも、肥満、病気を招く。>食生活を変える。心をこめて調理したものを食べる。
• アスパルテーム:この甘味料はカロリーゼロで、痩せるためにいいとされている。しかし、この甘味料は家畜に空腹感を与えて太らせるために飼料に使われていて、しかも脳と神経に有害であるということを知っていれば、誰も食べたいとは思わないだろう。代替自然食品:ステビア。
•低脂肪:痩せたいと思っている人が低脂肪のものを食べれば痩せられると思っているとしたら、それは間違いである。質の良い脂肪(例えばバター)、低温圧搾のオリーブ油は体に良く、太ることはない。
• 薬の副作用:コルチゾン、抗うつ剤、精神安定剤(抗精神病薬)、ピル(化学的避妊薬)、血圧の薬(交感神経β受容体遮断薬)、インスリン、その他多数>薬を選別する。リスクと効果を考える。場合により、量を減らす、またはやめる。(薬の休暇)

治療

原因となっている縺れと思考パターンを認識し、捨て去る。新たな考えを育み、潜在意識に定着させる。
Anton Styger氏による朝の儀式:裸で鏡の前に立ち体を見つめながら「私の体よ、ありがとう。あなたは私の魂が宿る美しい館。あなたの中に宿らせてもらってどうもありがとう。あなたは強くて美しい。ありのままのあなたが大好きだ。あなたと私は最期の時までいっしょに健康でいよう!」と言う。その後白い神の光で体を満たす。

体重不足、食欲不振、摂食障害

通説:食べる人は生き延び食べない人は死に向かう。例外:光のエネルギープラナで生きている人。

考えられる原因:

・トラウマ活性状態:食欲不振とその結果としての体重減少はトラウマが活性状態にあることを示す典型的な兆候である。心配事があるため食べることは意識にない。その他の症状:考えが頭の中をめぐる。よく眠れない。手が冷たい(11ページ参照)。継続的トラウマ活性状態が体を衰弱させる(悪液質)。痩せて緊張状態にあるがそのために死ぬことはめったにない。死に至るほど衰弱するケースとしてよくあるのは:医師からの診断にショックを受けた場合(諦めてしまう)、または長い人生の最期の日々(食べたいとは思わず、この世を去りたい)> トラウマ、インプリンティング、信条を見つけ出し解消する。
・インプリンティングにより痩せている
・痩せていれば愛される-摂食障害を招くことがある(例えば拒食症):「そんなに食べるとトゥルーデおばさんのようにデブで醜くなるよ。」・
拒食症の人が自分で命を絶つ場合:原因は家族内にあることが多い。無意識のうちにこんな風に思う「あなたが死ぬくらいなら私が死んだほうがいい」(家族の誰かが重病にかかっていて自分が代わりに命を捧げたい」或は「私も後を追っていく」(例えば誰かが亡くなり

自分が生きていることを申し訳なく思う)
・完璧主義者:私の体は完璧でなければならない。
・純潔:処女のように純潔で汚れなくありたい。悪質な食物で自分の体を汚したくない。>状況を認識しそのような思考パターンを解く。
・胃粘膜:勢力範囲に関わる怒りのトラウマが活性状態。特に朝方吐き気をもよおし、あまり食欲がなく体重が減る。胃の痛み胸やけを伴うことが多い(185ページ参照)
・腸粘膜:慢性的塊のトラウマ>慢性的に腸に炎症、下痢しやすい(クローン病、潰瘍性大腸炎)。食欲はあるが多くは消化されない。食料変換効率が悪い>体重が減る>慢性的なトラウマを解消する。
・甲状腺亢進症:活性状態の塊のトラウマ、遅すぎた。サイロキシンの産生増加>新陳代謝が早くなる-エネルギーがより消費される>体重が減る(116ページ参照)
・薬の副作用:化学療法その他。

治療
原因となるトラウマを解消し、縺れと思考パターンを認識し捨て去る。

風邪、流感性感染(インフルエンザ、ウィルス性-、鳥-、豚インフルエンザ)

第4の自然法則によれば外からの伝染というものはない。そう確信すれば様々な種類のインフルエンザに脅かされることはなくなる。西洋医学では「危険な流感」(インフルエンザまたはウィルス性流感)と「危険でない流感」とを不必要にも区別している。私達の見解からすると、観るのは症状のみである(下記参照)。何故流感が流行るのは大抵冬の終わり頃なのだろう:多くの人にとっては寒さ、寒い時期は不快なものである。私達の先祖にとって冬は恐ろしいもので、耐乏生活を余儀なくされることが良くあった。そのインプリンティングが私達の潜在意識には潜んでいる。>寒さ(ドイツ語で風邪はErkältung-寒さにやられる)=トラウマまたはトラウマの軌跡。冬の終わり頃=次のような症状を伴い回復。
・手足の痛み:自己価値のトラウマの回復期。Grippe(流感)という言葉はGerippe(骨格)の痛みに由来する。(280ページ参照)
・鼻水:悪臭のトラウマ、勘のトラウマ-回復期(157ページ鼻の章参照)
・のどの炎症:トラウマ、何かを飲み込みたくない、何かを吐き出したい-回復期(167–169ページ参照)
・喉頭炎症=驚愕、言葉が出ないほどの驚きのトラウマ-回復期(152ページ参照)・鳥-、豚-、新型インフルエンザはWHOにより仕組まれたキャンペーンである。これらの病気が危険な病気、伝染病となるのは西洋医学的治療薬、例えばタミフル、リレンザ(細胞の呼吸を止める化学治療薬)、予防接種、そして何よりも大衆に吹き込まれる恐怖の暗示による場合である。
感染症というものは一切ないと言えるかどうか私には判断できない。ひどく汚染され害毒に満ちた環境では病気の原因となる菌が発生するということはあるかもしれない。

院内感染細菌 (MRSA)

院内感染細菌とは抗生物質に対して耐性を持つようになってしまったために、抗生物質に反応しなくなったブドウ球菌属のことを言う。回復期の激しい症状を緩和するために抗生物質は時として必要だが、それが機能しなくなるということはは私達の視点から見ても都合のいいことではない。
しかし重要なことは:炎症は内側から生じる、つまり外部からの菌が入ることが無くてもである。
良くある状況:ある人がからだのどこか、例えばひざの手術をした。すべて完全に消毒してあったにもかかわらず、手術の次の日または数日後に膝が化膿した。これは新医学の観点から簡単に説明できる。このような場合、自分に対する手術のトラウマ:失敗するのではないかという不安、回復が長引くのではないかという不安、その後も痛みが残るのではないかという不安を抱く人に限られる。一言で言うと:手術トラウマ活性状態。
手術後すべてがうまくいっていることが分かると患者に安心感が戻ってくる=回復期の始まり。始動した合理的生体特別プログラムにより体は合理的に組織を作る、または分解するのである。>発熱、炎症(例えばひざに)、血沈、白血球増加。ほとんどの場合MPSAと診断される。>手術を受けると決心したら、全ては神様の助けによりうまくいき、全てはまた良くなると信じる。

意識不明、放心状態

突然に、大抵は数秒間、放心状態になるのは五つの生体自然法則の観点から見ると別離-、勢力範囲-、動作のトラウマの回復期山場である(癲癇)。何度も繰り返し起こる場合はトラウマが滞っているのである。もし放心状態が主な症状である場合-大抵はそうではないが-次のようなトラウマの側面がある。

トラウマ	状況が耐え難い、見たくない、遠くへやってしまいたい、消してしまいたい。
例	・10才の女の子は学校で度々放心状態になった。原因:その子の父親は自営業を営んでいたが、絶えず新しい仕事を引き受けていた。その負担が彼にとっては重すぎ、できることなら消えていなくなりたいと思った。女の子は父親の為にその思いを負い、家族にそのことを気づかせたのである(著者資料)
生物学的意味	過重な負担をもたらす現実から身を守る。静かで平安な「小さなあの世」に逃避する。
治療	トラウマ、インプリンティング、信条を見つけ出し解消する。

ライム病(ボレリア病、ライムボレリア症)

リング状のボレリア病皮膚発赤は私達の観点から見ると別離のトラウマの回復期に見られるものである。ダニに刺された場合と刺されなかった場合の両方があり得る。この関節と神経における症状はダニに刺されたためとされているが間違いである。発赤はダニからの外来タンパク質に対する反応であるが、これは回復期の炎症である。ねじ型の細菌 スピロヘータはこの病気とは何の関係もない。そのことは霊媒ヒーラーのAnthony Williamも主張し、何故患者や療法士が何の疑いもなくスピロヘータの話に乗ってしまうのか理解できないと話している。
ダニに刺されて肩にリング状の紅斑ができた女性患者を診たことがある。三週間後に、ダニに刺された個所から激しい骨の痛みが拡がり、全身に及んだ。彼女はダニに対しては全く恐怖心は持っていなかった。つまり恐怖のトラウマはなかった。面白いことにその前に自己価値という面で彼女を大きく前進させるような出来事があった。老齢の父親が彼女に対して初めて心を開いたのである。
彼女は抗生物質を使わず自然療法(オニナベナ、オレガノ、アニス、キンミズヒキ)でライム病を治した。ただ二週間、鎮痛剤(抗リウマチ剤)は使用した。
また他の患者は明らかにダニに噛まれてはいないのにライム病になった：三週間前に彼の大切な人が二人、亡くなったのである(別離のトラウマ)。彼がそのことを忘れられるようになったころパートナー側である右の腰にライム病が発症した(＝回復期)
感染によるものではないという根拠：今日に至るまでボレリ菌なるものは患者から検出されていないのは何故だろう？多くのホメオパシーの医師はライム病が予防接種からくるものであると確信している(予防接種の害)。>症状が出る前に予防接種を受けていたか、抗生物質などの強い薬物は投与されていたか、必ず明確にする。

ダウン症候群(トリソミー21)、障害児

ダウン症候群は21番染色体が通常の二本ではなく三本あるという染色体異常により発症する。高齢出産の場合が多い。
新医学の観点からどの様なトラウマが関わっているのかという確かなことは残念ながら言えない。しかし無からは何も生じないということはここでもいえる。
ハマー博士はその著書「Goldenen Buch」第二巻445ページにダウン症児の報告をしている。その原因として聴覚のトラウマと動作のトラウマを挙げている。妊娠中の母親が事務所で削岩機の騒音に悩まされていた。生まれてきた子は極端に騒音に対して敏感だった。そのためハマー博士はその対処策として最も重要なことは静かであることだと助言した。その子は素晴らしい成長をし、大学入学資格試験にも合格した。まだトリソミーを有しているのかどうかは分かっていない。
高齢出産の場合にダウン症が多いということは母親の子供に対する健康面での不安が関わっていることを示している。この不安は年を取るほど高まる。特に西洋医学的な「情報をよく知っている」女性は、若くて何も気にしない女性とは逆に、不安を抱く。
➜ 妊娠中の女性が障害児を連れている女性を通りで見かけて「なんて悲劇的な運命だろう。私の子供は障害児でなければいいけれど」と思う。そうするとその不安な思いが現実化し、恐れていた状況を作り出してしまうということはあり得る。>安心して子供が生まれてくることを喜ぶ。くつろいだ生活をし、騒音を避ける(超音波も)
家系的に見て：障害を家族の歴史から説明できる場合がある。(24ページ、ファミリーワルツ22ページ参照)
精神的に見て：私が気付いたことは親や家族が子供の障害とポジティブに向き合うと特別な光輝を持つようになるということである。その光は灯台の光にも例えられる。その家族はその子を通して人生において極めて大切な心を得るように思われる。

憂鬱(鬱病)、燃え尽き症候群

鬱病と燃え尽き症候群は時として同一のものであるが、そうでないこともある。

家族エネルギーの観点から：

- 子供(私達はみんな両親の子供であるあ)が親を受け入れることができないと悲しく鬱状態になる。自分が気に入った部分だけ親をを受け入れる子供は親を全面的に受け入れていることにはならない。親を侮るものは自分自身をエネルギーから完全に切り離している。>「お父さんは私の唯一のお父さんであり、私にとって最高のお父さん。ありがとう。」>「お母さんは私の唯一のお母さんであり、私にとって最高のお母さん。ありがとう。」
- 母親または父親が鬱であったために鬱になる人もいる。鬱であるということが精神的な下地なのである(24ページ、インプリンティングの項参照)。この場合、先祖との連帯であると言える。>「自分は鬱を負う必要はない。愛するお母さん、お父さんに任せる。」
- 鬱の背後に死の衝動が潜んでいることがある。思い1：「あなたより自分が逝く方がいい。」愛する家族の一員が病気になり子供はそれに対して何もできず、自分が代わりにその運命を請け負えると思う。>ほかの人の運命をそのように変える権利は自分にないことを謙虚に認める。思い2：「私のあなたの後を追っていく。」家族の一員が亡くなったのに自分が生きているということは良くないことだと思う。>私はまだしばらくここに留まり、いずれは私もそこに行く。」
- 無意識の計略としての鬱：1. 認められたい(同情されたい)。2. 復讐-例えば母親に対して復讐する。

社会的に見ると公共の職業についている人に多く見られ、システム(会社、学校、病院など)に自分の自由を拘束され、苦悩するというケースが多い。まるでハムスターが回し車の中で走っているように、自分のための時間がなく、徐々に気力を失い生きる意欲も無くしてしまう。
精神的観点から見ると、自分に定められた成長の道を歩まず、内なる召命の声に耳を傾けず、ただ「働き」外的に生きるとすれば人生は無意味なものになってしまう。神的エネルギーから断たれると疲れを感じ不満を抱き空虚になる=「燃え尽き症候群」
五つの生体自然法則の観点から：数か月、または数年にわたりトラウマ活性期が続く場合が多い。そしてエネルギーのスペアが無くなり、体が非常ブレーキをかける。つまり「燃え尽き症候群」は最後の防御反応なのである。その後どうなるかは、その人がどのように生き方を変えるかにかかっている。
その人がずっとそのままの生活を続ければ、交感神経優位状態がずっと続く、つまりずっとストレス状態となる。合間に再生の期間があるかもしれないが、このようなケースでは改善はほぼ期待できない。賢い人はじっくりと検討し、決断し実際の生き方を変えることに踏み切る。沈滞状態が終わるということだけで既に気持ちが軽くなる。しかし、合理的生体特別プログラムには二つの段階があるため、トラウマ活性状態の後、長い再生期=回復期)が来る。また先の展望が見

えるようになったものの、その代償として副交感神経優位状態がやってくる。：疲れ、だるさが続き、様々な「病気」や痛みに見舞われる。
しかし、私が知っているケースで、長い間無理をしてその後回復期として燃え尽き症候群を発症するという例もある。
そのため、私達療法士は注意しなければならない：患者は慢性的トラウマ活性期にある、または長い回復期にある、またはその合間にある、という場合が考えられる。どの状態にあるかによって治療方法が決まる。
その他の原因
- 勢力範囲に関わるトラウマ、勢力範囲のコンステレーション：燃え尽きたように感じる人の中には鬱病を病んでいる人がいる（308–310ページ参照）。
- 小脳のコンステレーション：大抵の場合乳腺に影響が出る。つまり二面性のある心配、または争いのトラウマがあったのである。感情的に燃え尽き、無気力で空虚に感じる。（308ページ参照）=「燃え尽き症候群」。
- 薬の副作用：降圧剤は生きる喜び、生きるエネルギーを弱める。精神科の薬も同じように作用する。その逆の効果をもたらすためにもらうのだが。>薬を減らしてみる、またはやめてみる。（「薬の休暇」）
- 不眠症が鬱を強めることもある（上記参照）

燃え尽き症候群、うつ病の治療
- 五つの生体自然法則を理解することは大切だが、精神病の回復にはそれに加えて更に必要とされることがある。特に内的、外的に新しく方向づけをする事、内的成長と神と繋がることへの意欲である。そのためには：「人生で今までに与えられたことに対して感謝する。」「人が喜ぶことをする！」鬱の人は概して自分のことばかり考え、自分を犠牲者だと感じる傾向がある。そのような立場から脱却するには他に与えるとよい。与えることは人を幸福にする。人に幸福を与える人は自ら幸福になる。」大麻油、ラベンダー茶、亜麻仁油（オメガ3）、場合により。コロイダルゴールド、肝油。
- マカパウダー（5g=大さじ一杯/一日）、山芋粉、オトギリソウ茶、ラベンダー茶、ナツメグパウダー、ビタミンB_6。・コロイダルゴールド。
- 45歳以上の人は：自然の（自然と同等の）ホルモン、Lee博士、Platt博士、Lenard博士、Rimkus博士による。
- 神と繋がり、自然に触れる（太陽、風邪、水、森、山）。
- 定期的に新鮮な空気の中でスポーツ。・すべてのことに感謝する。Styger氏による朝の儀式（65ページ参照）。
- 自然の塩基性食物、清浄な水。
- 電磁波スモッグを最低限にする（携帯電話、ワイヤレス電話、その他）

神経系

頭痛、偏頭痛

頭痛と偏頭痛の区別ははっきりしていない。典型的偏頭痛の症状は左右非対称であり痛みが強く吐き気または視野欠損を伴う。
新医学の観点から見ると頭痛は回復期の症状であり、偏頭痛は回復期山場の症状である。頭痛偏頭痛はトラウマを解消させるので、良いことである。そのためトラウマが解消された後には他の症状はない。（すべてはまた良くなる）

頸椎、頭蓋骨の合理的生体特別プログラム

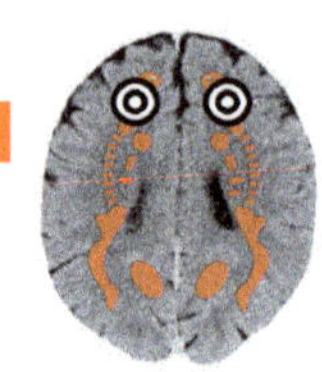

頭痛、偏頭痛 I

半卵円中心　中胚葉

−＋

よくある頭痛のタイプ；大抵は左右対称に痛み、後部からくる。慢性的な凝りと併発。

トラウマ	道徳的-知的自己価値のトラウマ。不正だと感じる、成功しなければならないというプレッシャー、不誠実さ。全て完璧に、または即座にやらなければならないと思う。自分自身を馬鹿だ、あるい賢くないと感じる。
慣用句	「頭を壊す（頭を悩ます）」「頭を洗われた（強く叱られた）」「頭を垂れる（意気消沈する）」
例	❁ 事務職の女性は仕事が多すぎて週日はずっとストレスがたまっていた。週末をとても楽しみにしていた。そして金曜日にその緊張が緩むと頭痛が始まった=自己価値のトラウマ回復期。注：典型的週末頭痛（著者資料）
トラウマ活性期	機能低下、頸椎/頭蓋骨/靱帯/筋肉で細胞分解。
回復期	組織の再生、腫れ。骨膜に圧力>頭と首筋に痛み。頭痛は回復期に生じるのである。トラウマが繰り返すと痛みのない時と頭痛のある時が交互に来る。
質問	何に、そしてなぜ私はプレッシャーを与えられているのか？誰を思い知らせたいのか？何故私の場合実績だけが評価されるのか？どんなインプリンティングが背後にあるのか（父親、母親。教師）？その他の質問は42ページ参照）
治療	トラウマ、インプリンティング、信条を見つけ出し解消する。愛のあるところを探せ-そこに答えがある。 心構え：「私は自分の能力を信じている」「全て同やることは無理だ。」-落ち着いて自分ができるところまでやればいい。自分が変えることができない事にイライラしない。77ページ頭痛偏頭痛の治療参照。

三叉神経の合理的生体特別プログラム

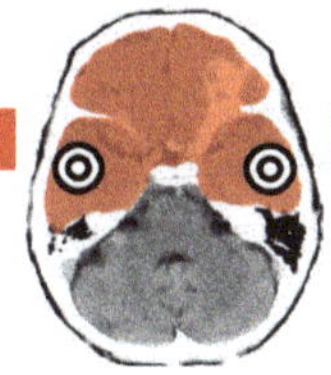

ハマー病巣は大脳皮質側部 聴覚野溝

頭痛、偏頭痛II、三叉神経痛

頭痛は普通急に起こり左右非対称(大抵は顔の片側だけ)で、痛みは強い。

最もよくある偏頭痛は三叉神経からくるものであると Angela Frauenkron-Hoffmann氏は述べている。下の記述は彼女の名著である「1-2-3 Migränefrei」(引用文献参照)に基づくものである。

三叉神経は三方に枝分かれしている(74ページの図参照):一番上の枝は目の領域を支配し、二番目の枝は主として鼻を支配し、三番目の枝は口と舌を支配している。最も反応するのは一番上の枝である(睡眠中の偏頭痛-目のあたり)

どの場合もそうであるように、影響を受けている器官の機能と役割からトラウマの内容がわかる。

トラウマ

最も頻繁に:1番上の枝:顔に関わる別離のトラウマ-見られなかった、認められなかった。出産のときに最初の、そして重要な注目されるという経験をする(そうでない場合もある)-母親が子供を迎える/見つめる。大人の場合のトラウマ:面目、体面を失う。

2番目の枝:臭いをかぐことに関わる別離のトラウマ-匂いを嗅いでもらえない。

3番目の枝:口と舌の関わる別離のトラウマ-キスされない、舐められない。

例

➡ 生まれてきた子が母親から見てもらえない。例えば帝王切開-麻酔。母親は自分のことで精いっぱい。助産師が子供を連れて行く。そのため重要な「初対面」を経験できない。
➡実際的なスキンシップを失う。(例えばパートナーと別れることで)
➡笑いものにされた、または真摯に受け止められなかった。
➡無視された、見過ごされた。

外 肺 葉

−+

❁ 現在46才の男性は6歳の時に母親を亡くした。その時義姉が母親の目を閉じさせた光景を彼は今でもはっきりと思いだせる。その決定的な状況を意識的に捉えることにより彼は30年続いた偏頭痛オーラを治すことができた。(著者資料)

❁ 48才の右利き女性患者は細身で子供はなく事務職に就いていた。一年前の聖金曜日にイースターの休暇を目を前にして一人で部屋に座っていた時、彼女はとても惨めな気持ちになった。特にその晩は全てから、特にパートナーから関係を断たれたように感じていた。ある男性との関係が破たんした、その後に願って一緒になったのがそのパートナーだったのである。彼女は孤独で見捨てられたように感じ、絶望していた。=別離のトラウマ。顎関節に向かって走る痛みと目じりに向かって走る痛み。(著者資料)

トラウマ活性期

三叉神経の感受性低下、自覚なし。痛みのある部分の皮膚が乾燥することもある。

生物学的意味

感受性が低下することにより別れたことが忘れられる。

回復の山場

回復期における回復期山場で偏頭痛、三叉神経痛。

感受性の再生。ストレスの後くつろいでいる状態で偏頭痛が生じる。

備考

母子の側か、パートナーの側かを考慮する。もしストレスを感じている時に痛みがひどく、くつろいでいる時に痛みが和らぐのであれば苛酷な別離のトラウマ(骨膜に影響)が考えられる。この場合、その部位はどちらかと言うと冷たく、足が冷たい。-トラウマの内容は同じ。

質問

偏頭痛が始まったのはいつか?その前に、無視された、笑いものにされたというようなストレスはなかったか?生まれた時はどうだったか?どんな風に迎えられたか?子供の頃十分に認められた/愛されたか?あまり気にかけてもらっていないように感じることがよくあるか?すぐに自分が馬鹿にされているように感じるか?

治療

偏頭痛が繰り返し生じる場合はトラウマ、インプリンティング、信条を見つけ出し解消する。

心構え:「私は愛すべき存在だ。」「他の人が自分をどう思おうと気にしない。」「他の人の意見が自分に何の関わりがあるだろう。」「私はありのままでいい。間違いは誰でも侵すのだから。」症候群では避難のトラウマを解消する。コッテージチーズで湿布。冷水療法。カミレツとニワトコの花のお茶で湿布。DSMO、薄めたラベンダー/オトギリソウのオイルを痛むところに軽く塗る。青または紫の光を当てる。リンパドレナージュ。場合により頸椎部にカイロプラクティック、オステオパシー を施す。熱い足湯。内用:ラベンダー茶とペパーミント茶。ビタミンB剤、肝油、自然のホウ砂を内用、場合により外用。亜麻仁油。63ページの脳レベルの回復期の項参照。場合により痛み止め。西洋医学で用いられる抗癲癇薬(例えば カルバマゼピン、オクスカルバゼピン)は副作用が多く、効き目はほとんどないため新医学の観点から見て無意味である。

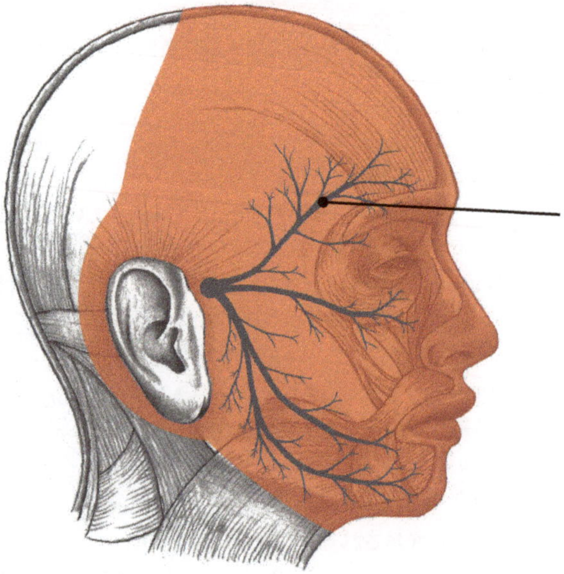

考えられる原因

・頭痛は一般的に回復の症状：原因は脳の占拠性病変（脳浮腫）である。脳膜が押されることにより頭痛が発生する。脳自体は痛みを感じない。
軽度から中程度の頭痛＝回復段階
強度から極度に痛い頭痛＝回復期山場
・特定の食べ物または飲み物を口にした後で頭痛が生じる。
：多くの人にとって飲食物はトラウマの軌跡である。（アレルギー）　特定のものを食べることによりトラウマ活性状態がスタートする。＞関連する器官は消化器系とは限らない。＞回復段階＞頭痛
・中毒の後の症状として頭痛が生じる。ほとんどの薬物、アルコール、ニコチンその他の麻薬は人体に人工的なストレスを与える。交感神経優位状態にするのである。交感神経優位状態で気分が高揚する。ほとんどの薬の効果はこのように自律神経の状態を移行させせることに基づいている。
そのため回復段階とそれに伴う痛みは中断される。中毒の効果が弱まると回復が始まる。＞中毒からの回復＞頭痛（例えば、薬物乱用頭痛 ）

・何らかの回復が為されているために脳が低血糖状態。回復段階（特に回復の山場）では脳における糖の必要量が大きく増加する。血糖値が下がることで脳浮腫が発生する、または発生を助ける。＞頭痛。そのため、頭蓋内圧の症状があるときの重要な治療法は、ぶどう糖または甘いジュースを摂取することだ。

・拒否のトラウマまたは　恐怖嫌悪のトラウマによる脳の低血糖：α膵島細胞であるかβ膵島細胞であるかに関わらず、段階に応じ一時的な　低血糖症をおこし頭痛を伴う。（218ページ以降参照）

・ 咽頭弓または 前頭洞粘膜における合理的生体特別プログラム：この合理的生体特別プログラムは額、前頭部に頭痛を起こすことがある。143–144ページ以降の咽頭弓における合理的生体特別プログラムの項、147ページ以降の 前頭洞粘膜における合理的生体特別プログラムの項参照のこと。

・脳膜炎：ほとんどの場合、首筋のこりを伴う。　＞頭蓋骨の回復段階＞骨浮腫により脳膜が内側に伸びる。＞骨膜の占拠により脳が押される＞頭痛（68ページ参照）

・頭、首筋に過度の日光（日射病）。脳膜が一時的に腫れる、または炎症を起こす。＞頭痛

<u>頭痛、偏頭痛の治療</u>

・トラウマを解消。頭痛が何度も繰り返す場合、トラウマ、軌跡を見つけ出し解消する。
・ 症候群の場合：避難のトラウマを解消する（223ページ参照）
・頭、顔に冷水療法。冷湿布。
・冷たい外気の中で散歩する。（頭が冷え酸素の供給が促される）過酸化水素（H_2O_2） 3% 内服
・ラベンダー油、乳香油、ペパーミント油、メリッサ油を薄めてこめかみに塗る。青い光を当てる。
・自然の硼砂を内服・ブラッククミン油
・適度のアルコールは バソプレッシン （ADH）の分泌を妨げ水分の排泄を促す（アルコールにより尿意が増す）・金コロイド
・リンパドレナージュ、足つぼマッサージ、つぼマッサージ、カイロプラクティック、オステオパシー。
・ラベンダー茶、ペパーミント茶、バラの花びら茶、スミレの花茶その他。場合により鎮痛剤 パラセタモール

脳結合組織の合理的生体特別プログラム

脳腫瘍(星状細胞腫 、神経膠芽腫 、乏突起神経膠腫、神経節膠腫)

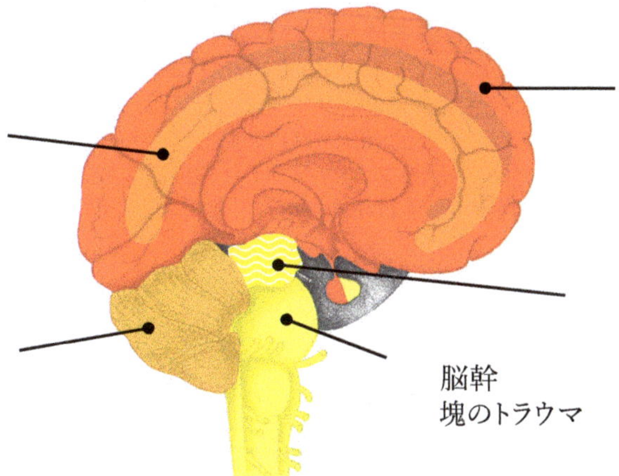

脳は全体の約50%が結合組織から成っている(グリア細胞)。マクログリア細胞(アストロサイト、希突起膠細胞 、脳室上皮、上皮板)は外肺葉に由来し全体の80%を占める。残りの20%のミクログリア細胞(オルテガ細胞、メソグリア)はマクロファージから派生し、中胚葉由来である。神経細胞はグリア細胞との相互作用により成り立っている。ガリア細胞が無ければ脳は全く機能を成さない。故に旧来から言われている脳結合組織と言う言い方は誤解を招く言い方であり、グリア細胞の重要な役割を正しく表していない。

マクログリアの役割:

1. 結合、刺激伝達、栄養、保護、神経細胞の隔離(血液脳関門)。
2. 神経細胞に網状の機械的構造を提供。

更に、ミクログリアの役割は体内におけるマクロファージの役割に似ている:脳における警察、消防士、ごみ収集屋。ミクログリアには癌は発生しない。そのためマクログリアに注目してみる:器官の役割から脳腫瘍の場合のトラウマの内容を次のように察することができる。

外肺葉

−+

トラウマ	1. 社会的トラウマ, 十分に他と繋がっていなかった、他から十分に情報を伝えられなかった、または守られなかったと感じる、他から十分な援助を得られず、そのため困難な状況になった。または逆に、十分な援助を与えることができなかった。2. 組織(例えば社会、経済システム)とうまくやっていけない。または自分自身を支える組織(職場、住居、家族)を作ることに失敗した。腫瘍の位置はトラウマがどのような色合いのものであるかを示す。例えば半卵円中心にある場合>過小評価の要素、小脳の場合>完全性欠損の要素。
例	❁21才の左利きの女性が短時間、意識不明となり病院で検査を受け脳腫瘍だと診断された。専門の療法士が診たところ、腫瘍は脳の右側卵巣リレー部にあることが分かった。それは喪失のトラウマが回復段階にあることを示している。そのトラウマを受けたのはは6年前に彼女が可愛がっていたヘクシというプードル雑種犬が車にひかれた時のことだった。頭をつぶされて、哀れな姿でクンクン泣いていた。安楽死の為に獣医のところへ連れていかれたが、当時15歳だった彼女はあまりのショックで獣医に一緒に行くことができなかった。= トラウマ,自分の犬を助けてあげるべきだったという思い、喪失の要素を伴う。その後彼女は犬を見るたびにヘクシを思い出し、あの時辛かったであろうヘクシの傍にいてあげられなかったことを悔いた。(再発)そして5か月前にアキラという名前の犬をもらったことで、回復が始まった。それ以後彼女はヘクシのことを考えなくて済むようになったが、よく疲れを感じるようになった。(副交感神経優位状態、ワゴトニー)脳腫瘍は回復の兆候なのである。(著者資料)
トラウマ活性期	自覚されないが、脳結膜組織の機能低下、グリア分解。
生物学的意味	1. 古い結合組織の機能低下/分解により新しい結合組織のための場が作られる。2. 代替物を新たに作り出すためにする古い組織の機能経過/分解(代替システムに似ている)

外胚葉 −+

回復期 回復期-機能亢進、脳結合組織の増殖、場合により物が二重に見える、場の占拠によるめまい。増殖の期間、強度はトラウマの量による。トラウマが停滞する場合が多い。再発が自覚されないため、また診断のショックのため回復期がどれくらい続くかを予測することは難しい。

備考 脳腫瘍と診断されるケースが増えている。なぜなら患者がスキャン（レントゲン、CCT頭部コンピュータ断層撮影、MR核磁気共鳴画像法）される回数が増え、また細部にわたるまでスキャンされるようになったためである。昔なら三か月間頭痛が続いて、それで済んでいた。何故だかわからなかったのでそのままにしておいた。しかし今日ではすぐに「説明」を受ける。腫瘍が発見される件数が増え続けている原因の一つに予防検診がある。大して問題にならないような腫瘍が予防検診で発見されるからである。このように診断され治療を受ける人の生存率は2%にも満たない。ほとんどは恐怖の故に、また抗がん剤治療、放射線治療により死亡するのである。 この合理的生体特別プログラムが「脳腫瘍」と診断されるものの原因なのではない：ハマー博士は「脳腫瘍」と称されるものそれ自体は合理的生体特別プログラムではなく、集中的回復期に、またはその後にできるハマー病巣であるとしている。博士はつまり脳腫瘍は合理的生体特別プログラムではないとしている。私の経験によると、ここで記されている合理的生体特別プログラムは、結合組織が何か月も増殖し続け、水腫による場の占拠と言うことが説明できない時にのみ作動する-つまり場を占拠するものが西洋医学で「悪性」と診断される腫瘍であるとされる場合である。

質問 症状はいつ始まったか？（＝回復期はなにか良いことがあると始まる。）どんな良いことがあったのか？（例えば、良い知らせ、和解、称賛、休暇、定年退職など。-この良いことから、その前にあったトラウマを解明する。）他からの援助が少なすぎるように感じているか？重要な情報を得ていないのでは？組織に関わることでストレスはないか？何故それが私にとってはそんなに重要だったのか？何に対して私は過敏になるか？（子供時代、両親の気持ち、妊娠、出産）家族にどのような根底的インプリンティングがあるか？診断によい側面がるとすれば何か？

治療 トラウマ解消。回復に付き添う。再発を防ぐ。重要なことは五つの生体自然法則を知ることにより、腫瘍は恐ろしいものではないことを知ってもらうことである。処置方法は56ページ以降の回復段階における脳レベルでのセラピーの項を参照のこと。もし症候群がある場合は避難のトラウマを解消する。場合によっては 占拠性病変を減らすためにコルチゾンを投与。（症候群がない場合のみ） ハマー病巣（＝脳腫瘍）を切除することは推奨できない。抗がん剤治療、放射線治療に関しては言うまでもない。

脈絡叢の合理的生体特別プログラム

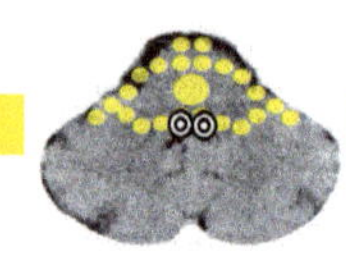

脳室の脳腫瘍ー上衣腫、脈絡叢乳頭腫[1]

内胚葉 +−

トラウマ 1. 脳の右側の場合：何かを得ることができない。脳の左側の場合：何かを取り去ることができない。
2. 脳が乾くようなトラウマ：よく考えることができないと思う

例 ・上記1の例：ある女性が裁判所で嫌々秘書を勤めていた。＝その場から離れたいというトラウマ。彼女が新しい職場を見つけると左側脳室の上衣腫－脳腫瘍が結核菌により分解された（上衣腫－結核）
➡上記2の例：学習の際に覚えることができない、または計算問題を理解できない。

組織 血管叢（（脈絡叢）－「脳の水道局」－脳室の中－内胚葉

トラウマ活性期 機能亢進、血管叢－腺癌増殖＝上衣腫、脈絡叢乳頭腫

生物学的意味 血管層が拡大することにより 脳髄液がより多く産生される。

回復期 真菌細菌により腫瘍が分解される。＝上衣腫－結核 最終的には石灰が残るが、この石灰化した絡叢は頭部コンピュータ断層撮影でかなり頻繁に見つかる。

治療 トラウマまたは軌跡を見つけ出し、まだ活性状態であれば、実際に解消する。

1 ハマー博士著「Mein Studentenmädchen」448ページ以降参照 Amici di Dirk 出版社 第二版 2014年6月 ISBN 978-84-96127-63-0

松果腺の合理的生体特別プログラム

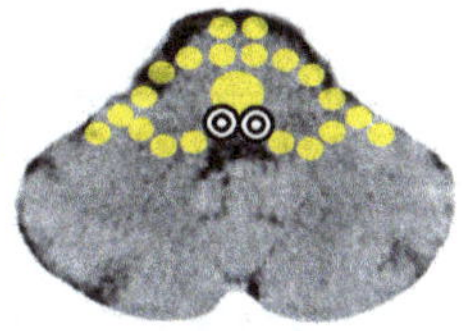

脳室の松果体腫瘍(松果体細胞腫 、松果体芽腫)[1]

松果体は光を感知する器官で、ホルモンを産生する。また網膜と共に働き日中に脳で作られるセロトニンを夜間にメラトニンに変える。昼と夜のリズムを制御し、第三の眼としての役割を果たし千里眼の能力や直感などはこの神秘的器官が司っていると思われる。松果体は私達の存在の別の領域への窓であるとRick Strassman博士は語っている。新医学の観点から松果体に関して分かっていることはまだ僅かだが、下に記しておく。

内胚葉

+−

トラウマ	塊のトラウマ: 光が足りない。暗すぎる。現実的に、あるいは比ゆ的に。(神の光も)
例	➡日の当たらないところにいることを苦にしている。(炭鉱での、または夜間の仕事。暗い事務所) ➡神から離れ、すべての天使から見放されたように感じる。
組織	松果体,松果体細胞-内胚葉
トラウマ活性状態	光の摂取、メラトニンの産生が増える。活性状態が長く続くと細胞分裂により腺が拡大する。=松果体腫瘍。そのためによく起きる問題:脳脊髄液の排出が妨げられる。>液体による圧力過多> 頭蓋内圧 、場合によっては水頭症。
生物学的意味	光の摂取が良くなる。−僅かな光でも足るようになる。メラトニンの産生が増える。
回復段階	真菌細菌の助けにより腫瘍が分解される。=松果体−結核>脳砂または石灰化
備考	ほとんどの人の松果体は石灰化しているのは何故だろうか?ほとんどの人がこのトラウマを抱えているのだろうか?神から離れた生活をしているからだろうか?それとも真実は石灰化は良い意味の結晶化なのだろうか?
治療	トラウマを見つけ出し、まだ活性状態であれば解消する。眠りのリズムを正し、十分な睡眠をとるようにする。できるだけ長い時間太陽の光に当たり自然の中にいるようにする。夕陽を見る。コロイダルゴールド。瞑想、ビジュアリゼーション をする。創造的生活を心がける。心構え:私は神に由来するものであることを知っている。神の光が私の中で輝いている。

1 ハマー博士著「Mein Studentenmädchen」469ページ以降, Amici di Dirk 出版社 第二版2014年6月, ISBN 978-84-96127-63-0

筋肉、神経分布の合理的生体特別プログラム

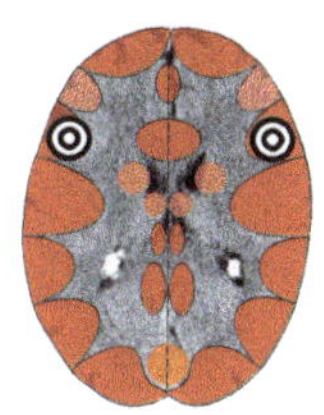

顔面神経麻痺[1]

外胚葉

−+

トラウマ	からかわれる、馬鹿にされる、笑いものにされるなどの場合の動作のトラウマ
例	➡家族のいる前で、または友達や同僚の前で笑いの種にされる。 ➡「なんて風采だ!」「見て、あの人!」
組織	横筋の顔面筋肉−外胚葉(動作制御)、中胚葉(栄養)
トラウマ活性状態	顔面筋肉の麻痺。(=顔面神経麻痺) 関連する側の口角が垂れ下がる症状はよく見られる。−軽い症状が見られる場合が多い。
生物学的意味	表情が麻痺することにより誰にも気づかれずにポーカーフェイスになる。そのことにより、まだゲームに勝つ可能性がある。
回復段階	神経支配復帰。注意:時として回復段階の初め、または回復の山場の後に麻痺症状が見られることがある。= 熱い脳卒中(xxx75ページ参照).
回復の山場	痙攣、ひきつけ。
備考	西洋医学では顔面麻痺は脳梗塞とされている。利き手に留意する。
治療	三叉神経痛Iの項参照。

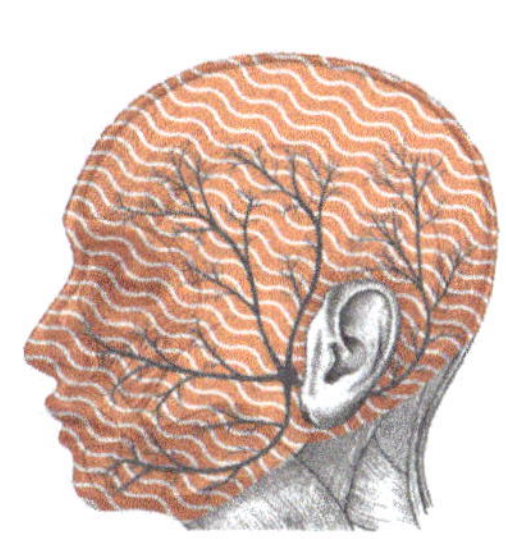

1 ハマー博士著「Wissenschaftliche Tabelle der Germanischen Neuen Medizin®(ゲルマン新医学学術的要項一覧)」139、144ページ

筋肉-神経分布の合理的生体特別プログラム

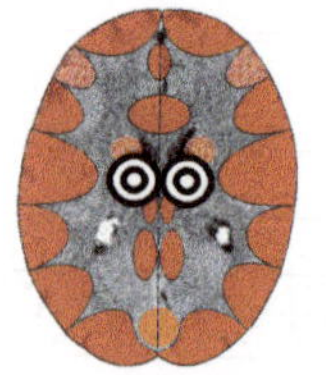

ハマー病巣　運動　足　大脳皮質運

脳卒中　脳内出血の検出がない場合

ここではCCT/MRIにより出血が見つからない場合の脳梗塞を取り上げてみる。この場合しかし詳しく検査すると運動皮質にハマー病巣つまり水腫が見つかる。

西洋医学で「脳の一部に酸素が行きわたらないため」とされる(脳梗塞)について：全ての器官の血管は、脳の血管も含めて網状に広がっている。もし血管が閉塞した場合でも、迂回血管(副行脈管)と新たに形成される血管により、すぐに血液は迂回するのである。医師はよく出血を探すが、見つからないためにいずれかの血管のせいであるとするのである。結論：虚血性梗塞 と言う説は疑わしい。

新医学では脳卒中には二つの種類があると見ているが、二つとも原因は動作のトラウマである。一つ目の稀な脳卒中は冷たい脳卒中と呼ばれ、トラウマが活性状態にあるときに麻痺する。二つ目のよくある方の脳卒中は熱い脳卒中と呼ばれ、回復が盛んな段階に発症する。

冷たい脳卒中[1]

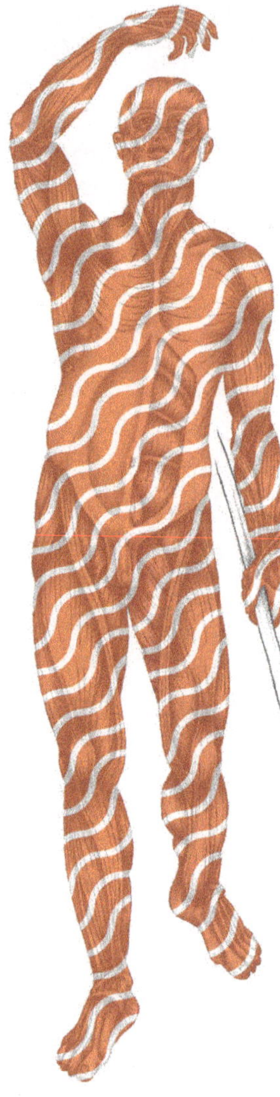

トラウマ	動作のトラウマ、動けなくなる恐怖、動かない、動いてはいけない、動けない、動きたくないというトラウマ。事故＝最もよくある動作のトラウマ。 顔面筋肉：からかわれた。 肩、背中の筋肉：誰かを、あるいは何かを回避できなかった。 足、腕の筋肉、屈曲伸展 、内転筋群：誰か、あるいは何かをしっかりと捕まえておくことができなかった、引き寄せることができなかった、抱きしめることができなかった。 足と腕の伸筋、 外転筋：誰か、あるいは何かを切り離すこと、押し離すこと放すこと、退去させること、押しのけること、追い払うことができなかった。足全般：途方に暮れる。 去ること、逃げること、一緒に行くことができない、思うように早く走れない、登れない、上がれない、下がれない、踊れない、飛び上がれない、バランスをとることができない、など。
組織	横紋筋－大脳皮質－外胚葉(神経分布＝神経支配)と半卵円中心－中胚葉(栄養)
トラウマ活性状態	該当する筋肉群が麻痺(多くの場合軽い麻痺)＝冷たい脳梗塞。手が冷たい、強迫観念を抱く、眠りが浅い、体重が減る、などの交感神経優位状態の症状。西洋医学ではこのような麻痺を脳梗塞とは呼ばず、筋無力症、多発性硬化症、筋萎縮性側索硬化症と呼んでいる。
生物学的意味	擬死：多くの動物 (子鹿、ネズミ、蛇) は敵に追われたり、状況が絶望的な時に死んだふりをする。そうすると敵は獲物を追わなくなる、あるいは獲物が見えなくなる。猫などの肉食獣は動いている動物にしか興味を持たない。危険が身を去ると麻痺が治る。
回復段階	神経分布の回復。回復のための浮腫により神経接続部(シナプス)が膨張しているため、麻痺の回復はゆっくり進む。

外胚葉 −+

回復山場	痙攣、ひきつけ、癲癇の発作、その他の発作。
質問	麻痺が始まったのはいつか?(トラウマはその前にあったに違いない)　事故、転落?家庭内、パートナーとの間での出来事は?精神的にどんなことを経験したか?　その時頭の中でどんなことを考えていたか?逃げたいと思ったか?　誰かをしっかりおさえておくことができなかったか?　家族のインプリンティング(大きな事故、転落)?
備考	母と子の関係に関わる側か、パートナーとの関係に関わる側かを見る。。または局所的トラウマかを考慮する。最も症状の見られる筋肉群からどの様なトラウマを受けたのか、その道筋を読み取ることができる。例えば内転筋に最も症状が見られる場合、患者が右利きであれば、パートナー(母親、子供以外の人)を引き留めることができなかったいうトラウマが関係する。また脳梗塞は他の器官器官,脳のリレーにも関与することがある。例えば患者に言語障害がある場合、恐怖、驚愕のトラウマの回復段階の症状である。また記憶の部分的喪失(欠損)も脳梗塞の症状である場合がある。=別離トラウマの回復の山場
治療	309ページ、麻痺症状における治療の項参照。.

熱い脳梗塞[1]

上記と同じ合理的生体特別プログラム、または上記とは違う合理的生体特別プログラム:例えば、半卵円中心における回復期の脳浮腫>そこに接する、動作に関与する大脳皮質が圧迫される。>動作機能が欠損>西洋医学では脳梗塞とみられる。.

事例	・右利きの患者は幼少のころから母親に押さえつけられてきた。親元を離れる最初の機会が訪れると彼は逃げるように家を出た。彼は一人っ子で、母親に大しては一生責任があると感じていた。そしてそれほど頻繁に家に帰れない時は母親にすまないと思っていた。=母親を振り切ることができない動作のトラウマ。母親が亡くなって二年後、当時59才だった彼は脳梗塞になり、かろうじて生き延びた。=動作のトラウマの回復症状。特に母子関係に関する左側の腕と足の外転筋に症状が見られる。(著者資料より) ・45才の右利きの患者は20年にわたり同じ会社でいやいやながら仕事をしていた。=行きたい道を行けない、会社を去ることができないという動作のトラウマ。そして独立するために会社を辞めるが、独立には至らない:長年の夢だった彼の事業所を開く予定だったその日に脳梗塞を患う。=動作のトラウマの回復症状。主に症状があるのはパートナーとの関係に関連する右側。(著者資料より)
段階	回復段階。手足が暖かい。食欲がある。熱、めまい、頭痛、意識喪失を伴うこともある。ー副交感神経優位状態の兆候。最も頻繁に見られる症状:腕、足の半身不随。 ハマー病巣が浮腫状に腫れあがり、周囲に圧迫を与える。数年、あるいは数十年にもわたりトラウマが活性状態である場合、回復段階には重い心筋梗塞となる。長い間トラウマが続くと結果として、完全には回復せず、時として脳浮腫のため死に至ることもある。この浮腫は脳部コンピュータ断層撮影で脳内出血と誤診される場合が多い。
治療	症状が重篤な段階:トラウマが解消されたら、回復に付き添う。56ページの脳レベルでの回復段階の項参照。 重篤な段階の後:体のレベルで西洋医学では正しいリハビリ処置が施されている。ー理学療法、マッサージ、水泳、など。練習を繰り返すことは大切だが正しい内的姿勢で行う。患者は既に大きなトラウマを解消しているわけで、さもなければ脳梗塞は起こらない。しかし体が麻痺したりそのほか体の機能が損なわれることはほとんどの患者にとって新しいトラウマとなる。特に回復が遅い場合である。例えば「もう足を上にあげられない!もうよくならない!」というような動作のトラウマ。「自分の左足はもう役に立たない」というような自己価値のトラウマ。「ベットで一緒にすることはもう二度とないだろう。妻はほかの男といい仲になるだろう。」というような性的トラウマ。>状況をそのまま受け止め、しかしそれでも回復することを信じる。諦めることは、期待しすぎること同様、思わしくない。

1　ハマー博士著「Wissenschaftliche Tabelle der Germanischen Neuen Medizin®(ゲルマン新医学学術的要項一覧)」138、139、143、144ページ参照

外肺葉 −+

脳血管の合理的生体特別プログラム-

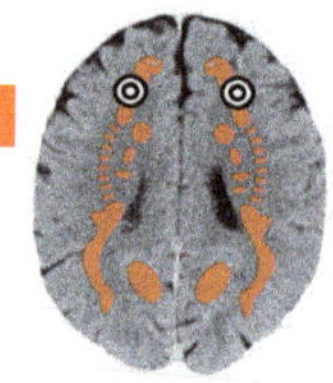

脳出血による脳卒中（脳内出血、クモ膜下出血）

半卵円中心　中胚葉

−+

頭蓋骨と外側の脳膜の間の出血（=硬膜外出血）、および外側の脳膜とくも膜の間の出血（硬膜下出血）は普通事故により起こる（外傷）=トラウマが原因ではない。

くも膜の下における出血（=くも膜下出血）または脳の中での出血（脳内出血）は大抵の場合、外的影響は見られない。これらが脳卒中の主な原因であると西洋医学では考えられている（出血性脳梗塞）。CCTまたMRIにより実際に出血が検出された場合、次のようなトラウマが考えられる。

トラウマ	自己価値のトラウマ。Frauenkron-Hoffmann氏による:何か重要な時に家族からの知的面での援助を期待できない。家族からの圧力、または何故家族の一員が家から出て行った（血液が出ることを意味す）のか理解できない。
段階	トラウマ活性期に動脈壁、または静脈壁で細胞分解（壊死）、ほとんどの場合自覚なし。弱い箇所（弱い血管）はトラウマが繰り返すことにより稀に破れることがある。例えば体力を使う場合（そのため血圧上昇）、または症状のある脳の部位が回復期にある場合>脳内に出血。
生物学的意味	プログラムが普通に短く二段階で進行する場合のみ生物学的意味は見極めることができる。脳出血はしかし慢性的な進行から発症する。出血することにより体は内面の（精神的な）異常を反映するのである。
治療	脳卒中の兆候がある場合は集中治療を受ける（病院で）。場合により手術、その後リハビリテーション。以降またそのようなことにならないように、トラウマを見つけ出し解消する。

脳炎

脳炎は西洋医学ではウィルスまたは細菌による感染であるとされている（例えばボレリア）。しかし実際、脳は 血液脳関門により、体では唯一の無菌領域なのである。しかし脊髄穿刺により脳炎が生ずることは時としてあるとハマー博士は語っている。

トラウマ	脳における位置に相応
組織	脳と/または脳膜
段階	回復段階−ハマー病巣はすべて回復段階で多かれ少なかれ脳炎を起こす。複数のトラウマが同時に回復することはよくあるが、特にそのような場合に顕著である（大清浄）。脳炎は感染ではない。
治療	トラウマが解消されたら、回復に付き添う。56ページ脳レベルでの回復段階の項参照。

脳膜炎（脳脊髄膜炎）

西洋医学ではウィルスまたは細菌による脳膜、脊髄膜の感染であり、脳にも炎症が及ぶこともある（脳脊髄膜炎）とされている。主な症状は強い頭痛と肩こりである（髄膜刺激症状）。肩こりは頸椎が回復しつつあることを示すものである。頭蓋と頸椎には同様のトラウマが影響する。

トラウマ	道徳的、知的、自己価値のトラウマ（事例とその経過に関しては289ページ参照）
段階	回復段階:頭蓋骨（頭蓋冠）の回復過程において間質液が発生する。>脳膜（髄膜）が浮上する。>脳に向かって圧迫>強い頭痛
備考	考え得る他の原因: ・脳膜の合理的生体特別プログラム−回復段階−醜悪のトラウマ（傷つけられた、攻撃されたように感じる。日射病は脳膜炎に似た症状を起こす。（物理的攻撃） ・三叉神経における合理的生体特別プログラム−回復段階
回復	トラウマが解消されたら、回復に付き添う。56ページ脳レベルでの回復段階の項参照。

神経鞘における合理的生体特別プログラム

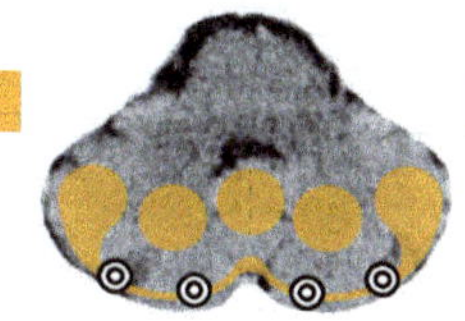

ハマー病巣小脳に-局部解剖学的にはまだ不明

小脳　中胚葉

+−

神経腫瘍（神経線維腫）「粉瘤」[1]

神経の突起（神経線維と神経突起）と末梢神経系の神経線維束は結合組織鞘（ミエリン）に覆われ守られている。この鞘はシュワン細胞からなっている。神経線維腫は結合組織的神経鞘の組織増殖である。

トラウマ　接触、痛みのトラウマ。接触することで痛み、不快、迷惑を感ずるトラウマ。

説明：強く接触することで痛みを受ける（ぶつかる、殴る、転ぶなど）。また骨の痛みもこの合理的生体特別プログラムを始動させる場合がある。生体は保護のため末梢の感覚（＝痛み）をなくする。

例　➡女性が夫に殴られた。

➡頭をぶつけ、とても痛かった。

❁ 脊柱に神経線維腫：66才で既婚の年金生活者はスキー休暇中、夜中に急に激しい痛みを胸部脊柱に覚えた。MRI検査の結果ハーゼルナッツほどの大きさの神経線維腫が7番目と8番目の胸椎の間に見つかった。痛みがあまりにもひどかったため、危険な手術を施し神経線維腫を切除した。トラウマを受けた経緯：二年半ほど前に彼は古いリンゴの木に登り、かつて三メートルの高さのところに自分で造った鳥小屋の掃除をしようとした。不運にも足を滑らせて落ち、一段下の太い枝に胸椎をぶつけ、地面に落ちた。そしてそれまでの人生で経験したことのない強い痛みを感じた。＝痛みのトラウマ。その後二か月は鎮痛剤で何とか耐え抜いた。＝活性段階ー神経線維腫の発生。。脊柱に小さなこぶができる。二年半経って事故のことを徐々に忘れ、休暇で事故のあったところから遠く離れたため、回復が始まったのである。＝回復段階が始まり神経線維腫が融解＞炎症、痛み＞手術　（著者資料より）

組織　神経鞘（ミエリン）ー小脳ー中胚葉

トラウマ活性状態　シュワン細胞が分裂することにより、関連する体の部分の神経鞘が太くなる。＝神経線維腫。分離層が厚くなることにより、痛みを感じなくなる（知覚脱失）。この種の知覚脱失は別離のトラウマ活性状態における感覚麻痺と区別することが容易ではない。

生物学的意味　神経分離層が厚くなることにより痛み、また不快な接触が緩和される。痛みが遮断される。

回復段階　感覚が戻る。始めは神経過敏になることもある。神経線維腫はそのまま残るか、細菌により分解される。そのまま残ると「粉瘤」になる。

ニューロパチー　西洋医学では神経疾患とされている。新医学では痙攣、麻痺は筋肉における合理的生体特別プログラムと見る（302ページ参照）。また感覚麻痺、むず痒い感じ、痺れは表皮における合理的生体特別プログラムである。263ページ参照。

質問　その部位は現在炎症している（治癒期）か、「落ち着いて」いるか？その部位に何があったか（打撃、衝撃、事故、精神的打撃）？どんなインプリンティングが関わっているか？

治療　トラウマまたは軌跡を見つけ出し、まだ解消されていない場合は実際に解消する。

心構え：私は保護膜で守られている。私にとって心地よい人、物しか自分に近づかせない。

外用、オトギリソウ油、ヘイフラワー煎じ茶。炎症を起こしている場合：酢酸アルミニウム、コッテージチーズ、キャベツの葉、クレイなどで湿布。リンパドレナージュ。ヒルデガルド療法：スミレ油。手術はリスクが高い。

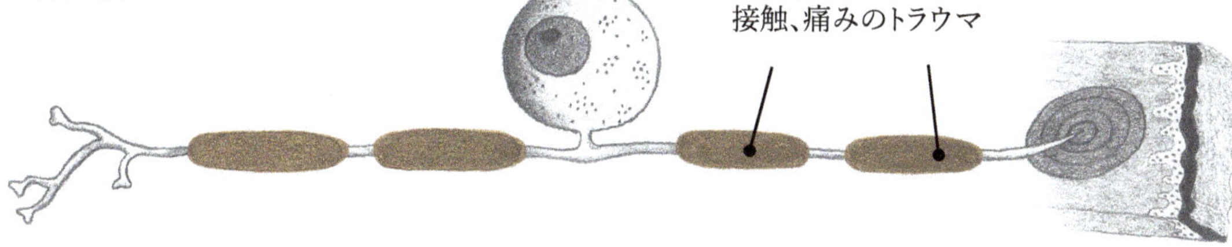

1　ハマー博士著　Wissenschaftliche Tabelle der Germanischen Neuen Medizin®（ゲルマン新医学学術的要項一覧）45、50ページ参照

水頭症

水頭症は脳脊髄液の排出路が狭まることにより障害が生じ、脳脊髄液のあるスペースが膨張する事により生じる。狭窄または閉鎖が最も頻繁に起こるのは脳幹と小脳の間の第四脳室の領域である。

トラウマ	活性状態の避難のトラウマまたその他のトラウマの回復期（=症候群）
段階	回復段階またはトラウマの反復：症状を伴う非常に集中的な回復により脳幹あるいは小脳の領域にあるハマー病巣が場を占拠することが原因である。
治療	避難のトラウマを解消し、回復に付き添う。56ページ脳レベルにおける回復段階の項参照。 西洋医学で行われているシャントOPではプラスチックの管を脳に通し脳脊髄液を流しだすが、これは他の方法で効果がない場合の、最後の選択肢である。

眼

眼は人体における最も複雑な器官である。狭いところに三つの胚葉に由来する三種類のすべての組織が隣り合っている。それぞれ構造の違うものが「見る」という一つの目的の為に機能している。眼に関してハマー博士は多くの発見をしているが、研究すべきことはまだある。ベルリンの眼科医Kwesi Anan Odum博士は感情的に強いトラウマは視神経や網膜など眼の最も内部に反映すると言っている（トラウマが強いほど外側から内側へ）。文中、Odum博士の見解は　のしるしをつけておいた。（問い合わせ：k.odum@gomedus.de）

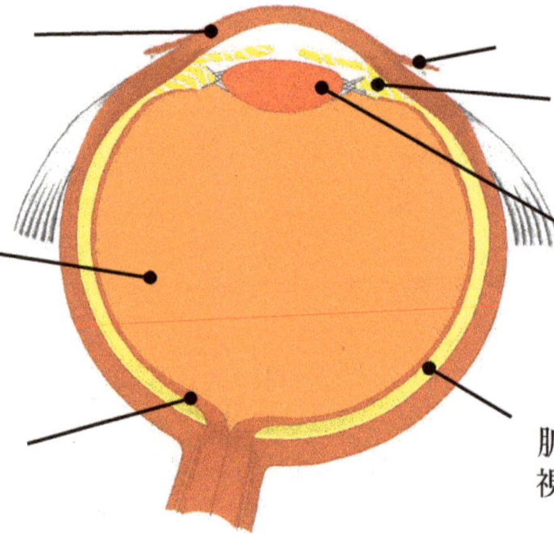

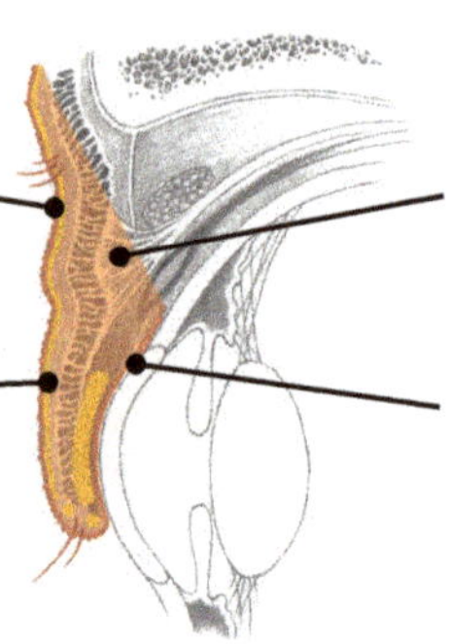

上図はハマー博士著「Wissenschaftliche Tabelle der Neuen Medizin」3ページ中央左より引用。Amici di Dirk 出版社

表皮また結膜における合理的生体特別プログラム

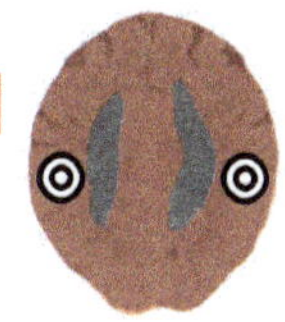

外肺葉

眼瞼炎、結膜炎[1]

トラウマ　視覚的別離のトラウマ。誰かを視野から失う。アイコンタクトを失う。

例　❁ 両親が休暇に行っている間子供が祖父母のもとに預けられる。=視覚的別離のトラウマ。両親が休暇から帰ってきて二日後にその子は結膜炎になる。=回復(著者資料より)

女性患者のパートナーは突然に趣味にはまってしまうが、彼女はそのことが気に入らない。=視覚的別離のトラウマ。パートナーはそのことでは距離を置くようになる。彼女はパートナーを視野から失う。そのことに特に意味がないと思うようになると彼女は結膜炎になる。=回復(著者資料より)

❁49才、右利き、既婚の男性患者は三週間前から結膜炎にかかっている。

トラウマを受けた経緯:彼の家では毎年、万霊節に家族全員揃うことが習慣になっていて、彼はそのことがとても嬉しかった。しかし残念なことにここ八年、この日に家族がに揃うことは実現しなかった。=視覚的別離のトラウマ。ところが三週間前の万霊節にまた家族が全員揃った。患者はみんなにまた会えて喜んだ。=回復の始まり。眼科医から抗ウィルス薬で、また病院ではコルチゾンで治療を受けたが効果はなかった。精神的なこととの関連性が分かった時、患者は安心した。(著者資料より)

❁ 55歳の男性は休暇から帰ってくるとすぐにまた旅行に出なければならない事になった。妻は頭痛とめまいで調子が良くなかったこともあり、彼としては妻のもとに居たかった。=視覚的別離のトラウマ。旅行の最後の日に彼の瞼がひどく腫れ、家に帰ってくるとすぐに眼科の救急医に行った。=回復段階の始まり(著者資料より)

組織　瞼/結膜または表皮ー外肺葉

トラウマ活性状態　結膜または瞼に細胞マイナス(潰瘍)。痛みに鈍感(感覚鈍麻)。眼が乾燥。鱗屑ができる。これらの症状は自覚されない場合が多い。

生物学的意味　感覚が麻痺したり鈍感になることにより、視野から失ってしまった人を一時的に忘れさせられる。

回復段階　結膜炎、眼瞼炎。組織再生、痛み、腫れ、発赤、かゆみ。扁平上皮癌 は慢性の結膜炎である=トラウマが繰り返す。

備考　結膜は物理的刺激、強い日光、眼の乾燥などによって炎症を起こすことがある。=適応反
応母子関係に関する側かパートナーとの関係に関する側か局所的トラウマかを考慮する。
を配慮する。アレルギー性の結膜炎は軌跡が繰り返しスタートすることにより起こる。例えば春、花粉の時期に大好きな人を視野から失った。>花粉症

質問　家族内で誰かほかにも結膜炎を病んでいる人はいるか?(家族のインプリンティングを探る)今回が初めて?　そうでなければ:初めての時どんな原因があったか探る。炎症が起こる前にどんな視覚的別離のストレスがあったか?　誰を視界から失ったか?住まいを変えたか、引っ越したか?　家族と/パートナー、友達と喧嘩をしたか?　もし何度も繰り返す場合:今の症状の前にどんなことをストレスに感じたか?先回の症状の前にどんなことにストレスを感じたか?(似たような状況を見つける)　自分は何故そのような状況にうまく対応できないのか?　(インプリンティングを見つけ出す、子供の時、乳児期、出産、そして先祖が別離の状況の後どのように生きたかを考える。

治療　トラウマが解消されたら回復に付き添う。繰り返す場合はトラウマ、インプリンティング、信条を見つけ出し解消する。

愛があるところを探せ、そこに答えがある。

冷湿布、コゴメグサ、スギナの煎剤で湿布、あるいは洗眼。

MMS内服。コロイダルシルバーを内服、また眼に滴下。日
光、風を避ける。リンパドレナージュ。シュスラー塩3, 4, 11
番。ビタミンD3 。ヒルデガルト療法: RebtropfenまたFrankenwein-Spezialrezept。回復段階に痛みが激しい場合は抗菌目薬をさす。

水いぼ(伝染性軟属腫)

上記と同じ合理的生体特別プログラム(上記参照) 上下瞼のできる水いぼは中央にへこみを有する。

1　ハマー博士著 Wissenschaftliche Tabelle der Germanischen Neuen Medizin®(ゲルマン新医学学術的要項一覧) 119, 132ページ参照

段階	視覚的別離のトラウマによる瞼の、上皮の回復が長引く。過剰な修復。>いぼができる。
治療	質問は前項参照。トラウマ、トラウマまたは軌跡を見つけ出し、可能であれば実際に解消し、新たにいぼができないようにする。心の指針:「私が愛するすべての人と私は繋がっている。たとえ一緒に居なくても見えない絆で私達は結ばれている。」もしいぼが物理的、または美的に障害になる場合は切除する。

外胚葉

−+

翼状片

上記と同じ合理的生体特別プログラム。(79ページ参照)

翼状片は眼のふちから瞳孔に向かって広がる結膜の組織増殖であり、視野を妨げる場合もある。

段階	結膜の回復が長引いている。
治療	質問 は前項参照。トラウマまたは軌跡を見つけ出し、可能であれば実際に解消する。視野が妨げられる場合手術(日帰り手術)。手術を受けた後もトラウマの解消に努める。そうしないとまた翼状片が生じ得る。

瞼裂斑

上記と同じ合理的生体特別プログラム。(79ページ参照)

=内側または外側の目角に結膜が黄色く肥厚。

段階	結膜の回復が長引いている。
治療	質問 は前項参照。 トラウマまたは軌跡を見つけ出し、可能であれば実際に解消する。瞼裂班はほとんどの場合、問題は見た目が悪いという事のみなので西洋医学においても手術はめったに施さない。

脂肪組織の合理的生体特別プログラム

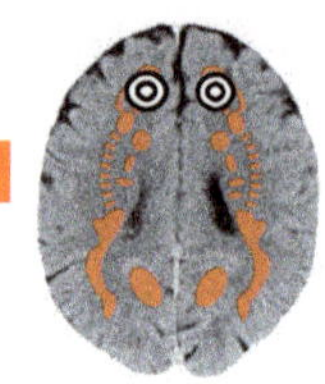

瞼のいぼのような脂肪蓄積(黄色板腫)

半卵円中心 中胚葉

−+

トラウマ	眼または顔の外見に関する自己価値のトラウマ。自分は魅力的でないと感じる。自分の外見に不満足である。
例	・女性が鏡を見て目じりにしわがあることに気づく。
組織	瞼皮下脂肪組織−半卵円中-中胚葉。
トラウマ活性状態	脂肪組織の壊死。
回復段階	回復停滞:脂肪組織の再生。骨の場合と同様脂肪組織の修復は節約的ではなく、余分な脂質を産生する (贅沢グループ)。>黄色板腫ができる。
生物学的意味	脂肪層の強化。自然界では太っていることは良いことであり、望ましいことである。動物が体に脂肪を蓄えるということは健康で好まれるべきことである。年を取り衰弱してくると動物は自然に痩せる。
備考	母子関係に関する側であるか、パートナーとの関係に関する側であるか、局部的トラウマであるかを考慮する。黄色板腫そのものがまた邪魔で醜いものと感じられるために、それがトラウマとなり、悪循環を起こす恐れがある。
質問	黄色板症 はいつできたか? そのころどんなことをストレスに感じていたか? なぜ私は自分を好きになれないのか? なぜ私にとって外見がそれほど重要なのか? 私の先祖は彼らの外見をどう思っている/思っていたか? 彼らも彼らの外見にこだわっていたか?(インプリンティングを見つけ出す) 人生で残るものは何か、内的なものか体か? 死後はどうなるのか? そこで大切なことは何か?
治療	トラウマまたは軌跡を見つけ出し、可能であれば実際に解消し、新たに 黄色板腫ができないようにする。心構え:「私は私の容姿と眼に満足している。外的なことより、精神的輝きの方が大事だ。」 「天の川セラピー」 バッチフラワー:カラマツ、野生リンゴ。場合によっては切除する。

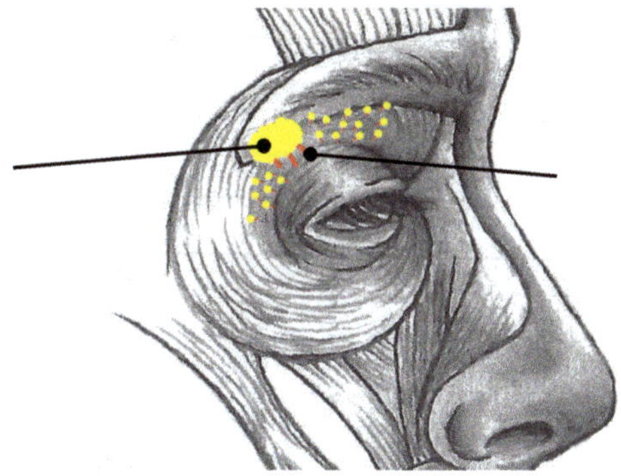

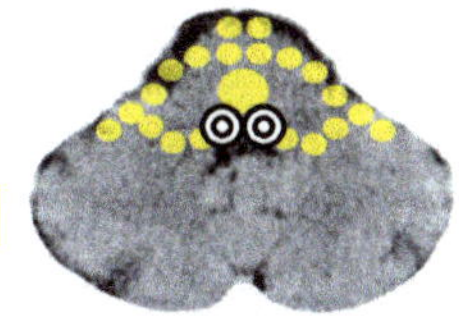

涙腺の合理的生体特別プログラム

涙腺腫瘍、涙腺炎症 [1]

眼にはハシバミの実ほどの大きさの涙腺が一つ、小さな涙腺が20－30ある。涙腺では涙液層の水分を多く含む部分が産生される(油部分:マイボーム腺、粘液:結膜の上皮細胞と杯細胞)。涙液層は結膜への水分補給、栄養補給、清浄の役割を担っている。

トラウマ	塊のトラウマ、トラウマ:何かを得たい、または手放したいトラウマ:何かを見れない(右目)または何か厭なものを見た印象が頭から離れない(左目)。簡単に言うと:見たいものが見れない、または厭なものを見たくない。
例	❁ 独身の女性が年老いた両親のところへ定期的に行かなければと思う反面、旧友のところへも行かなければと思い、そのトラウマに苦しんでいる。=嫌なこと(旧友)を遠ざけたい。>左目涙腺に細胞分裂。>左目から絶えず涙が出る。(Claudio Trupiano著「Danke Doktor Hamer」291ページ参照)
組織	涙腺－内胚葉。
トラウマ活性状態	涙腺にカリフラワーのような、増殖する腫瘍(腺癌)、分泌性。
生物学的意味	涙液が多く出るほど見たいもの、醜悪な見たくないもの(視覚的印象)がより消化されやすくなり、摂取、または排泄されやすくなる。
回復段階	涙腺炎症。腫瘍が結核性乾酪壊死。「涙に膿がまざる」痛み。場合により熱、寝汗。慢性的炎症=トラウマが繰り返す。
質問	炎症が起こる前にどんなことをストレスに感じていたか? どんなインプリンティングが私をそのように感じさせるのか?
治療	炎症の場合:トラウマが解消されたら、回復に付き添う。再発を防ぐ。冷湿布。コッテージチーズを当てる。リンパドレナージュ。MMS。痛みが強い場合のみ抗生物質。場合により手術。

内胚葉

+－

涙液の枯渇(涙腺の 嚢胞性線維症 、眼球乾燥症 シェーグレン症候群 、ドライアイ)

上記と同じ合理的生体特別プログラム(上記参照)。眼の乾燥の上記以外の原因は76ページ。

段階	トラウマが繰り返される。－回復が滞る。腺組織が分解され、質の劣る瘢痕組織がそれに代わる。>涙液が乾く。>眼が乾く。
治療	トラウマまたは軌跡を見つけ出し、可能であれば実際に解消する。それにより残された涙腺の機能が保持される、または涙腺が修復される。ココメグサ、ブラックコホシュ、スギナの煎剤で洗眼。リンパドレナージュ

1 ハマー博士著「Wissenschaftliche Tabelle der Germanischen Neuen Medizin®(ゲルマン新医学学術的要項一覧)」18、33ページ

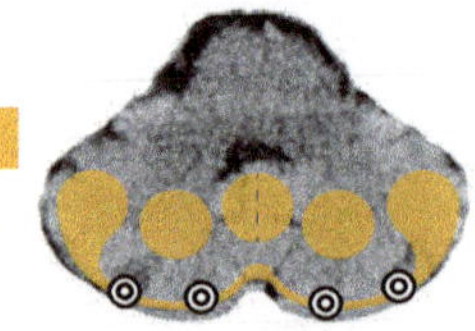

強膜の合理的生体特別プログラム

ハマー病巣小脳に-局部解剖学的にはまだ不明

麦粒腫（ものもらい）と 霰粒腫

上下瞼のまつげの生えている部分にはモル腺、ツォイス線、マイボーム線、と呼ばれる呼ばれる皮脂腺がある。この腺は瞼の淵に皮脂を供給する。この皮脂の層は涙が瞼の淵から外へ流 れ出ることを防ぐ。（脂肪は水っぽい涙をはじく）

小脳 中胚葉

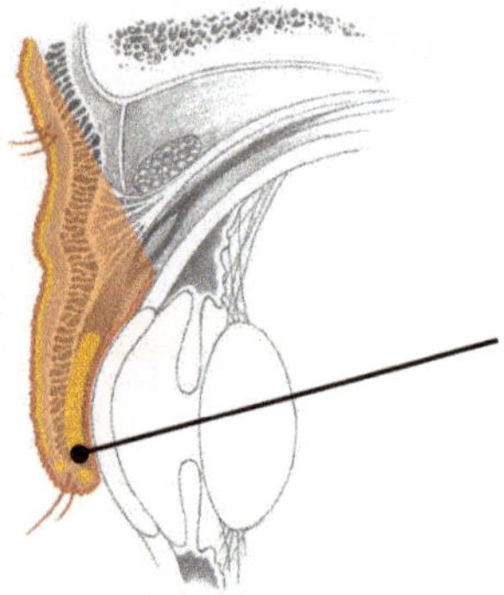

皮脂腺（モル腺、ツォイス線、マイボーム線
視覚的醜悪のトラウマ
眼が乾くトラウマ

トラウマ	視覚的に汚いものを見た。健全な目が傷つく。眼が乾く、十分に油が供給されないトラウマ。
例	➡両親がけんかしているところを子供がみる。＝視覚的汚れ ➡作業員が金属破片を眼に受けた。 ➡容姿、眼に関して言葉で攻撃された。 ❁ 猫がずたずたに噛み砕いたネズミが床にあるのを女の子が見た。＝視覚的汚れ。回復期に麦粒腫ができる（著者資料より）
組織	瞼-真皮－小脳-中胚葉
トラウマ活性状態	真皮の部分に厚みができモル腺ツォイス線マイボーム線が太くなる（皮脂腺癌）。皮脂の産生が増える。
生物学的意味	瞼真皮が厚くなることにより眼が守られる。皮脂の産生が増えることにより眼に皮脂がより供給される。
回復段階	真菌または真菌細菌により、炎症性－結核性－乾酪壊死により分解、痛み＝粒腫。トラウマが繰り返される：結合組織の蓄積を伴う炎症（粒状の炎症）＝ 霰粒腫 トラウマが多すぎると皮脂腺の機能が中断することがある。＞眼が乾燥。.
備考	母子関係に関する側であるか、パートナーとの関係に関する側であるか局所的トラウマであるかを考慮する。
質問	どんな光景に耐えることができなかったか？（状況を見つけ出す）　なぜその状況にうまく対処できなかったのか？　その状況でどのような子供の頃の出来事を思い出したか？　どんなことにより治り始めたか？
治療	トラウマが解消されたら回復に付き添う。再発を防ぐ。急性の場合,冷湿布。バッチフラワー：慢性の場合野生リンゴ。MMS,コロイダルシルバーを内服または眼に滴下。ケイシー：慢性の場合熱い唐胡麻油で湿布。シュスラー塩3、9、11番。リンパドレナージュ。コゴメグサ、カミツレ、スギナの煎剤で湿布または洗眼。蜂蜜をぬる。

ドライアイ

ドライアイは「現代的」生活に原因かある場合と、トラウマに原因がある場合とがある。

・薬の副作用：とくに血圧の薬、ピル、利尿剤、抗うつ剤、血管収縮剤入り目薬、その他。
•加齢によるエストロゲン不足：年を取るとホルモン（特にエストロゲン）の低下により体が乾燥する。とくに粘膜。
•ディスプレーでで仕事をしたりやテレビを見たりすると瞬きの回数が減る。＞湿り気の補給が減り、眼が乾く。
•一般的に交感神経優位状態の時、または断眠時。＞眼が乾く。（副交感神経優位状態では眼は湿気を帯びている）
•自然からの刺激が少なすぎる。：光、水、風など。
•運動不足：新陳代謝減退、涙分泌器官においても新陳代謝減退。
•トラウマが活性状態の時の結膜：血行が悪くなり、上皮細胞と杯細胞での粘液（ムチン）産生が減る。＞粘液膜（ムチン層）が薄すぎる。＞眼が乾く。（79ページ参照）
•涙腺：トラウマを受けた後に涙液の産生が減る。＞眼が乾く。（81ページ参照）
•マイボーム線：トラウマが大きすぎると、その後皮脂の産生が減る。＞油層（脂質層）が薄すぎる＞眼が乾く。（82ページ参照）

涙腺排出管の合理的生体特別プログラム

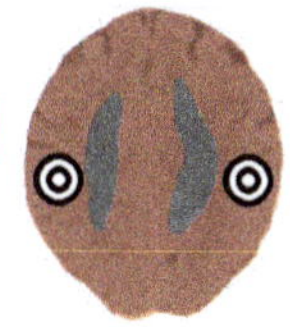

涙腺排出管の炎症[1]

外肺葉 −+

涙腺から出る10－12本の排出管は眼の上部横がわで眼に通じている。

トラウマ	見られたい、または見られたくない。十分にはっきりと見えないトラウマ。
組織	涙腺排出管－扁平上皮 －外肺葉
トラウマ活性期	細胞分解（潰瘍）－排出管に引っ張られるような痛み（咽頭粘膜パターン）＞横断面拡大。
生物学的意味	横断面が拡大することで涙液の流れが良くなる。＞よく見える。
回復段階	失われた組織の再生。排出管が炎症を起こす、場合により腫れる。そのため涙液が滞る。＞涙腺の炎症と間違えられることがある。
備考	母子関係に関する側であるか、パートナーとの関係に関する側であるか、局部的トラウマであるかを考慮する。
治療	トラウマが解消されたら、回復に付き添う。再発を防ぐ。冷湿布、コッテージチーズ、亜麻仁粥で湿布。リンパドレナージュ。

1　ハマー博士著「Wissenschaftliche Tabelle der Germanischen Neuen Medizin®（ゲルマン新医学学術的要項一覧）」123、136ページ参照

眼瞼筋 の合理的生体特別プログラム

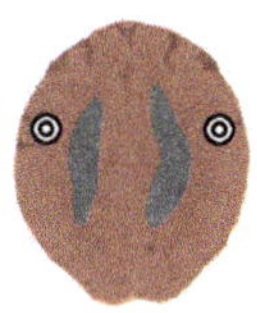

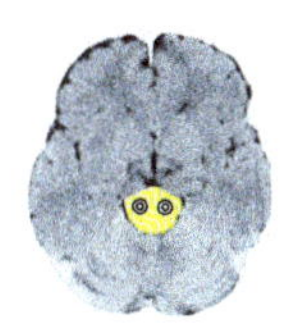

ハマー病巣は大脳皮質中ほど運動野+中脳

眼は傷つきやすく、また重要であるために二重のブラインドシステムで守られている。＝虹彩－筋肉。外側のブラインド＝上下瞼。

・西洋医学によると、目を閉じるのには横紋眼輪筋が関与すると言われている。無意識の瞬きは脳幹の特別な神経結合により機能する。

・開眼には二つの筋肉が関与する。：西洋医学では上瞼板筋と下瞼板筋は平滑筋であり、無意識の瞬きで眼を開ける役割を果たすとされている。意識的に眼を開く、または開いたままにするのには横紋の上眼瞼挙筋が関与する。

外肺葉 −+

内胚葉 +−

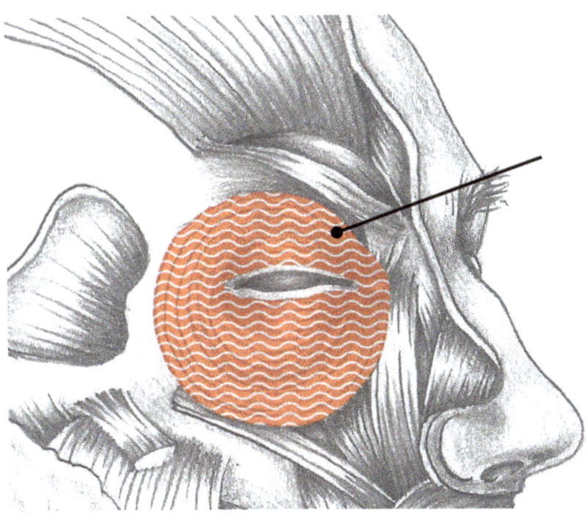

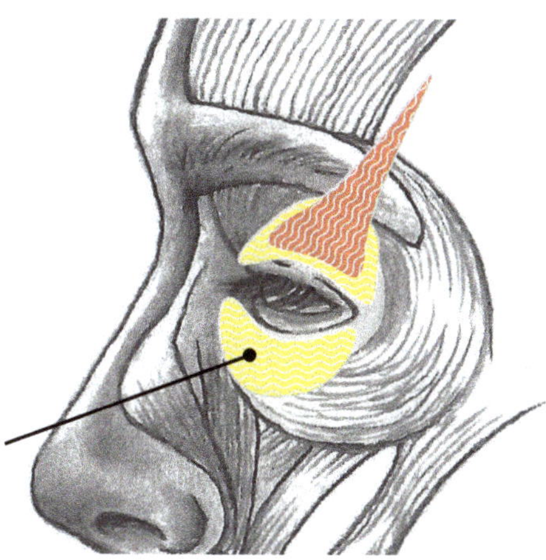

外肺葉 −+ 内胚葉 +−

瞼が内側に反る(眼瞼内反症、睫毛乱生症)

眼を閉じる筋肉(眼輪筋)の役割は眼を閉じることである。この筋肉の緊張が強まると睫毛が内側に向き、結膜を擦り、痛みを伴う。(=眼瞼内反症)

トラウマ	眼を閉じてはいけない、閉じることができない、閉じたくない。
例	❁ もうすぐ80歳になろうとするかつての起業家は高齢にもかかわらず夜警の仕事で、副収入を得ていた。その仕事はほとんど夜通しだった。=目を閉じてはいけない−眠ってはいけないトラウマ。彼は朝家に帰ると疲れで瞼が閉じ、数時間眠った。五年間の夜警の仕事をし、眼瞼内反症が発症した。両方の下瞼が内側に向き、睫毛が結膜を擦り、痛みを伴い、炎症を起こしていた。彼は80才になると仕事をやめ、毎朝眠りたいだけ眠れるようになると、瞼の緊張がほぐれ 眼瞼内反症は完全に治った。(著者資料より) ➡長距離運転手は夜通し運転しなければならない。 ➡溶接職人が不注意にも強烈な光を見てしまった。
組織／段階	瞼を閉じる筋肉(眼輪筋)-横紋筋-回復完了後、または回復が滞っている。>緊張が強まる。>睫毛が内側に向く。
質問	症状はいつから?(その前にトラウマがあったはず)　悪化しつつあるか、良くなりつつあるか?(良くなりつつある>トラウマの状況が良くなりつつある。悪化しつつある>トラウマの状況が悪化しつつある)　大抵はよく眠れるか、それともよく眠れないか?　睡眠は十分か?　どんな状況でストレスを感じるか?　休暇中は比較的良いか?　もしそうである場合、トラウマは日常生活のどこかにある。どのようなインプリンティングが私をそのような状況に追い込むのか?
治療	トラウマ、インプリンティング、信条を見つけ出し、まだ解消されていない場合は解消する。 心構え:「何者にも大切な睡眠を奪うことはできない。疲れたら横になり眼を閉じる」Wilford: サフランをミルクに入れて、それで眼の湿布をする。 スギナ、コンフリー、チコリー、キンセンカのお茶で湿布。 西洋医学−テープ 。トラウマが解消されない場合、また軽い治療で効果がない場合は手術。

瞼が外側に反る(眼瞼外反症)

閉眼筋の緊張が低下し、瞼が外側に垂れ下がる(眼瞼外反症)。涙湖を経て涙液が排出されなくなるため流涙症になる。

トラウマ	眼を閉じてはいけない、閉じることができない、閉じたくない。(例は上記参照)
組織	瞼を閉じる筋肉(眼輪筋)-横紋筋-中胚葉、外肺葉。
段階	トラウマ活性状態:筋委縮または麻痺>瞼が外側に垂れ下がる。 眼輪筋の麻痺により瞼が完全に閉じなくなる(兎眼)場合がある。
治療	トラウマ、インプリンティング、信条を見つけ出し、まだ解消されていない場合は解消する。心構え:「上をみる」 ヒルデガード療法:朝、新鮮なバラの花びらを閉じた眼の上に置く。 ココメグサ、スギナ、コンフリー、チコリーのお茶で湿布または洗眼。 トラウマが解消されない場合、また柔和な治療で効果がない場合は手術。

瞼が垂れ下がる(眼瞼下垂)

横紋の上眼瞼挙筋に見られる症状。

トラウマ	自己価値のトラウマ、眼を開けたままでいられない、開けたままではいけない、開けたままでいたくない。何かを見逃した。頭が冴えていなかった。
例	➡母親が子供に「目を開けなさい。車にひかれちゃうよ。」 ➡夜中に仕事をしなければならず、疲れで眼を開けていることができない。
組織	瞼−眼を開く筋肉(上眼瞼挙筋)−横紋筋−大脳皮質-外肺葉(神経分布=神経刺激伝達)と半卵円中心-中胚葉(栄養)
トラウマ活性	上眼瞼挙筋の麻痺または壊死により瞼が垂れ下がる。

回復段階	回復、回復の山場で瞼が震える。回復が滞る場合、瞼が完全に閉じない(兎眼)ことがある。
生物学的意味	将来決定的瞬間に眼を開いていられるように筋肉が強化される。(贅沢グループ)
備考	母子関係に関する側であるか、パートナーとの関係に関する側であるか、または局部的トラウマかを考慮する。 両方の瞼が垂れ下がっている場合、交感神経が弱まっていることが原因として考えられる。この場合原因は眼瞼のトラウマではなく甲状腺機能低下症などが考えられる(116ページ参照)
質問	症状はいつからか?　私は人生で何を隠しておきたい/秘密にしておきたいか?　どのような暗い側面に目を当てることができないか?　その様な傾向は家族にもあるか?　的確なインプリンティングを見つけ出す。
治療	トラウマ、インプリンティング、信条を見つけ出し、まだ解消されていない場合は解消する。 心構え「私は何かを見逃してしまったけれどそのことを許す。」「私には眼は二つしかない。」「私の自分の都合のいい時に眠り、眼を覚ます。」その他の方法に関してはこのページの下を参照。

外肺葉

−+

瞼が震える(眼瞼震顫)

内胚葉

+−

考えられる原因

・眼輪筋における回復の山場(内側に、または外側に瞼が反る、の項参照)

・上眼瞼挙筋と／または瞼板筋における回復の山場(上記参照).

例	❁ 49才、右利きの女性患者は産婦人科医のもとで助手として働いている。仕事は朝7時から始まり、時々夜10時まで働くこともある。昼休みも整理の仕事で、休めないことがある。彼女は極度の休養不足と睡眠不足に悩まされている。=眼を閉じてはいけないトラウマ。この時期に初めて瞼が震えることに気づいた。静かにしているときに右上瞼(パートナーとの関係に関する側であるか)がぴくぴく動いた。=回復期の山場。睡眠不足、休養不足の責任は上司(パートナー)にあるので右側である。それ以後彼女が寝不足、休養不足の時にはこのような症状が現れた。(著者資料より)
治療	トラウマ、インプリンティング、信条を見つけ出し、まだ解消されていない場合は解消する。塩化マグネシウム($Mgcl_2$)－足湯、バラの花びらのお茶を飲む、または煎剤で湿布。内服:マグネシウム、カルシウム、ビタミンBコンプレックス(ビール酵母)シュスラー塩7番。

流涙症

考えられる原因

・概して副交感神経優位状態の時>涙が多く流れる。

・物理的刺激、乗り物走行時に受ける風、異物－体は異物を洗い流そうとする。

・結膜または角膜における回復段階(79、90ページ参照)

・活性段階では涙腺の涙液産生が増える。=流涙(7ペ　ージ参照)

・マイボーム線:余りに大きなトラウマを受けた後、皮脂の産生が減る。>油層が薄くなる。>涙が溢れ出る。(82ページ参照)

・眼輪筋－活性期の横紋筋部分:涙液が排出されなくなる。(上記参照)

・活性期における涙腺排出管:涙液の流出。(83ページ参照)

治療

原因に合わせて、コゴメグサと西洋ノコギリソウのお茶で湿布または洗眼。

ヒルデガード療法:セロリ－フェンネル－野菜粥－特別レシピ

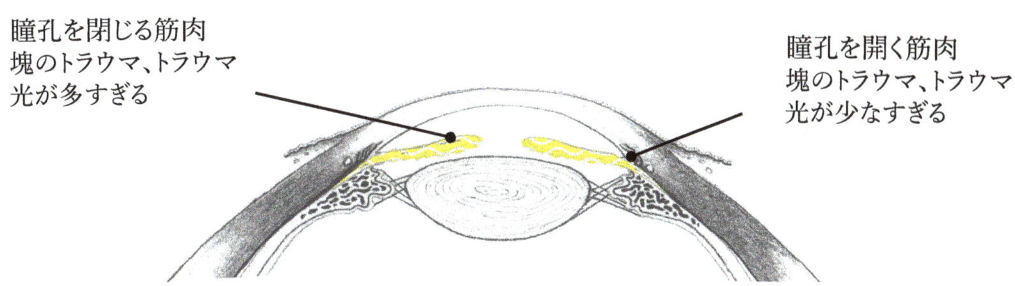

瞳孔筋肉の合理的生体特別プログラム

ハマー病巣中脳-局所解剖学的にはまだ不明

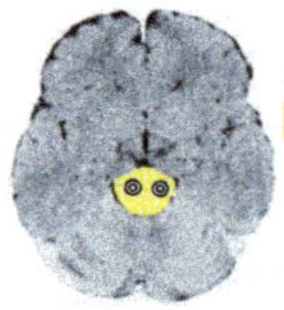

平滑な瞳孔筋肉(=「古い腸の筋肉」)は眼の内側のブラインドシステムの役割を果たし、網膜が受ける光の量を調節する。瞳孔筋肉は二つの拮抗筋:瞳孔閉鎖筋(瞳孔括約筋)と瞳孔拡大筋(瞳孔散大筋)から成る。瞳孔閉鎖筋は副交感神経に支配され、静かな状態で緊張し瞳孔を狭め、明るすぎるときに眼が受ける光の量を調整する。疲れているとき、またくつろいでいるときには瞳孔は小さい。

瞳孔拡大筋は交感神経の支配を受け、人が活動的な時に緊張する。この筋肉の役割は暗い時に瞳孔を開き、網膜により光が当たるようにすることである。頭が冴えているとき、ストレス状態にあるとき、麻薬の影響下にあるとき瞳孔は開いている。

それぞれの筋肉の役割から、トラウマの内容を読み取ることができる:

内胚葉 +−

夜盲症瞳孔が狭くなりすぎる(縮瞳)

トラウマ	塊のトラウマ:右眼:光が多すぎる。明るすぎるために何かを得ることができない。左眼:光が多すぎる。明るすぎて何かを無くすることができない。厭なこと、危険なことを妨げられない。比ゆ的に:何かを他の人が見ないように隠したくい(暗さで見えないように)。何かの理由で公の光に当たりたくない。暗い側面を見たくない。自分自身の暗い側面、また他の人の暗い側面に対する恐れ。
例	➡日光、溶接機などの実際の光によるショック。.
	➡一介の勤め人が金持ちの娘に恋をするが、彼には彼女に与えられるものが少ないからと、彼女は彼をはねつける。>夢の彼女−光の塊を得ることができない。>右眼に症状が出る。
	➡かつて盗みを犯し刑務所に入ったことがある男性はそのことを雇用主に話していない。話せば会社に留まることはできないと思う。しかし刑務所に入ったことがあるということが、明らかになる。>過去に光が当たりすぎる。(「過去-光-糞-塊」>左眼に症状が出る。
組織	瞳孔括約筋−平滑筋−中脳-内胚葉。
トラウマ活性状態	瞳孔括約筋が継続的に緊張することで瞳孔が狭まる(縮瞳)。夜盲症になることもある。
生物学的意味	瞳孔が狭くなることにより光の入射量が減る。.
	明るさが緩和されることにより「塊」が摂取されやすくなり、また「糞の塊」が排泄されやすくなる。
回復段階	瞳孔の開きが正常になる。
回復の山場	強直性間代性の瞳孔の動き。
質問	症状はいつから? 私は人生で何を隠しておきたい/秘密にしておきたいか? どのような暗い側面に目を当てることができないか? その様な傾向は家族にもあるか? 的確なインプリンティングを見つけ出す。
治療	トラウマ、インプリンティング、信条を見つけ出し、まだ解消されていない場合は解消する。

光に敏感、瞳孔が開きすぎる(瞳孔散大) 昼盲症、瞳孔が丸くない

トラウマ	塊のトラウマ:
	右眼:暗すぎて、何かを得られない。
	左眼:光が少なすぎる。暗すぎて何かを無くすることができない、または何か厭なこと、危険なことを妨げられない。
	しばしば比ゆ的意味で:真実を明るみに出せない。あまり関心を持ってもらえない。精神的な意味での光、明るさを見ることができない、または見つけることができない。
例	➡職業訓練を受け長年経験を積んだ働き者の職人が、職業訓練を受けていない臨時雇いの人と、職業安定所で職場を争うことになる。=彼の能力に相応の光が当たらないというトラウマ。
組織	瞳孔散大筋−平滑筋−中脳-内胚葉。
撃活性状態	瞳孔散大筋が継続的に緊張。>瞳孔が開く(瞳孔散大)
	光に対して過敏>光を嫌う、昼盲症、瞳孔が円形でなくなる場合もある。
生物学的意味	瞳孔が広がることにより、光がより入射する。その結果、塊が摂取されやすくなる、または糞の塊が排泄されやすくなる。

内胚葉 +−

回復段階	瞳孔の開きが正常化.。
回復の山場	場合により強直性間代性の瞳孔の動き。
質問	症状はいつから？　どんなところで自分は関心を持たれていないか？　どんな時に自分は仲間外れにされているように感じるか？　子供のころ十分に可愛がられたか？　その他のインプリンティング(似ている両親、経験など)は？
備考	偏頭痛に伴い光に対して敏感になる場合はこの合理的生体特別プログラムと関係がある。
治療	トラウマ、インプリンティング、信条を見つけ出し、まだ解消されていない場合は解消する。ビタミンA、コロイダルゴールド。

外眼筋の合理的生体特別プログラム

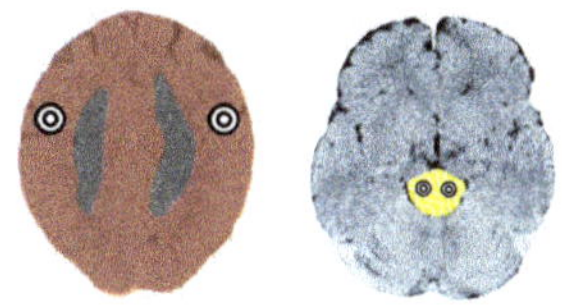

ハマー病巣は大脳皮質中ほど運動野+中脳

斜視

斜視は内斜視、外斜視、上下斜視、回旋斜視に分類される。
斜視の場合、六つの外眼筋のうちの一つまたは複数が合理的生体特別プログラムの影響を受けている。

- ・上直筋は眼を上に引く。
- ・下直筋は眼を下に引く。
- ・内直筋は眼を内側に引く。
- ・外直筋は眼を外側に引く。
- ・上斜筋は眼を内側に回し、下げる。
- ・下斜筋は眼を外側に回し、上げる。

外眼筋は横紋筋と平滑筋から成っている。

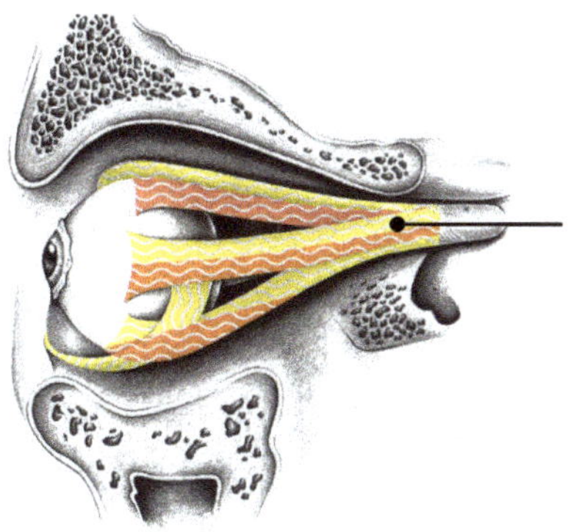

外眼筋
誰かを、または耐え難い状況をもう見たくない。ある状況から逃げられない。>内斜視
誰かを、または何かを失い寂しく思い、それを探す。>外斜視

外胚葉 −+

内胚葉 +−

例

❁ 四歳の男の子を連れて両親は動物園に行き、虎がいる檻のところへ行った。洞窟のような通路を通ると檻の向こうに虎が見えるようになっていた。。男の子は入り口で急に怖がったので、母親が抱きかかえ、中に入った。=虎を見たくないという眼筋の動作のトラウマ。男の子は母親にしがみつき虎を見ないように眼をそらした。

その後男の子は暗闇を怖がるようになり、テレビで動物の番組を見たがらなくなった。動物園に行ってから数日経ったころ、男の子は無意識に眼をくるくるさせ、顔面痙攣していることに両親は気づいた。(=回復段階における回復の山場):頭を左後ろに振り、同時に眼をそむけた。男の子は特にテレビを見るときに顔面痙攣を起こした。両親は眼科医院に連絡を取ったが、三週間後に症状は自然になくなった。(著者資料より)

➡両親が離婚し、赤ん坊は必死で母親、または父親を捜した。>外斜視。

➡母親の傍で寝ていた子が、まだ一人で寝るには小さすぎるのに一人で寝るように子供部屋に移された。子供は怖がり眼で母親を探した。>斜視.

➡赤ん坊が医者に注射をうたれるのを泣きわめきながら、狂乱状態で見た。

➡保育器に入っている乳児が蛍光灯の光をまぶしがった。

内斜視

トラウマ

誰かを、または耐え難い状況をもう見たくない。絶望的状況から逃げ出せない。内へ逃避。

例

➡子供の両親が別れた。母子関係に関する側の眼はしっかり母親をみている。母親はそばにいる。パートナーとの関係に関する側の眼は内斜視となり、自分自身の中に父親を受容しようとする。

備考	内斜視になる人は感受性が強い、または内向的な性格の人が多い。
組織	内直筋または外直筋。平滑筋または横紋筋。
段階	どの部分が関係しているのかわからないため、どの段階かはわからない。活性状態が滞っている場合がほとんどである。

外斜視

トラウマ	誰かを、または何かを失って寂しく思い、それを症状のある方の眼で探す。「外に探す。」誰かを、または何かを見ることができない、または見たくない。
例	➡子供の両親は喧嘩ばかりしていた。「まず子供の眼が離れ、次に両親が離れる。」(Kwesi Odum 博士)斜視の眼は例えば遠くにいる父親を捜している。
備考	外斜視になる人は外向的な人(指導的または外向性)が多い。
組織	内直筋または外直筋。平滑筋または横紋筋の部分。.
段階	どの部分が関係しているのかわからないため、どの段階かはわからない。活性状態が滞っている場合がほとんどである。
備考	別の原因:外直筋の平滑筋部分は腎集合管の合理的生体特別プログラムと関連している。(223ページ参照)>活性状態の例えば左の腎臓の腎集合管は左眼を外側に引く。=診断上のヒント。意図的に眼を正常な位置に戻すことができる。(この場合視覚のトラウマではなく、避難のトラウマ)

上下斜視、回旋斜視

トラウマ	上または下を見ることができない、見てはいけない、見たくない。内側下方または外側上方を見る、または眼を向けることができない、してはならない、したくない。 実際的には:誰かを、または何かを見ることができない、または見たくない。
組織	上直筋または下直筋、、上斜筋または下斜筋。平滑筋または横紋筋の部分。
段階	どの部分が関係しているのかわからないため、どの段階かはわからない。活性状態が滞っている場合がほとんどである。

斜視に関わる質問

子供の場合いつも家族システムを把握する必要がある。子供が親の為に症状を負うということがよくある。症状が現れたのは斜視と同じ時期だったか?(原因となるトラウマを見つける手がかり)　目はどっちを向いているか?　母子の側であるか、パートナーの側であるか?(誰と関わりがあるのかを見つける手がかり)　斜視はいつ始まったか?(その前にトラウマがあったはず)そのころ何があったか?(場合によりカレンダーや日記を見ながら)　子供の近くで何が起こったか?(例えば両親の喧嘩/離婚、教師と、または幼稚園でストレス)両親の身近で何が起こっていたか?(夫婦関係、家族の喧嘩、職場でのストレス)　休み/休暇中は斜視は良くなるか?(もしそうであれば問題は日常の生活にある、例えば学校)日中または夕方は悪化するか?(日中悪化する場合幼稚園、学校のストレスであることを示す。夕方であれば家族と家でストレスを感じていることを示す。)良く夢を見る(トラウマがあることを示す。)子供に対する質問:何が一番欲しい?(問題を見つける手がかりになるかもしれない。)誰にそばにいて欲しい/そばにいて欲しくないか?(問題を見つける手がかり)

斜視の治療

トラウマ、インプリンティング、信条を見つけ出し解消する。眼のトレーニングは極めて重要。[1] 愛のあるところを探せ、そこに答えがある。子供には問題を率直に話すことで回復の効果がもたらされる。そうすれば子供は問題を反映する必要がなくなる。。

遮閉法または絆創膏包帯は子供の場合で、弱視が伴う場合のみ意味がある。絆創膏をすることで、見た目が悪い、視野が狭められるという、副次的なトラウマを起こす危険性があるため、家にいる時だけにした方がいい。

弱視などを避けるために、手術に関しては慎重な考慮が必要

1　Leo Angart, Mirsakarim Norbekov の著書、参考文献目録参照。

眼振（眼球振盪）

外胚葉 −+ 内胚葉 +−

眼振とは眼球が無意識のうちに正常の位置から外側に、または内側に（最もよくある）に動くことを言う。時として上に、または下に動くこともある。眼球振盪は斜視と併発することもある。これら二つの症状は外側眼筋における合理的生体特別プログラムの異なる段階におけるものなので併発しても不思議ではない。

トラウマ	眼球振盪の場合水平レベルで：脇からくる危険を見ることができない。何か脇から来るものが怖い-それを少なく手も目じりから見張っていなければならない。斜視の項のトラウマも参照。
段階	回復段階山場、外側眼筋の回復停滞
生物学的意味	恐怖を与えるものがずっと眼でとらえられていなければならない。
備考	斜視の場合トラウマが解消されると眼球振盪になる場合がある-良い兆候である。しかし眼球振盪が三か月以上続く場合、トラウマが停滞しているのである>トラウマを探し、解消する。
治療	トラウマ、インプリンティング、信条を探し出し、停滞している回復を終了させる（質問と治療法に関しては上記参照）。

水晶体の合理的生体特別プログラム

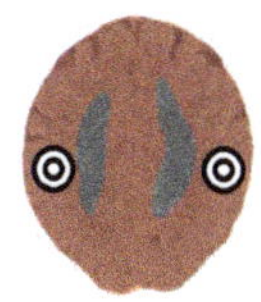

白内障[1]

外胚葉 −+

トラウマ	非常に強度の視覚的別離のトラウマ。誰かを、または何かを視野から失った悲しみ。
例	➡老人ホームに入れられた女性が、自分の家や物、飼っていた猫、隣近所の人達が恋しくてならない。 ・結婚して42年目に妻に先立たれる。（著者資料より） ❁ 二人の子供を持つ女性は夫と決裂状態にあった。離婚訴訟の手続き中に夫は妻に傲慢な口調で「子供はお前には渡さない。お前に抵抗はさせない。俺には最高の弁護士を雇う金がある。」といった。＝視覚的別離のトラウマ。子供を自分の視野から失うという恐怖。>左眼水晶体の硬化症。（Claudio Trupiano著「Danke Doktor hamer」440ページ参照）
組織	水晶体－外胚葉
トラウマ活性状態	細胞マイナス、痛みはない。水晶体の結晶質細胞が薄くなることにより光が入りやすくなる。
生物学的意味	視野から失われる人をよりよく、より長く見ることができる。
回復段階	水晶体内で失われた組織が再生される（細胞プラス）ため、過渡段階で混濁が生じる。（西洋医学-白内障）＝回復と修復の兆
備考	トラウマが繰り返す（再発）と水晶体の濁りは段々増す。何故なら、質の劣る結合組織（瘢痕組織）が、損なわれた組織に替わるからである。水晶体混濁の原因としては、栄養失調（酸性症）、不健康な生活習慣、薬物、予防接種による中毒、人工的光（加齢黄斑変性の項参照）なども考えられる。
治療	質問 は次のページ参照。トラウマ、インプリンティング、信条を見つけ出し、まだ解消されていない場合は解消する。トラウマが解消され、その状態が続くと水晶体は再生される。 心構え「私は好きな人たちと繋がっている。見えない絆が私達を結んでいる。」「愛する人たちと心で繋がっている。傍にいても、いなくても。」 別離の儀式。眼のトレーニング、コゴメグサのお茶を飲む、またはそのお茶で洗眼。針、顔のリンパドレナージュ。ヒルデガルド療法：キンミズヒキ、ペニーロイヤルミントの特別調合。ほとんどの場合、手術が必要である。幸い眼外科医はこの手術で素晴らしい功績をあげている。

1　ハマー博士著「Wissenschaftliche Tabelle der Germanischen Neuen Medizin®（ゲルマン新医学学術的要項一覧）」119, 132ページ参照

角膜の合理的生体特別プログラム

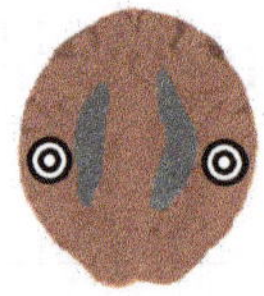

角膜が薄くなる（円錐角膜 ）、角膜炎、角膜混濁[1]

トラウマ	強度の視覚的別離のトラウマ。誰かを、または何かを視界から失った。
例	➡ひとり親の母親の息子が家を出た。 ➡大好きな先生が転勤でいなくなってしまった。. ✿ 男性が兄弟と大喧嘩をし、これで仲のいい関係はもう終わったと思った。（著者資料より）
組織	角膜-扁平上皮－外肺葉
トラウマ活性状態	角膜において細胞マイナス（潰瘍）。痛みはない。トラウマ活性状態が滞ると円錐角膜を起こすことがある：中心部膨隆、角膜が薄くなる。 ほとんどの場合両目に発症する。また近視の人がほとんどであるが、光の屈折が強すぎるためである
生物学的意味	視野から失ってしまった人を一時的に忘れさせられる。
回復段階	角膜炎、角膜混濁。組織の再生、痛み、腫れ、発赤。西洋医学：真菌性、細菌性、ウィルス性の角膜炎 回復が停滞する場合、老人環（角膜老人環、角膜リポイド環）、帯状角膜変性、鉄分蓄積(Hämatokornea)，銅蓄積（肝レンズ核変性症 、ウィルソン病）、結合組織による混濁（角膜パンヌス）
備考	母子関係に関する側であるか、パートナーとの関係に関する側であるか、局所的トラウマかを考慮。
質問	円錐角膜 の場合：診断を受けたのはいつ？（トラウマをはかなり前に受けているはずだ。そしていまだに活性状態である）　誰を自分の視野から失ってしまったか？（家族、パートナー、友達と別れる/離れる/死別する）　そのことが何故自分にとってそれほど打撃になったのか？（インプリンティング、子供の頃、出産、妊娠）この点で自分と似ているのは家族のだれか？（インプリンティングを探す。）　角膜炎の場合：眼の炎症が起こる少し前にどんな良いことがあったか？（例えば。ずっと会いたいと思っていた人に会った、良い知らせ、対話）　それまで誰と別れたことが辛かったか、それはいつからか？（回復にどれくらいの時間がかかるかを予測するため正確な日付を知る。）　自分にとってこれが初めての角膜炎化？（もしそうでないとすれば初めての時のトラウマも探し出す-継続的な解決のために重要）　別離のインプリンティング？（授乳期、出産時）　別離に関わるどんなインプリンティングが家族にあるか？
治療	角膜炎、角膜混濁の場合、トラウマはすでに解消されている。回復に付き添う。再発する場合はトラウマ、軌跡を見つけ出す。心構え「私は好きな人たちと繋がっている。見えない絆が私達を結んでいる。」「愛する人たちと心で繋がっている。傍にいても、いなくても。」 別れの儀式。リンパドレナージュ。 MMS、酵素剤。ヒルデガルド療法：春先のリンゴの葉っぱとオニックスワインの特別調合。オオバコ、コゴメグサのお茶を飲む、またお茶で洗眼。コロイダルシルバーを内服または眼に滴下。回復段階の症状が極端な場合は抗生物質。

外肺葉

−+

エジプト眼炎（トラコーマ）

上記と同じ合理的生体特別プログラム（上記参照）

西洋医学ではクラミジアによる感染症とされている。
結膜と角膜の慢性的炎症。発展途上国でよく見られる。

瘢痕が増えると失明することが良くある。（トラコーマ性パンヌスまたは 眼瞼内反症）

段階　　回復が滞っている、または幾度にも及ぶ再発の後の状態。

治療　　トラウマまたは軌跡を見つけ出し、可能であれば実際に解消し、滞っている回復を完了させる。生活環境を改善する（衛生面、きれいな水、など）。角膜炎の項参照。

1　ハマー博士著「Wissenschaftliche Tabelle der Germanischen Neuen Medizin®（ゲルマン新医学学術的要項一覧）」119, 132ページ参照

脈絡膜の合理的生体特別プログラム

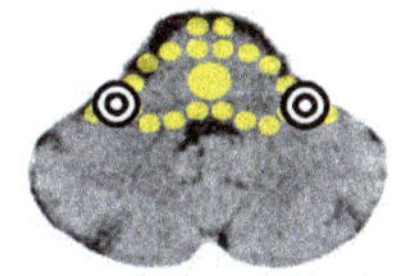

脈絡膜癌(「ぶどう膜黒色腫 」Enteroidea-Adeno-Ca), 脈絡膜炎症、虹彩または毛様体の炎症または腫瘍(虹彩炎、ぶどう膜炎)、瞳孔淵結節、コロボーマ、虹彩ほくろ、虹彩黒色腫、視神経鞘腫[1]

脈絡膜、虹彩、毛様体は内胚葉に由来する組織から成る。=個体発生論的に見て、眼の一番古い部分である。(いわゆる眼杯) 脈絡膜は腸粘膜組織なのである。虹彩筋肉(古い腸の筋肉)は様々な色の腸粘膜で覆われている(様々な眼の色)

内胚葉

+−

トラウマ	塊のトラウマ: 何か願っていたことを見ることができない(右目)。または厭な視覚的印象を消し去ることができない(左目)。簡単に言うと:見たいものが見れない(右目)。何か不愉快なものを見たくない、または何か危険なものを見逃してしまった(左目)。
例	❁ 化学工場で働いていた17歳の実習生が同僚のおやつを買いに行った。その間に工場は爆発してしまった。彼が帰ってくると、死体の部分がそこいらじゅうに散らばっていた。同僚二人は亡くなり、一人は重傷を負っていた。=この状況を見たくない、また無事の状態で同僚を見たいというトラウマ。五か月後、この事故のことを忘れられるようになった頃、両方の眼が炎症を起こし=回復段階が始まった。病院では両目の脈絡膜炎と診断された。コルチゾンで炎症はよくならなかったので、化学療法を施すということだった。そのころ彼の家族は　五つの生体自然法則に出会った。コルチゾンでを徐々に減らした。八か月の回復段階を経て、完全によくなった。(著者資料より) ❁ 6才の男の子が一人で部屋で遊んでいた時、プラスチックの箱を頭に被った。箱が脱げなくなってしまい、箱の中は真っ暗だったため、男の子は怖くなった。=光を見ることができなかった(右目)。男の子は叫んだけれど、子守をしていた少し難聴の祖母は隣の部屋でテレビを見ていて、男の子の声が聞こえなかった。回復段階に右眼に脈絡膜炎があると診断された。そしてそれが何度も繰り返し再発した。例えばセーターをかぶった時などにいつも恐怖を覚えた。Claudio Trupiano著「Danke Doktor Hamer」171ページ参照)
トラウマ活性状態	脈絡膜腫瘍ができる(腺癌)、虹彩腫瘍(西洋医学で虹彩母斑、虹彩黒色腫)、毛様体の腫瘍または「瞳孔淵結節」(類肉腫、原理的には小さな腸ポリープ)
生物学的意味	腸細胞が増えることで見たいものをよく受け入れ、見たくないものをよく排泄できるようになる。
回復段階	結核菌による腫瘍の乾酪壊死。このプロセスは脈絡膜結核、脈絡膜炎と呼ばれる。結核病巣=網膜の後ろの白い斑、そのうち消える。窪みが残ることもある。虹彩炎、毛様体炎、腫れ、痛み。
質問	症状はいつからか?　腫瘍と診断されたのはいつか?(増殖が始まったのはいつかを推測-おそらく数か月前にトラウマがあったはずだ>数か月前に戻ってみる)　その時自分が見ることができなくなった物は何か、または何を見ることができない状況になったか?　そのころ自分に人生で何が起こったか/何が変わったか?　そのことがなぜ自分にとってそれほど打撃だったのか?(先祖からのインプリンティングを見つけ出す。)
治療	脈絡膜腫瘍の場合:トラウマまたは軌跡を見つけ出し、まだ解消されていない場合は、可能であれば実際に解消する。西洋医学で一般に行われている方法は危険であり、それなりの効果はないと私は思う。心構え:「こうなったことには意味がある。-このことを通して学ぶことができる。」 脈絡膜炎の場合:トラウマが解消されたら、回復段階に付き添う。56ページの脳レベルでの回復段階の項参照。お茶、湿布:コゴメグサ、ディル、タチアオイ、スミレ。リンパドレナージュ。シュスラー塩3番。MMS。回復段階が重篤な場合はコルチゾン、抗生物質。

1　ハマー博士著「GNM® -12 + 1 Hirnnerventabelle der Neuen Medizin(12+1新医学脳神経要項一覧)、第1版、2004年7月/第2版、2009年、HN II 」1, 2段参照

硝子体の合理的生体特別プログラム

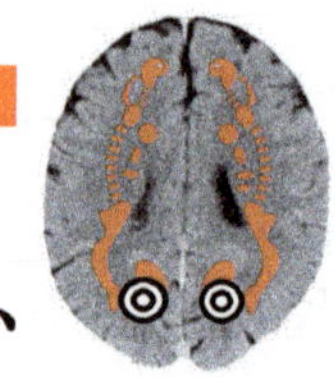

硝子体混濁、緑内障、眼球内圧力上昇（グラウコーマ）、硝子体剥離、硝子体出血、「飛蚊症」[1]

半卵円中心　中胚葉

−＋

上記疾病に関してハマー博士は西洋医学と全く違う見解を持つ。

西洋医学では緑内障とグラウコーマは異なる眼の、特に視神経の疾病であり、全ての場合ではないが時として眼圧上昇を伴う、としている。（閉鎖隅角、狭隅角、開放隅角－グラウコーマ、正常眼圧グラウコーマ）

ハマー博士は眼圧上昇は硝子体内の浮腫によるものと見る。五つの生体自然法則に基づいて、硝子体混濁（緑内障）はトラウマ活性期の症状であり、眼球内圧力上昇（グラウコーマ）は回復における硝子体浮腫によるものだと私達は見る。

トラウマ	悪者（泥棒、強姦者、教師、同級生、上司）に対する差し迫った恐怖。
例	❁ 男性患者は妻と離婚し子供の養育権は妻に与えられ、患者は決められた日にしか子供に合うことができなくなる。＝絶えず付きまとう恐怖のトラウマ－妻は子供を盗む泥棒であると患者は感じる。（著者資料より） ❁ 夕方家で突然の停電となり、五歳の男の子は差し迫った恐怖のトラウマを受け、両目の硝子体に影響を与えた。その後何年にもわたり明かりがついていないと泥棒や人殺しが来るという恐怖に襲われた。両目の視野狭窄と診断された。（＝トラウマ活性状態） そして回復に至ったのはそれから八年経ってからだった。暗い夜道を一人で自転車で母親の友達のところへ行った時のこと、暗い夜道を走るのも悪くはないと思えた。数日後、急性グラウコーマ（硝子体の浮腫）が発作した。三日後には峠を越えた。治療：ベラドンナC30,紅茶のティーバックで湿布。部屋を暗くする。（Antje Scherretの資料より） ❁ スーパーのレジで仕事をしていた女性が強盗に襲われた。＝悪人に対する絶えず付きまとう恐怖のトラウマ。その後すぐに彼女は視野が狭くなっていることに気づいた。＝トラウマ活性状態－目隠し現象（私自身の資料より）
眼圧測定	Odum博士は「薬物を使う前に、まず眼圧を何度も測った方がいい（場合によってはストレスの前と後、一日二回）。グラウコーマ発作で40以上の極端に高い数値を示す場合は別だが。」と語っている。角膜の厚さは眼圧の測定に影響を与えるので、はっきりしない場合は角膜の厚さも測った方がいい。
トラウマ活性状態	硝子体内での組織分解し、急速に混濁が起こる（緑内障）。視野狭窄、または視野欠損（視野暗点）生物学的意味混濁により「目隠し現象」が起こる。視野の両側、後方、上方が霧がかかったように見える。その結果、前方のみに集中できる。（ウサギが後ろも見ずにジグザグ走行をするように）
回復段階	硝子体の再生、浮腫による眼圧の上昇（グラウコーマ）。硝子体で絶えず水分が産生されるために眼圧が上がるが、これは回復期に眼球が縮むことなく、ぴんと張った状態になるようにという自然の計らいである。 硝子体のコラーゲンは濃縮化される＞飛んでいる蚊（飛蚊症）と呼ばれる症状、場合により硝子体剥離、硝子体出血。トラウマが繰り返すことによる硝子体混濁。
回復の山場	グラウコーマ発作：光に対する感受性が鈍る、瞳孔が広がる、涙、強い痛み、悪寒。
備考	何度も再発を繰り返した後に硝子体にコレステロールまたはリン酸カルシウム含有物が見つかることがある＞目がちかちかする（硝子体閃輝症 ） グラウコーマはほとんどの場合、腎臓集合管の合理的生体特別プログラムがBGMのように伴う。（＝症候群） 網膜の穴：この合理的生体特別プログラムの活性段階では硝子体が網膜を引くことにより網膜に穴が開くことがある。トラウマの側面：ある人に引かれる。
質問	眼球内圧が慢性的に高い場合：症状はいつからか？（その前にトラウマ）　何に対して自分は慢性的恐怖心を抱いているか？　休暇中は比較的良好か？（もしそうであるなら＞トラウマは日常生活にある）　日常生活でどんなことにストレスを感じているか？　私を心配させ/不安にさせるものは何か？　何を変えたいと思っているか？（トラウマを見つける手がかり）　どんなインプリンティングの為に自分は感じやすくなったのか（妊娠、子供の頃、先祖）　自分の自信度はどうか？

1　ハマー博士著「Wissenschaftliche Tabelle der Germanischen Neuen Medizin®（ゲルマン新医学学術的要項一覧）」142,146ページ、「 GNM® -12 + 1 Hirnnerventabelle der Neuen Medizin（12+1新医学脳神経要項一覧）、第1版、2004年7月／第2版、2009年、HN II 」3, 4段

半卵円中心　中胚葉

治療	硝子体混濁の場合：トラウマ、インプリンティング、信条を見つけ出し解消する。 回復期に眼圧が上がった場合：差し迫った恐怖のトラウマは解消された。回復に付き添う：サングラスをかける、頭を冷やす、部屋を暗くする、その他。58ページの脳レベルでの回復段階の項、参照。場合によっては避難のトラウマを解消する。(223ページ参照) 心構え「私は安心している。」「私は大切にされている。」 首、顔のリンパドレナージュ、針、つぼマッサージ。過酸化水素（(H_2O_2)。コゴメグサのお茶で洗眼、またお茶を飲む。コロイダルシルバーを内服または眼に滴下。リンパの流れをよくするために 酵素剤。場合により、西洋医学で用いられる薬品 (Prostaglandin-Analoga, Carbohydrasehemmer).

視神経の合理的生体特別プログラム

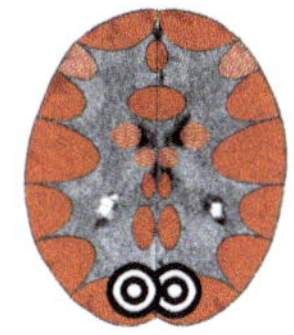

正常眼圧グラウコーマ、視神経の障害または梗塞

眼内圧力が高いことが視神経にとって問題となるのか、確かではない。実際、視神経が普通の眼内圧の場合に損傷を受ける頻度は眼内圧が高い場合と同じである。西洋医学では視神経血管の血栓が原因であるとしているが、私はそれは間違いだと思う。なぜなら血管は網状に広がっていて、どこかが詰まった場合には迂回するようになっているからである。

外肺葉

トラウマ	見た情報を受け入れたくない。イライラさせられる。自尊心、プライドに関わること＝最も強い眼のトラウマ
例	➡「無性にイラつく！」 ❁ 介護士の男性が労働不能となり、役所に届け出た。社会保険の件で、また職業紹介所との文書のやり取り、書類の処理で彼は極度に苛立った。彼は正常眼圧グラウコーマ、視神経障害と診断された。(Odum博士) ❁ 68才の患者の妻はパーキンソン病（神経疾患）にかかり、同時に同じ家に住む妻の母は認知症（神経疾患）で要介護となった。半年後、患者の右眼（パートナーとの関係に関する側）の視野が下半分損なわれた。診断：視神経梗塞による視神経障害。（著者資料より）
組織	視神経－外肺葉、視神経血液供給－半卵円中心-中胚葉。
トラウマ活性状態	細胞マイナス、視神経機能低下、おそらく血液供給の低下にも関係する＞視野障害、または視野欠損。慢性の場合：トラウマが繰り返す。
生物学的意味	苛立つ出来事を見えなくする。„「それを見るくらいなら半分盲目の方がいい。」
回復段階	トラウマの量に相応して再生される。ほとんどの場合、再生は不完全。
回復の山場	突然の視野欠損「視神経の卒中」。
質問	症状はいつからか？（トラウマは数週間前にあったはずであり、多かれ少なかれ今日まで続いている）自分をこれほどイライラさせる/負担に感じさせるのは一体何か？　同時にいくつもの「工事現場」を抱えているか？　どんなインプリンティングが自分をジレンマに追い込んだのか？（例えば、完璧主義、全てをすぐに片付けたい。いい加減さ）　先祖に自分と同じような経歴を辿った人がいたか？（インプリンティングを見つけ出す手がかり）　なぜ私はその先祖と同じことをしているのか？　どんな新しい考え方をすれば回復の効果があるか？　どんな内的、外的変化？
治療	トラウマ、インプリンティング、信条を見つけ出し解消する。89ページ、治療の項参照。心構え： 「私は神の力と平安な心と一つになる。そうすれば人生は楽になる！」

狭隅角グラウコーマ、開放隅角グラウコーマ

- 開放隅角グラウコーマ：第一の可能性として：硝子体における合理的生体特別プログラムの回復期＞眼圧上昇（92ページ参照）。第二の可能性として：細胞プラスまたは筋肉収縮によりシュレム管での排出に支障－原因不明
- 狭隅角グラウコーマ（狭くなるのは虹彩と角膜の間）＞排出に支障＞眼圧が上がる＞原因は活性期にある虹彩の合理的生体特別プログラム（91ページ参照）＞場を占拠、または腫れ＞虹彩角膜角が狭くなる。
- 眼内圧が高まるその他の原因：毛様体の合理的生体特別プログラムの：視覚的 塊のトラウマ＞活性期に細胞分裂＞房水がより多く産生される。生物学的意味：房水が増えることにより、よりよく見えるようになる（ Sabbah博士による）。例：ある男性が女性に求愛するが、女性は応じない。虫眼鏡効果を上げるために、彼の眼の房水の産生が増える。それにより彼女をより近くに見ることができる：グラウコーマと診断される。（Odum博士の資料より）

黄斑変性症

網膜の黄斑と呼ばれる部分には光受容体が非常に密に集まっている。視覚の最も敏感な部分である。普通に見るという機能の大部分は黄斑を通して処理されている。
黄斑変性はまさにこの部分が侵されるのである。焦点を合わせたところがはっきりと見えず、その周りが良く見える（中心暗点）。
その他の症状：光を過剰にまぶしく感じる。色、またコントラスト視角障害。

乾燥型黄斑変性症
検眼協検査でドルーゼが見える（壊死した感覚細胞）。特別な絶えず付きまとう恐怖のトラウマに関連するとOdum博士は見ている。将来に対するマイナス的な思い、自尊心の不足、罪悪感、羞恥心、恥辱である。多くの場合トラウマが繰り返す。＞原因を探し出す。

滲出型黄斑変性症
脈絡膜の合理的生体特別プログラム！
この場合、脈絡膜の血管が変性した網膜に入り込む。
Odum博士は滲出性黄斑変性症は視力存続のプログラムであるとしている。脈絡が細胞増殖することで壊死する網膜を助けるのである。また蛍光灯、省エネ電灯、テレビ、コンピュータの放射も黄斑変性症におそらく関与しているものと見られる。

- 不自然、不調和で青色を多く含むチラチラする光は持続的に眼に悪い影響を与える。水晶体と黄斑が最も負担を受ける。代替となる光：白熱電球、できるだけ自然の光。サングラスは本当に必要な時だけ使う（例えば高い山などで）。

黄斑変性症の治療
- トラウマ、軌跡を見つけ出し、実際に解消する。
- アルカリ性食品をとる。特に青野菜、ニンジン。ニンニクとレモンの飲用療法、ブルーベリー。
- ビタミン、ミネラル、微量元素（オーソモレキュラー療法 ）過酸化水素 (H_2O_2) 3%ig、内用。
- アミノ酸ルテイン、 ゼアキサンチン 、リコペン。
- 眼のトレーニング（（参考文献目録参照）、体操。
- 針、つぼマッサージ、リンパドレナージュ。
- 自然の硼砂、内用 (www.institut-ernaehrung-gesundheit.com).
- Tirala教授式呼吸療法
- 肝油
- コロイダルゴールド。

網膜の合理的生体特別プログラム

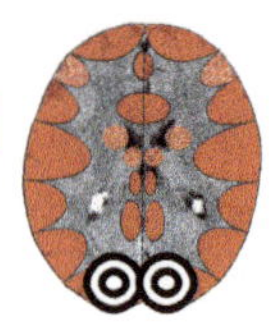

外肺葉
－＋

網膜の機能損失、網膜浮腫、網膜剥離[1]

トラウマ	危険に対する絶えず付きまとう恐怖（例えば試験、化学療法、手術、失業、事故）「ずっと怯えている。」 Odum博士によれば罪悪感、羞恥心のトラウマ、トラウマも該当。
例	❁ 患者は知人を信頼して大金を委ねた。突然、詐欺師にだまされたという恐怖感に襲われる。＝差し迫った 恐怖。（著者資料より） ❁ 建設会社の社長が税金に関係する理由で会社を意図的に倒産するようにした。しかし税

1 ハマー博士著「Wissenschaftliche Tabelle der Germanischen Neuen Medizin®（ゲルマン新医学学術的要項一覧）」141,146ページ参照

務署の役人が　調べに来た。彼は毎日、税務署の監査を恐れるようになった。＝絶えず付きまとう恐怖（著者資料より）

- 67歳の女性患者はかかりつけの医者に「貴方はかつて喫煙していましたね。呼吸困難が長引いているので、悪性腫瘍ができていないか調べる必要があります。」と言われ、絶えず付きまとう恐怖を抱くようになった。彼女は癌と診断されたものと受け取ったのである。その後、彼女がその不安から立ち直り、また自信が持てるようになると、回復が始まった。そして網膜剥離と診断された。（Johannes F. Mandt 著「was gesund macht 」67ページ参照）
- 会社での自分の地位は不安定なものであるということに気づいた。（著者資料より）
- 患者は自動車事故を起こし、免許証を失ってしまうのではないかと恐れていた。＝絶えず付きまとう恐怖のトラウマ（著者資料より）

トラウマ活性状態

網膜混濁、部分的に視野損失（視野暗点）、視力損害。誰かに監視されている、または追われているように感じる。口座やインターネットの安全対策などに過度に用心深くなる場合が多い。

生物学的意味

網膜機能が一時的に停止することで、恐れている物が見えなくなる。

回復段階

感覚細胞層と色素上皮の間に浮腫。色素上皮と脈絡膜の間に角膜剥離が生じることは稀である。 網膜分離症が生じることは更に稀である。ほとんどの場合、視野損失（視野暗点）、閃光。視覚の最も鋭敏な部分である網膜黄斑のところで網膜剥離が起こると視力が劇的に衰える。

再発することにより胼胝化する、つまり瘢痕結合組織ができる。ハマー博士は近視、または遠視をこの瘢痕結合組織をもって説明している。

備考

眼に閃光が見える場合はすぐに眼科に診てもらう。（閃光が見えたらすぐに眼科医に予約を取る！）水が溜まるために症状は更に悪化する。

右利きの人は網膜の左側半分で右側のパートナーを見、網膜の右半分で左側の母親、子供を見る。＞右利きの人の網膜左側半分に症状がある場合、パートナーに関するものであり、網膜右側半分である場合は母親、子供に関するものである。

西洋医学で言われているように、糖尿病は網膜疾患（糖尿病網膜症）を引き起こしやすくすると私は思う。（この点ではハマー博士と意見を異にする）
網膜色素変性症：網膜感覚細胞が周縁から機能しなくなり。視野が外側から徐々に狭くなる。

トラウマ：色素沈着が多くなることで、悲惨な出来事が見えなくなる＝滞っているトラウマ。硝子体における合理的生体特別プログラムの活性期に硝子体が縮み網膜が引っ張られると網膜剥離（浮腫を伴わない）が発症する場合もある。

質問

網膜浮腫が生じる前にどんなストレスがあったか？　どんな恐れを常に感じているか？（例えば姑、借金、税務署）　根底にどんなインプリンティングがあるか？（不安、過剰な几帳面さ）

治療

トラウマ、インプリンティング、信条を見つけ出し、まだ解消されていない場合は解消する。網膜浮腫はすぐにレーザー治療を施す必要はなく、浮腫が消えるまで待ってもよい。トラウマが完全に解消され、その状態が続けば、網膜の二つの層は自然に合わさる。

レーザー手術の後、瘢痕が残る。

網膜剥離に関しては西洋医学的な処置（レーザー）を施すべきだと私は思う。

首、顔リンパドレナージュ、針、つぼマッサージ、滋養豊富なアルカリ性食品、酵素剤、ニンニクとレモンの飲用療法。自然の硼砂内用、場合により外用も

再発する場合：心構え「私は安全だ。守られている」
過酸化水素（H_2O_2）3%ig 内用。バッチフラワー：アスペン、ミゾホウズキ、ベツレヘムの星。Tirala教授による呼吸療法。56ページ脳レベルでの回復段階の項参照。

外肺葉 −＋

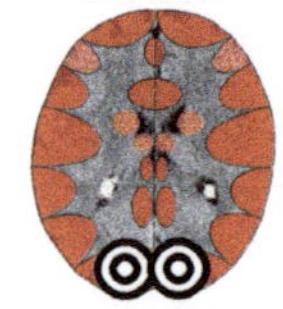

網膜の合理的生体特別プログラム

赤緑色盲(色覚異常)

これは遺伝病であるので先祖に焦点を当てる必要がある。赤緑色盲の人(男性の10%、女性では0,5%)は赤と緑を区別することが困難である。

外肺葉

−+

トラウマ　Frauenkron-Hoffmann女史によれば:何か緑のもの、または赤いものを見たくない。これらの色に関わる先祖のトラウマ。先祖がこれらの色を知覚する時に感じたストレス。

例　❁ 8才の男の子は赤、緑、紫を区別することができなかった。赤色に関して次のようなトラウマをその子が受け継いでいることをFrauenkron-Hoffmann女史は見つけ出した:その子の両親はその子の母親が30才の時に子供を 作る決心をした。しかし二年間に及んで妊娠には至らなかった。母親は生理が来るたびに赤い血を見てストレスを感じていた-もう時間がない。その子が見れなかった他の色に関しては先祖と関わりがあったのである。その子がそれらの関連性を知り、ストレスはもう去ったこと、実際その子自身には関係ないことであると理解するとすぐにすべての色が見えるようになった。(www.biologisches-dekodieren.de/new/index.php?article_id=14)

トラウマ活性期　特定の色を見分ける能力が制限される、ほとんどは生まれつき。問題が網膜(知覚)にあるのか視覚野(処理)にあるのかは私達にとっては重要な意味を持たない。

生物学的意味　色を見えなくすることでその色に関わるストレスから守る。

回復期　色を見る能力回復

備考　何故男性において赤緑色盲が20倍も多いのか Frauenkon-Hoffmann女史はこう説明している:私達の先祖の男性の多くは戦場で命を落とした(血-赤、原野-緑)

質問　どの色が見えないのか?　このような色弱は先祖にも見られたか?(トラウマを先祖に探すべきかどうかの手がかり)　先祖はその色に関わるどんなストレスを感じていたか?　当時、血に関わるストレスはあったか?　戦場(緑)で悲惨な死に方をした人はいるか?　これらの色から何を思い浮かべるか?　先祖のこれらの/この色に関わる事においてこの色はどんな意味を持っていたか。

治療　トラウマ、インプリンティング、信条を見つけ出し解消する。86ページも参照

色盲

色盲とは白と灰色は見えるが色が見えない人のことを言う。色盲も生まれつきの病気であるので、トラウマとそのインプリンティングを先祖に探す必要がある。

トラウマ　見つけられてしまうかもしれないので、光、日中の明るさは危険だ。比ゆ的意味で:知の光(知ってしまったこと)で心が痛い。地下にある死体(内輪の秘密)を見たくない-誠実な良心をもって判明させることには耐えられない。また:白か黒かを見る/判断することを拒む。人生がどんなに多様な色に富んだ側面を持つかと言うことを忘れてしまった。光に対して自分を閉ざしてしまった。s

例　➡兵隊は夜のみ進出できる。日が昇ると撃たれてしまう。
➡逃亡中の隠れ場は夜のみ安全だ。昼間は見つかってしまう。

生物学的意味　色が見えなくなることで安全に感じる。白と灰色の中にいる方が気持ちが楽だ。

トラウマ活性期　色を見分ける能力が制限される、ほとんどは生まれつき。.

回復期　完全に回復するということは難しいと思われる。色覚受容体が網膜にあり機能しているかどうかによる。

質問　このような色弱は先祖にもあったか?　先祖は日中の光でどんなストレスを感じていたか?　誰かが夜に守られなければならないことがあったか?　戦争、犯罪、または逃亡という劇的出来事があったか?　自分または先祖が恐ろしいものに抑圧されたことがあるか?(例えば殺人、近親相姦)　自分自身を光(神)から完全に閉ざし、暗闇の中に平安を求めた人はいなかったか?

治療　トラウマ、インプリンティング、信条を見つけ出し解消する。

近視

西洋医学では近視を二種類に区別している。

・軸性近視と呼ばれる近視では眼球が球形ではなく、球形が少し伸びている。そのため焦点が網膜ではなく、網膜の前になる。>遠くを見る時、はっきり見えない。>近視。（眼球が1mm伸びるとほぼ3 ディオプトリの近視になる。

・もう一つの近視は稀で、屈折性近視と呼ばれる。角膜と水晶体が光を屈折させすぎる。この場合も焦点は網膜の前に位置する。>近視。

近視においてあり得る三つの器官的変化について次に説明したい。その後、原因となるトラウマ、また例に関して述べる。

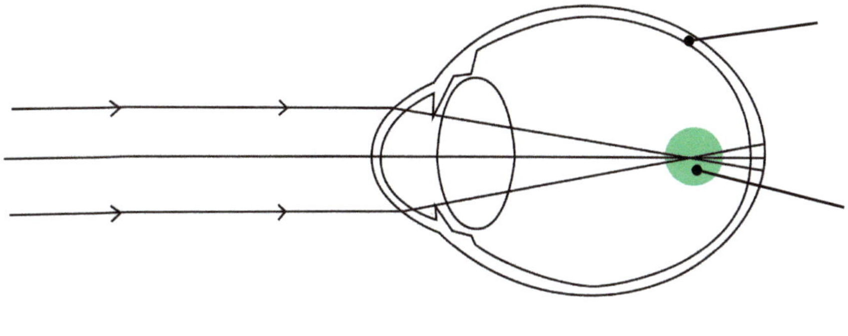

毛様体筋の合理的生体特別プログラム

ハマー病巣は大脳皮質中ほど運動野+中脳

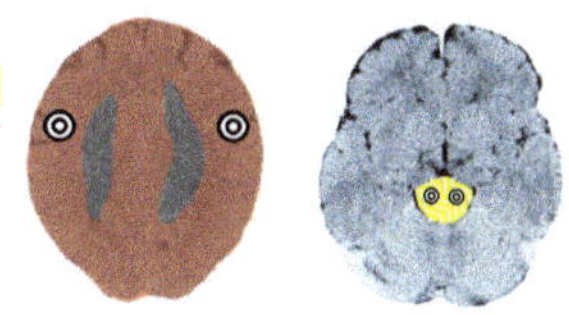

毛様体筋による近視

外胚葉 −＋

内胚葉 ＋−

毛様体筋は西洋医学では平滑な輪筋であるとされている。ハマー博士は毛様体筋は平滑筋と横紋筋を有すると見るが、私はその方が理にかなっているように思う。これら二つの見解に関してここで考察してみたい。毛様体筋は屈折性近視において重要な役割を果たしている。

副交感神経に支配される輪筋と小帯線維（支える機能）と水晶体の相互作用を理解することは容易ではない：緊張のない状態では水晶体は丸く厚い円盤型であり、小帯線維を介して毛様体筋と繋がっている。

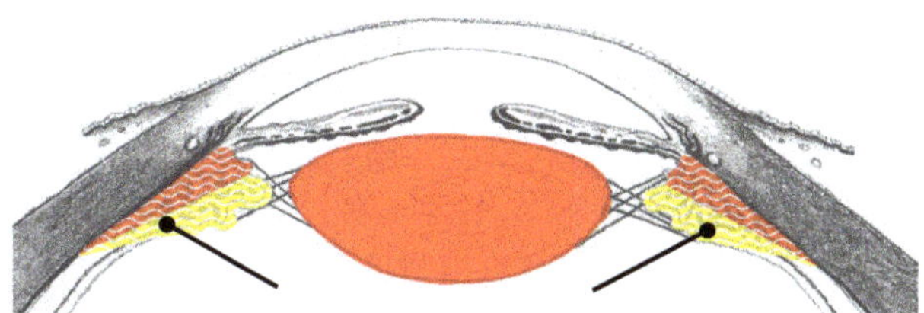

・毛様体筋が緊張すると毛様体の内径が小さくなる。>小帯線維が緩む。>水晶体が元々の形、丸く厚い円盤型になる。＝近くを見るように調整。

・毛様体筋が緩むと毛様体の内径が大きくなる。>小帯線維が緊張。>水晶体が引かれる。>そのため水晶体は平べったい円盤型になる。＝遠くを見るように調整。

つまり、毛様体筋の緊張は水晶体の緊張に反比例する。毛様体筋が緊張>水晶体は緩む。毛様体筋が緩む。>緊張した平べったい水晶体。毛様体筋に対して拮抗作用するのは水晶体自体の緊張である。

経過	平滑筋部分：活性期に筋肉の緊張を強める。>そのため近くが良く見える（＝生物学的意味）>トラウマが長期にわたり活性状態の場合、近視。 横紋筋部分：活性期に壊死または麻痺。回復期に再生>回復期の終わりまた回復が滞っている状態では毛様体筋はそれ以前よりも強くなる。>近視。 トラウマによらず毛様体筋、斜めの眼筋との関連で、特にトラウマを受けた場合でなくても近視になることはおそらくあり得る：長時間、近くを見ることに適応するために（学校、コンピュータ...）

外眼筋の合理的生体特別プログラム

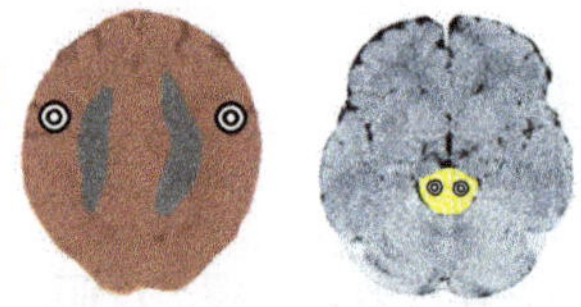

ハマー病巣は大脳皮質中ほど運動野+中脳

斜めの眼筋による近視

外肺葉 −+ 内胚葉 +−

眼の光屈折力適応、つまり焦点合わせにおける外眼筋の役割は西洋医学では過小評価されている。ここで取り上げているのは眼の遠近調整機能に関することである。

ニューヨークの眼科医で眼トレーニングの創始者Bates博士(1860−1931)は40年にわたって近視の原因を研究した。

彼の学生たちを観察し、視力は変化しやすいということに気づいた。水晶体を取り除いた患者でも、かなり良く焦点を合わせること(遠近調整)ができることに気づいたが、それは教科書に基づけばあり得ないことであった。

彼の信条:「遠近調整のプロセスにおいて水晶体は重要な要因ではない!」焦点を合わせる際に水晶体は眼筋上斜筋と下斜筋に支えられている。この二つの筋肉は眼球の周りに輪を成している。これらが同時に緊張すると眼球は押されて長くなる。>近くが良く見える。緊張が長く続くと近視になる!

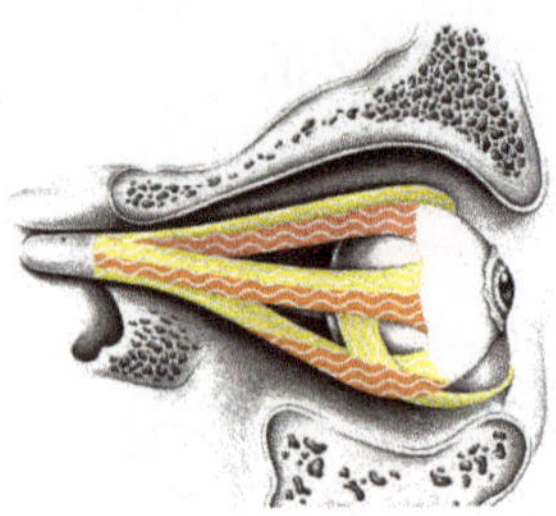

Bates博士と現代眼科医学の支持者は、ストレス下で絶えず近くを見ていると、上斜筋、下斜筋を継続的に緊張させるという前提に立っている。長い間近くを見ているという不自然な行為であっても、体はそれに適応しようとするのである(近視=適応プロセス)。

眼のトレーニングによりこの二つの筋肉の緊張がほぐされる。

文明の高い国ほど近視の人が多いという事実はBates博士の見解を裏付けるものである。日本では青少年の90%以上が近視であり、自然の中に住んでいる民族には近視は極めて少ない。

角膜の合理的生体特別プログラム

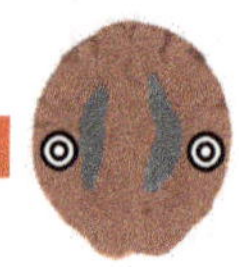

角膜が円錐形に薄くなることにより生じる近視(円錐角膜)

外肺葉 −+

角膜に関わるトラウマの活性状態が長く続くと角膜は徐々に薄くなる。そのため滑らかな曲線が損なわれ、外側に円錐形に突起する=円錐角膜。−多くの場合、乱視、近視を伴う。この種の近視は明確に診断することができる。メガネをかけても完全には補われない。強度の乱視では光が強く屈折する。>近視。

トラウマ	強度の視覚的別離のトラウマ。誰かを視野から失てしまった。
段階	活性状態のトラウマが滞っている。.

トラウマ	可能性その1:自分はそこに属さないと感じる。遠くにいる人を恋しく思う。その人を自分の小さな視角内に見たい。
生物学的意味	視覚的に固執。近視により小さな明るい安全な幻想の世界ができる!
トラウマ	可能性その2:怖いので、遠くの何かを、または誰かを見たくない。
生物学的意味	視覚的に隠す。無意識のうちに近くだけを見ようとすることで安心感を得る。「遠くのものを見なければ、怖くはない。」
人のタイプ	傾向として内気で、怖がりで、受け身的な人。
例	❁ 少年は三週間のキャンプの間、他の子供にいじめられ殴られた。この三週間の後、この少年は近視になった。視力検査の結果はマイナス1, 5ディオプトリだった。(Odum博士の資料より) ・子供は幼稚園に行かなければならなかった。幼稚園は楽しくなく、母親のもとに居たかった。(著者資料より)
質問	近視になったのはいつか?(トラウマはその前)　外の何が怖いか?　何故?　なぜ自分は逃げ道を探すのか?　先祖にも似たような傾向があったか?(インプリンティングを探す。

治療　トラウマまたは軌跡を見つけ出し、可能であれば実際に解消する。。
子供が幼いころに近くばかり見ることは避ける。勉強のプレッシャーを与えることも避ける。
携帯、ディスプレー、本を前にして座っているよりは、自然の中で過ごすようにする。
眼のトレーニング（参考文献目録参照）
バッチフラワー：アスペン、ミゾホウズキその他。コロイダルゴールド。
メガネは屈折異常を悪くするからと、1850年までは指示されなかった。屈折異常は完全に矯正せずに、改善の余地を残しておく方が良いと思う。

遠視

遠視者の場合、眼の屈折力に対して眼球が短すぎる>焦点が網膜ではなく網膜の後ろになる>近くがはっきり見えない、遠くが良く見える。

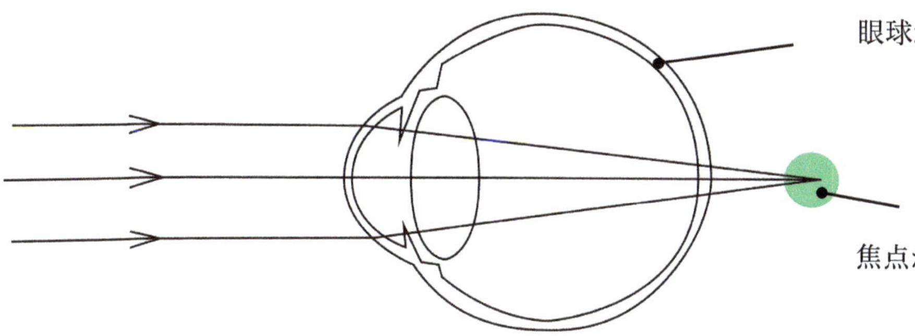

- 考え得る原因
- 遠視は老化現象か？45才以上の人に関しては老化現象と言える。しかし、若者にも遠視は見られるが、それは老化現象ではない。
  硬い水晶体核は年を取ると大きくなり、水晶体皮質に圧力を与える。水晶体全体が伸縮性を失っていく>伸縮性がなくなると焦点を合わせること（遠近調整）ができなくなる。
- 外眼筋のの合理的生体特別プログラム：眼筋の直筋が緊張すると眼球は短くなる＝遠くを見るように調節（87ページ参照）。トラウマを受けた場合、緊張が継続的になることがある＝遠視。
- 毛様体筋の合理的生体特別プログラム：トラウマにより毛様体筋が衰弱または麻痺>小帯線維が緊張>水晶体を引く>水晶体が平べったい円盤形になる>遠視。
- 硬結：眼球後部の硬結により、眼球が短くなり遠視になるとハマー博士は説いている。

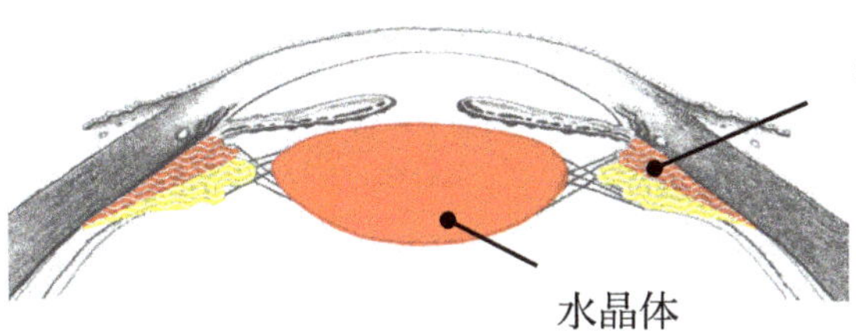

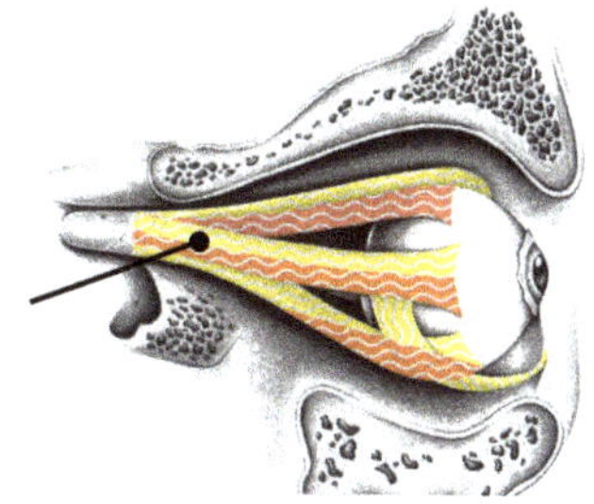

トラウマ　自分から遠く離れた誰か、または何かを見ることができない。視覚的に歩き回り探す。「危なくなるかもしれないから、外をしっかり見たい！」
例　❁ 小さな男の子が大好きなおもちゃをいつもそばに持っていたかった。それを親が突然に取り去ってしまった。短期間に7ディオプトリの遠視になった。男の子はおもちゃを探し続けた。（Odum博士の例）
SBS　眼筋の外直筋と／または毛様体筋。
生物学的意味　遠くの誰か、または何かをよりよく認識できるように、遠くが良く見える。
段階　トラウマが滞っている。

人のタイプ　傾向として外向的、活動的、強いタイプ。

質問　遠視になったのは明らかに45才前?(>トラウマの原因を探す。　自分にとって外の何が怖いのか?　自分は遠くに何を探しているのか?　根底にどんなインプリンティングがあるか?(両親、先祖)

治療　トラウマ、インプリンティング、信条を見つけ出し解消する。

眼のトレーニングにより遠視はかなり改善する、または安定する。専心し、一生懸命に継続することが必要(参考文献目録にある本参照)。心構え:「生きている限り私は好奇心旺盛で柔軟である!」「私は許す!」

加齢による遠視(老視)

西洋医学では老視は正常な老化現象であると見ているが、それは部分的になら正しいと私は思う。大たい45歳ぐらいから近くが見えにくくなるという人は多い。しかし高齢になってもメガネを必要としない人もいる。

考え得る原因

・水晶体の合理的生体特別プログラム:トラウマまたは加齢により水晶体の伸縮性が損なわれる>伸縮性がないと焦点を合わせること(遠近調節)ができなくなる>加齢による遠視(89ページ参照)

・毛様体筋の合理的生体特別プログラム:トラウマまたは加齢による毛様体筋の衰弱または麻痺>水晶体は丸く厚い元の円盤形を保たなくなる>(加齢による)遠視。

トラウマ　将来に対する恐れ。この先どうなるかわからない(中年の危機)。

例

- 健康でいられるだろうか?年を取ってから、自分で自分を養うことだ出来るだろうか?
- 両親はこの先どうなるのだろうか?子供はどうなるのだろうか?
- 職場は大丈夫だろうか?

SBS　水晶体と／または毛様体筋。

段階　トラウマが滞っている。

質問　自分は別離のトラウマに苦しんであるか?　将来のことでよく不安を抱くか?　自分の老後のこと?　職場?　子供、孫?　自分の人生における使命は何だと思うか?　私が心配していることを実際に変えることはできるか?　どうしてそのことで自分はそんなに悩むのか?　私は何を信じているか?　私は周囲と信頼関係にあるか?

治療　トラウマまたは軌跡を見つけ出し、可能であれば実際に解消する。

眼のトレーニングで老視はかなり改善される。自然の硼砂。

乱視

乱視においては焦点が網膜の前にある(近視)のでも後ろにある(遠視)のでもなく、焦点が二つまたはそれ以上ある。この現象は「焦点が合わない」と表現される。

最も多い乱視の原因は角膜の歪みであるが、稀に水晶体乱視、眼の背後(網膜)乱視もある。

考え得る原因

・角膜の合理的生体特別プログラム(90ページ、角膜が薄くなる…参照)

・外眼筋の合理的生体特別プログラム:それぞれの外眼筋の緊張度が違うため、眼球全体が締め付けられ、対称形でなくなる(斜視の項参照)。眼球が非対称形であることが角膜、網膜に影響を与える>乱視。

・硝子体の合理的生体特別プログラム:活性期に硝子体が網膜に引かれる>歪んで見え(92–93ページ参照)

トラウマ　内的に見ている自分自身の、または他の人の像、自分自身にまたは他の人に期待している像が現実と違う。両方を一致させることはできない。

例

- 子供が強い父親像を内的に抱いていた。しかしこの父親は透析治療を受けていた。母親がその子を一度病院に一緒に連れて行った。その子は病気で透析治療に依存する父親の姿を見た。(Odum博士の資料より)
- 患者が5歳の時に彼の父親はアルコール依存症になった。父親が友達と部屋で飲んでいた時のこと、彼は息子が体操が得意であるとひけらかした。「見てみろ。この子は酒のグラスの上で逆立ちができるんだ」と。息子はひどく恥ずかしく思ったが、その芸を見せないわけにはいかなくなった。しかも寝間着

	姿で。そこにある現実の父親の姿は息子が内的に抱いている父親像とは違っていた。(著者資料より)
SBS	角膜と／または外眼筋
生物学的意味	認識が歪む(はっきり見えない)ことで、厳しい現実から守られる。
段階	トラウマが滞っている。
質問	症状はいつから?(最初のトラウマはその前にあったはず。大抵の場合初めての症状が出てその後診断される。>いつ頃合理的生体特別プログラムが始まったか推測する。)　その頃どんな期待が現実と一致しなかったか?　トラウマはずっと続いているか?　再発するとすればどのようであり得るか?　私は何故高すぎる期待を抱いているのか?　どのようなインプリンティングが 私を今ある私と成さしめているのか?(妊娠、出産、両親)
治療	トラウマ、インプリンティング、信条を見つけ出し解消する。眼のトレーニングにより乱視はかなり改善される。

耳

外耳は耳介、耳垂、外耳道に区別される。鼓膜は外耳と中耳の境界をなしている。中耳にある鼓室は空気に満たされていて、ツチ骨とキヌタ骨とアブミ骨を有し、耳管を通して咽喉に通じている。卵円窓でアブミ骨が聞こえの刺激を内耳の聴覚器官である蝸牛に伝える。半規管は平衡感覚を司る器官である。

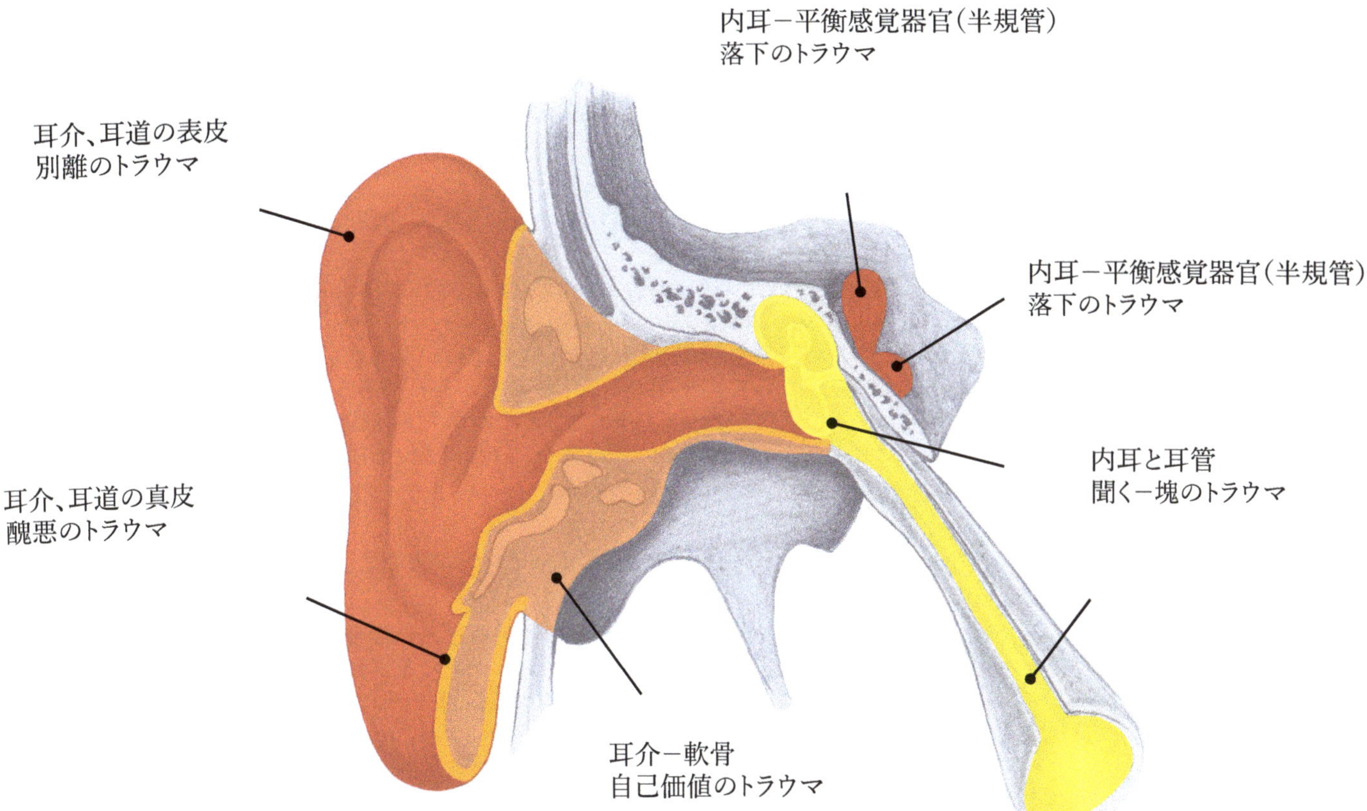

中耳の合理的生体特別プログラム

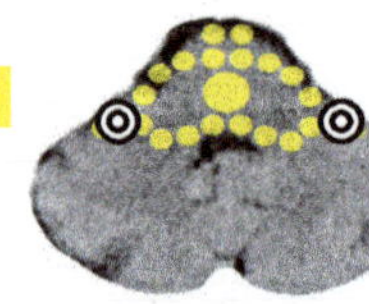

中耳炎、炎症性耳ポリープ[1]

内胚葉

+−

トラウマ	塊のトラウマ: 右耳:期待していた耳から入る情報を得られない。 左耳:良くない嫌な知らせを忘れることができない、または何か危険なことを知らされない。 簡単に言うと:期待していたことが聞けない、期待していないことを聞きたくない。情報を受け取れない、または忘れることができない。何かを聞き過ごした、または聞かせてもらえなかったために損害を受ける。
例	➡子供が欲しがっているおもちゃをもらえない。 ➡赤ん坊が母親の声を聴きたけれど、託児所では聞けない。 ❁ 36才の既婚女性には9歳の娘がいるが、その子の学校の成績が思わしくなかった。ある日、娘の先生が母親に「娘の成績は期待に程遠いものである」と話した＝聞く－塊のトラウマ －母親は実際に聞いたこととは別のこと、つまり娘の成績が良くなったということを聞きたかった。＞右側(受け入れる側)の中耳に影響。 トラウマ解消:彼女はたまたま親切な友人に会った。その友人にも三人の子供がいたが、学校で同じような問題があったと話した。そして楽しく、ためになる会話が盛り上がり、彼女は心から話すことができた。このすぐ後に彼女は中耳炎にかかった。(著者資料より) ❁ 女性が「ボーイフレンドが別の女性といちゃついていた」と友達から聞いた。＝望まれない聴覚からの情報を聞きたくない。回復期に中耳炎になる。－この場合左側の中耳に影響。
組織	中耳-粘膜－内胚葉
トラウマ活性状態	聴覚原始細胞の機能上昇。平たく増殖する吸収性質の腫瘍(粘膜厚化)、またはカリフラワーのような、増殖する分泌性質の腫瘍が増殖(耳ポリープ)。中耳が聴覚原始細胞 で徐々に満たされる。
生物学的意味	細胞が増えることで聞く－塊 をよりよく聞き取る、または放すことができる。
回復段階	機能正常化、厚くなった粘膜またはポリープが真菌、真菌細胞により結核性乾酪壊死し分解される。＝中耳炎。腫れ、痛み、場合により鼓膜が破れる、または外耳道に耳ポリープが膨隆、膿流出、熱、寝汗。
回復の山場	悪寒、激しい耳の痛み。
備考	中耳炎を繰り返す(トラウマを繰り返す)と耳小骨をも巻き込み、難聴になることもある。(石灰-結合組織-瘢痕組織)
質問	今回の中耳炎は初めてか?(もしそうでなければ初めての時の事情を明らかにし、次に今回の事情を明らかにする。もし初めてである場合＞その直前に聴覚のトラウマの治癒が始まったはずである。)どのような出来事が回復を引き起こしたか(例えば良い話し合い、良い知らせ、喧嘩が治まるなど-これらの治癒をもたらす出来事にトラウマの手がかりがある)　それ以前に私は何にストレスを感じていたか?　聞けなくなってしまったことは何か?/何を聞かせてもらえなくなったか?　どんなインプリンティングが原因となっているか?(両親、妊娠、子供の頃)
治療	トラウマが解消されたら、回復に付き添う。トラウマ、インプリンティング、信条を見つけ出し、まだ解消されていない場合は解消する。 心構え:「人生はリクエストコンサートではない。」「全てを手に入れることはできないし、全てを聞く必要もない。」 ヨモギ、カミツレの煎剤またはオリーブオイルを耳に垂らし入れ脱脂綿で耳を塞ぐ。モウズイカの花をオリーブオイルオリーブオイルに混ぜ4週間おいたものを耳に垂らし入れる。過酸化水素H_2O_2を耳に垂らし入れる。玉ねぎを小さく切り耳に当てる。キャベツをたたいて柔らかくし耳に当てる。コッテージチーズで湿布。酵素剤、MMS、リンパドレナージュ。コロイダルシルバー内用または外用。西洋医学で使われる抗生剤は例えば夜中に症状がひどい場合など、短期的には良いが、一度だけにした方が良い。中耳炎が慢性的である場合は抗生剤はあまり薦められない。(61ページ参照)

1　ハマー博士著「Wissenschaftliche Tabelle der Germanischen Neuen Medizin®(ゲルマン新医学学術的要項一覧)」18, 33ページ参照

内胚葉

耳管炎[2]

上記の合理的生体特別プログラムと相似(上記参照)

トラウマ活性期	粘膜が厚くなることにより耳管が徐々に閉塞(腺癌)。換気が不足することにより鼓膜が内側に引かれる>よく聞こえない。
生物学的意味	細胞が増えることでよりよく聞く-塊 を聞き取る、または放す。
回復段階	厚くなった粘膜が真菌、真菌細菌により結核性乾酪壊死。分泌物は咽喉または中耳に流れるが、これは中耳炎と間違えられることがある。腫れ、痛み、熱、寝汗。
治療	トラウマが解消されたら、回復に付き添う。再発を防ぐ。対処法は上記参照。

2　ハマー博士著「, Wissenschaftliche Tabelle der Germanischen Neuen Medizin®(ゲルマン新医学学術的要項一覧)」18, 33ページ参照

神経鞘の合理的生体特別プログラム

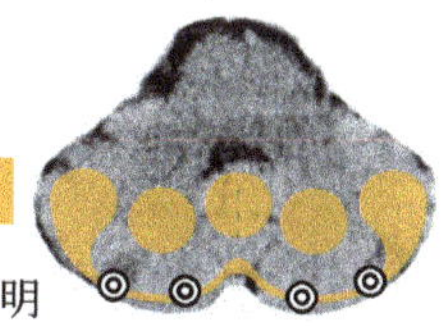

ハマー病巣小脳に-局部解剖学的にはまだ不明

小脳　中胚葉

平衡神経の腫瘍(前庭神経鞘腫、誤って「聴神経鞘腫」とも)

前庭神経鞘腫は脳幹に発生するためハマー博士は脳幹の腫瘍として分類している(小脳との境目にできる場合もである)。しかし私はこの合理的生体特別プログラムを旧中胚葉に分類する。その理由はこの腫瘍が組織学的に見てシュワン細胞(結合組織から成る神経鞘)から成っているからである-つまり神経鞘腫なのである。この腫瘍は平衡神経の小脳橋角と内耳道と内耳の間に増殖する。場の占拠により平衡神経の他に聴神経、顔面神経も圧迫されることがある。

トラウマ	おそらく均衡の苦痛トラウマ。心が痛み重圧となるようなネガティブな情報により人が均衡を失う。
例	❁ 右利き女性には成人した娘がいたが、この娘が訪ねてくるたびに母親に説教をした。母親がしたことは全て間違っていた、そうするべきではなかったと。=均衡の苦痛トラウマ。もうそんなことは聞きたくなかった。そのため彼女は完全にバランスを失ってしまった。自分の問題を娘が理解してくれることのみを願った。その数年のうちに左側の母子関係の側の耳に前庭神経鞘腫が発生した。=活性期。患者の症状:めまい、難聴。腫瘍は手術により切除された。(著者資料)
トラウマ活性期	錐体部の内耳道内における神経鞘に前庭神経鞘腫が増殖(内耳道)。そこから腫瘍が脳ー小脳橋角に一拡がることもある(外耳道)。トラウマが長く続けば続くほど腫瘍は大きくなる。しかし私の経験からすると増殖は極めて遅い(西洋医学では「良性」)。場の占拠による症状:片側、または両側の平衡障害、難聴。
生物学的意味	神経の絶縁体鞘が太くなることにより、我慢できない情報が遮断せれる。
回復期	炎症>症状の悪化。細菌により腫瘍が分解される。しかし回復するのは腫瘍がまだ小さい初期段階においてのみである。ある大きさ以上になると退縮することは現実的にはありえない。望ましいのは増殖が止まることである。
質問	診断はいつ?(活性期は数か月、数年に及ぶこともある)　長い間自分のバランスを失わせているものは何?　自分は何を無意識のうちに拒んでいるか?　自分が断ち切ることができないものは何?　これらの質問から何の成果も得られない場合:　すでに長い間にわたって自分にとって一番いやなことは何?　どんなインプリンティングと性格が原因か?(例えば、過敏、安定性欠如)　先祖のうちだれが似たような傾向を持っていたか?　何が自分をそのようにならしめたか?
治療	トラウマ、インプリンティング、信条を見つけ出しまだ活性状態であれば解消する。愛があるところを探せ。そこに答えがある。心構え:「自分の健康に良くないことを変えるのは自分自身の精神力である。」　もし腫瘍が増殖し続ける、または既に大きすぎる場合、手術は不可避である。

表皮の合理的生体特別プログラム

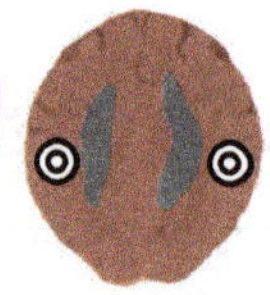

外肺葉

外耳または外耳道の炎症(外耳炎、外耳道炎)

トラウマ	何か特定のことを聞きたい、または何か望まないことを聞きたくない。または耳の肌の接触を欲する、または欲しない(=局部的トラウマ)。
例	❁ 男性患者は友人からの長電話でさんざん悪態をつかれた。=聞きたくないトラウマ。友人が一方的に話している間、彼はナッツを食べていた。それ以来彼はナッツのアレルギーになった。=軌跡一いつもナッツを食べるとその次の日に耳道に痒い湿疹が出る。(著者資料より) ➡ある男性は猫に耳を愛撫されるのが好きだったが、猫が死んでしまった。=耳の肌の接触を失ってしまった別離のトラウマ。
組織	外皮一外肺葉。
トラウマ活性期	外耳または耳道の扁平上皮において細胞分解。カサカサの乾いた、感覚麻痺した肌。敏感さ低下。痛みなし。
生物学的意味	敏感さが低下することで別離が忘れられやすくなる。また望まない接触が消される。
回復段階	外耳また耳道の炎症。扁平上皮の再生、過敏、湿疹(=耳一アトピー性皮膚炎)、かゆみを伴う耳道湿疹、下から新しい肌が押すため外皮が剝げ落ちる(落屑)、膿はない 。
備考	母子の関係に関する側かパートナーとの関係に関する側か、局部的トラウマ(例えば受話器の当たる部分)かを考慮する。
質問	炎症はいつ始まったか?(その前に聴覚のトラウマが解消されたはずである) 何を聞きたくなかったか?(非難、くどい話、批判) 何がストレスになっているか? それは誰か特定の人と関わっているか?
治療	トラウマが解消されたら、回復に付き添う。トラウマ、インプリンティング、信条を見つけ出し、まだ解消されていない場合は解消する。 心構え:「私は何も期待しない。」「私は今のままで幸せだ。」「生きることを肯定する!」 湿布、薬草に関しては中耳炎の項参照。センペルビウム、過酸化水素H_2O_2を耳道に垂らし入れる。剝げ落ちた肌が炎症を薦める原因となることがある。そのため耳道は、耳シャワー、耳かきできれいにしておく。または医師に洗浄してもらう。

耳介軟骨の合理的生体特別プログラム

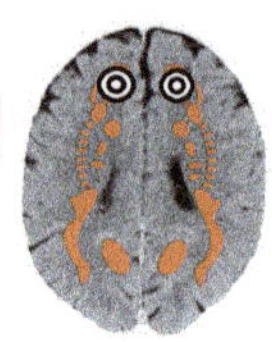

半卵円中心 中胚葉

耳介軟骨一炎症(耳介軟骨膜炎)、痛風

トラウマ	耳に関する、または音を聞き取ることに関する自己価値のトラウマ。
例	❁ 難聴の為に話し合いについていけない。
組織	耳介軟骨一半卵円中心一中胚葉
トラウマ活性期	細胞マイナス、痛みはない。
回復段階	軟骨の再生。腫れ、発赤、痛み。症候群の場合、耳介軟骨に痛風結節。
生物学的意味	音がよく聞き取られるように軟骨が強化される(骨と同様)
備考	母子の関係に関する側かパートナーとの関係に関する側か、局部的トラウマかを考慮する。
治療	耳のトラウマが解消されたら、回復に付き添う。繰り返す場合はトラウマ、軌跡を見つけ出す。トラウマ、インプリンティング、信条を見つけ出し、まだ解消されていない場合は解消する。リンパドレナージュ、コッテージチーズまたはキャベツの葉を当てる、冷湿布、冷潅水、乳香または没薬で湿らせる。

鼓膜張筋とアブミ骨筋の合理的生体特別プログラム:

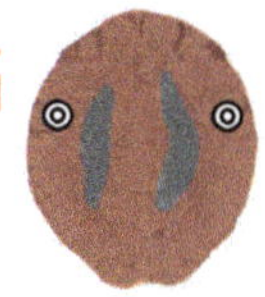

ハマー病巣は大脳皮
質中ほど顔運動野

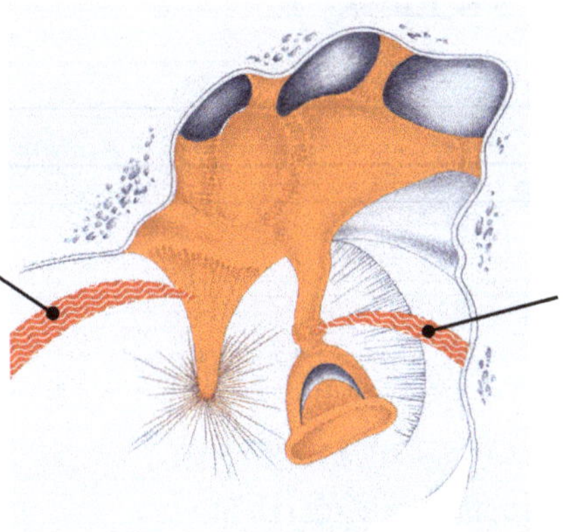

鼓膜張筋とアブミ骨筋による難聴

これら二つの筋肉は緊張することにより鼓膜の振動を少なくし、極度に大きな音から内耳を守る。爆竹や銃撃の音などは反応する時間が短いため、阻止されないこともある。>そのため爆発やそれに類似するものは内耳を損傷し難聴の原因となり得る。西洋医学ではこれらの筋肉は横紋筋であるとされている(例えば爆音を予期する場合などに鼓膜を随意に緊張させることはできる)。しかしたいていの場合、これら筋肉は不随意に働き、平滑筋であるかのようである。そして興味深いことに、トラウマを受けた場合にも、これらの筋肉は平滑筋であるかのような反応を示す。

トラウマ	騒音を緩和することができない。
例	❁ 30年前の大晦日に 67才の患者のすぐそばでかんしゃく玉が爆発した。= 騒音を緩和することができなかったトラウマ。四か月の間右耳が良く聞こえなた。 = トラウマ活性期において鼓膜張筋またはアブミ骨筋の緊張が高まる。その後また聴力は正常化=回復期。しかしその後、例えばトラックが通り過ぎる騒音や、コンサートの騒音などの強度の騒音を聞いた後に数分間難聴症状を起こした。=筋肉の緊張を伴う再発。聴力検査の結果は優良。(著者資料より) ➡ディスコで働いていて、継続的騒音に悩まされている。 ➡耳元でパートナーに喧しくずっと歌を歌われる。
組織	鼓膜張筋、アブミ骨筋。西洋医学では横紋筋—大脳皮質—外胚葉(神経分布)と半卵円中心ー中胚葉(栄養)。
トラウマ活性期	鼓膜張筋またはアブミ骨筋の緊張が高まる(筋緊張亢進)>難聴。トラウマ活性状態が滞ることにより、難聴が続く。>緊張状態が継続。(平滑筋のように働く?)
生物学的意味	騒音を緩和する。
回復期	聴力が正常に戻る。
備考	「平滑筋の動き」:ある横紋筋が不随意的に働くということもあり(例えば横隔膜、外眼筋)、トラウマを受けた場合に、平滑筋のように反応する場合もあるのでは?
治療	トラウマ、インプリンティング、信条を見つけ出し解消する。 心構え「騒音はもう気にならない。もっと悪い状況にもなり兼ねなかった!」「今は何でも聞ける準備ができている!」 バッチフラワー:ブナ、野生リンゴ。リンパドレナージュ、針、つぼマッサージ。

外
胚
葉
−+

真皮の合理的生体特別プログラム

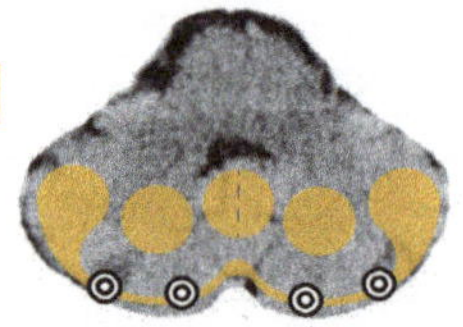

ハマー病巣小脳に-局部解剖学的にはまだ不明

耳道フルンケル(限局性外耳炎)

小脳　中胚葉

＝毛嚢炎または耳道真皮の炎症

トラウマ	耳または聞いたことに関して、汚いまたは醜いと感じる、醜悪のトラウマ。聞いたこと(悪態、侮辱)を通して、汚されたように感じる。
例	➡悪態をつかれた。 ❁男性患者は耳垢が極度に多く悩んでいた。彼の耳が臭いと、彼女に言われた＝醜悪のトラウマ(著者資料より)
組織	真皮ー小脳-中胚葉。
トラウマ活性期	ほとんどの場合、気づかないうちに真皮が厚くなる。
生物学的意味	真皮が厚くなることで、汚れ、醜さから守られる。
回復段階	炎症。結核性乾酪壊死により、悪臭を伴う腫瘍分解(膿)。
備考	耳が臭くなることにより悪循環を繰り返す危険性がある。 母子の関係に関する側かパートナーとの関係に関する側か、局部的トラウマかを考慮する。
治療	トラウマが解消されたら、回復に付き添う。トラウマ、インプリンティング、信条を見つけ出し、まだ解消されていない場合は解消する。再発しないように耳道を洗浄する、または耳かきできれいにする。過酸化水素H_2O_2外用。繰り返す場合は:心構え「私は水晶の壁で囲まれている。」「片方の耳から入ったことはもう片方の耳から出ていく。」 バッチフラワー:野生リンゴ、湿布、薬草に関しては中耳炎の項参照。

+−

内耳の合理的生体特別プログラム

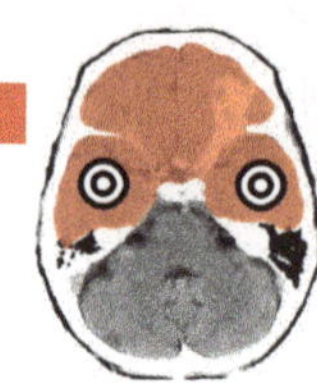

ハマー病巣は大脳皮質側部 聴覚野溝

内耳、耳鳴り症による難聴[1]

外胚葉

トラウマ	聞いたことを聞きたくなかった。聴覚のトラウマ。他の人が言うことを無意識のうちに聞きたくないと思うことが根底にある場合が多い。(その理由として:批判から自分を守る、自信の欠如、怠惰、高慢さ) 人の言うことに耳を傾けたくない。ことわざ:「耳が聞こえなければどんな説教も意味がない。 「送信」する立場にあり「受信」する立場ではない。そのため比較的男性に多い。」
例	➡「私はちゃんと聞こえない。(私が聞いていることが真実であるはずがない。)」 ➡「私が聞いたことが真実であってはならな。」 ➡「あいつが私の耳の中にいる。(あいつにうるさくせがまれている。)」 ❁ 年の割に若く見える50歳の右利き女性は五日前からパートナーとの関係に関わる側の耳に耳鳴りがして、めまいがする。トラウマを受けた経緯:彼女には精神的な問題のある53才の姉がいたが、四か月ほど精神病院に入院した後、状況は落ち着いているかに見えた。六日前に姉は一緒に朝食をしようと彼女を誘った。彼女は姉がまた調子が悪くなっていることにすぐに気付いた。姉は苦しかった過去のことを延々とほじくり返していたのである。＝聞くことのトラウマ—「そんなことはもう聞きたくない!」 更に、転落のトラウマ:「姉が精神的に安定することはもうない。」彼女は姉をその窮地から救ってやることはできないと悟った。治療:彼女は姉の運命を神の手に委ねることにした。(著者資料より) ❁41才の右利きの男性はホテルの管理職として良い職に就いていた。ある日彼の上司に話が

−+

1　ハマー博士著「Wissenschaftliche Tabelle der Germanischen Neuen Medizin®(ゲルマン新医学学術的要項一覧)」141,145ページ参照

あるからと呼ばれた。そして上司は、ホテルがすぐに閉鎖され売却されると彼に告げた。彼はこれでそのホテルの職を失ってしまうことは自明だった。＝聞くことのトラウマ－「今聞いたことが真実であるはずがない。」それ以来彼は両耳の耳鳴りに悩まされようになった。（著者資料より）

組織　内耳の蝸牛―外肺葉。

トラウマ活性期　内耳の機能低下＝難聴または／と、耳の中にブンブン、ザワザワ、シュウシュウ、ピーピー、リンリンというような音＝耳鳴りの為に聴力が妨げられる。

生物学的意味　内耳の機能が低下することにより、聞いたことが遮断される。耳鳴りは、また似たような状況が接近しつつあるという警報である。

回復期　耳が聞こえなくなる（下記参照）、その後聴力がゆっくりと正常に戻る。再発による、または回復が滞っている場合の難聴。耳が聞こえなくなった後に初めて耳鳴りに気づくことが時としてある：この場合活性状態のトラウマがあり、それが短い間、回復状態（耳が聞こえなくなる）になったのである。

備考　最もよくある難聴の合理的生体特別プログラムである。突発性難聴 の後に耳鳴りに気づくという場合が多い。この場合、慢性的聴覚のトラウマが前にあり、少し前に治癒（突発性難聴 ）が始まったのである。聞いた言葉、文章、歌が繰り返し頭に浮かぶという場合も同じパターによるものである（言葉の耳鳴り、音楽の耳鳴り＝耳から離れない音楽）「声が聞こえる」という場合、聞くことのコンステレーションがあるのが前提である。（311ページ参照）

質問　難聴の場合：いつからか？（トラウマはその前にあり、現時点まで続いているという場合が多い）
　具体的にどんなことをそれ以上聞くことができなくなったか、どんな状況が自分をイライラさせた/させるか？ 人の話を聞くことに抵抗があるか？　それが苦痛になるかもしれないからか？（批判、異議）　自分はいつも送信する立場か？　先祖も耳が良く聞こえなかったか？　その先祖に自分は似ているか？（家族のことを知る手がかり）　耳鳴りの場合：いつからか？　自分の耳鳴りの音はどんな音/どんな状況を思い出させるか？　どんな状況で耳鳴りは悪化するか？（トラウマの手がかり）　耳鳴りが良くなるのはいつか？（週末、休暇、朝または夕方、特定の人と一緒に居る時>トラウマ手がかり）

治療　トラウマ、インプリンティング、信条を見つけ出し解消する。

心構え：「私がそれを聞いたことで何かいいことをあったはずだ。
」「しかしもうそのことは忘れよう。切り離しの儀式：聞いたことのトラウマに「別れを告げる。」リンパドレナージュ、針、つぼマッサージ、過酸化水素（H_2O_2）3%内用。
Willfort:香をたく：ヒソップの煙を耳に入れる。スミレ。
西洋医学では耳鳴りの場合、血行を良くする薬（Rheologika – Pentoxifyllin, HES）が与えられる＝異論もありほとんどの場合効果はない。新医学の見地から見てもあまり意味はない。

聴力損失[2]

上記と同じ合理的生体特別プログラム（上記参照）

多くの場合、片耳だけ突然に聞こえなくなるが、程度は軽度の場合から完全に聞こえなくなる場合まであり、痛みはない。全ての音波領域が聞こえなくなる場合、または僅かな領域だけ聞こえなくなる場合がある。

回復期　内耳と大脳皮質視覚野に浮腫>短期の、または長期の聴力低下。症候群により症状悪化。（226ページ参照）

治療　質問は上記参照。トラウマ、インプリンティング、信条を見つけ出し解消する。

心構え「動揺する必要はない。症状は過ぎ去るものだ。」

塩基性の食物、リンパドレナージュ、過酸化水素（H_2O_2）3% 内用。

西洋医学では聴力損失の場合すぐに血行促進剤、血液希釈剤、点滴によるコルチゾンが与えられるが、その処置は新医学の観点から見ると短期的であれば意味があるといえる。私は個人的には56ページと228ページに記した方法のみを用いている。

2　ハマー博士著「Wissenschaftliche Tabelle der Germanischen Neuen Medizin®（ゲルマン新医学学術的要項一覧）」141,145ページ参照

迷路骨包の合理的生体特別プログラム

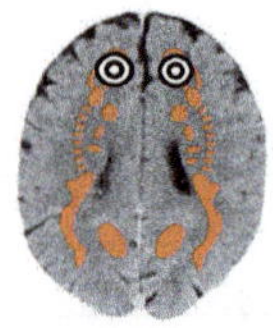

迷路骨包の硬化（耳硬化症）

半卵円中心　中胚葉

−＋

硬化は卵円窓、正円窓、蝸牛、三半規管に起こり得る。最も多いのは下のような病像である。
アブミ骨の足は可動であるが、硬化により徐々に固定される。＞内耳への音の伝達が減少＞難聴

トラウマ	耳が良く聞こえないという自己価値のトラウマ。
例	➡聴覚的トラウマの後の難聴。絶え間なく耳にピーピーという音がする。 ➡医師に患者が「耳がどうも正常ではないようだ。」と言われる。
組織	迷路骨包 – 骨、軟骨組織-半卵円中心-中胚葉。
トラウマ活性期	迷路骨の骨組織が分解（骨溶解症 ）。
回復期	再生（再石灰化）、痛み、耳硬化症、アブミ骨底の石灰化。トラウマが繰り返すことによる、また回復停滞状態での難聴。
生物学的意味	その後、さらに良く聞こえるようになるために強化される。
備考	中耳炎が繰り返すことにより硬化が起こることもある（上記参照）。母子の関係に関する側か、パートナーとの関係に関する側か、または局部的トラウマであるかを考慮する。
質問	症状はいつからか？（トラウマはおそらく数か月前にあった）　どんな重要な情報を人に伝えなかったか、または軽はずみに伝えてしまったか？　荒々しい/不愛想な言葉は苦手か？　家族のだれが自分と似たような傾向を持っているか？　似たような出来事が家族にあったか？
治療	トラウマ、インプリンティング、信条を見つけ出し解消する。心構え：「私は自分の耳に満足している。全てのことを聞かないほうが良さそうだ。」リンパドレナージュ、針、つぼマッサージ。自然の硼砂内用。ニンニクとレモンの汁を飲む。慢性状態ではわずかな回復しか期待できない（アブミ骨底が石灰化するため）＞場合によっては西洋医学による手術（インプラント-アブミ骨手術）。

聴覚障害（難聴）

考え得る原因

・麻薬または薬の中毒：抗生剤、利尿薬（ループ利尿薬）、鎮痛剤アセチルサリチル酸 （ASS）を多量に服用。精神科の薬、化学療法剤、抗マラリア剤、ヨード（例えば塩、歯磨き粉の添加物として）その他多くの要因が考えられる。
・蝸牛－聴覚のトラウマ：何かを聞きたくない。トラウマ活性期に内耳の機能低下により、または耳鳴りにより難聴。回復期に内耳の浮腫により難聴（聴力損失）
・中耳粘膜または耳管粘膜：聞く-塊のトラウマ。炎症の再発により難聴。中耳に瘢痕と石灰蓄積＞耳小骨の機能低下。
・中耳筋：自己価値のトラウマ、騒音を消すことができなかった。おそらくトラウマ活性期において難聴。
・迷路骨包：自己価値のトラウマ、よく聞けなかった。回復が滞っている場合、または合理的生体特別プログラムが完了した後で難聴。
・耳垢により外耳道が物理的に閉鎖（耳垢栓塞）。

これらの原因のうちどれが難聴の原因であるかを見極めることは難しい。

中耳の合理的生体特別プログラムがに関しては解明は簡単だ：この場合複数の中耳炎が発症しているはずである。

耳鳴りがある場合は一番目の原因のによるものであることみられる。

治療

・トラウマまたは軌跡を見つけ出し、可能であれば実際に解消する。
・ニンニク、レモン汁を飲む。マスタード粉を水で溶き、耳の後ろに塗る（血行を良くする）
・針またはつぼマッサージ、リンパドレナージュ。
・過酸化水素（H_2O_2）3%ig内用。自然の硼砂内用 （www.institut-ernaehrung-.com）.

メニエール病

西洋医学ではメニエール病の症状として次の三つを挙げている：発作的な回転性めまい、耳の聴力損失、耳鳴り。ここで西洋医学は異なる段階にある、少なくとも二つの合理的生体特別プログラムから一つの「病気」を作り上げている。

三半規管の合理的生体特別プログラム

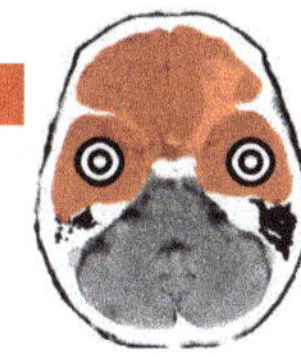

ハマー病巣は大脳皮質側部 聴覚野溝

転落のトラウマによるめまい（空間識失調）[1]

外肺葉

−＋

トラウマ	転落または平衡感覚のトラウマ 自分で転落した、または誰かが転落したと聞く。比ゆ的な意味でも：人生の支えを失う。足元の基盤を失う。宙づりになる。穴に落ちる。「椅子から投げ飛ばされた！」（とても驚いた）。「高い馬上から落ちた！」地位、名誉を失う）。更なる側面：めまい（Schwindel）という言葉と、騙す（schwindeln）という言葉は語幹が同じである。そのため、でたらめを言う、嘘をつく、言いつくろう、操る、歪曲する、不実である（能動的または受動的に）という意味にもとれる。
例	a40歳の女性患者は収入が少なくしかも不定期的だあったために、家賃をやっと払える状態だった。大変な経済危機が来るという講演を聞いた後、彼女は足元の床が落ちるような感覚を味わった（＝落下のトラウマ）。二週間にわたり彼女は激しい回転性めまいを覚え、歩くことも車を運転することもほとんどできなかった（＝トラウマ活性期）。彼女がまた父親の家に移り住むことに決めると、トラウマは解消された。その後すぐにめまいは治まった。（著者資料より）
組織	内耳－前庭器官－外肺葉
トラウマ活性期	めまい、場合により前方に転びやすくなる。私の経験からすると、めまいはトラウマが解消されてすぐに発症するのではなく、まず緊張がゆるんでから発症する場合が多い。
生物学的意味	めまいがするために患者は安全な場所に引きこもり、危険を避ける。＝また危険な目に合ったり、転倒することから守られる。
回復期	めまいがなくなる。
質問	1.薬の副作用では？（薬の服用を始めた時期と症状の始まった時期は一致していないか調べる）＞場合により薬をやめる。）2. めまいはいつから？（トラウマはその前）3. めまいが交感神経優位状態（ 転落のトラウマ活性状態）から来るものか、副交感神経優位状態（頭蓋内圧ー回復期の一般的症状）から来るものであるかをはっきりさせる。　頭痛はあるか？（副交感神経優位状態であることを示す）手は冷たいか/暖かいか？　よく眠れないか/よく眠れるか？　食欲は？　考えが頭をめぐるか？　もし交感神経優位状態である場合：考え得る時期に転落、事故はあったか？　副交感神経優位状態の場合：何がきっかけとなり治癒に至ったのか？　その前にどんなストレスを感じていたか？　先祖もめまいで苦しんでいたか？　もしそうである場合、性格的に似ているところはあるか？　自分は今後もこのような生き方を続けたいか、またはこのような生き方をやめるという自由を選択したいか？
治療	トラウマ、インプリンティング、信条を見つけ出し解消する。 危険なことはせず、安全なところで動く。心構え：自分の人生の安全性を考える。庭仕事など、土に触る仕事、手仕事、（裸足で）歩く、トレーニング、土に触れる儀式。ニンニクとレモンの汁を飲む。 バッチフラワー：クレマチス、アスペン、セラトー、ハニーサックル。お茶： セントジョンズワート 、ヤドリギ。

1　ハマー博士著「 Wissenschaftliche Tabelle der Germanischen Neuen Medizin®（ゲルマン新医学学術的要項一覧）」141,145ページ参照

めまいー他の原因

- 麻薬または薬の中毒:降圧剤（β遮断剤 その他）、鎮痛剤、抗癲癇薬、鎮静剤、抗うつ剤、抗痙攣薬、抗生剤、抗菌材、利尿薬、抗アレルギー剤、造影剤、その他＞毒物ストレス＞交感神経優位状態＞「薬物効果」＞その後、体が毒物を消去すると回復が始まる（副交感神経優位状態）＞めまい、頭痛。
- 頭蓋内圧 ＝大概の場合、回復の症状：眼、前庭器官（内耳）、筋肉、 関節受容器の相互作用が脳内で場が占拠される（頭蓋内圧）ために、妨げられる。＞めまい。
- 頸椎または頭蓋が回復期にある（場合によっては停滞している回復期）＞内耳まで至る場の占拠＞めまい（289ページ参照）」
- 高血圧63ページ参照
- 低血糖症218ページ以降参照
- 聴覚神経、平衡感覚神経に腫瘍＞めまい

脳下垂体

豆のような形をした脳下垂体は間脳の底部にあり、内肺葉に由来する脳下垂体前葉(脳内のホルモン分泌腺)と外肺葉に由来する脳下垂体後葉(間脳の一部)に区別される。脳下垂体前葉から分泌されるホルモンには間接的な働きをするものもある。つまり、他のホルモン分泌腺の働きを促すのである。:そのようなホルモンとして、卵胞刺激ホルモンと黄体形成ホルモンは生殖腺の卵胞、または精子の成熟を促し、副腎皮質刺激ホルモン(ACTH)は副腎皮質を刺激し、甲状腺刺激ホルモン(TSH)は甲状腺を刺激する。これらのホルモン機能のそれぞれに対してそれぞれのトラウマがあり、トラウマの内容はその的となる器官と関係があるはずである。残念ながら私は脳下垂体と言う器官に関してはほとんど経験がない。そのためこの章は保留としたい。現場での実践に基づく基礎がないからである。

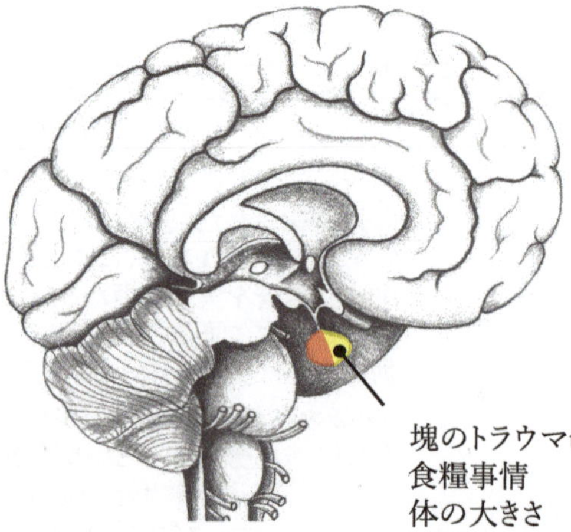

塊のトラウマt
食糧事情
体の大きさ
速度のための

脳下垂体前葉の合理的生体特別プログラム

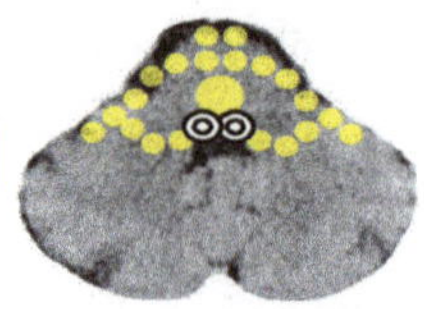

乳腺を刺激する脳下垂体前葉細胞の腫瘍(プロラクチン産生腺腫)[1]

内胚葉

+−

トラウマ	おそらく塊のトラウマ:立場的に上にいる人(年上の家族、両親、役所)により「子供、家族を養うことができない」という不安な気持ちにさせられる。
例	➡一家の長が家族をやっと養えるだけの収入を得ていたが、仕事を失ってしまうことになった。 ➡シングルマザーが子供たちをどう養っていけばいいのかわからない。
トラウマ活性期	最もよくある脳下垂淡腫瘍 乳腺刺激細胞増殖=カリフラワーのような分泌性質の下垂体腺腫増殖> プロラクチン分泌細胞からのホルモン(LTHまたはプロラクチン)の分泌増加。視神経に近いため、腫瘍が大きくなりすぎると、視野損失を起こすこともある。そのような場合には何らかの処置ををとる必要がある。 女性の場合:授乳中であれば母乳の分泌が増える。授乳していない場合、ミルクのようなもものが乳房から出ることもある(乳汁漏出)、リビドー減少、排卵また生理がとまる(無月経)。 男性の場合:リビドー減少、場合により性交不能、生殖不能。男性の場合:性欲減少、場合により性交不能、生殖不能。
生物学的意味	プロラクチンの分泌が増えることにより子供またはパートナーをよりよく養えるようになる。プロラクチン数値が高くなると哺育行為が促され、性欲が緩和され妊娠が抑えられる(妊娠、そしてさらに子供ができることは当該者には望まれていない。)
回復段階	真菌または真菌細菌がある場合:腫瘍が結核性壊死により分解される>プロラクチン産生が正常化>乳分泌が元に戻る。
質問	症状はいつから?(トラウマはそれ以前) 自分は扶養者としての役割を問題なく果しているか? それに関連して何が自分にストレスを感じさせているか? 先祖も似たような状況にあったか?(先祖の経験は自分のインプリンティング)
治療	トラウマまたは軌跡を見つけ出し、まだ解消されていなければ、実際に解消する。 心構え:家族を養うことは自分ひとりで背負っていることではないと思う。家族の幸せの為に配慮してくれる親戚、友人、社会福祉がある。みんなが食べるのに十分な食べ物はある。みんな十分に与えられている−それが一番大切なこと!」バッチフラワー:ニレ、赤いチェスナッツ、パイン、亜麻仁油(オメガ3脂肪酸)、コロイダルゴールド。 腫瘍が大きくなりすぎて問題を起こす場合(例えば視神経が圧迫される)は手術。

1 ハマー博士著「Wissenschaftliche Tabelle der Germanischen Neuen Medizin®(ゲルマン新医学学術的要項一覧)」17、34ページ参照

内胚葉

脳下垂体前葉の腫瘍(腺癌)、巨人症、先端巨大症(アクロメガリー)[2]

トラウマ	塊のトラウマ:小さすぎるために、何かをもらえない。小さすぎるというトラウマ。場合により:立場的に上の人(両親、権威者)から過小評価された-自分は取るに足らないものだと思う。
例	➡小さな子供が、母親がおいしいものをテーブルの上に置くのを見た。子供は小さすぎておいしいものを見ることができなかった。 ➡動物の赤ん坊が小さすぎて乳を十分飲めない。
トラウマ活性期	二番目に多い脳下垂体腫瘍。機能亢進、カリフラワーのような分泌性質の下垂体腺腫増殖>>成長ホルモン(ソマトトロピン)の分泌増加。成長期のトラウマ>成長が速くなる、または巨人症>成人期のトラウマ>手、足、下あご、あご、口、鼻、性器が大きくなる。=先端巨人症
+− 生物学的意味	成長ホルモンの産生が増加することにより体全体、または喉開口部が成長する。
回復期	機能正常化。真菌、真菌細胞がある場合、結核性壊死により腫瘍分解。成長ホルモンの分泌正常化。
治療	トラウマまた軌跡を見つけ出し、まだ解消されていなければ実際に解消する。腫瘍が大きな問題となる場合は手術。

成長ホルモン欠乏による小人症

上記と同じ合理的生体特別プログラム(上記参照)

段階	回復が滞っている:ホルモンを作る組織分解>成長ホルモン欠乏>成長障害、また小人症、筋肉形成不十分、脂肪組織過多
治療	夕食を抜く。スポーツ。十分な睡眠をとることは成長ホルモンの分泌を増やす。バスケットボール、バレーボール:これらのスポーツでは身長の高い人が有利である。>そのため背の低い人はそこでトラウマを覚え、成長ホルモン分泌を促進する>成長。卵など、たんぱく質の多い食物を採る。亜麻仁油。日光浴、ビタミンD3

副腎皮質刺激細胞腫(コルチコトロピノーマ)

トラウマ	おそらく塊のトラウマ。権威ある立場の人から自分の人生の方向性を変えるようにと迫られる/強制される。自分のいく道に願わぬ影響力が加わる。
トラウマ活性期	比較的稀な脳下垂体腫。副腎皮質刺激細胞が更に増殖> アドレノコルチコトロピン ホルモン(ACTH)の分泌増加>クッシング病(115ページ参照)
生物学的意味	コルチゾールまたアルドステロンの増加により活力が湧く。その活力により自分にとって正しい道を見つけ出す、または正しい道を更に進むことができるようになる。
回復期	ホルモン分泌の正常化。細菌がある場合腫瘍分解。
治療	トラウマ、インプリンティング、信条を見つけ出し解消する。腫瘍が大きすぎる場合は手術。

甲状腺刺激細胞腫(Thyreotropinom)

トラウマ	おそらく塊のトラウマ。外部から過度の速度を強制される。
トラウマ活性期	極めて稀な腫瘍。TSH細胞が更に増殖>甲状腺機能低下または亢進。
生物学的意味	サイロキシンの分泌が増えることにより人は迅速になる。
回復期	ホルモン分泌の正常化。細菌があれば腫瘍分解。
治療	トラウマ、インプリンティング、信条を見つけ出し解消する。腫瘍が大きすぎる場合は手術。

ホルモン中性の脳下垂体前葉腫

脳下垂体腫の30%はホルモンを産生しない(産生し続けない)。上記の合理的生体特別プログラムの一つが終了した。トラウマは解消され、ホルモン産生も減少した(正常化した)。

2 ハマー博士著「Wissenschaftliche Tabelle der Germanischen Neuen Medizin®(ゲルマン新医学学術的要項一覧)」17, 34ページ参照

小人症

栄養失調、栄養不足、ビタミン不足(ビタミンD)、栄養吸収障害(腸に関する項参照)、化学物中毒、照射による害などが原因ではない場合、次のような原因が考えられる。:

- 成長期における勢力範囲のトラウマー コンステレーション(大脳皮質):領域に関わる脳の右側と左側に活性状態のハマー病巣ができると同時に精神的変化が生じ、体の成熟が止まる、または遅れる。(発達遅延)
コンステレーションが始まるとその個体の発育が止まる。特徴:痩せていて、肩幅が狭く、筋肉が少ない。排卵また性的成熟が遅い。童顔。(ハマー博士の文献314ページ以降参照)
- 成長期における骨の合理的生体特別プログラム:長期にわたる、活性状態の、漠然とした自己価値のトラウマ—骨の新陳代謝と成長が、トラウマ活性状態が滞ることにより、抑えられる(284ページ以降参照)特徴:貧血、回復期における骨、関節の痛み。
- 陰嚢—成長期におけるトラウマの活性状態:トラウマ活性状態が滞ることにより、陰嚢組織壊死、テストステロン産生減少>意欲消失、筋肉、体の成長が送れる(252ページ以降参照)
- 脳下垂体−成長期における回復の停滞(上記参照)

視床

視床は鳩の卵ほどの大きさで対になっている。間脳の一部であり「意識への門」としての役割を果たしている。視床の核は感覚器官からの情報のうち私達に意識されるべきものを大脳皮質に送る。視床は情報を重要なもの/重要でないものに分けるフィルターの役割を果たしているのである。それが無ければ私達は感覚からの刺激に打ちのめされてしまうことだろう。視床に影響を与えるトラウマはまだはっきりわかっていないが、その機能から考えられるのは:重要なことと重要でないことを区別することができない。そのため自分自身が、または他の人が危険な立場に立たされる。また視床は運動の信号を処理するが、この機能に相応するトラウマがなんであるか、私にはまだ全く分かっていない。.

視床下部

視床下部は視床の下、視神経交叉部、第三脳室の部分に位置、漏斗を通じて脳下垂体腺につながっている。この小さな対を成さない器官は神経系とホルモン系をつなぐ最も重要な連結部である。ここでは種々のホルモン(例えば、バソプレッシン 、オキシトシン)を産生し、自律神経(血液循環、呼吸、体温、新陳代謝、性行動)の制御に深くかかわっている。

視床下部の合理的生体特別プログラム

外肺葉 −+

ホルモンと自律神経の乱れ、視床下部腫瘍

トラウマ	諦める、全てを放棄する。旧来の診断ショックによる死の恐怖のトラウマに付随。
例	❁ 病院で女性患者は乳房に大きなしこりがあることを見せられた。医師は彼女の余命は4か月であると断言した。女性は倒れてしまった。(著者資料)
トラウマ活性期	ホルモン、自律神経の多様な乱れ:不眠症、食欲不振、性的異常/障害その他。視床下部腫瘍は極めて稀である(フローリッヒ症候群)
生物学的意味	どうすることもできない状況は完全に新しく起動することによってのみ切り抜けることができる(コンピュータのリセットに似ている)。価値観をすべて停止させることで新たな根本的認識に至ることができる。
回復期	ホルモン数値/自律神経が徐々に正常化。脳膨張(場の占拠)
治療	トラウマ、インプリンティング、信条を見つけ出し解消する。心構え:「自分が今まで行ってきたこと、考えてきたことをすべて見つめなおしてみる。人生で真に大切なことは何か? 自分自身の姿勢を全く新しく正せば、生き続けることができるかもしれない。」

副腎

副腎(腎上体)は 対になっているホルモン腺であり、腎臓の上に位置する。すとれすとれスホルモンであるどぱみドパミン、ノルアドレナリン、アドレナリンは内肺葉由来の副腎髄質で産生されているとハマー博士はみているはみている。中胚葉由来の副腎皮質ではコレステロールを基体としてコルチゾールとアルドステロン(ストレスホルモン)と男性性ホルモンが産生される。

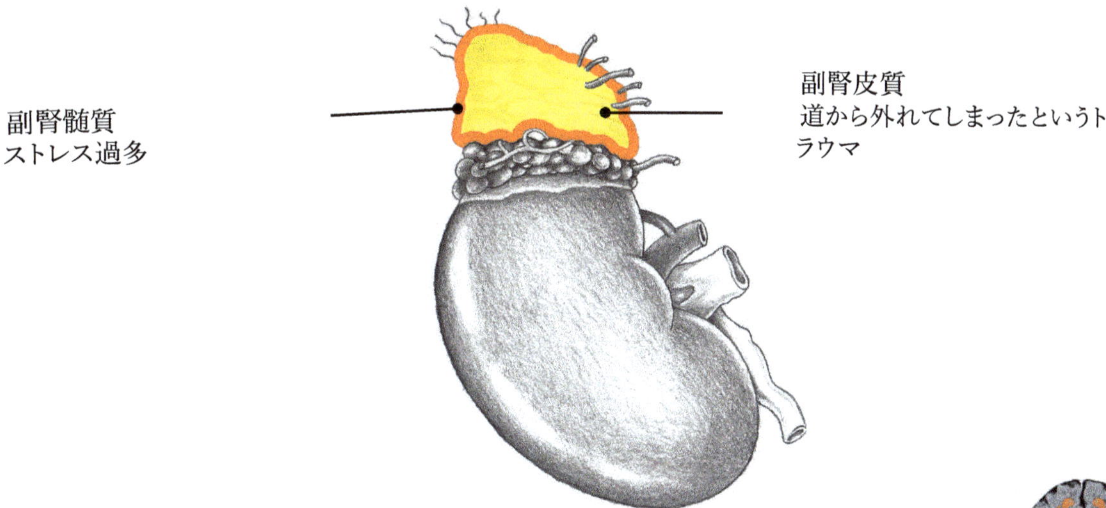

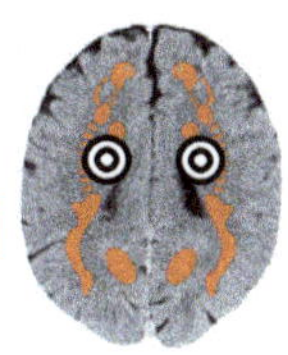

副腎皮質の合理的生体特別プログラム

半卵円中心 中胚葉

−+

慢性的疲労感 (CFS)副腎皮質の機能低下(ウォーターハウス・フリードリヒセン症候群、副腎皮質機能低下症 、アジソン病)[1]

トラウマ、トラウマ　道を踏み外してしまった、判断を誤ってしまった。判断を間違ってしまった。脱線してしまった。悪者の手中に落ちてしまった。

例

❁ 裕福な家庭で育った若い女性は結婚し、その後短期間に三人の子供を産み、深刻な試練に直面した。子供たちには手がかかるし、夫はあまり彼女の助けにはなってくれないと言う。そして夫婦であること自体に疑問を抱き始めるに至った。=パートナーとなる人を間違えたというトラウマ。病院で副腎機能低下と診断された=活性状態のトラウマ(著者資料より)

❁ ドイツ人男性がトルコ人の女性と結婚した。結婚式で彼はトルコのしきたりを目の当たりにした。−彼はそのしきたりには上手くついていけなかった。結婚して間違った道に踏み入ってしまったように感じた。(Rainer Körner氏著「 BioLogisches Heilwissen」257ページ参照、参考文献目録参照)

❁ 患者は最近までコンピュータの専門家として意欲的に働いていた。そして定年退職のショック:彼は家では全く必要とされていないように感じた。子供たちが電話をしてくると、いつも母親と話したいと言った。=脱線してしまったというトラウマ。(ハマー博士著「 Celler Dokumentation」61ページ参照

トラウマ活性期　組織分解(壊死)、コルチゾール分泌減少>「ストレスのある疲れ」

患者は脱線した線上で無理やりにブレーキをかけられる。急性副腎機能低下、西洋医学ではウォーターハウス・フリードリヒセン症候群と呼ばれる。慢性の副腎機能低下=トラウマ活性状態が停滞>アジソン病>衰弱、疲れ、食欲不振、吐き気、嘔吐、体重減少、低血圧、低血糖、肌が茶色っぽくなる。全ての合理的生体特別プログラムの回復期ではコルチゾール数値が一時的に下がる。診断上の助言:この合理的生体プログラムが活性状態の場合、コーヒーは逆の効果をもたらす:交

1　ハマー博士著「 Wissenschaftliche Tabelle der Germanischen Neuen Medizin®(ゲルマン新医学学術的要項一覧)」67、78ページ参照

	感神経優位を促すコーヒーが更に交感神経優位状態を強めるため、もっと疲れを感じるようになる。
回復期	組織の再生、コルチゾールまたアルドステロンの産生増加。
生物学的意味	コルチゾールまたアルドステロン値が上がるということはエネルギーの追加を意味する。>副交感神経優位状態ではあるが、効率よく仕事ができる。それによりまた正しい路線に戻り、遅れを取り戻すためである。
質問	疲労感はいつから?(その前にトラウマ)　そのころ自分の生活に変化はあったか?(パートナー、住まい、職場が変わった)　あるいはその頃内的な決断をし、そのため良くない方向に行ってしまったということはなかったか?　それ以来自分は何に不満を抱いているか?　そのような決断は今日であればしないか?　疲れを感じるのは普段の生活でか、それとも休暇中か?(トラウマの手がかり)　疲労感は特定の人と関わっているか?　その決断を自分自身でしたか?　自分で決断したことを認めるか?　もしそうでなかったとしたら何故自分はその決断を受け入れたのか?　家族内で似たようなことはあるか?　自分は先祖からの何かを受け継いでいるか?　もしそうであるならそのことを過去のものとしてしまうことはできるか?
治療	トラウマ、インプリンティング、信条を見つけ出し解消する。 心構え:「ここでひとたび立ち止まり、新しい方向性を決める。そうすればまた旅を続けられる。」 西洋医学で行われるコルチゾールまたフルドロコルチゾール(アルドステロン)によるホルモン補充療法は、ホルモン値が良くならず、症状が悪くどうしても必要な(トラウマ活性状態が停滞し、解消されない)場合には施す。グレープフルーツジュース。

−+

コルチゾールに関わる副腎皮質機能亢進(高コルチゾール症—クッシング病)またはアルドステロンに関わる副腎皮質機能亢進(高アルドステロン症－コン症候群)

上記と同じ合理的生体特別プログラム(上記参照)

コルチゾール数値が高い状態が長く続くということは、長期にわたるコルチゾール治療を受けているのと同じである。－高血圧、丸く顔がむくむ、猪首、腹部肥満、高血糖値、筋委縮。=クッシング症候群、クッシング病

アルドステロン数値が高い状態が長く続くと:高血圧、カリウム値が下がる(低カリウム血症)、そのため筋肉が弱まり、場合によっては不整脈、絶えず喉が渇く、特に夜間頻繁に尿意を催す。=コン症候群

回復期	組織再生。コルチゾールまたアルドステロンの産生増加。回復が滞る場合=クッシング病(コルチゾール過剰)、コン症候群(アルドステロン過剰)
備考	全ての合理的生体特別プログラムにおける活性期にはコルチゾール値が一時的に上がる。おそらくクッシング症候群(水が溜まる)でも活性状態の腎集合管が関係しているとものと思われる。
治療	質問上記参照。トラウマ、インプリンティング、信条を見つけ出し解消する。心構え:「私はまた正しい進路を歩いている。急ぐ必要はない。」「神様が私が行くべき道を導いてくださる。」「全てはまたうまくいく。」 バッチフラワー:シデ、オーク。症状により、どうしてもという場合は手術。

副腎皮質の腫瘍

上記と同じ合理的生体特別プログラム(113−114ページ参照)

段階	回復段階－組織の再生。副腎嚢胞ができ、初期には水分で満たされ、拳ほどの大きさになることもある。>機能的組織の増殖=西洋医学で言われる副腎皮質腺腫または副腎皮質癌腫、数キロの重さにまでなる。>コルチゾールまたアルドステロンの産生が増える=副腎皮質機能亢進。場合によりトラウマが繰り返す。場合によりトラウマの再発。
治療	トラウマ、インプリンティング、信条を見つけ出し、まだ解消されていない場合は解消する。腫瘍が大きすぎて問題となる場合は手術。

副腎髄質の合理的生体特別プログラム

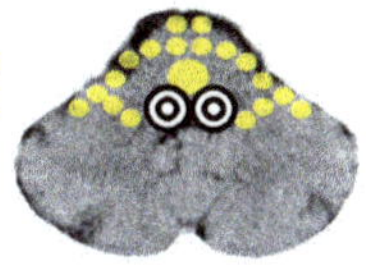

副腎髄質の腫瘍(褐色細胞腫、神経芽細胞腫)[1]

トラウマ	ストレス過剰による極度の緊張。時間的に、仕事、学業において、またはそれに類似することを成し 遂げられない。「間に合いそうもない」
例	➡やることが山積みだ。何から手を付けたらいいのか分からない。 ➡会社員が職場でこき使われていた。やることが多すぎて、しかも早く仕上げなければならないという時間的プレッシャーもある。 ➡大きな交通事故を起こしてしまった。
組織	副腎髄質－内胚葉
トラウマ活性状態	機能亢進、分泌性質の腺癌増殖(＝褐色細胞腫、神経芽細胞腫)＞ドパミン、ノルアドレナリン、またアドレナリンの産生増加＝副腎髄質機能亢進 症状：発作的高血圧、動機、血糖値上昇、発汗、震え
備考	全ての合理的生体特別プログラムにおいて、活性期にはアドレナリン値も一時的に上がる。
生物学的意味	極度のストレスをよりよく克服できる。素晴らしい功績をもたらすことができる。
回復期	機能正常化、真菌、真菌細菌により腫瘍分解。組織の空洞が残ることもある。 回復が停滞：副腎髄質の機能低下。 全ての合理的生体特別プログラムの回復期にはアドレナリン値も下がる。
質問	症状はいつからか？(その時期にトラウマがあったか探す) トラウマが活性状態を示す症候があるか：睡眠、食欲、手が冷たい、夢、生きる喜び、その他。その当時何に自分はストレスを感じていたか(おそらく今日まで)？ (新しい職場、要求の多い上司、パートナーとのストレス)。 生活で何が変わったか？(仕事が増えた、不平を抱くパートナー) なぜ自分はその様なことにうまく対処できないのか？ 自分はそのことについて当事者と話したか？ 楽になるために自分の内的な何が変わらなければならないか？
治療	トラウマ、インプリンティング、信条を見つけ出し、まだ解消されていない場合は解消する。 心構え：「何事があっても、私は平穏である。」「そんなことで怒るものか。」「天の川セラピー」 バッチフラワー：オリーブ、スイートチェスナッツ。 腫瘍が大きすぎて周囲に問題を起こす場合は手術。

内胚葉

＋－

1 ハマー博士著「Wissenschaftliche Tabelle der Germanischen Neuen Medizin®(ゲルマン新医学学術的要項一覧)」17, 27ページ参照

甲状腺と副甲状腺

甲状腺は蝶のような形をしていて喉頭の下、気管の前に位置する。内肺葉に由来する甲状腺基礎組織の主な役割はサイロキシン(T3,T4)の産生とヨードの保存である。また甲状腺は、カルシウム値を下げるホルモン、カルシトニンを産生する。
カルシトニンはカルシウム値を上げる副甲状腺ホルモン、パラトルモンと相互作用をする。
個体発生論的に見ると、内胚葉に由来する甲状腺と副甲状腺はホルモンを腸に送っていたが、今日では直接血液中に送っている。外胚葉に由来する甲状腺排出管はかつてサイロキシンを腸に送っていた。甲状腺排出管は胆管のようなものと想像できる。胆管は肝臓からの胆汁を腸に送るのである。私の知る限りでは今日、甲状腺排出管は役目を持たないが、まだ存在する。
ハマー博士は甲状腺排出管は無力状態のトラウマに反応するということを発見した。

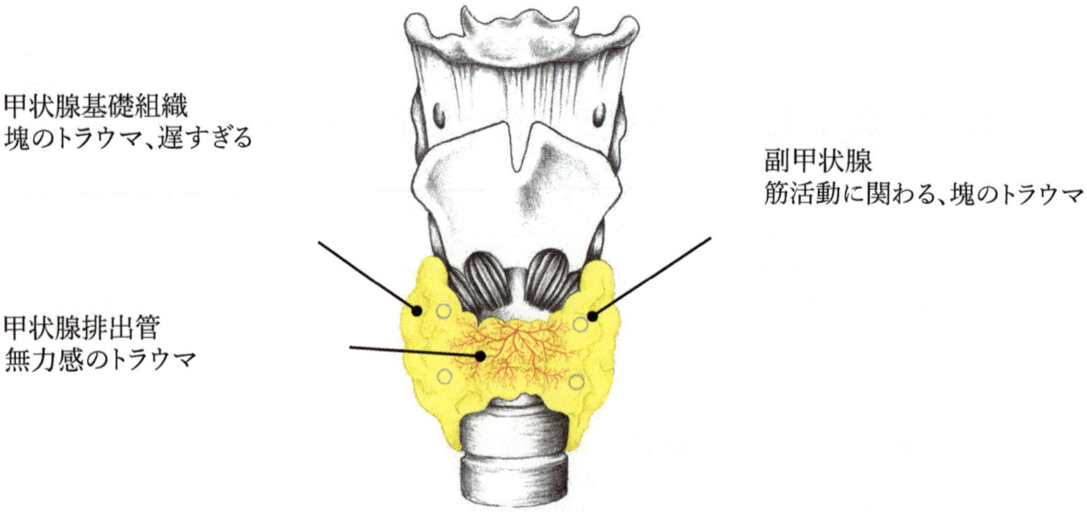

甲状腺基礎組織の合理的生体特別プログラム

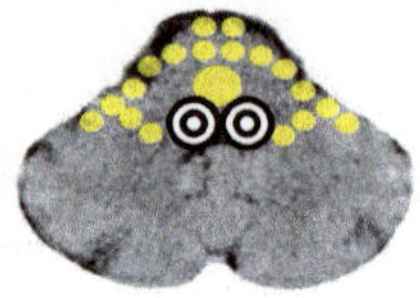

内胚葉

甲状腺拡大、甲状腺腫瘍（腺癌、自律性腺腫、中毒性結節）[1]

トラウマ

塊のトラウマ。

右側甲状腺小葉 ：遅すぎて、何か良いものをもらえない。

左側甲状腺小葉 ：遅すぎて、何か悪いものを無くすることができなかった。

簡単に言うと：遅すぎるというトラウマ。早くしなければというプレッシャーを感じる。 或は圧力を受ける。やることが多すぎ、時間が少なすぎる。

例

❁ 定年退職した女性が家事手伝いとして、家族の一員のようにある家庭で働いていた。ある日突然、次のように言われて、解雇されることになった。「あなたは仕事が遅すぎる！」＞彼女は遅すぎるために、食物－仕事－塊 を保持することができなかった。活性期に甲状腺腫瘍ができる。腫瘍は西洋医学による手術で切除された。（著者資料より）

❁ 年配の会社員が社内で若い同僚と足並みをそろえることができないと感じていた。彼の古いやり方では仕事の納期も守れなかった。会社側としては彼の代わりに若い活動的な人を使いたかった。そして彼を退職させることにした。数日後、彼は甲状腺腫瘍と診断された。＞仕事が遅すぎたために食物－職場－塊を保持できなかった。甲状腺腫瘍は切除された。（著者資料より）

❁ ある人が売り家を見学し、買いたいと思っていた。＞クレジットの件で銀行と交渉しなければならなかったが、そうこうしているうちに別の人がその家を現金払いで買ってしまった。＞遅すぎたために、食物－家－塊を手に入れることができなかった。（右側甲状腺小葉）

・ある人が株を売るのを長く待ちすぎ、財産の半分を失ってしまった。 ＞ 株－糞－塊を 売るのが遅すぎた。（左側小葉）

組織

甲状腺基礎組織 –内胚葉。

トラウマ活性状態

機能亢進、小さなカリフラワーのような分泌性質の腺腫ができる。＝硬い甲状腺腫＞サイロキシン産生増加＞血液中のT3とT4数値上昇＞新陳代謝が早まる、精神的不安、場合により首にこぶ、咳を伴わない呼吸困難または場の占拠による声枯れ。場合によりトラウマが繰り返す。

生物学的意味

サイロキシン産生が増えることにより、個体の動作が速くなる。

回復期

更に高いサイロキシン値を伴う甲状腺の炎症（結核性乾酪壊死による腫瘍分解）。その後機能正常化＝サイロキシン値正常化。真菌または真菌細菌がない場合は＞腫瘍が被膜に包まれる－この場合、サイロキシ

1　ハマー博士著「 Wissenschaftliche Tabelle der Germanischen Neuen Medizin®（ゲルマン新医学学術的要項一覧）」20, 30ページ参照

ン値は高い状態を保つ。111ページ

質問　結節ができたのはいつか?(トラウマはその数週間/数か月前にあった)　自分は遅すぎると感じた/感じているか?　圧力を感じているか?　すべてがいつも同時に起こらなければならないのか?　家族に甲状腺腫の人はいるか?(家族に関する手がかり)　自分のトラウマに関わるどんなインプリンティングが自分にあるか?(両親、先祖、子供の頃)　自分はどのような新たな内的構築を心がけたいか?　外的には何を変えられるか?

治療　トラウマまたは軌跡を見つけ出し、まだ解消されていなければ、実際に解消する。

心構え:「私は十分に早い。自分の機敏さには満足している。早さを決めるのは自分であって、他の誰でもない。」「急がば廻れ!」

バッチフラワー:インパチエンス、クマツヅラ。ヒルデガード療法:ラベージの特別調合。腫瘍が大きすぎて問題となる場合は手術。人間の社会では外見も重要である。>見えるところにある結節はトラウマの原因となる可能性が大きい。そのため手術は遅くするより早い時期にした方がいい。

内胚葉

+−

甲状腺機能亢進症(バセドー病)

上記と同じ合理的生体特別プログラム(上記参照)

段階　トラウマ活性期、多くの場合活性状態のトラウマが停滞。甲状腺細胞が増えることによりサイロキシン産生増加(腺癌)。症状:多くの場合甲状腺腫、新陳代謝向上、激しい食欲、温かくて湿気を帯びた赤みのある肌、脈拍数上昇、眼の突出(眼球突出症)、目が大きく開く。エネルギー消耗が上昇するために体重減少、温かく感じる、精神的不安、睡眠障害、集中力障害。

備考　全ての合理的生体特別プログラムの活性期にはサイロキシン値が一時的に上がる。甲状腺排出管 Sにおける合理的生体特別プログラムでも活性期には僅かにサイロキシン値が上がる。

治療　トラウマまたは軌跡を見つけ出し、可能であれば実際に解消する。(上記参照)　活力をそそるものは避ける:コーヒー、紅茶、緑茶、ヨウ素添加塩、鉄剤、長時間の日光浴。場合により手術。質問,推薦する治療法は上記参照。

急性甲状腺炎

上記と同じ合理的生体特別プログラム(116−117ページ参照)

段階　回復段階−甲状腺組織の分解。痛み、発赤、腫れ、場合により熱と寝汗。甲状腺濾胞が分解されるために短期的にサイロキシン値が上がる。トラウマが解消されたら、回復に付き添う。再発を防ぐ。リンパドレナージュ、コッテージチーズ、冷湿布(例えば塩水で湿らせた布で)

急性甲状機能低下症(粘液水腫)

上記と同じ合理的生体特別プログラム((116−11ページ参照)

症状:発育遅延(幼年期)、虚弱、無気力、疲労感、寒気、食欲不振、便秘、乾燥し、こね粉を膨らませたような肌(粘液水腫)、落ちくぼんだ眼(眼球陥没)、発汗減少、脈拍が遅くなり、反応が鈍くなる。低血圧、呼吸が浅い、体重増加、血液中高コレステロール値。

段階　回復が滞っている、またはその後の状態。甲状腺腫瘍が多量に分解>サイロキシン値が基準値より下がる>甲状腺機能低下症。備考 全ての合理的生体特別プログラムにおいて回復期にはサイロキシン値が一時的に下がる。

治療　トラウマ、インプリンティング、信条を見つけ出し、まだ解消されていない場合は解消する。トラウマ解消によりサイロキシン産生が元に戻らない場合は薬を使いサイロキシンを補充する。しかしあまり早期にサイロキシンを補充すると、甲状腺のサイロキシン産生が更に減少し、ほとんどもとには戻らなくなる。>一生涯、薬を飲まなければならない。全摘出手術を行った場合も当然、同様である。

甲状腺排出管の合理的生体特別プログラム

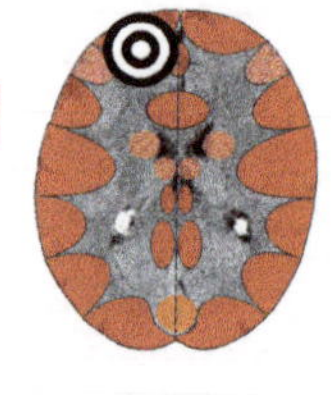

サイロニン値に変化のない甲状腺腫瘍（甲状腺刺激ホルモンTSH値のみ＋または－のみ）甲状腺機能正常な甲状腺腫瘍、甲状腺機能正常な嚢胞、正中頸嚢胞）[1]

外肺葉

－＋

トラウマ

抵抗できない無力状態のトラウマまたは正面からの恐怖のトラウマ（性別、利き手、ホルモン状態、年齢に左右される）私の経験からすると抵抗できない無力状態のトラウマには「遅すぎる」という思いが含まれる。

説明：抵抗できない無力状態とは差し迫った危険に対する、女性の受動的反応である。無力で、途方に暮れ、相手の手中に置かれたように感じる。なにか嫌なことを妨げられない。何もできない。何もしない、それでかえって緊張する。

例

抵抗できない無力状態のトラウマ：（正面からの恐怖のトラウマの例は138ページ）

➡「すぐに何とかしなければならないのに誰も何もしない！」「私は手が縛られていて何もできない。」

❁ 9才の賢い小学生の女の子は一年ほど前から咽頭の少し下に押すと動くしこりがあった。病院で超音波検査の結果3x2cmの大きさの嚢胞（西洋医学では 正中頸嚢胞またはリンパ管腫）があると診断された。
トラウマを受けた経緯：三年ほど前のこと、この女の子は父親が母親の親友と恋愛関係にあるということを知った。長い間もめた結果、両親は別れた。＝女の子にとっては無力状態のトラウマ。女の子は父親が母親のもとに帰ってくること臨んだ。しかしどうすることもできない状況だった。
二年に及ぶトラウマ活性期を経て、父親と母親は一緒に住むことはもうないけれど、自分のことを愛しているということが段々と受け入れられるようになった頃から回復が始まった。「どうしてパパとママは一緒に居ないのだろう？」という思いが再び蘇ることで上記のような 正中頸嚢胞ができた。母親がその関連性を理解し、娘の為に「家族キャンプファイヤーの儀式」をやることにし、そこには父親も参加した。（著者資料より）

❁ 娘の学校から父親が通知をもらい、娘が退学処分になると知らされた。学校の成績は思わしくはなかったが、まさか退学になるとは父親は思っていなかった。（著者資料より）

トラウマ活性期

今では外に通じていない甲状腺排出管の扁平上皮―組織―萎縮（潰瘍）

引っ張られるような痛み。腺組織との機能的連結によりサイロキシンの分泌が僅かに増える。

生物学的意味

サイロキシン分泌をよくするために管の断面が拡大する。>人の動きが迅速になる。

回復期

扁平上皮の再生。腫れ、しかし痛みはない。嚢胞ができる。場合により、飲み込み、呼吸が困難になる。ここで見られる腫れは甲状腺腫瘍または正中頸嚢胞と診断される。症候群では大きな嚢胞ができる。サイロキシン産生細胞（濾胞上皮細胞）には関わっていないので、サイロキシンの血中値はほとんどの場合正常値である（＝西洋医学では甲状腺機能正常な甲状腺腫、甲状腺機能正常な甲状腺嚢胞、胸骨後または正中頸嚢胞）しかしTSH値は高すぎるまたは低すぎる場合が多い。多くの場合トラウマ再発。

質問

症状はいつからか？　診断はいつ？（トラウマはその前）　どんな状況に対して自分は抵抗できず無力状態だったか？　自分が何かをしなければならないと思うのはどんなところか？　どんな家族像を求めて自分は行動しているか？

治療

トラウマが解消されたら回復に付き添う。再発する場合はトラウマまた軌跡を見つけ出す。トラウマ、インプリンティング、信条を見つけ出し、まだ解消されていない場合は解消する。心構え：「全てのことに対して自分に責任があると思う必要はない。」「神様の手に委ねる。」「全てまた良くなる。」リンパドレナージュ、コッテージチーズで湿布、冷湿布（例えば塩水を含ませた布で）。

バッチフラワー：ロックローズ、アスペン、ミムルス。コロイダルシルバー、または乳香、没薬で喉を湿らせる。腫瘍が大きくなりすぎて支障を来たす場合は手術。

1　ハマー博士著「Wissenschaftliche Tabelle der Germanischen Neuen Medizin®（ゲルマン新医学学術的要項一覧）」124ページ参照

慢性甲状腺炎(橋本病)

外肺葉

−＋

橋本病は西洋医学では自己免疫疾患とされている。五つの生体自然法則(21ページ免疫系参照)によれば自己免疫疾患なるものは存在しない。しかしその病像自体は現実にある:短期間の機能亢進(ほとんどの場合自覚されない)のあと機能低下が続く。

段階	トラウマの再発による甲状腺機能低下症。症状:便秘気味、やる気がない(鬱病と診断されることもある)、脱毛、肌が乾燥、脈拍が遅い。TSH数値は多くの場合高いが、低い場合もある。
備考	どの合理的生体特別プログラム(黄色グループか、赤グループか)が進行しているのかを見分けることは難しい。両方の場合を想定し取り組み、正確にトラウマを見つけ出すことが賢明である。
質問/治療	前項参照。.

ホット結節、コールド結節

ホット結節はシンチグラフィーにより確認可能な、甲状腺組織における、新陳代謝が過剰に盛んな部分のことであり、ほとんどの場合サイロキシン値が高い。

コールド結節は新陳代謝が盛んではない部分であり、ほとんどの場合サイロキシンをわずかしか、または全く産生しない。そのため、機能低下となる。

次の二つの合理的生体特別プログラムが考えられる。(上記参照)

・甲状腺基礎組織の合理的生体特別プログラム
・甲状腺排出管の合理的生体特別プログラム。

副甲状腺の合理的生体特別プログラム

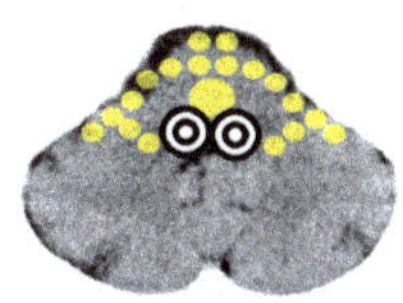

副甲状腺腫瘍(腺癌)、パラトルモン値上昇(副甲状腺機能亢進症)またはカルシウム値上昇(高カルシウム血症)[1]

内胚葉

＋−

トラウマ	塊のトラウマ:筋肉が弱いために、何か欲しいものを得られない(右側)、または何か欲しくないものを取り去ることができない。(左側) 簡単に言うと:力が無すぎて、または受け身すぎて、怠慢すぎて、無気力すぎて、何かを得られない。
トラウマ活性期	機能亢進。カリフラワーのような小さな分泌性質の腺腫ができる。パラトルモン産生細胞が増殖。小さな=硬い甲状腺腫>パラトルモン産生増加(副甲状腺機能亢進症)>骨のカルシウムが分解されるため血中のカルシウム値上昇。トラウマ活性状態が長く続くと骨が脱灰(fibro-osteoclasis)することもある。場合によりトラウマ反復。
生物学的意味	カルシウム値の上昇により筋肉の活動性上昇。
回復期	機能亢進。腫瘍が結核性乾酪壊死により分解されパラトルモン値が正常化する。真菌細菌が無い場合は被膜に覆われる。回復が停滞することによりパラトルモン値が低くなりすぎる。(副甲状腺機能低下症)(腫瘍分解過多)
備考	血中のカルシウム値が低すぎる場合も高すぎる場合もカルシウム不足を示している可能性がある。
治療	トラウマ、インプリンティング、信条を見つけ出し、まだ解消されていない場合は解消する。カルシウムを補給するきは必ずビタミンD(できれば有機のもの)と組み合わせる。

1 ハマー博士著「Wissenschaftliche Tabelle der Germanischen Neuen Medizin®(ゲルマン新医学学術的要項一覧)」20, 30ページ参照

心臓

こぶしほどの大きさである心臓は胸骨の後ろにあり心膜に包まれている。二つに分かれていて、左側は筋肉が強く、右側は膜が薄く、その間は隔膜で区切られている。
そしてこれら右半分と左半分はそれぞれ心房と心室とに分かれている。心房と心室は中胚葉に由来する心臓弁(房室弁)を介して繋がっている。
やはり中胚葉に由来する袋状の弁、半月弁は心室と太い動脈である、大動脈と肺動脈の間にある。ハマー博士は、心房は主に平滑筋からなり、中脳に支配されているのに対し、心室は主に横紋筋から成り、大脳半卵円中心(新陳代謝)また大脳皮質(動作)により支配されている、としている。心膜(小脳ー中胚葉)は保護膜また摩擦受けの役割を果たしている。心膜の内側の層は心臓の表面と一つになっている。外側の層が実質的心膜である。
西洋医学では心筋梗塞は冠動脈が詰まり、心筋組織への酸素供給ができなくなり、心筋組織が死滅に至るものと見られている。死滅する範囲が広いと患者は死亡してしまうと。しかし心筋梗塞で亡くなった人を解剖すると多くの場合、冠動脈が全くきれいであるのは何故だろう。その一方で健康面では何の問題もなく生きている人の冠動脈が酷く詰まっている(動脈硬化)のは何故だろうか。
ステント治療を受けて何年もたたないうちにステントが詰まってしまっても何の問題もなく生きている人が多いのは何故だろう。
これらの疑問もハマー博士は解明している。心筋梗塞には二種類あり、それぞれのトラウマの内容は違い、支配する脳の中枢も違う。トラウマの強さ、長さによりどちらの場合でも死亡することもあり、生き延びることもある。大脳半卵円中心から支配される過度の要求また欺きのトラウマは心筋に影響を及ぼし、活性期には心筋組織を破壊する。大脳皮質に支配される勢力範囲損失のトラウマは冠状動脈に影響を与え回復期に動脈硬化を起こす。

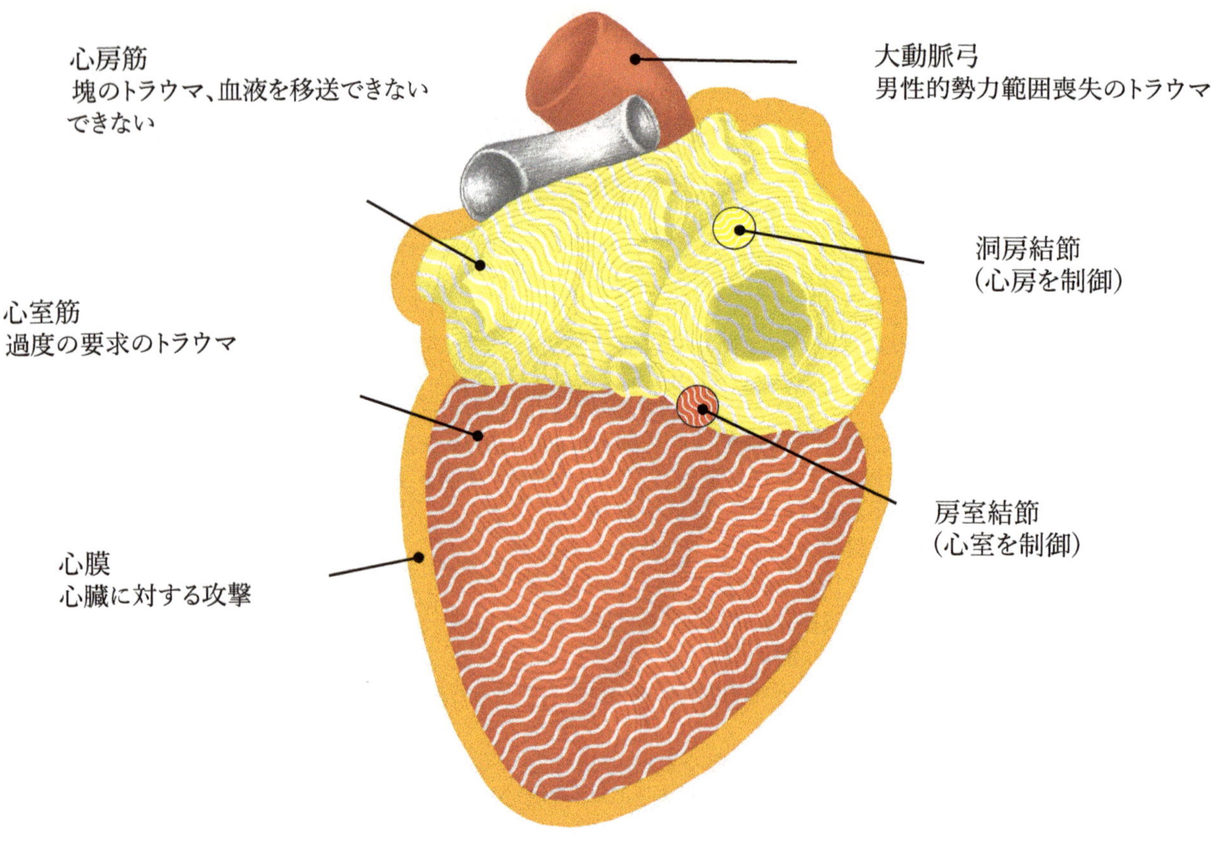

図はハマー博士著「Wissenschaftliche Tabelle der Neuen Medizin」3ページ中段左より引用　Amici di Dirk 出版社

補足：心臓はポンプではない。

心臓と血液循環ののテクニカルデータを見ると、西洋医学で言われている「心臓はポンプである」という理論は疑わしくなる。300gの重さの70ワットのポンプが水の5倍の粘性を持つ血液を何千キロ（西洋医学における推定：1,000−10万km!!!）も血管に押し流すのだろうか？そのうち99%は毛細血管であり、赤血球が通り抜けるには押しつぶされてしまわなければならないほど狭い。
既に1860年にChauveauとLortetは心臓収縮時に左心室の圧力は大動脈の圧力よりも小さいということに注目していたが、このことは心臓がポンプであるという理論とは相いれない。
またBremerはまだ心臓の弁が形成される前の早期の鳥の胎児を観察した。そして血液が動力メカニズムなしでそれ自体の縦軸方向に螺旋状に前に進むということを発見した。螺旋を成す血流は脈動する心臓により単に補強されているだけなのである。しかし溶媒だけでは渦巻き状を形成することはできず、二つの密度の違う物質がここでは必要とされている。血液には遊離酸素、二酸化炭素、窒素が含まれている。これらの気体が血液が渦巻き状に流れることに重要な役割を果たしている。オーストリアの水研究家Viktor Schaubergerは川の渦巻きを調べ、Chauveau, Lortet また Rudolf Steiner とが血液循環の研究で得た結論と似たような結論に至っている。[1]
要約：心臓のポンプの力は血液を僅か数メートル押し出すことしかできない。あとの残り、1万km程は、蠕動的な血管のインパルスと、螺旋状に渦を巻くこと、そしてほとんどまだ知られていない吸引力によって血液は前方へ流れるのである。心臓はインパルス、タクトを与える役割を果たしているのである。

1　1998年「Raum und Zeit」のシリーズ「„Das Herz ist keine Pumpe（心臓はポンプではない」の91, 92, 93版参照

冠動脈の合理的生体特別プログラム

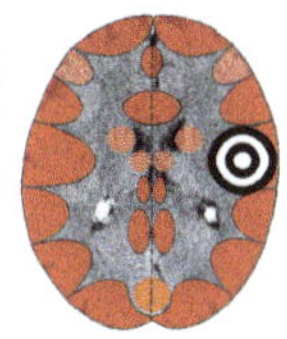

外肺葉

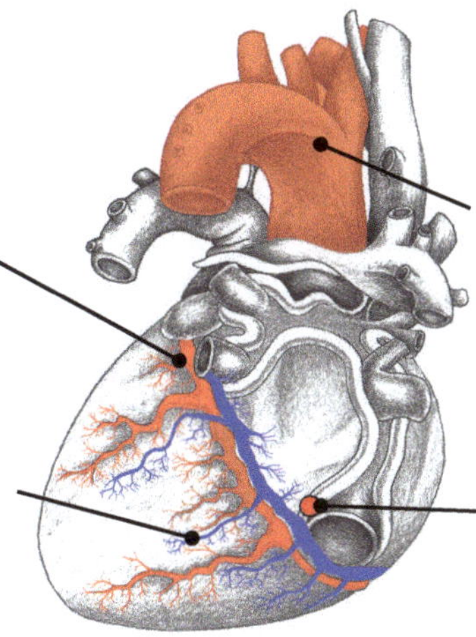

狭心症[1]

トラウマ

男性の領域損失のトラウマ、または女性の性的勢力範囲損失のトラウマ（性別、利き手、以前に受けたトラウマ、ホルモン状態、年齢により左右される）

男性の勢力範囲損失のトラウマとは：勢力範囲のすべてを失うこと、または勢力範囲の内容を失うことである。例えば、パートナー、職場、地位などを失うことである。また家、事業、金銭を失うことである。「心臓が引き裂かれるようだ！」男性的勢力範囲損失のトラウマは外的なことに関わるのに対して、女性的勢力範囲損失のトラウマは内的なことに関わる。

例

男性的勢力範囲損失のトラウマ（女性的勢力範囲損失のトラウマの例は161ページ参照）

- 50歳の右利き男性は上司と酷い喧嘩をした。＝勢力範囲損失のトラウマ。彼は自分の領域、自分の分担を奪われたように感じた。（著者資料）
- 9歳の息子を持つ父親が浮気をした。夫婦関係はそれ以来うまくいかなかった。－喧嘩ば

1　ハマー博士著「Wissenschaftliche Tabelle der Germanischen Neuen Medizin®（ゲルマン新医学学術的要項一覧）」113ページ参照

かりするようになった。＝勢力範囲損失のトラウマが男の子の冠動脈に影響。円満な家庭という領域が失われた。（著者資料）

❁56才の左利きの女性は元教師で早期退職をした。彼女はかつての上司であった権威主義的校長のことを思い出すたびに狭心症になった。この狭心症は三年前に彼女が遅刻して学校に出勤したときに校長から釈明を求められた時以来発症するようになった。彼女はその時、外的には何とか冷静を保つことができたが内的にはずたずたになっていた。学校に来る途中で正面衝突の事故にあいそうになり、奇跡的に助かったのである。しかも数日前には恋人と別れた。これらの度重なる出来事で彼女は男性的勢力範囲損失のトラウマに苦しみ冠動脈に影響が及んだ。（著者資料）註解：トラウマがもう三年以上も続いているので、それを解消するのは危険である。このような場合、何もしないで時々嫌な上司を思い出せばいい。

❁才の右利き男性は印刷会社で専門従業員として働いていたが、二年半前か不整脈（脈拍が短く停止）に悩まされていた。トラウマを受けた経緯：彼が責任を持っていた古い 抄紙機を彼はとても大切に。思っていたが、五年前に新しい機械に入れ替えられることになった。この新しい機械は複数の従業員。が同時に使った。それに加えて、彼は減給された。＝勢力範囲損失のトラウマが冠動脈に影響を及ぼした。彼はそのことを通して気落ちしていた。二年半前に彼は職場で新しい責任を与えられ、回復が停滞。

するようになった。＞不整脈。治療： 会社から離れる。 ストロファンツス 。（著者資料）

組織　冠動脈の扁平上皮—外肺葉（咽頭－粘膜パターン）

トラウマ活性期　冠動脈内面の上皮細胞の細胞分解（潰瘍）。この血管内空洞化は西洋医学で診断されることはない。なぜなら西洋医学では血管の狭くなったところを探すけれど直径が大きくなったところは探さないからである。狭心症。場合によりトラウマがぶり返す。領域のトラウマが活性状態にある。

生物学的意味　細胞が分解することにより、冠動脈の内径が広がる。＞血液供給が良くなる。＞失われた領域または領域とする事を取り戻すために心臓の機能が上昇する。（＝Biotuningによる第二のチャンス）

回復期　冠動脈扁平上皮の修復、再生。回復のための腫れにより冠動脈が狭くなる。＝西洋医学では虚血性心疾患または動脈硬化。LDLコレステロール値が高くなることもある。

回復の山場　コンステレーションでない場合、回復期が始まってから2－6週間後に心筋梗塞。

質問　狭心を感じ始めたのはいつか？（トラウマはそのすぐ前）　どの勢力範囲に関わっているか（パートナー、家族、職場）　休暇中は調子がいいか？（トラウマが日常生活にあるという手がかり）　一番調子が悪いのはいつか？　（トラウマの核）　どんなストレスに対処することが自分にとって一番困難か？　その時どんな風に感じるか？　子供の頃、似たような感じを覚えたことはあるか？（インプリンティングを見つけ出す。例えば、自分がママを一番必要としていた時にママは自分を放っておいた。あるいは子供の頃、自分は見捨てられていた）先祖も心臓に問題があったか？（家族のことを知る手がかり）　自分はその先祖とどんなところが似ているか？（共通の傾向を見つけ出す）

治療　トラウマを見つけ出し、解消すべきかどうかを検討する。トラウマが6－9か月間、単独で（コンステレーションなし）活性状態である場合、回復期が始まって2－6週間後に心筋梗塞が起こる。このような場合、トラウマを敢えて意識的に活性状態にしておくといいとハマー博士は言っている。そのために、例えば時々敵対者のことを悪く言ったりする。期間が短く、それほど強いトラウマではなく、コンステレーションにある場合回復の山場は気づかれないうちに経過する。幸いなことに：私達はほとんどコンステレーションにある。私の経験からして、トラウマを解消するか、解消しないかは自分ではほとんど制御できないと思う。（ゲーテ：友よ、すべての理論は灰色で、緑なのは生命の黄金の樹だ。）精神的準備：冷静でいる。肉体的準備： ストロファンツス を入手する。（www strophantus.de）

現在一番良い情報源 www.teebrasil.com。十分な睡眠、アルカリ性食品など、健康促進、増強する生活習慣。心臓を強める食料品：アスパラガス、蜂蜜、玉ねぎ、赤ワイン、赤いグレープジュース。ビタミンD。お茶：ローズマリー、サンザシ、ヤドリギ、アルニカ、バラの花びら、その他。自然の硼砂内用。ヒルデガード療法： ガランガル粉、パセリと蜂蜜と ガランガルと蜂蜜の特別調合。

冠動脈からくる心筋梗塞（冠動脈-心筋梗塞）、冠動脈—硬化（冠動脈硬化症）[2]

外肺葉

−＋

上記と同じ合理的生体特別プログラム（（上記参照）

段階 回復の山場：回復期が始まって2－6週間後に冠動脈—梗塞が発症することがある。（西洋医学で心筋梗塞）：恐怖、破壊的感情、胸に強い痛み。背中、左腕に悪寒を感じる場合もある。痛みは冠状脈の狭窄や閉塞により起こるのではなく、大脳に制御され、血管壁で交感神経により強い硬直が起こるからである。（ハマー博士によれば横紋筋）＝局部的「血管筋の癲癇」、局部から広がることもある。この種の心筋梗塞では動脈硬化した冠状血管が見られるが、損傷したり壊死した筋肉組織は見られない。

心筋梗塞では患者は多少、放心状態または意識不明になる。

大脳皮質の男性的勢力範囲に関わる部分には心臓の鼓動を遅くする心臓リズム中枢がある。そのため、この心筋梗塞では心拍が不規則で遅くなる。脈が一分につき3－4拍減ることもあり、呼吸が極めて浅くなる。（かつては仮死状態とされていた）

治療 西洋医学ではこのような合理的生体特別プログラムの場合、集中治療の後、ステントまたはバイパス治療を行うが、このような治療は五つの生体自然法則の観点から見ると、三本の主要血管のうち一本が閉ざされた場合にのみに意味がある。血管が損傷また蓄積により貫通しなくなると、体はすぐに並行または迂回血管を形成するということを知っておく必要がある。＝「自然バイパス」。実は、ステントまたはバイパスは数か月後にまた詰まってしまうが、それでも患者の体調は良好である。そのことは心臓病学において極秘とされている。122ページ参照。

房室ブロック

上記の生体特別プログラムと同じ（121－122ページ参照）

房室ブロックとは、誤った西洋医学的想像に基づいた、不必要な言葉である。心房と心室の間の刺激伝達に支障があり脈拍数が下がると信じられている。しかし、ハマー博士は心室の脈拍を制御している房室結節は左右の大脳皮質（勢力範囲に関わる部分）に制御されているということを発見した。房室結節は心室の点火プラグのようなものである。

症状 脈拍数が極端に下がる（徐脈）、または心臓停止。

組織 房室結節—外胚葉

段階 回復期における山場。脈拍が極度に減り、呼吸がとても浅くなる（かつては仮死状態とされた）。トラウマ活性期が長くなると心臓停止に至る。

治療 西洋医学では緊急処置のあとペースメーカーを付けるが、意味があるのは：トラウマが慢性的に繰り返し、解消できない場合である。ペースメーカーを付けるかどうかは、それぞれの場合に応じて良く検討しなければならない。重要なことは患者の症状であり、検査の数値はそれほど重要ではないと私は思う。その他の治療法に関しては129ページ参照。

2　ハマー博士著「Wissenschaftliche Tabelle der Germanischen Neuen Medizin®（ゲルマン新医学学術的要項一覧）」113ページ参照

筋肉—神経分布の合理的生体特別プログラム（

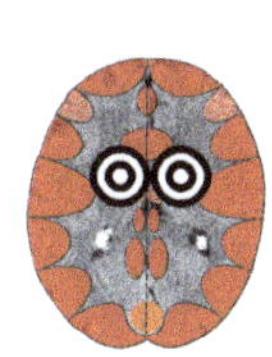

心筋—梗塞、ロエムヘルド症候群[1]

この二つ目の種類の心筋梗塞は心筋に関わる。トラウマの内容は全く違う。

トラウマ 過剰負担のトラウマまたは欺きのトラウマ。

説明：過剰負担というのはいつも社会的関係性を持つ。つまり、他の生物（人間、動物）との関わりを持つ。単に事柄による過剰負担（例えばスポーツ）だけではトラウマにはならない。例えば多くの仕

1　ハマー博士著「Wissenschaftliche Tabelle der Germanischen Neuen Medizin®（ゲルマン新医学学術的要項一覧）」61, 72ページ参照

外胚葉 −+

事があるというだけでは過剰負担のトラウマを受けるには至らない。例えば多すぎる仕事で圧力をかける上司の存在があって初めて過剰負担のトラウマに至るのである。良くある状況（療法士Rainer Körnerによる）＞誰かを助けてやりたいけれど、できない。＞ヘルパー症候群、人が苦しんでいるのを見ていられない。厭だと言えない。＞バーンアウトの危険性。

組織　心筋組織—大脳皮質-外肺葉（神経分布）と中胚葉（栄養）

例

- 騙された、欺かれた（＝欺きのトラウマ）
- 右利きの女性患者の息子は「永遠の学生」だった。＝過大な要求のトラウマが右側の心筋に影響を及ぼす。＞筋肉組織における細胞分解、回復期における山場に心筋梗塞（著者資料）
- 男性がある女性と一緒に住み七年がたち、自分は彼女に利用され彼女の面倒をみさせられているに過ぎないことに気づいた。＝欺きのトラウマその他三つのトラウマ（著者資料）
- 自分の息子が責任感が無いために仕事をやめさせられるかもしれないということを父親が知った。＝過度の要求のトラウマ—父親は息子の不名誉な出来事を受け入れられない。著者資料）
- 64才の右利きの女性患者は離婚歴があるが、ある男性と知り合い彼を愛するようになった。始めは二人の関係はとてもよかったが、年がたつにつれて男性は彼女から段々離れて行った。彼は他の女性のところへ行くようになり、二人はよくケンカした。彼女は彼に利用されたように感じ、彼に拒絶されることに苦しんだ。体重が49kgまで減った。＝欺きのトラウマまた過度の要求のトラウマ、パートナーに関わる左側の心筋に影響を及ぼした。（著者資料）
- 54才の右利き男性は孫ととても仲が良かった。彼は孫を自分の子供のように思い、彼らは一心同体だった。孫が5歳のころ娘はドイツ人と知り合い、息子を連れてオーストリアからドイツに引っ越すことにした。＝孫が遠くへ行ってしまうことによる過剰負担のトラウマ。影響が及んだのは右側心筋（母子関係の側）。娘と孫が遊びに来ると、別れる時にはいつも心が引き裂かれるようだった。一年半が経ち、娘とドイツ人の関係は破綻し、娘と孫は故郷に戻って来ることになり、みんな幸せに暮らせるようになった。＝トラウマ解消。三か月後、彼は心臓発作を患うようになりそれがほぼ半年続いた。＝回復の山場＝心筋梗塞。その後また完全に良くなった。（著者資料）

トラウマ活性期　心筋の一箇所または複数の箇所で心筋細胞壊死＝心筋萎縮。運動能力、肉体的能力が自覚できる程度に低下する。肉体的に負担をかけないようにする。負担をかけすぎると薄くなった心臓壁が破れる恐れがある。

回復期　壊死した部分の心筋組織が初期の状態よりも更に多く再生される。＝筋肉増殖、心筋が太くなる（西洋医学では「心筋炎」、「心筋-肉腫」

回復の山場　心筋—梗塞（西洋医学で心筋梗塞）＝心筋の局所的癲癇発作。

心臓の震え、心室の振顫、心室の細動、場合により悪寒。

軽い経過の場合：脈拍数上昇（頻脈）、心臓の鼓動が首まで感じられる。胸の中に震え。左心室の梗塞：血圧低下、いわゆる「失神」。

右側心室の梗塞：発作的に血圧上昇。右側心室の筋肉と左側大隔膜（＝呼吸を助ける筋肉）と気管支の筋肉は連結しているために、呼吸に支障をきたす。：夜間の呼吸中断（睡眠時無呼吸症候群）、呼吸困難、場合により呼吸停止。トラウマがぶり返す場合もある。

生物学的意味　将来より大きな要求を受けるときに、よりよく対処できるように心筋が太く強くなる。（贅沢グループ）

備考　心臓は胎児発育の過程で一回転する。そのため心筋その他の中胚葉由来の部分（弁）は母子関係の側とパートナーの側が逆になっている。つまり、右利きの人の場合、母子関係に関わる過度の要求のトラウマまた欺きのトラウマは右側の心筋に影響を及ぼし、パートナーに関わる場合は左側の心筋に影響を及ぼす。左利きの人では、母子関係に関わる場合、左側の心筋に、パートナーとの関係の場合は右側の心筋に影響を及ぼす。

この種の心筋梗塞では動脈硬化は起こさないので血管は全くきれいな状態である。このような場合西洋医学ではバイパスやステントは入れない。しかし死滅した、または損傷した心筋組織が見られる。
心筋、横隔膜が連結していることはロエムヘルド症候群でも明らかに見ることができる。

心筋-梗塞は広がることもある、つまり心筋の痙攣が運動器系の横紋筋にまで広がることがある＞「普通の」癲癇の症状。

質問　冠状動脈か心筋かをはっきりさせる：冠動脈造影は行われたか？（動脈に問題ない場合＞心筋）　梗塞で痛み はあるか？（痛みがある場合＞冠状動脈）　不整脈/梗塞はいつだったか？（その少し前に過剰負担のトラウマが解消されはず）　症状は初めて？（もし初めてでなければ；初めての

時に戻り、その時のトラウマを見つけ出す)　何が自分にとって過剰負担/ストレスになっていたか?　それは助けることと関わっていたか?　なぜ自分はそのことにうまく対処できなかったのか?(例えば妊娠中、出産、子供の頃のインプリンティングを見つけ出す)　家族の中で同じような考え方をする人は誰か?(インプリンティングを見つけ出す)　この人は何を成したか?　このインプリンティングを過去のものとしてしまうことは自分にできるか?　トラウマは完全に解消されたか?(再発の可能性を予測)　自分の内的な/外的な生活の何を具体的に変えたいか?

治療　129ページ参照

外胚葉

心筋炎

上記と同じ合理的生体特別プログラム(上記参照)

段階　回復期—心筋組織の再生。症状:衰弱、疲れ、息切れ、場合により頻脈(=梗塞)。トラウマがぶり返す場合もある。

治療　トラウマが解消されたら回復に付き添う。養生。過酸化水素(H_2O_2) 3%を内用また外用。ストロファンチン(ウアバイン)、ホメオパシーで用いられるg– ストロファンチン(ウアバイン)でもよい。(www.strophantus.de)

心臓突然死(SCD)

心臓突然死患者の80%は解剖の結果、冠動脈がずれていると西洋医学では言っている。これは明らかに男性的勢力範囲のトラウマが冠動脈に影響を及ぼしたものと見られる。
残りは—おそらく20%以上—は過剰負担のトラウマの影響を心筋に受けた場合と思われる。
突然死の特徴は副交感神経優位状態で起こるということである。つまり寝ているとき、余暇、休息時、運動の後リラックスしているときなどに起こる。

二つの種類の心筋梗塞が考えられる:・冠動脈からくる心筋梗塞(80%)、勢力範囲喪失のトラウマ—回復の山場:脈拍を遅くする中枢(右大脳)が脈拍を0にまで下げる。>仮死または実際の死。
・心筋の梗塞(全体の約20%)、過剰負担のトラウマ—回復の山場
・活動中の突然死(例えば、サッカー選手が試合中に倒れる)。多くの場合、過剰負担のトラウマ活性期に心臓壁が破れる>心臓壁が薄くなり>強度の負担で破裂。

心臓弁の合理的生体特別プログラム

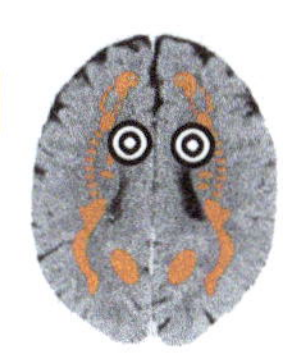

半卵円中心　中胚葉

心臓弁膜炎症(弁膜心内膜炎)

四つの心臓弁膜は心臓が鼓動しているとき、またはその後に血液が逆流することを妨げる。組織としては中胚葉由来の心臓内壁の表面層に属する。(心内膜)

トラウマ　心臓に関わる自己価値トラウマ(例えば、心臓の働きが悪い。)

例　
- 例えば狭心症その他の心臓病に苦しむ。
- 心臓に異常があると診断される。「私の心臓はもうだめだ。」

組織　心臓弁膜—半卵円中心-中胚葉。

トラウマ活性期　心臓弁膜組織に細胞分解(壊死)。

回復期　新陳代謝上昇と細胞増殖により再生=心臓弁膜炎症=穴を満たす。

生物学的意味　弁膜の強化。

治療　123ページの心臓を強める為に有効なものの項参照。症状が重い場合は 西洋医学の抗生物質投与。

僧帽弁輪石灰化、僧帽弁狭窄症、石灰化による大動脈弁狭窄（大動脈弁狭窄）

半卵円中心　中胚葉

−＋

上記と同じ合理的生体特別プログラム（上記参照）
これらの疾病は心臓弁膜症に分類される。

段階	回復が停滞している、またはトラウマがぶり返す。再発により、大抵の場合弁の淵が瘢痕状に石灰化。瘢痕は弁の密閉度また閉鎖機能に支障をきたす（＝弁閉鎖不全）、または内腔狭窄（狭窄症）
備考	大動脈弁が狭くなると（大動脈弁狭窄）、左心室から血液を押し出し、体に循環させる機能が妨げられる。＞そのため心室が病的に拡大する（圧力による肥大症） 僧帽弁は左心房と左心室の間にある。僧帽弁が狭くなること（僧房弁狭窄症）、またはぴったり閉まらなくなること（弁閉鎖不全）により左心室が完全には満たされない。＞体は左心房または左心室の容量を大きくする（拡張症）。慢性僧帽弁閉鎖不全症、または慢性大動脈弁閉鎖不全症は体に負担がかかった時に息苦しくなる（労作時呼吸困難）事により認められる。
質問	症状はいつからか？（多くの場合トラウマが始まったのは最初の症状が出たかなり前＞そのころ自分の心臓をどう思っていたか？　心臓病の人にとても同情していたか？　自分または愛する人が血液または血液循環に関わる良くない診断を受けたか？　妊娠中または子供の頃にそのような心配があったか？　家族の誰かが心臓の問題で苦しんでいるか？　もしそのような人が家族にいる場合、自分はその人に似ているか？　自分は連帯感からこの症状を負っているのか？（原因を見つけ出す）
治療	トラウマ、インプリンティング、信条を見つけ出し、まだ解消されていない場合は解消する。心構え：「私は自分の心臓を信頼している。それを否定するようなことは誰にも言わせない。」「（Das Herz ist keine Pumpe 心臓はポンプではない）」の114ページを読む。ストロファンチン（ウアバイン）、ホメオパシーで用いられるg－ ストロファンチン（ウアバイン）でもよい。（www.strophantus.de）症状からみて、もし必要であれば弁膜手術。過酸化水素（H_2O_2）内用。

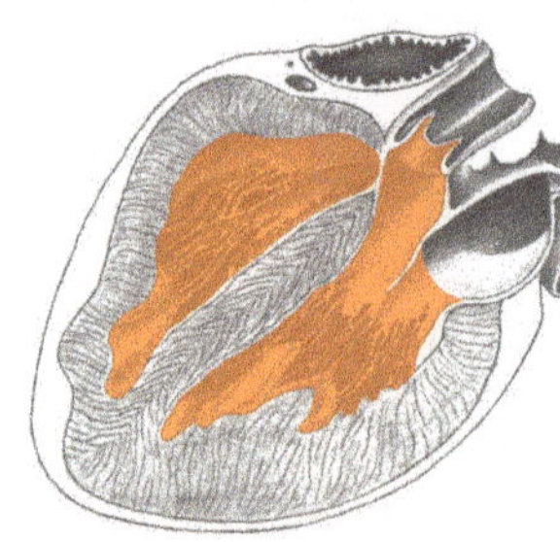

心膜の合理的生体特別プログラム

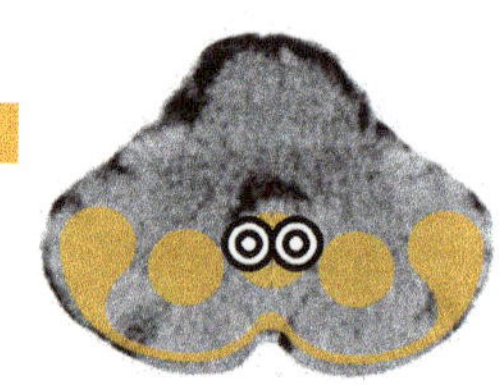

小脳　中胚葉

＋−

心膜炎[1]

トラウマ	心臓に対するショック「心臓が引き裂かれるようだ！」
例	❁ 実際の感電、チクチクする痛み。（感電、チクチクする痛み、電気ショック） ❁ 精神的ショック「あなたは心臓病だ。」または「自分は心臓病だ。」または「まるで心臓の真ん中に突き刺さるようにショックだ！」。心臓手術をしなければならないという宣告。本人以外の人がトラウマを受ける場合もある。 ❁ 狭心症または心筋梗塞の場合の胸のあたりの痛み。（かなり頻繁） ❁ 小さな男の子は心臓病の父親が大好きだった。二歳のころからその子は父親の狭心症発作を身近に見てきた。父親が心筋梗塞の疑いがあると救急車で病院に運ばれた時、その子はそばにいた。＝心臓に対するショックをその子が父親の代わりに感じた。その子が小学校に上がるとトラウマは解消された。回復期のハマー病巣は脳腫瘍と判断された。西洋医学の治療を受けその子は死亡した。（ハマー博士著「 Goldenes Buch」第一巻246ページ参照

1　ハマー博士著「 Wissenschaftliche Tabelle der Germanischen Neuen Medizin®（ゲルマン新医学学術的要項一覧）」47, 52ページ参照

❁ 52才の農場主はガチョウを飼っていた。ある時、真夜中に犬が急に吠え出した。彼は急いで外に出て何が起きたのか見に行った。彼は隣の人がガチョウを盗もうとしているところを目の当たりにした。その瞬間、彼は左乳首の近くに斧の一撃をくらった。＝心臓に対する実際の攻撃。その後23年経って彼が老衰のために農場を手放したとき、トラウマ解消が始まり、心膜液貯留を伴った。農場にいた間は彼は軌跡にいたためにトラウマはずっと活性状態だったのである。ハマー博士著「Goldenes Buch」第二巻488ページ参照。

❁ 43才の女性は心臓発作で夜中の3時に目を覚ました（回復の山場－右側心筋梗塞）。彼女はもう最後だと思った。そんなことがいく晩か続いた。この時、彼女は「心臓が攻撃される」トラウマを受けていた。（著者資料）

組織	心膜ー小脳-中胚葉。
トラウマ活性期	細胞分裂、心膜腫瘍増殖（心膜中皮腫）。
生物学的意味	将来また心臓に対する攻撃を受けるときによく防御できるように、心膜が厚く強靭になる。
回復期	腫瘍が結核菌により分解される（心膜－TBC）＝心膜炎。胸骨の後ろに痛み。熱、寝汗。患者に症状が見られない場合、心膜炎は回復期初期は滲出物はない（乾性心膜炎）。その後、滲出物を伴うようになる（湿性心膜炎）。トラウマがぶり返す場合もある。 心膜液貯留症との境目ははっきりしない。
回復の山場	悪寒、強い痛み。
備考	回復が終わった後に石灰蓄積が残ることがある。再発の後、心膜が点、または面で癒着する箇所（閉塞性心膜炎）が見られる。心膜に強い胼胝ができる（収縮性心膜炎）と心臓の動きが制限されるため心臓の働きが低下する。医師の診断は、悪循環をもたらすという危険性を含んでいる。
治療	トラウマが解消されたら回復に付き添い、再発を防ぐ。トラウマ、インプリンティング、信条を見つけ出し、まだ解消されていない場合は解消する。 心構え：「私の心臓は一時的に弱まっている。心臓自体は正常である。現時点では炎症を起こしているけれど、それも良い兆候だ。全てはまた良くなる。」 ウアバイン（ストロファンチン）ホメオパシー療法で用いられる物でもよい（詳しくは www.strophantus.de）、リンパドレナージュ、酵素剤、MMS,場合により西洋医学の鎮痛剤。過酸化水素（H_2O_2）

小脳 中胚葉

+－

心膜液貯留（湿性または滲出性心膜液貯留）[2]

上記と同じ合理的生体特別プログラム（上記参照）、だが上記以外の症状が加わる。

段階	回復期：腫瘍が分解されると同時に心膜の二枚の膜の間に組織液が作られる。＝心膜液貯留。西洋医学ではよく心臓衰弱（心不全）と診断される。心臓が衰弱しているのではなく、心膜が膨れた状態でよく動くことができないし、また心タンポナーデの場合はほとんど動くことができないのである。>押し出される血液量が減り、それを補うために脈拍数が上がる。。運動などで体に負担をかけると呼吸困難になる。 心膜は人により右と左に分かれている場合と、一つになっている場合がある。そのため、心膜液貯留には右側の、または左側の、または円環状のものがある。右側の心膜液貯留は肺に血液を送り出す右側の心臓に支障をきたすため、呼吸困難をもたらす。 症候群の場合（腎臓集合管活性）のみ心タンポナーデ（重度の心膜液貯留）に至る。－死因として最も頻度の高い心臓疾患の一つ
備考	心膜はその周辺（多くの場合、回復期にある肋骨、胸骨）から浸出した組織液で満たされることもある。この種の心膜液貯留を 滲出性心膜液貯留という。心膜液貯留をによる心臓の不調、または「心不全」であると診断されることは、心臓に対する新たなショックとなり、悪循環をもたらす危険性がある。
質問	貯留はいつからか？ どのような心臓に対する攻撃のトラウマが解消されたか？（例えば診断、心臓の不調） 腎集合管が活性状態であることを示す症候はあるか？（水分蓄積、体重の問題、クレアチニン値が高い>いつから？（既にかなり前からである場合もある） その当時何が起きたか？（子供の頃一人ぼっちだった、あるいは同級生から仲間外れにされた。 両親が貧困に苦しんでいた）
治療	避難のトラウマを解消する。（治療法は224ページ参照）。コルチゾンは与えない。場合により、ステロイド性でない抗炎症薬、利尿剤、穿刺。上記も参照。

2 ハマー博士著「Wissenschaftliche Tabelle der Germanischen Neuen Medizin®（ゲルマン新医学学術的要項一覧）」47, 52ページ

心房筋の合理的生体特別プログラム

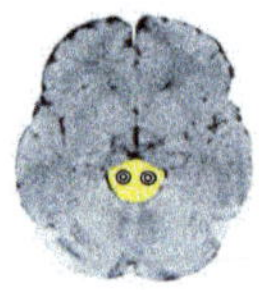

ハマー病巣中脳-局所解剖学的にはまだ不明

心房細動(発作性心房細動、絶対性不整脈)[1]

心房は 洞房結節 を通じて中脳により制御されているとハマー博士は言っている。。心室は房室結節を通じて大脳皮質により制御されている。心房の大部分は腸に由来する平滑筋から成っている。腸の作動原理はリズミカルな波による(蠕動的)移送である。心房のリズミカルな緊張と弛緩はこの腸の原理に対応している。

トラウマ　塊のトラウマ: 蠕動が少ないために血液が十分に移送されない。

簡単に言うと:心臓が血液供給することができなくなった、または十分にポンプすることができなくなったと思うトラウマ。親族または友人がその本人に代わって感じるという場合もある。引退した運動選手、熱狂的スポーツマンによく見られるトラウマ。また比ゆ的な意味で:会社/事業を事業を運営していくことができないと言うトラウマ(仕事の出来高は血液ポンプに例えられる)

例

- あなたの冠動脈は80%塞がっている!」または「頸動脈が塞がっている!」
- お嬢さんの脳に血栓が見つかった。!」(本人に代わって他の人がトラウマを受ける)
- 無謀な持久力スポーツ、極端な心臓循環への負担＋誤った考え。
- 61才の男性は熱狂的な登山家だった。病院で鼠経ヘルニアの検査を受けた際に、医師は彼の脈拍を図り、不整脈であることが分かった。そして彼は突然、急性心臓疾患の患者にされた。彼は病院に来るときは自分で自転車できたのである。それなのにストレッチャーに乗せられて慌ただしく循環器科に運ばれたのである。24時間の心電図を二度も取られた。＝心臓が十分にポンプ機能を果たしていないというトラウマ。彼は「一体私の心臓はどうなってしまったんだ?」と思った。その時以来、彼は軌跡による心房細動に苦しまされた。＝心房筋の回復山場。(著者資料)
- 69才の名誉欲の強い男性は趣味で自転車競走をしていたが、そのグループでは一番年上だった。この夏、彼はグループの仲間と足並みをそろえるのが困難だった(脈拍計の脈拍数190)。＝心臓が血液供給をすることができなくなったというトラウマ。それ以来、彼は心房細動を患うようになった。(著者資料)

内
胚
葉
+−

組織　平滑心房筋－中脳－内胚葉。

トラウマ活性期　平滑心房筋が強化され太くなる。筋肉の緊張が強まる。

生物学的意味　心房筋が強くなることにより血液がよりよく押し出されるようになる－そのため血液の循環が良くなる

回復期　筋肉緊張が正常化。太くなった心房筋は太いまま。

回復の山場　発作的に蠕動が速まる(心臓疝痛)。＝心房粗動、心房細動:頻脈。気分が落ち着かない。脈拍が一分に600回まで上がる。心電図でP波が見られないので、明確に診断される。場合により悪寒がある。多くの場合、トラウマ反復。

備考　不整脈は心房細動によるものが最も頻繁であるが、生命にかかわる程のものではない。単に脈拍が不規則になったり、または全く気づかれないこともある。悪循環の危険:「自分の心臓がどうもおかしい!。」>絶えず心臓の検査を受けなければならないという内的な義務感。(血圧測定、脈拍測定、定期的に心臓専門医の検診を受ける、など。)

質問　心房細動はいつからか?(トラウマはその前)　自分の心臓または血液循環に関してどんなストレスを感じていたか?　自分は永遠に元気でいたいか?(スポーツ熱狂者のトラウマ)　誰かほかの人のことで心配しているか?(引き継がれたトラウマ)　同じような傾向を持つ先祖はいなかったか?　自分が母親のお腹にいた時、または幼少期に母親または父親が心臓/血液循環に問題を抱えていなかったか?(インプリンティング)

治療　トラウマを解消する。トラウマ、インプリンティング、信条を見つけ出し、まだ解消されていない場合は解消する。心構え:「私の血液循環は完ぺきに機能している。そうではない、などとは誰にも言わせない。」ストロファンチン、場合によりホメオパシー療法で用いられれているg-ストロファンチン(詳しくは www.strophantus.de)。

回復の山場における処置は心筋梗塞の項を参照。西洋医学で行われる電気ショック療法(電気除細動)は効果がある場合は稀であるのであまり薦められない。抗不整脈薬による除細動は効果があるとしても短期的である。

1　ハマー博士著「Wissenschaftliche Tabelle der Germanischen Neuen Medizin®(ゲルマン新医学学術的要項一覧)」37, 38ページ参照

心不全

考え得る原因:
・心膜液貯留:心臓の中身が減ることにより心臓が弱まる(拡張期心不全)。心膜に水が溜まっているため弛緩期(拡張期)に心室が十分に満たされない。>心筋はポンプする強さを有しても、心臓の機能は弱まる。左心膜液貯留:「左心不全」>体の血液循環が弱まる>血圧低下、ひどい場合は肺水腫。右心膜液貯留:「右心不全」>肺の循環が弱まる。
・心筋衰弱(=収縮期心不全):心筋―トラウマ活性期にある合理的生体特別プログラム:心筋細胞の死滅=筋委縮>心臓機能低下(123ページ参照)
・心臓弁膜症:重症の場合、大動脈弁が機能しなくなる。(125ページ参照)

心臓弁膜症、心臓弁膜閉鎖不全

考え得る原因
・心臓弁膜に瘢痕状癒着:心臓に関わる自己価値のトラウマが繰り返す。>心臓弁膜閉鎖不全が持続(上記参照)
・心膜液貯留:外からの圧力により心臓変形。心膜を成す二つの層が癒着((Obliteratio pericardii)し、心臓に引張応力がかかる。>一時的に心臓弁膜が薄くなる。>心臓弁膜閉鎖不全(上記参照)
・心筋の細胞分解または細胞増殖。心筋が縮小(活性期)、または心筋が太くなる(回復期)ことで、心臓が緊張し、弁膜が一時的に、または持続的に閉鎖不全となる。(123ページ参照)

不整脈、「期外収縮」

考え得る原因
・冠動脈における回復の山場:脈拍が遅くなり不規則になる(徐脈性不整脈)。遅い脈拍を制御する大脳皮質右側=男性的勢力範囲に関わる領域(121-122ページ参照)
・冠静脈における回復の山場:脈拍が速くなり不規則になる(頻脈性不整脈)。早い脈拍を制御する大脳皮質左側=女性的領域(161ページ参照)
・心室における回復の山場:脈拍数が増加し、不規則的または規則的脈拍。「心臓が首までドキドキする。」　頻脈性(123ページ参照)
・心房における回復の山場(上記参照)

一般的強心剤

ストロファンチンまたはホメオパシー療法で用いられる g−ストロファンチン(詳しくは www.strophantus.de) 塩化マグネシウム(MgCL$_2$)の足湯、過酸化水素(H_2O_2)3%内容と並行して用いると良い。肝油、麻油、コロイダルゴールド。お茶:ローズマリー、サンザシ、ヤドリギ、アルニカ、バラの花びら、マザーワート、その他。自然の硼砂内用。食物:アスパラガス、蜂蜜、玉ねぎ、赤ワイン、赤ぶどうジュース、その他。ニンニクとレモンの液を飲む。ヒルデガルド療法:ガランガル粉、パセリ-蜂蜜ワインの特別調合、ガランガルとワインの特別調合。Tirala教授による呼吸療法。
心筋梗塞の治療(二つのタイプにおける)

西洋医学的措置

冠状血管の血行を促す薬剤(ニトログリセリン)、恐怖心を抑える精神安定剤(ベンゾジアゼピン)、鎮痛剤(モルヒネ)、脈拍安定のための 交感神経β受容体遮断薬。その後、ステントまたはバルーンカテーテルの手術を行うか、あるいは血栓を溶かす薬を使う(ヘパリン、酵素含有の薬)。
ハマー博士はこのような大がかりな措置には反対している。母なる自然がなす心臓のリズムを受け入れて、回復の山場が過ぎ去るのを待つ方が良いようである。まだ新医学に基づく病院が少なすぎ、急性心筋梗塞に対する正しい措置方法に関して知られていることが少なすぎると言わざるを得ない。間違った西洋医学的推測から無意味な治療方法が導入され、それにより生存率は上がってはいない、というのが実際のところである(バイパス、ステント)。
私自身の経験と多くの患者の経験から、植物ホルモン、ストロファンチンは心筋梗塞のみならずあらゆる心臓疾患に効果がある。この優れた効果のある薬品は60年代に製薬会社の営利のため、市場から締め出されてしまったようである。2014年最新の状況は:ストロファンチンはまた限られたところで入手できるようになった。詳しくは Strophantin-Infos: www.strophantus.de. 現在最も買い得、処方箋なしで入手可能なところは: www.teebrasil.com。

五つの生体自然法則に基づき私が現在行っている方法
・患者を安心させ、上半身を幾分高くして横にする。
・有機栽培のブドウ糖と マルトデキストリン 19を短い間隔で与える。
・頭を冷やす。冷滝水、冷湿布、氷袋。
・ストロファンチン。
・場合によりコルチゾン注射、酵素剤(例えば Wobenzym)、レスキューレメディー(バッチフラワー)投与。
・呼吸静止状態(右心)の場合には呼吸を促す薬(蘇生薬)を注射し冷水をかける。
・精神レベルでは:心構え:「トラウマが解消されてよかった。回復の山場も乗り越える。痛みはあるけれど冷静に落ち着いているように心がける!」
・強度の副交感神経優位状態で立ち上がると血液が足にたまり、心臓が機能しなくなることもあるので、場合によっては6週間ベットで絶対安静にする。

アフターケア

西洋医学では抗凝固剤が投与される。そのような薬物により体は人工的なストレス下（持続的中毒）に置かれるので「効果」はある。クマリン（Marcumar）はネズミ捕りの毒にも使われていてASS（ThoromboASS）よりも毒性が高い。五つの生体自然法則の観点から見ると、保養することが大切であり、抗凝固剤を使用する場合は長くても二週間程度にする。

血液

血液は40％以上が固体（血球）から成り、60％弱は血清と呼ばれる水のような溶液から成っている。血球はすべて中胚葉由来の組織から成っている。血液は骨の中で産生されるが、骨も中胚葉由来であるから、当然である。
基本的に、赤血球、白血球、また血小板に区別される。血液検査数値に関しては28ページの「血液と検査」の項参照

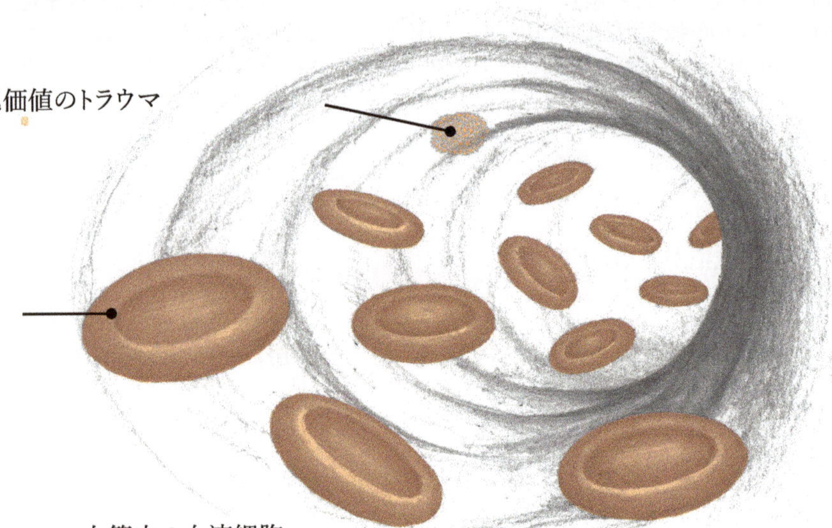

血管内の血液細胞

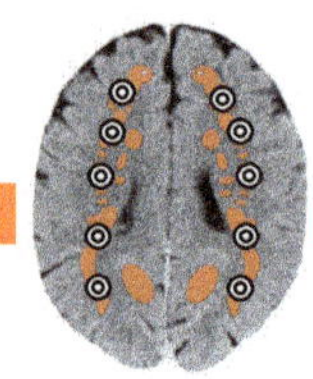

骨の合理的生体特別プログラム

半卵円中心　中胚葉

－＋

貧血[1]

西洋医学では貧血は赤血球、または血液色素（ヘモグロビン）の欠乏と理解される。この欠乏により、血液細胞と液体との比率が変わり、液体の比率が大きくなる。

トラウマ	全般的な、または局部的な自己価値のトラウマ。例えば：「もう何もかも無理だ。」戦う気力があまりない。退去。原因は子供の頃にある場合が多い：母親からあまり愛をされなかった、重要視されなかったと感じる。明らかに女性に多い-生まれた時に：「なんだ、女の子か！」
例	❁ 9歳の男の子は出産の際に娩出吸引カップで引き出された。その後も危険な状況だったので産後二か月病院にいた。母親がそばにいることもあったし、一人でいることもあった。男の子が1歳になったころその子の両親は自分たちで家を建て始めた。そしてその子はまた母親から離れ、祖母に預けられた。＝全般的自己価値のトラウマ。男の子は学校に行くようになり、このトラウマはしょっちゅうぶり返した。週日は男の子の手は冷たく、週末になると暖かかった。男の子はいつも母親と一緒に眠りたがった。赤血球とヘモグロビンが減少した（血液産生が減少＝貧血）。それに加えて、男の子は年齢の割に体が小さ

1　ハマー博士著「. Wissenschaftliche Tabelle der Germanischen Neuen Medizin®（ゲルマン新医学学術的要項一覧）」65, 77ページ参照

かった（骨の成長低下）。この子の自己価値の為に最もよい治療は、いつでも母親の傍に居たいときに、母親の傍にいるということであろう。（著者資料）

❁ 妻子を持つ男性は長年妻と争い、離婚することになった。裁判の場で、担当の裁判官は偏見に捕らわれた人であったために、妻の要求が全部認められることになった。＝全般的な自己価値のトラウマ（骨）と性的なトラウマ（前立腺）。予防検診でPSA値が高い（6,5）ことが分かった。それを機に彼は西洋医学というシステムに巻き込まれた：前立腺手術＞インポテンツ、失禁＞新たな自己価値欠損＞血液産生減少＞貧血だと診断される＞数回の輸血を必要とする。自己価値のトラウマが回復の段階に入ると強い骨の痛みを感じるようになった。（著者資料）

段階　トラウマ活性期またはトラウマのぶり返し。骨基質の分解、同時に骨髄における血液産生（造血）減少＞循環する赤血球減少＝貧血。回復期初期は貧血が更にひどくなるが、そう見えるだけである。なぜなら副交感神経優位状態において血管が拡大するために血清で血液が薄められるからである（低 ヘマトクリット値）。副交感神経優位状態により更に重度の意欲喪失。この時点ですでに赤血球の産生は進んでいるので、実際の量は増えている。症状：疲れ、青白い顔いろ、寒気、集中力低下。検査値は35ページ参照。

生物学的意味　活性期：何も結果を出せなくなった者は競争から外される。

回復期の後：手に唾をして戦いに臨む者はそれ以前よりも強い。

備考　貧血は鉄分の不足（栄養不足）と慢性的出血（例えば多量の生理出血、食道、胃、腸の出血）による場合もある。

質問　他の原因は除く（極度の生理出血、他の出血、鉄分不足）　貧血はいつからか？（トラウマはその前）　なぜ自己価値を低く見るのか？（男の子ではなく女の子。子供の頃。教師。両親の自己価値はどうか？（インプリンティングを探す）　両親の人格を形成したものは何か？　必要であれば自分は戦うか？

治療　トラウマ、インプリンティング、信条を見つけ出し解消する。

心構え：「私は自信に満ちている。私は今のままの自分を愛し、大切に思い、受け入れる。私は唯一無二であり、貴重な存在である。」煮出した牛、魚、鳥の骨が入ったスープを週三回食べる。毎日小さじ一杯の肝油。お茶：オオグルマ、イラクサ、ラミウム、センタウリウム、ショウブ、タイム、スギナ、ジンセン。食べ物：ビーツ、ニンニク、トマト、赤ワイン、リンゴ、黒スグリ、蜂蜜、亜麻仁油（オメガ-3-脂肪酸）。過酸化水素（H_2O_2）3% 内用。コロイダルゴールド。ビタミンD3,自然の硼砂内用（www.institut-ernaehrung-gesundheit.com）バッチフラワー：カラマツ、オーク、セントーリー。ヒルデガルド療法： アナシクルス ピレスルム粉末（薬味）。日光浴、太陽光照射室、赤外線。Tirala博士の呼吸療法。シュスラー塩2、8。スピルリナアルジェ。ニンニクとレモンの汁を飲む。必要であれば西洋医学的療法の赤血球濃縮液点滴。

半卵円中心　中胚葉

−＋

白血球減少症

赤血球と同様、白血球も大部分は扁平骨の骨髄で造られる。体の中の炎症を起こしているところ（火元）に集められ異物、組織の分解を助ける。

トラウマ　自己価値のトラウマ、全てのことに対して自分に責任があると感じる。すべての工事現場に対して自分が責任を持っているように感じ（消防士、白血球がそうであるように）、可能性の限界に至る。いつも自分に責任があると思い全ての面倒をみる。　例えば介護を必要とする人、他人の夫婦関係の問題、職場での争いを仲裁）　典型的な長子のトラウマ、または障害者の兄弟のトラウマ。（幼いころの責任）

例　❁ 五つの生体自然法則を知っている女性療法士は息子が激しい喘息発作に苦しむ姿を目の当たりにしなければならなかった。彼女は自分の子供を助けることができず、その状況をただ見ていることしかできなかったために、胸郭に関わる自己価値のトラウマを息子の代わりに受けた。トラウマ活性期では造血が低下した。西洋医学では彼女が感染症にかかりやすいため、白血球減少症になったと診断された。そしてそのことを乗り越えたころに胸骨と四番目の肋骨に激しい痛みを感じた。＝回復期に多量の白血球が産生される。（www.germanische-heilkunde.at/index.php/体験談）

トラウマ活性期　骨髄における造血が減少＞白血球減少＝白血球減少症。造血が増加しない場合：トラウマの再発。

回復期　軽度で自覚されない程度の、または実際に診断される白血病（38ページの検査値参照）

生物学的意味　回復期の終わりには白血球は増え、体中の炎症がより良く回復されるようになる。（比ゆ的意味で：全てを自分で世話できる）

質問　白血球減少症はいつからか？（トラウマはその時から現在まで続いている）　何故いつも自分に責任があると思うのか？（インプリンティングを子供の頃に探してみる）　必要とされることに喜びを感じるか？　何故？

治療　トラウマ、インプリンティング、信条を見つけ出し解消する。愛のあるところを探せ。そこに答えがある。心構え「全てを快く神の手に委ねる。」　治療法は上記参照。

血液癌（白血病、急性または慢性の骨髄性白血病、慢性好中球性白血病 、慢性好酸球性白血病 、真性多血症 、肥満細胞白血病、リンパ性白血病 、慢性リンパ球性白血病、有毛細胞白血病）[2]

上記と同じ合理的生体特別プログラム（130－131ページ参照）

白血病は白血球の産生が大きく増加すること、特に白血球として機能していない初期段階のことを言う。（白芽細胞）

半卵円中心　中胚葉　－＋

トラウマ　自己価値のトラウマ（前項参照）、しかしトラウマは停滞している。つまり責任を持つこと/すべて自分で面倒見ることに固執している。そこに罪悪感を伴うこともある。診断を受けることでさらにジレンマに陥る。

例　➡子供が：「ママとパパが喧嘩をするのは自分のせいだ！」

・50歳の既婚女性は18か月前に慢性リンパ性白血病（CLL）だと診断された。トラウマを受けた経緯：四年前に彼女の夫は脳溢血を患い、話すこともできずにベッドに横たわっていた。病院の医師は彼女に「改善が見込まれるのは最初の一年だけで、その後は同じ状態のままである。」と説明した。それを機に彼女は昼夜、夫のリハビリに専念した。睡眠時間も減らし、介護、自分の職、家事、子供の世話で限界に至るまで働いた。＝全般的な自己価値のトラウマ－もう自分の手に負えない＞脊髄で造血が減少＞燃え尽き症候群に加え、貧血だと診断された。二年後に夫はほぼ元通りになり、自転車にも乗れるようになると、彼女は深い副交感神経優位状態入った。いつも彼女は活発で生き生きとしていたが、今度は無気力で疲れを感じ、何もする気が出なかった。。白血球数10800－13500（正常値は9000まで）であったために白血病と診断された。その後、血液検査が繰り返され、化学療法ではなく、「しばらく様子を見てみる」という賢明な選択が為された。彼女は五つの生体自然法則を知るようになり、自分の病気をそれまでとは全く違う見方で見るようになった。－その様に見ることは安定的健康のための基礎である。（著者資料）

❁ 30才を少し過ぎた男性が道路掃除の仕事の見習い期間を終えた。三か月の期間の後の上司の評価は厳しかった。「残念ながら君には道路をきれいにする能力はない。」と。＝全般的な自己価値のトラウマ。六か月間、彼は落ち込み、失望していた。しかしその後、彼は自分に合った職を得た。＝トラウマ解消。白血病回復期に体全体に骨の痛みを覚えた。（Claudio Trupiano著「Danke Dr. Hamer」253ページ）

・若い母親が二歳の息子に授乳を拒んだ。なぜならもう一人一歳の女の子がいて、その子の方が母乳を欲しがっていたからである。妹と並行してまだ母乳を飲んでいた二歳の男の子はその時におそらく「ママは僕のことをもう愛していない」と感じたのであろう。＝顎に関わる自己価値のトラウマ。（「僕はもうおっぱいを飲めない。」）そしてこの子がそのトラウマを克服した頃、40度の熱を出し、48時間近く眠り通した。6週間にわたりその子は白血病の症状を見せた。衰弱して立ち上がれず、骨、特にあごの骨が痛み、長時間眠った。6週間たって男の子はすっかり回復した。（ www.gnm-forum.eu/board）

段階　回復期または回復の停滞。白血病の前には活性期において必ず貧血または白血球減少の症状がある。血球産生が再起動することにより血中に多くの未熟な血球が入ってくる。まず初めに白血球の数が増え、4－6週間後に赤血球の数が増える（真性赤血球増加症）。同時に骨に痛みを覚え、副交感神経優位状態の兆候（倦怠感、頭痛その他）を示す場合が多い。

生物学的意味　白血球が多ければ問題のあるところの面倒をより良くみることができる。

質問　子供の場合トラウマを引き継いでいることが多い（両親の状況を見てみる）。症状はいつからか？（その当時にそれまで重荷になっていた大問題が解消されたはずである。）　なぜ自分は多くのことにかかずらうのか？　そのことに関連して自分にはどんなインプリンティングがあるのか？　病気になることで自分にはどんな利点があるのか？（病気だから自分のできることを他に示す必要はない。気をかけてもらえる/愛される）。

治療　トラウマ、インプリンティング、信条を見つけ出し、まだ解消されていない場合は解消する。愛のあるところを探せ。そこに答えがある。心構え：「自分は責任を負わなくてもいい。軽くなった。」「長い時間がかかるとしても自分はモラルを守る。」「自分が忍耐強くあるよう神様が助けてくれる。」　呼吸練習。　脳の症状に対する治療法は58ページ参照。　過酸化水素（H_2O_2）3％ 、自然のホウ砂内用。必要であれば輸血。造血幹細胞移植は薦められない。

2　ハマー博士著「 Wissenschaftliche Tabelle der Germanischen Neuen Medizin®（ゲルマン新医学学術的要項一覧）」65, 77ページ

マラリア-鎌形赤血球症(鎌形赤血球貧血症)

半卵円中心　中胚葉

−＋

マラリアは単細胞の寄生生物(マラリア原虫)による感染によって起こる。マラリアを媒介するのは熱帯地方に生息する特定の種類の蚊である。鎌形赤血球症はマラリア感染地域においてのみ発症し、マラリア感染と深いかかわりがあることを示している。この病像では顕微鏡で鎌形の曲がった赤血球を見ることができる。この病気の悪いところは溶血発症により死亡してしまう事があるという点である。この病気を生き抜いた人はマラリアにはほとんどかからなくなるという利点もある。マラリアの病原、マラリア原虫は変形した赤血球を受け付けないあらである。

トラウマ	種の生存のためマラリア病原に対して抵抗する。
トラウマ活性期	個体が死亡する。
回復期	赤血球が曲がることによりマラリア原虫の生存基盤がなくなる。
生物学的意味	種の生存のために生命を脅かす寄生生物に抵抗する。
治療	マラリアと鎌形赤血球症に対しては蚊に刺されないようにすること と西洋医学で行われている対症療法が有効であると私は思う。予防的化学療法には賛成できない。それぞれの感染の下地となるどのような精神的原因があるのかはまだ分かっていない。

ビタミンB12欠乏性貧血(悪性貧血)

正常な造血機能には十分なビタミン12(＝コバラミン)が欠かせない。コバラミンは腸内細菌から産生され胃タンパク質(内因子)を介して小腸から吸収される。症状:普通の貧血と同じく:倦怠感、虚弱、青白い顔いろ。

考え得る原因

- 活性状態の自己価値のトラウマ(骨)＋活性状態の勢力範囲に関わる怒り(胃潰瘍>(187ページ参照)
- 胃壁細胞の内因子産生が少なすぎる。>トラウマがぶり返す、または胃粘膜の回復が停滞－塊を手に入れたい、または手放したいという欲求を消化できないトラウマ(186ページ参照)
- おそらく小腸におけるビタミンB12の吸収に支障がある(吸収不良症候群):小腸粘膜のトラウマがぶり返す－手に入れたい、または手放したいという欲求を消化できない。多くの場合、飢えに関わる側面を伴う。(191ページ参照)
- 手術により胃または腸を失った。
- 間違った食生活によるビタミンB12不足。

治療:原因に応じて行う。

出血傾向(青あざ、鼻血)、血友病

血液凝固は体内における最も複雑な生物化学的プロセスであり、一つの合理的生体特別プログラムとして把握することはできない。肝臓、脾臓、腎臓、骨髄、血管がいっしょに協奏曲を奏でるのである。そのためここでは合理的生体特別プログラムを包括的に見る必要がある。最適な流動性の血液が体のどこかに出血が起きた時に、まさにその箇所で出血を迅速に止めるように体は働くのである。オスラー・ウェーバー・ランデュ病 もこの病像に属する。

出血傾向と血友病の境目ははっきりとはしていない。遺伝性の血友病患者はほとんどが男性である。

トラウマ	:トラウマ1:家族またはグループ内で関係が近すぎるために危険な状況になると言うトラウマ。家族が多いよりは少ない方がいいと願う(距離を置く)　自分の道を行くべきだった(家族から離れて)と言うトラウマ。トラウマ2:自分自身または先祖が耐え難い苦痛を経験し、出血多量で死んでしまうことを願った。
例	✿ 女性患者は家族とあまり関わりがないことを喜んでいる>絶えず青あざ、鼻血。
トラウマ活性期	血液凝固低下。血液凝固障害の強さはトラウマの強さに相関する。
回復期	血液凝固が改善。血液凝固により血がまた濃くなる。.
生物学的意味	トラウマ1の場合:家族(赤血球)の間のつながりをより疎遠にするように体が試みる。トラウマ2の場合:負傷した場合、、早く痛みなく死ぬ。
質問	グループまたは家族の一員であることをどう思うか?　悪い経験?　人とのつながりと自由をどう思うか?　それに関連して自分にはどんなインプリンティングがあるか。　先祖はどんな考え方をしていたか?　先祖が死亡した事情は?　誰か負傷/痛みに苦しんだ人はいたか?　この件に関して自分自身はどうか?　戦争映画/苦しんでいる人に対して自分自身はどうか?
治療	トラウマ、インプリンティング、信条を見つけ出し解消する。西洋医学で用いられる血友病の治療は有効である。

血栓形成傾向(栓友病)、凝固傾向(凝固性亢進)

極めて重要な合理的生体特別プログラムである-包括的合理的生体特別プログラムと言った方がいい(なぜならここでも複数の器官がいっしょに作用しているからである)。血液凝固傾向は頻繁にあり、出血傾向の逆の症状を呈する。静脈血栓、脳卒中、脳梗塞、肺塞栓症、肺梗塞を起きやすくする血栓が形成されやすくなり、

寿命を決める決定的な要因である。血栓の場合もそのトラウマが見つけ出されることは頻繁であり、血友病の場合よりも多い。

トラウマ　結束が足りないというトラウマ。家族/グループの誰かが危険な状態にならないためにもっと結束しなければならないと感じる。外国に住む家族に見られる典型的トラウマ:異国で孤独であるため家族がお互いにしっかりと結束しなければならない。

例　❁50才の女性は既に二度も静脈血栓を経験している(この包括的合理的生体特別プログラムであることを明らかに示す)。フランス出身のこの女性は夫とともにオーストリアで家庭を築き子供が四人いた。強いホームシックにかられるため、家族は仲良く結束することを願った。誕生日と祝日には必ず家族が呼び集められ、その時だけは彼女は幸せだった。=トラウマ、家族をしっかりと結束させなければならない。(著者資料)

トラウマ活性期　肝臓で血液凝固因子(トロンビンその他)の産生、分泌が増える。血液凝固因子は最小のタンパク質粒子であり高い結合性を有する(スープの中の小麦粉のよう)>血流が遅くなると(例えば静脈瘤または心房細動で)プラズマの血液凝固、赤い血栓ができやすくなる。

生物学的意味　血球のつながりが強くなる-家族(血球)同士のつながりを強めようと体が試みる。

回復期　この包括的な合理的生体特別プログラムは多かれ少なかれBGMが流れるように進行する。トラウマの解消に伴い血液の流動性も良くなると私は見ている。血栓が形成される可能性も低くなる。

備考　残念なことに、背後権力により家族や民族が離れ離れになるように意図的に操作されている(小さな子供は託児所、老人は施設、個人主義化、同性愛と多文化主義への助成)。医療レベルでは高齢者のほぼ全員に血液を薄める薬(最もよく処方される薬)を与えることで同じように操作がなされている。>自然な血液結合が妨げられる。

質問　自分の家族の結束が脅かされた/脅かされているか？　先祖は故郷を離れなければならなかったか？　家族ともっと深い絆が欲しいか？(家族ともっと連絡を取る、もっと頻繁に会う、もっと頻繁に話し合う)　そのことに関連して自分にはどんなインプリンティングがあるか？(先祖の歴史、両親に聞く)　そのことから自分は何を学べるか？　そのトラウマを解消するために自分は具体的に何を変えるか？

治療　トラウマ、インプリンティング、信条を見つけ出し解消する。愛があるところを探せ。そこの答えがある。アルカリ性の食物、屋外で定期的に持久力運動、水療法、サウナ、OPC、ニンニク、過酸化水素(H_2O_2)、ホウ砂内用。西洋医学では血液を薄める薬を早期に処方しすぎる。長期間投薬することはほとんど意味がないと私は思う。フェンプロクモン(商品名Marcumar) は肝臓からビタミンKを排除するため凝固因子の産生を妨げる。クマリン(Marcumar)は殺鼠剤としても使用されている。比較的害が少ないのはアセチルサリチル酸である。

出血傾向のその他の原因

- 造血する骨髄:自己価値のトラウマ活性期に血球の生産が減少することによりヘマトクリット値が下がる。>血液が薄くなる。回復期初期は血管が拡がり、血清が血流に加わることで更に薄くなる。>軽度の出血傾向
- 血管:自己価値のトラウマ:トラウマが繰り返すことにより血管壁が弱まり出血しやすくなる。殆どの場合毛細血管>暗赤色のあざ(点状出血):xxx136ページ参照
- 腎集合管:避難のトラウマ活性期>組織だけでなく血液にも水分がたまる。血液が薄くなり、ヘマトクリット値が下がる>軽度の出血傾向(223ページ参照)
- 脾臓:血液に関わる自己価値のトラウマ活性期: 血小板が脾臓に取り入れられ、脾臓に蓄積される。>循環する血液中の血小板の数が減る>出血傾向(146ページ参照)
- 血液を薄める薬: フェンプロクモン、ASSまたそれに類似するもの。化学療法剤も血液凝固を妨げる。

多血症

多血症は骨髄における造血率が上がるため循環する血液中の赤血球の数が増加することを言う。
考え得る原因
- 骨の合理的生体特別プログラム:回復期の終わりには赤血球の数が一時的に増える。
- 肺または心臓の合理的生体特別プログラム:肺または心臓の機能欠損>体内の酸素不足に適応。
- 高地に滞在>体外の酸素不足に適応(高地トレーニング、登山)

エイズ

エイズ自体は病気ではなくWHOのエイズ宣伝担当者により、肺炎から水虫に至るおよそ30種類の病気を恣意に一緒にして作りあげられた症候群である。エイズはまた感染症でもない。今日に至るまでHIVは検証されていないし、病気を起こすという特性も証明されてはいない。それは感染症と呼ばれるすべての病気に関しても言えることであるが。
エイズは1983年に医師Montagnier氏とGallo氏により考え出された。
エイズの歴史を振り返ってみると、「大儲け」の匂いがする。
HIV抗体テストが市場に定着すると、その直後に国立がん研究所のGallo博士と同僚はHIVを抑止する物質を発見する。世界が感動した科学の業績だ：簡単に順番を追うと、まず「死に至る病気エイズの病原体HIV」、次に「HIV感染者」の選抜テストの開発、そして「回復薬」の登場。アジドチミジン（AZT）、または生物化学的には ジドブジン と呼ばれる薬品で、商標名は「Retrovir」[1] である。—誰が一体その恩恵を被ったというのだろう。言うまでもないことである（34ページ、エイズテストの項参照）。
ハマー博士は恥垢に関わる軌跡によりHIVテストが陽性になるのだとしている。つまり、当該者は男性性器の匂いが漂う場でトラウマを経験し、それが潜在意識に記憶されているのである。

1　Heinrich Krämer博士著「Die stille Revolution der Krebs- und AIDS-Medizin」2001年第一版，Ehlers出版社

しかし、なぜ人はエイズで死ぬのだろう？

- エイズという診断を受けたショックの結果：死の恐怖のトラウマ>肺結節癌、勢力範囲に関わる恐怖>気管支癌、消化できない怒りのトラウマ>大腸がん、その他。
- 社会的孤立とそれに伴う更なるトラウマ。例えば「あの人に気を付けろ。エイズ患者なんだ！」
- 診断を受ける前からあった病気が診断により更に重大性が増す。
- マルチー化学薬物ーカクテル。
- 長く生き延びる人は例外なく、治療を拒否した人、また診断を受けても、それを馬鹿馬鹿しいと受け止めたり、疑ったり、受け付けなかったりして、平気でいる人である。

治療

- 重要なことはまず、エイズを馬鹿げたことだとして捉え、恐怖を捨て、西洋医学による毒物治療をやめることである。
- 五つの生体自然法則の知識を以て、他の病気の患者同様に、一つ一つの症状を見て、どんなトラウマから発するものかを見つけ出し、解消する。
- 長期の化学治療の後は体を浄化する必要がある：嗜好品毒物を避ける。新鮮な空気の中で運動。自然の食物。ハイドロセラピー、サウナ。過酸化水素（H_2O_2）3％内用。自然の硼砂内用（www.institut-ernaehrung-gesundheit.com），ニンニクとレモンの液を飲む。亜麻仁油（オメガ3－脂肪酸）その他。

血管

長さ1000－100000kmと推測される血管は驚異的な創造物である：心臓からわずか数メートル、血液は心臓のポンプ力により送られるが、その後は血管の蠕動リズムによる脈拍と未だ解明されていない吸引力により血管自体が血液を送るのである。五つの生体自然法則の観点から見ると動脈硬化は自然の失策ではなく、合理的生体特別プログラムにおける体の（時として過剰な）回復処置である。
トラウマの可能性としては二つあるので硬化がどこに生じているかを正確に見る必要がある：特定の動脈（鰓弓由来の）は勢力範囲のトラウマに反応し、その他すべての動脈と静脈は自己価値のトラウマに反応する。Sabbah博士は血液と血管は家族とのトラウマに関わっているとしている。

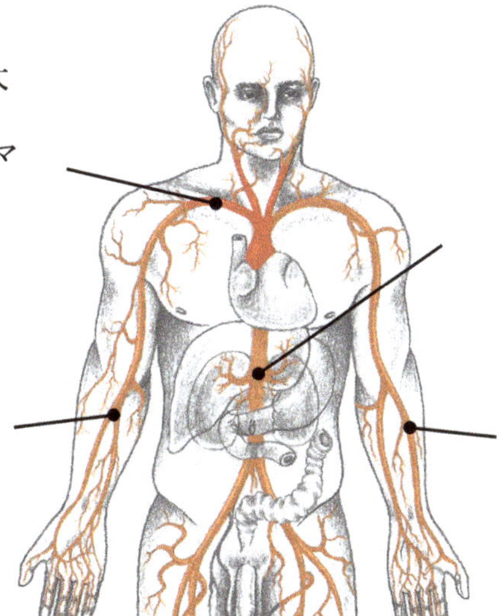

上記以外のすべての動脈の合理的生体特別プログラム

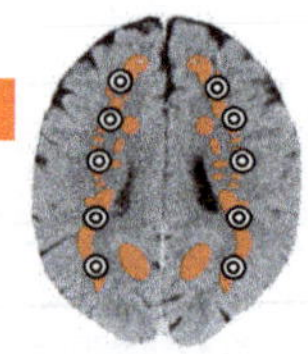

上記以外のすべての動脈における硬化症

トラウマ　血液供給に関わる自己価値のトラウマ。正確には：循環が悪すぎるというトラウマ：

1. 生命の流動から切り離されたように感じる。自分から生命が去っていく。
2. 例えばスポーツでもっと実績を上げなければならない、または商売でもっと売り上げを伸ばさなければならないと思う。
3. コルセットを付けているように窮屈に感じる（家族、境遇により）

例

❁ 女性患者の夫は彼女が自家用車を使うこと、女性の友達に会いに行くこと、インターネットを使うこと禁じていた。そのために慢性的にぶり返すトラウマ（1）により、右側の（パートナーに関する側）の足の動脈だけに強固な動脈硬化が生じた。（著者資料）

❁ 機械の取り付け作業員は一日中「もっと早く仕事ができるはずだ」と思いながら作業をしていた。＝自己価値のトラウマ（2）。極端にストレスの多い時期を経て年の瀬を迎え（＝回復期）脚部 閉塞性動脈硬化症 と診断された。＞手術。（著者資料）

組織　動脈－血管壁－半卵円中心‐中胚葉

トラウマ活性期　動脈内側層（脈管内膜）の細胞分解（壊死）が起こるが、普通は自覚されない。多くの場合平滑動脈筋でも同時に合理的生体特別プログラムが進行する（強化、緊張増大）。それにより血管の漏れ（穿孔）が防がれる。

回復期　細胞が分裂し内皮が修復され厚くなる。痛み、腫れ＝動脈炎症。その後局部的に熱い部分が残る。再発により蓄積部分（プラーク）ができ、血管の内径が小さくなる＝動脈硬化

生物学的意味　動脈壁が強化されることにより血液の循環が良くなる。

備考　血管疾患の発生において、またその治療において食生活は大きな役割を果たしている。母子関係に関わる側であるか、パートナーに関わる側であるか、または局部的トラウマであるかを考慮する。

質問　診断を受けたのはいつ？（トラウマはおそれくそれよりもかなり前）　右利きか左利きか？　体のどの部分か？　その体の部分で人は何をするか？　心臓循環器系の病気に特別な感情を抱いているか（自分自身の、または家族の）？　自分にとって健康に関わる一番の心配事は何か？　人生から、または自分の家族から切り離されたように感じるか？　自分自身を孤立させる争いがあったか？　自分は先祖から何か引き継いであるか？　なぜ自分はその様に感じるのか？

治療　123ページ参照

間歇性跛行 ＝閉鎖性動脈硬化症

上記と同じ合理的生体特別プログラム（136ページ参照）

段階　トラウマのぶり返しまたは回復の停滞：血管壁の過剰な修復＞太い脚部動脈に動脈硬化性のプラークができる＞血管の内径が小さくなる＞脚部の血液供給に支障＞足の痛み、また酸素不足により手足が冷たくなる＞筋肉中の酸素がなくなるため、続けて歩くことができず、休み休み歩く＝間歇性跛行

備考　骨膜に影響を及ぼす苛酷な別離のトラウマもおそらく関係している＞血行不良＞脚部の組織への供給が減る（足が冷たくなる。交感神経優位状態で痛み）。太い血管が塞がると酸素不足のため手足の先端が黒っぽくなったり、壊死する（＝壊疽）。

.治療　質問上記参照。トラウマ、インプリンティング、信条を見つけ出し解消する。ハイドロセラピー、伝統的マッサージ、上つぼマッサージ、リンパドレナージュ。ヒルデガルド療法：アナグマの毛皮の靴、または毛皮を靴の中に敷く。過酸化水素（H_2O_2）3％内用また外用。スピルリナアルジェ。肝油。そのほかは前頁の冠動脈硬化の項参照。

血管腫

殆どは顔または唇にでき、全体の75％は生まれつきある赤青っぽいこぶである。ウンナ母斑や母斑と違い、太くて深いところにある血管にまで広がり（海綿状血管腫）、更に大きくなる傾向がある。＞そのため衝撃解消に取り組む。

半卵円中心　中胚葉

−＋

トラウマ	話すこと(唇)、考えること(頭)、聞くこと(耳)に関わる家庭内の自己価値のトラウマ。子供の場合、原因はいつも両親/先祖にある。
段階	トラウマの再発-細胞分裂、拡大、血管の腫瘍=血管腫
質問	先祖にもこのような症状はあったか？　妊娠の経過はどうだったか？　何が自分の心に触れるか？　そのことに関連して家族内にストレスはあるか？　先祖と同じような信条を自分も持っているか？　似たような事情？　何が解決の役に立つか？
治療	トラウマ、インプリンティング、信条を見つけ出し解消する。ビタミンD3、過酸化水素(H_2O_2)3%内用、外用。

動脈瘤 腹部大動脈または骨盤大動脈の狭窄

トラウマ	血液が十分早く、よく流れていないと思う自己価値のトラウマ。Sabbah博士によれば：何か特定のことをしてほしいと願う家族の一員との対立。
例	➡診察の結果冠状血管が極度に硬化していると知らされる。 ❁ 女性患者は心筋梗塞を乗り越えた。その後、彼女の心臓は45%しか機能していないと医師に言われた。体の中を十分な血液が流れていないと彼女は思った。回復期に腹部大動脈がほぼ完全に閉塞した。(著者資料)
段階	トラウマ活性状態が停滞すると動脈壁組織が分解される>もろくなる>動脈瘤 回復期が停滞すると大動脈内側の皮膚が細胞分裂により厚くなる>さらに狭くなる(狭窄症)。数えきれないほど再発を繰り返すと動脈閉塞が起こる。
備考	動脈瘤は普通、腹部大動脈に見られる。大抵の場合、動脈の硬化部分は変わる=トラウマが長く続いていることを示す。動脈瘤は薄くなり、弱くなった動脈壁により生じる。動脈瘤があっても気づかないので、発見されない事が多い。動脈瘤が破裂すると腹腔に大量出血するため、生死に関わる危険な状態になる>即座に手術。
治療	トラウマ、インプリンティング、信条を見つけ出し、まだ解消されていない場合は解消する。心構え：「私の血液は完ぺきに循環している。」過酸化水素(H_2O_2)3%内用、外用。ビタミンD3、スピルリナアルジェ。破裂した場合はすぐに手術。

顔の血管拡張(赤色症)、酒さ、団子鼻(酒さ鼻)

赤色症から酒さ、そして酒さ鼻になる場合がある。これら三つの病像は一つの合理的生体特別プログラムの過程である。トラウマの解消はどの段階においても治癒/改善をもたらし得る。

トラウマ	自己価値のトラウマ、家族(親族)から認められない/受け入れられない。鼻に症状がある場合(酒さ鼻)、私の経験からすると患者は家族/出来事の中心に立っていないと感じている。(鼻=顔の中心)
例	➡家族から仲間外れにされているように感じる。 ❁ 60才の女性には子供が三人いたが夫と離婚した。残念なことに彼女は家族が集まる機会などに呼ばれなかった。彼女は外部の者であり、家族の中心でありたいと願っていたが、既にそうではなくなってしまったと感じた。鼻に酒さができた。(著者資料)
段階	トラウマ活性状態(日中)で毛細血管(新-中胚葉)が弱まる。回復期に再生(夜間)　トラウマの再発。数か月後に血管拡張(赤色症)>年を経て大きな癒着(酒さ)>場合により大きな赤い鼻が形成される(酒さ鼻)
生物学的意味	顔の障害/赤い鼻が人の意識を引く(赤信号のように)。　自分の血管にも同じ(血縁の)血が流れていることを見せる。
質問	自分が受け入れられていないと感じるインプリンティングはどこから来たものか？自分と同じような考え方をするのは家族のだれか？
治療	トラウマ、インプリンティング、信条を見つけ出し解消する。愛があるところを探せ。そこに答えがある。アルカリ性食物。血管治療薬OPC,銀杏、栃の実、場合によりレーザー治療で取り除く。そしてトラウマ解消。

半卵円中心　中胚葉

－＋

平滑血管筋の合理的生体特別プログラム

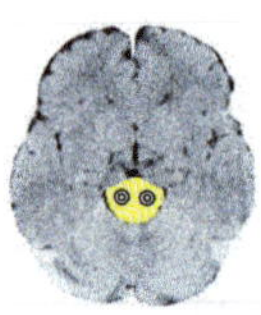

ハマー病巣中脳-局所解剖学的にはまだ不明

レイノー病（レイノー症候群）

レイノー症候群では指または指先が発作的に白くなり、まるで死んでいくかのように見える。とくに寒い時に発症（民間では死者の指とも呼ばれる）

トラウマ　死、冷たい（動物）死体に触れたくない/感じたくない。

段階　トラウマ活性状態/回復の山場の停滞期。血管筋の緊張>組織への供給不足>白くなる。交感神経優位状態で痛み。

例　❁ 今日53才の女性は25才になるまで両親の経営する肉屋で不本意ながら働いていた。女性はいつも肉を気持ち悪く思っていた=トラウマ、肉（動物の死体）に触れたくない。寒い時期によく彼女はレイノー症候群に悩まされた。43才で彼女はそれまで夢見ていたマッサージ師になるための勉強をした。それ以降症候群はなくなった。（著者資料）

内胚葉 +-

質問　症状はいつから？　死んだ人間/動物に関わる経験、死体に関わる経験を先祖がしているか？　自分自身が死んだ生物に触れたのはいつか？　そのことにうまく対処できたか？　その経験は内的に整理されたか？

治療　トラウマ、インプリンティング、信条を見つけ出し解消する。温熱療法。心構え：「過去にあったことを認め、起きたことを完全に受け入れる。」

血管筋の緊張による高血圧

最もよくある高血圧の種類である。低血圧または高血圧は極めてその家族特有の現象である。そのことから言えることは、ここでは家族の事情、つまり多くの場合は世代を超えたトラウマが関わっているということである。

トラウマ　緊張のトラウマ。緊張と行動によってのみ人生を生き抜くことができると思う。自分自身にプレッシャーを負わせる、または他の人にプレッシャーを与える。Sabbah 博士：家族からのプレッシャー/強制は持続されなければならない（家族は血液を表す）。家族内で一人が秩序を強要し、その為に他の一人が苦しむというケースがある。その摩擦により血圧が上がる-大抵は両者において。

トラウマ活性期　平滑血管筋が持続的に堅調>高血圧

生物学的意味　血管がより緊張することにより血流（家族生活）しっかりと安定する。例えば、血液が早く流れていれば沈殿するとはない。いつでも行動する準備ができている。

回復期　血管の緊張と血圧が正常化。回復の山場で血圧が不安定になることもある。

備考　世代を超えた能力主義の考え方やプレッシャーが実践されていることもよくある。絶えず「流れ」にある人はちょっとしたことですぐに興奮する。とても落ち着いている人もいるが、内的には緊張している。=冷静さが足りない。

質問　なぜ自分はいろんなところに介入しなければならないと思うのか？　他の人の意見に対し自分はどのように対処するか？　家族内にある暗黙の規則は何か？　家族のだれが評価を下すか？　自制することに意味はあるか？

治療　あまり評価したり秩序だてたり自制することをしない。　より寛容になり他の人をありのままで受け入れる。高血圧においてはトラウマとの背後関係の前に、持久力スポーツをする事ももちろん良い効果をもたらす：走って/歩いて自分の限界を超えて強制や制限のない遠いところへ行く>血管筋が緩む>血圧が下がる。68ページも参照

脚部静脈の合理的生体特別プログラム

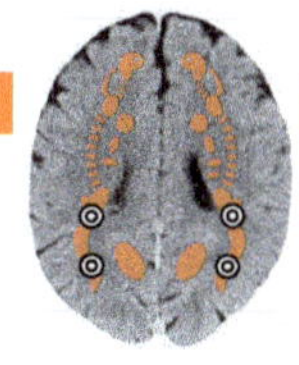

脚部静脈炎(脚部血栓性静脈炎)[1]

トラウマ　足を引っ張られる、厄介者を背負い込むような自己価値のトラウマ個人的自由が制限される。古い重荷、また余計な負担を背負い込む。トラウマ、もう後には戻れない(血液のように)。または家族を重荷/負担に思う。

例　❁ 若い女性が妊娠し、お腹の子を厄介なものと思った。それを機に彼女の自由は制限され、昼夜そのことが頭から離れなかった。活性期に細胞が分解され、再生される=回復期に静脈炎症(著者資料)

❁ 職場にいることがまるで牢屋に入っていることのように感じていた男性は、外の自由な世界でやれたことを全てやり損なってしまったと思う。(著者資料)

組織　静脈－血管内壁—半卵円中心‐中胚葉

トラウマ活性期　静脈内側層(内膜)の細胞分解(壊死)、ほとんどの場合、自覚されない。

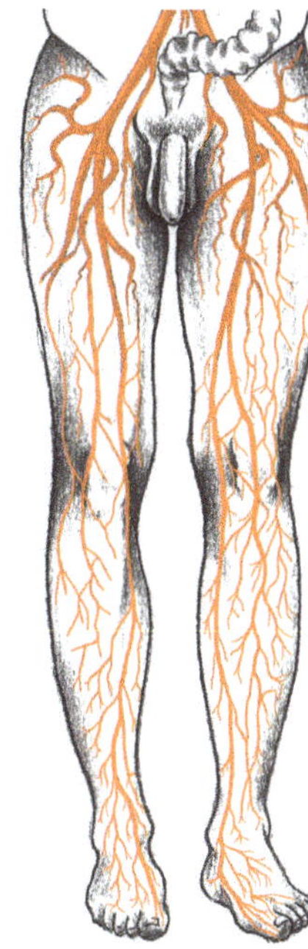

回復期　細胞分裂により内皮が再生され厚くなる。静脈が熱を持ち赤くなる。痛み、腫れ=静脈炎

回復期の山場　強く脈を打つ静脈の痛み。悪寒を感じる場合もある。.

生物学的意味　静脈壁の強化。

備考　腫れが酷い場合、血栓性静脈炎 (血栓と炎症による閉塞)と誤診されることが良くある。しかし、ほとんどの場合、普通の静脈炎に症候群を伴なうものである。母子関係に関わる側か、パートナーに関わる側か、または 局部的トラウマ(例えば負傷)かを考慮する。

治療　トラウマ、インプリンティング、信条を見つけ出し、まだ解消されていない場合は解消する。

弾性ストッキング。足を高くする。冷潅水。冷たい水の中で水泳。リンパドレナージュ。酵素剤。シュスラ—1、3番。塩基性食物、そばを頻繁に食べる。ビタミンD3。コロイダルシルバー内用、外用。過酸化水素(H_2O_2)3%内用、外用。スピルリナアルジェ内用。ニンニクとレモンの液を飲む。ヒルデガード療法:イラクサ汁と麻特別調合液で湿布。西洋医学で用いられるヘパリン注射は効果がある。

半卵円中心　中胚葉

−+

脚部静脈閉塞(脚部静脈血栓症)

上記と同じ合理的生体特別プログラム(上記参照)

段階　トラウマの反復—回復の停滞。動脈硬化のように狭くなった静脈で回復が始まると、脚部静脈血栓症になる:回復のための腫れ+動脈硬化－プラーク+症候群=閉鎖(脚部静脈血栓症)

治療　トラウマ、インプリンティング、信条を見つけ出し解消する。避難のトラウマがまだ活性状態であれば解消する。心構え:「私は自由で、何物にも依存していない。」「私は自分の自由を満喫する権利がある。」治療処置に関しては脚部静脈炎の項参照。西洋医学で使われるヘパリン注射は効果がある。

静脈瘤

上記と同じ合理的生体特別プログラム(139ページ参照)

静脈瘤という意味のドイツ語　Krampfaderは古高ドイツ語のkrimphan　–krümmen(曲がる)という言葉に由来する。Gekrümmte Ader(曲がった血管)と言った方が病像には合っているようだ。

トラウマ　足を引っ張られるようだ、厄介者を背負い込んだという自己価値のトラウマ

例　・59才の女性患者は定年退職後、自由になれるととても喜んでいた。すでに退職後の旅行などを計画していた。しかし退職してから二年後に彼女の母親が介護を必要とするようになった。母親は施設に入ったが、それでも旅行などは実現しなかった。なぜなら、旅行に行けば施設の母親を頻繁に尋ね

1　ハマー博士著「Wissenschaftliche Tabelle der Germanischen Neuen Medizin®(ゲルマン新医学学術的要項一覧)」68, 79ページ参照

ることができなくなり、良心の呵責を感じてしまうためであった。そして彼女は母親を厄介者と思うようになった。そのような状況でも、何とかうまくやっていけるようになるとトラウマが回復し始めた。数年が経ち、彼女に静脈瘤ができた。(著者資料)

半卵円中心　中胚葉

−+

段階　トラウマの反復、回復の停滞。−静脈炎が気付かないうちに進行>静脈が太くなる。静脈弁もこの合理的生体特別プログラムの影響を受ける。その結果、瘢痕状に変性。>弁がぴったり閉まらないと血流を維持できない。>静脈が広がり、厚くなり、蛇行する＝静脈瘤

備考　血管が太くなるのには平滑血管筋が関わっているとハマー博士は言っている:トラウマ活性時に平滑筋が厚くなり、それにより自然は薄くなった血管内壁を補おうとする。合理的生体特別プログラムが完了すると平滑筋は太くなったまま。>太い静脈−曲がった血管−静脈瘤

母子関係に関わる側かパートナーに関わる側か、または 局部的トラウマ((例えば負傷による)であるかを考慮する。

質問　静脈瘤は徐々に表れたか、それとも突然に?(突然に表れる場合、原因となる具体的な出来事があったことを示す)　自分は何によって制限されてるように感じるか?　(子供、介護)　自分はどんなことを欲しているか?(旅行、何の予定もない日)　自由の代償があるとすれば何か?　制限されることで自分のどんな性格を伸ばせると思うか?　自分の先祖にも静脈瘤はあったか?　どんな共通の傾向があるか?　先祖は具体的にどんな制限を経験していたのか?　自分もそれをこの先、負っていかなければならないのか?

治療　トラウマ、インプリンティング、信条を見つけ出し解消する。心構え:「私は風に飛ぶ鳥のように自由だ。」「全ての重荷を降ろす。」「自分が好きなようにやる。」体を動かす。スポーツ、体操、水泳、その他。弾性ストッキング。過酸化水素(H_2O_2)3%内用、外用。塩基性食物。特にそば。亜麻仁油(オメガ3)。体重を少なめに保つ。あまり長時間座っていたり、立っていたりしない。足を頻繁に高くする。クナイプ療法、冷灌水。コロイダルシルバー内用また外用。リンパドレナージュ。マッサージ、シュスラー塩4, 9, 11番。ニンニクとレモンの液を飲む。ケイシー療法:ビロードモウズイカ湿布。ビロードモウズイカのお茶を飲む。コークの樹皮の煎汁を塗る、または冷湿布。症状が重く手術を必要とす る場合は手術。あまり早い段階で手術をしないほうがいいが、あまり遅すぎてもよくない。上記の療法は手術後に施してもよい。

皮膚毛細血管の合理的生体特別プログラム

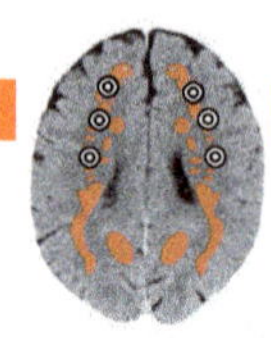

コウノトリの噛み跡(ウンナ母斑)、ポートワイン母斑

コウノトリの噛み跡、ポートワイン母斑は顔や胴体に見られることが多い。赤いものから紫色のものまであるが、これは拡大した皮膚毛細血管であり、ほとんどは既に生まれる前に出ている。押すと短時間消える。

半卵円中心　中胚葉

−+

トラウマ　母胎で受ける(大抵は母親と共に経験する)局部的自己価値−驚愕−トラウマ。必ずではないが、火に関係する場合がある。

例　❁ 出産を控えた女性が妊娠中に悪い知らせを受けた。驚きのあまり彼女は胸をつかんだ。赤ん坊は胸骨のあたりにポートワイン母斑をもって生まれてきた。(著者資料)

➡「あまりびっくりして、血が止まるようだ。」

組織　肌の最小血管(毛細血管)−半卵円中心・中胚葉

トラウマ活性期　症状のある部分の皮膚毛細血管で細胞分解(壊死)。

回復段階　細い血管の回復、再生、血流の増加>赤くなり、コウノトリの噛み跡、またはポートワイン母斑ができる。

生物学的意味　血管が再生され、拡張されることにより、その部分の血液供給が良くなる。

治療　こうのとりの噛み跡は大抵自然に消える。ポートワイン母斑はトラウマを解消することでなくなるかどうかは私はわからない。もし美観が損なわれ、気になるようであればレーザーで除去する。

冠動脈の合理的生体特別プログラム

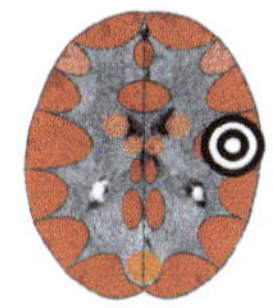

冠動脈、上行大動脈の左右頸動脈、右鎖骨下動脈、大動脈弓における動脈硬化[1]

外肺葉

−＋

トラウマ	男性的勢力範囲喪失のトラウマまたは女性的性的勢力範囲喪失のトラウマ（利き手、ホルモン状態、それ以前に受けたトラウマに影響される。114ページ、また例参照）
組織	内側血管壁—外肺葉。この短い血管部分は咽頭弓由来で、繊細な扁平上皮で覆われている。
トラウマ活性期	硬化している血管部分の内面（脈管内膜）の細胞分解（潰瘍）。この血管の空洞化に関しては西洋医学で診断されることはない。西洋医学では血管の狭窄部分を探すけれど、直径拡大部分を探すことはないからである。トラウマ活性期には咽頭－粘膜パターンのため痛み＝狭心症
生物学的意味	細胞が分解されることにより内径が拡大＞血流が良くなる。失われた勢力範囲または勢力範囲とする事柄を取り戻すために、能力が高まる。例えば、職場またはパートナーを再び取り戻す。（第二のチャンス）
回復期	内側から扁平上皮が修復、再生される＝西洋医学の動脈硬化症。回復が停滞している場合が多い。回復のための腫れ。＞局部的に血管が狭くなる（狭窄症）トラウマのぶり返し、または軌跡により蓄積部（プラーク）が厚くなり凝縮する。時間とともに石灰の蓄積が血管を硬くする ＝ 動脈硬化の全容
備考	この修復に必要な重要な基質はコレステロールである。この脂肪－タンパク—物質はほとんどすべてのホルモンやその他の体中の重要な物質の素材である。（36ページ参照） 頸動脈狭窄症は超音波検査で診断される。年をとれば血管が少し狭くなることは普通だが、患者は狭窄症と診断されると不必要な恐怖を覚えてしまう。頸動脈における蓄積は脳卒中の危険因子であるとされているが、それは五つの生体自然法則の観点から見ると間違っている。 凝血塊（血栓、塞栓）の影響を西洋医学では大げさに捉えすぎている。 肺血栓塞栓症 のように回復のための痂疲（塞栓）が血管に詰まるということはある。しかしこのような場合、体は並行してまたは迂回血管（吻合血管「自然のバイパス」）と通じて血液を送る。そしてある程度時間が過ぎれば体は血栓を自然に溶かす（血管再疎通）、あるいは「自然のバイパス」が使われる。 例えば足などの太い血管に塞栓ができると明らかに問題である。
治療	慢性の場合：トラウマまたは軌跡を見つけ出し、可能であれば実際に解消し、停滞している回復を完了させる。塩基性の食物、回復効果のある食物：リンゴ、ニンニク、行者ニンニク、、スペルト小麦、そば、肝油。過酸化水素（H_2O_2）3%内用。自然の硼砂内用。コロイダルゴールド、亜麻仁油、イチョウの葉、酵素剤。シュスラー塩1番。スピルリナ。抗凝固薬を長期的に使うことは勧められない。短期に使う場合のみ効果がある。

1　ハマー博士著「Wissenschaftliche Tabelle der Germanischen Neuen Medizin®（ゲルマン新医学学術的要項一覧）」113, 126ページ参照

下腿潰瘍

トラウマ複合

- 骨膜に影響を与える苛酷な別離のトラウマ—活性期またはトラウマの反復－ Postsensorik －大脳皮質-外肺葉＞血行不良—脚部の組織への供給不良＞足が冷える。交感神経優位状態で痛み－咽頭－粘膜パターン（293ページ参照）
- 静脈に症状が出る場合（良くあるケース）：足を引っ張られる、厄介者を背負ったというトラウマ—トラウマの反復－半卵円中心-中胚葉＞静脈と弁の変性により血液移送が悪くなる＞静脈炎、静脈瘤、大抵は足／脚の内側に発症。
- 動脈に症状が出る場合（まれなケース）：血液供給と局部への移送に関わる自己価値のトラウマ—トラウマの反復－半卵円中心-中胚葉＞血液供給不良－O_2の供給不足－組織壊死＞ 大抵は足／脚の外側に発症
- 真皮に影響を与える醜さのトラウマ（「見て、この静脈瘤！」）－回復の停滞またはトラウマの反復－小脳-中胚葉。乾酪により真皮が薄くなる。

備考

過酸化、運動不足、長時間立っていること、肥満などで悪化する。

治療

- トラウマを解消し、回復が開始するようにする。
- 塩基性の軽い食物をとる。特にそば、スピルリナ。
- 運動、体操、場合により負担軽減の為に包帯。
- キャベツの葉っぱを軽くたたき、患部に当てる。
- ヒルデガルド療法：ヨモギ蜂蜜-またはブリオニアの特別調合。
- 場合により弾性ストッキング。過酸化水素（H_2O_2）
- コロイダルシルバー、自然の硼砂内用また外用。
- ビタミンD3、場合により石油。
- その他の措置に関しては静脈瘤の項参照。

リンパ系

リンパ系は血液系とは異なり、一方通行である。静脈角（鎖骨の溝）においてリンパは血液に合流する。リンパ管にはリンパ節が真珠の連のように配置されている。リンパ節はリンパ球の育成の場であり、「居住の場」である。リンパ系は人の体の「廃棄物システム、下水システム」であると言える。代謝廃棄物、老廃物、細胞残屑、組織の過剰な水分（リンパを必要とする不要物）をとりれる。そしてこれらは腎臓を通じて排出される。

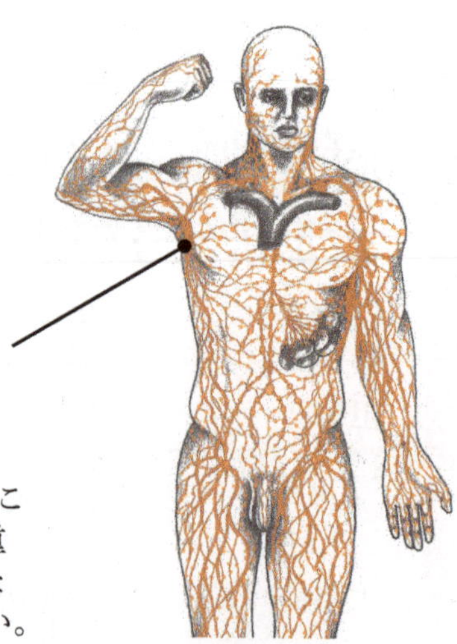

リンパ節、リンパ管
何かを運び去ることができない、処理することができないという自己価値のトラウマ。重荷になっていることを取り除くことができない、何か厭なことを捨て去ることができない。

リンパ節の合理的生体特別プログラム

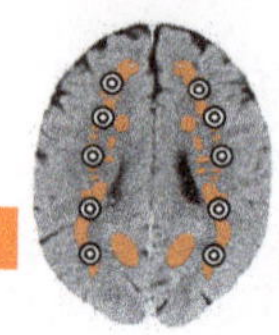

リンパ節の炎症または腫れ（リンパ節腫大、リンパ節炎、伝染性単核球症）、リンパ管炎、リンパ節癌（悪性リンパ腫、ホジキンリンパ腫）

半卵円中心　中胚葉

−+

トラウマ　問題となっている排水領域から何かを運び去ることができない、または処理することができないというトラウマ。嫌なことを取り除くことができない。ハマー博士によれば「局部的自己価値喪失のトラウマ」

説明　実際的な意味では、恐怖を与え、取り除くことのできない腫瘍が関わる場合が多い。比ゆ的な意味では負担になるものを取り除くことができない。何か不愉快なこと、よくない事を捨て去ることができない。

例　❂ 右側の乳房に腫瘍がある女性は、昼夜そのことで恐怖心を抱いていた。>腫瘍が取り除かれるように、腋窩リンパ節ができる：西洋医学ではこれを転移という。

➡毒物を吹きかけられて、それを取り除くことができない。

➡何かを終わらせることができない。（実際的な例140ページ参照）

トラウマ活性期　リンパ節で細胞分解（壊死）－スイスのチーズのように穴が開く。大抵は自覚症状はなく、痛みもない。トラウマが局部的に受け止められた場合、局部的なリンパ節だけに影響がある。トラウマが全体的に受け取られた場合、体中のリンパ節、または脾臓に影響が及ぶ。

回復期　細胞分裂（有糸分裂）によりリンパ節がまた満たされる>西洋医学的診断：「悪性」＝ホジキンリンパ腫。リンパ節炎症、痛み、腫れ、発赤。症候群により症状が悪くなる。回復完了後、リンパ節は以前よりも大きくなる。

生物学的意味　リンパ節が強く大きくなることにより、機能が高まる（贅沢グループ）

備考　母子関係に関わる側か、パートナーに関わる側か、または局部的トラウマかを考慮。

その他の原因　リンパ節の腫れ：回復期の「逆行」。炎症（＝回復期）はいつも新陳代謝の増加、細胞間の流体蓄積を伴う。

多くの流体と廃棄物が搬出されるため、排出部のリンパ節が腫れる。>リンパ節自体の合理的生体特別プログラムではなく（細胞分裂なし）、該当するリンパ部分の「洪水」である。例えば、扁桃腺炎、咽頭炎、歯に膿が溜まる、などにより頸リンパ節が太くなる。膝関節の炎症により鼠径リンパ節が太くなる（それぞれの器官の項参照）。

質問　リンパ節の腫れはいつからか？（その少し前にトラウマが解消されたはず）　どこで？　そのころその部分で何が起きたか？（手術、炎症、痛み、病気の器官に対する心配）、あるいは誰かから引き継いだトラウマ（誰かほかの人が病気でそのことを取り去りたい、または遠ざけたい批判を取り去りたい）子供の場合いつも両親、先祖を考慮する。どんな信条が原因となっているか？

半卵円中心　中胚葉

−＋

治療　トラウマ、インプリンティング、信条を見つけ出し、まだ解消されていない場合は解消する。

患部を上にあげる。保養、リンパドレナージュ。。キャベツの葉を軽くたたいて患部に当てる。複合製剤Lymphomyosot。シュスラー塩2、4、10番。お茶：オノニス、ニワトコ、フェヌグリーク。スピルリナアルジェ。ニンニクとレモンの液を飲む。コロイダルシルバー内用、外用。ビタミンD3　。リンパ節癌：癌がとても大きい場合、または美観を損ねることが気になる場合はリンパ節を切除－もちろんその前後で化学療法、放射線療法を施す必要はない。

トキソプラズマ症

上記と同じ合理的生体特別プログラム。その症状が単細胞寄生虫トキソプラズマを原因とするとは考えられない。胎児にとって危険であると言われているがそれも考えられないことである。新医学の観点から私達はいつもまず症状から出発する：リンパ節の腫れと発熱-明らかに回復期の症状。抗体検査の結果がポジティブだからという理由のみで抗生物質治療をする事は正当とは言えない。

咽頭弓の合理的生体特別プログラム

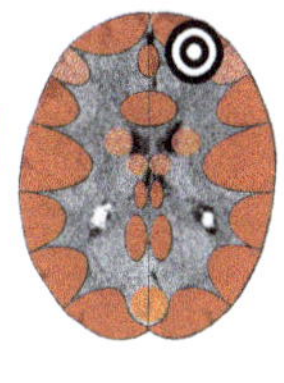

非ホジキンリンパ腫、首の横側の甲状舌管嚢胞（側部甲状舌管嚢胞、鰓溝性嚢胞）[1]

外胚葉

−＋

非ホジキンリンパ腫は西洋医学ではリンパ腺癌とされている。しかしこの疾病はリンパ節ではなく咽頭弓（＝鰓弓）に発症するということをハマー博士は発見した。咽頭弓は太古の昔、水中生物界の時代からある自然の構成要素である。魚類、両生類では鰓として形成される原基が、人の胎児にも見られる。人には六つの咽頭弓がある。これら鰓としての機能はなくなった管は中隔膜内にあり、首からほぼ横隔膜に至る。外胚葉に由来する扁平上皮に覆われ、活性期に咽頭－粘膜パターンにより、痛みで反応する。西洋医学で、発生学また脳神経についての枠内でしか、これらの管のことは語られない。

トラウマ　正面からの恐怖のトラウマ。阻止できない危険が迫る恐怖。または抵抗できない無力さのトラウマ（利き手、ホルモン状態、以前のトラウマに影響される）。

例　正面からの恐怖のトラウマ（抵抗できない無力感のトラウマに関しては118ページ参照）

➡よくあるケース：癌に対する恐怖。危険が眼に見えていて、避けることができない。

・子供が欲しくない女性は男友達とベッドに入るたびに妊娠するのではないかと恐れていた。＝正面からの恐怖のトラウマ＞活性期に咽頭弓において細胞分解。回復期に非ホジキンリンパ腫（著者資料）

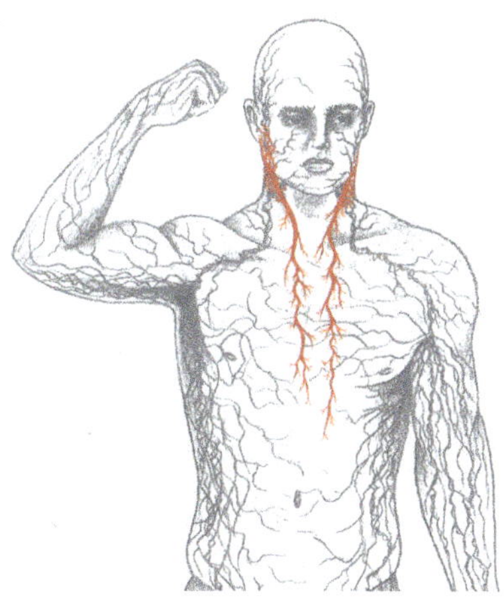

❁ 46才の右利きの女性は夫が腎臓癌になった時、正面からの恐怖のトラウマを受けた。彼女はその病気のことを真剣に調べ、「5年間生き延びる割合」に関する本を読んだ。「夫が5年生き延びれば、もう大丈夫だ！」と彼女は思った。夫が5年間生き延び健康になると、彼女の回復が始まった：首の両側が酷く腫れ、だんだん力が無くなり、乾いた咳をするようになった。CTと下手な縦郭内視鏡検査の結果、非ホジキンリンパ腫と診断された。二年前に夫がまた癌になった。＝正面からの恐怖の再発。二人ともゲルマン新医学を知っていて、すべて試みて見たが、夫の状態は悪くなる一方だった。夫のことでの恐怖心からくる生存のトラウマ（症候群）＞彼女の体

1　ハマー博士著「Wissenschaftliche Tabelle der Germanischen Neuen Medizin®（ゲルマン新医学学術的要項一覧）」111ページ参照

	に大量の水が溜まる。夫がなくなる二か月前、彼女の首が余りに張るので病院で検査を受けた。胸郭CT検査の結果、鰓弓に占拠され上の大静脈が圧縮(閉鎖)されていることが分かった。この時の心臓機能は25%にまで下がっていた。(著者資料)
トラウマ活性期	鰓弓における細胞分解(潰瘍)首のあたりに軽い痛み。額に頭痛がある場合もある。
生物学的意味	鰓弓が広がることで貫流、呼吸が良くなる。(発生論的にのみ理解可能)
回復期	腫れ、炎症をを伴い扁平上皮が再生される。嚢胞ができ、かなり大きくなる。特に症候群の場合は大きくなる。回復の山場でも痛み。西洋医学では非ホジキンリンパ腫、側部甲状舌管嚢胞、小細胞気管支原性癌とされる。回復の山場で偏頭痛または頭痛(額)。場合によりトラウマの反復。
質問	腫瘍と診断されたのはいつ?(その前にトラウマを探す) どんな危険が自分に迫っていたか? 事故があったか? そのころ自分に人生で何が変わったか?(仕事での問題、パートナー関係、家族のことを聞く) どのような信条が自分をこのような上状況に導いたか? この件に関する幼いころのインプリンティングは?(妊娠中、出産時、子供の頃) これらの関連して両親はどんな風に感じていたか?
治療	トラウマ、インプリンティング、信条を見つけ出し、まだ解消されていない場合は解消する。リンパドレナージュ。呼吸練習。過酸化水素(H_2O_2)3%内用。縦郭内の腫瘍は手術で取り除くことはできない。西洋医学の化学療法ではあまり効果がないので、もちろん薦められない。

外胚葉

−+

脂肪組織の合理的生体特別プログラム

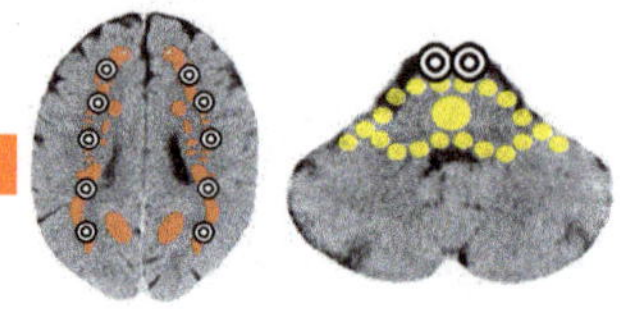

「リンパうっ滞」とよく称される「太い足」脚部のセルライト、象皮病

トラウマ	自己価値のトラウマ、自分の足、尻を醜いと感じる+症候群
例	➡女性が足が太いために魅力的でないと感じる。 ➡母親が尻と脚を醜く感じ、孤独だと感じていることを、胎児がお腹の中で共に感じながら成長した>その子は大きくなって母親と似たようなトラウマを経験し、症状を呈した。
トラウマ活性期	脂肪組織の分解(脂肪組織壊死)
回復期	脂肪組織の再生。自然界に太りすぎはない。太っている生物は豊富に食物を獲得しているので、美しく、魅力的である。痩せるのは、ひとりでに痩せる。回復が停滞する場合、脂肪組織が過剰に産生される。トラウマが後世代に引き継がれることが多い。
生物学的意味	太っていることは美しいので、脂肪組織が増え脂肪層が厚くなる。悪循環を繰り返す危険性。備考毎日うんざりするような姿を鏡で見るので、この合理的生体特別プログラムから抜け出ることは難しい－「プロブレムゾーン(脂肪のついた部分)」という、太っていることに批判的な通念が－この悪循環の一因である。
考え得る付随原因	・静脈システムが傷んでいる:静脈の合理的生体特別プログラム—足を引っ張られる、厄介者を背負い込んだというトラウマ(139ページ参照)。脚部から戻っていく血液の移送が滞るとリンパシステムが排水路の役割を果す。すぐに能力の限界に至る。>水分は細胞間に残る。 ・栄養の取りすぎ、または不足。運動不足、つまりずっと座っている、または立っている。自然の寒さ、温かさの刺激の不足。軟弱化。 ・活性状態の腎集合管と関係している。症候群はがない場合、足は太くならない。
質問	なぜ自分は美しくないと感じるのか?(父親による、または母親による過小評価?) 母親は自分自身を美しいと思っていたか? 祖母は?(もしそう思っていなかったら:癒されなければならない家族の問題。例えば率直な話し合い、瞑想、ファミリーコンステレーションにより) 自分はどんな思いで食べ物を摂取するか?(罪悪感、羞恥心) 自分が太っていることで都合の良いことはあると思うか?(例えば男性から煩わされない、ライバルとして見られない、誰も近くに来させ

半卵円中心 中胚葉

−+

	ないための保護）　人生の意味に関連して体はどんな役割を果たしているか？
治療	避難のトラウマ、自己価値のトラウマを見つけ出し、実際に解消する。例えば家の中にある鏡を取り去る。自分の体を全面的に受け入れる。運動、ずっと座っていないでスポーツをする。症状がひどい場合は弾性ストッキング。食事制限または食べるものを変える。過酸化水素（H_2O_2）3%内用、外用。ビタミンD3。クナイプ水療法。水泳。リンパドレナージュ。マッサージ。複合製剤：Lymphomyosot.

重いけが、または手術の後の腫れ

関節捻挫、筋違い、靱帯損傷、挫傷、打撲、手術の後、その個所が腫れる。＝修復－新陳代謝が盛んになる。負傷した組織への養分供給、また廃棄物の処理がうまくなされるように、また組織の粘着を防ぐために、負傷した部分の組織が水分で浸される。
また、腫れにより体の動きが制限され（包帯のような効果）－安静にする＝生物学的意味。症候群では強い腫れ！

治療
・患部を上にあげる。氷袋。リンパドレナージュ。
・コッテージチーズまたは酢酸アルミニウムで冷湿布。
・軽く体を動かす、場合により軽い体操。
・酵素剤。

脾臓

脾臓は拳ほどの大きさで、横隔膜の左下に位置する。長い間、脾臓は何のためにあるのか不明であった。切除しても取り立てて体に変化はなかったからである。今日、脾臓の重大な役割が分かってきた：
1. 血液が流通する赤い組織（赤脾髄）には血小板と白血球が保存され、不足時に放出される。また、赤脾髄においては、老廃した、または損傷した血液細胞が濾過され、捕食されることにより、除去される。2. 白いリンパ性組織（白脾髄）は脾臓の外のリンパ節と同じ役割を果たす：代謝廃棄物、老廃物、細胞残骸がここで濾過され、無害なものとされる。
脾臓は全て中胚葉由来組織からなる。
血小板の数は健康な人では15万—35万μlである。

脾臓
赤脾髄：血液に関わる自己価値のトラウマ
白脾髄：何かを取り去ることができない、処理できないという自己価値のトラウマ

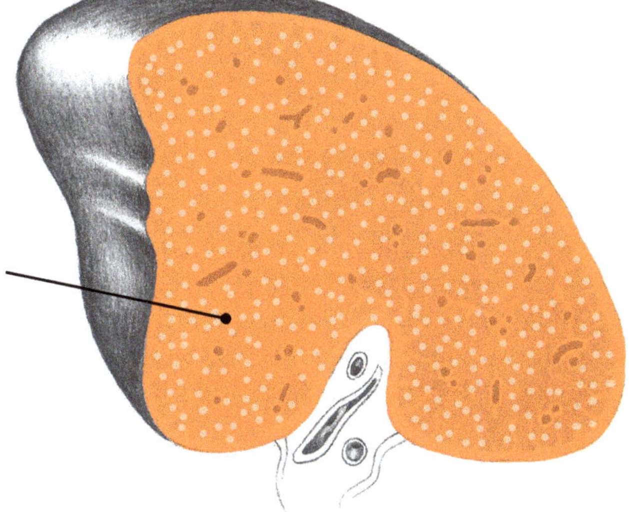

脾臓の合理的生体特別プログラム

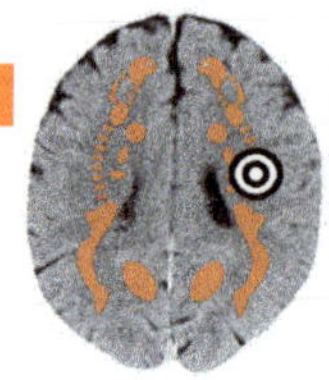

脾臓肥大(脾腫)、脾臓炎、脾臓膿瘍、脾臓嚢胞

トラウマ
1.赤脾髄:血液に関わる自己価値のトラウマ、出血のトラウマ。
2.白脾髄:何かを運び去ることができない、処理することができないというトラウマ。

例
➡人あるいは動物が傷を負っている、または出血している。=自尊心−出血のトラウマ。

➡「白血病」になる—診断または輸血=血液に関わる自己価値のトラウマ。

❁若い女性が腸における合理的生体特別プログラムのため、5週間にわたって便に大量の血が混ざっていた。=自己価値−出血のトラウマ。この時血小板数は5000以下になった=活性期。回復期に脾臓が腫れる。(著者資料)

❁健康にとても気を配っている女性が血液検査を受け、血液脂質が高いことが分かった。心配のあまり、彼女は何度も医者に行き数値を知りたがった。>「私の血液はどうもおかしい。」=血液に関わる自己価値のトラウマ。(著者資料)

❁28歳の学生は卒業を間近に控えていたが、卒業論文がまだできていなかった。テーマは既にはっきりしていたにもかかわらず、何か月も紙に書き下ろすことをしなかった。「もうとっくに出来上がっていなければならないのに、どこから手を付けていいか分からない。」=先に進めることができないトラウマ。卒業論文を片付けることができない。なかなか書き始めることができなかったが、やっと書き始めて、1ページ目を終えると回復が始まった。>リンパ節と脾臓で細胞分裂(白脾髄)。西洋医学での診断:「直径4cmにも及ぶ多数の病的リンパ節…脾臓は縦方向直径14, 5cmにまで拡大し、正常の大きさを明らかに上回る…大きく、広まったリンパ節腫大」

彼は新医学を知っていたので、その診断には動じなかった。トラウマが最終的に解消されると、その後リンパ節は自然に半分の大きさになった。(著者資料)

組織
脾臓組織(1.赤脾髄、2.白脾髄)−半卵円中心-中胚葉。

トラウマ活性期
1.赤脾髄で細胞分解(脾臓壊死)。血球を蓄えるために空洞ができる。>循環している血液中の血小板の数が減る。−減った分は脾臓に取り入れられ、空洞に蓄えられる。血小板は局部的に負傷した部分の血液が速く固まるよう働く。血液の凝結に支障がある場合おそらく軌跡による(例えば血を見る)。

2.白脾髄における細胞分解(脾臓壊死)−スイスチーズのような穴。トラウマが全般的に感じ取られる場合、脾臓が影響を受ける。−他の場合は影響を受ける領域のリンパ節のみが反応する(142ページ参照)

活性期は自覚されずにすぎる場合が多い−痛みなし。

回復期
新陳代謝が盛んになり、細胞分裂=脾臓炎。脾臓が酷く腫れる(脾腫)。脾臓はその後もやや大きいままの状態。

トラウマが反復し、それが回復段階に入ると脾臓膿瘍になることがある。脾臓嚢胞は合理的生体特別プログラムが完了したこと、または反復するプロセスを示すものである。

生物学的意味
回復期の終わりには脾臓が以前より大きくなっている。>血液保存と濾過の能力が良くなる。>以降、大量出血の場合、体はより良く対処できるようになり、例えば中毒の場合にはより多くの傷んだ血球を血流から取り除くことができる。

質問
1の場合: 段階をはっきりさせる:血液検査結果は?(血小板は増加、減少?)　炎症、痛み?(>回復期)　治癒を開始させた出来事は?　脾臓嚢胞:酷い出血をしたことがあるか? 血を流している人に同情したことがあるか?　血液検査の結果を気にしすぎるか?　事故にうまく対処できるか?　自分にインプリンティングを与えるような悲惨な出血をした先祖はいるか?　トラウマ?　2の場合:体中でリンパ節が拡大したか?そうである場合>自分は何を取り去ることができないか?(腫瘍、問題)

治療
トラウマが解消されたら、回復に付き添い、再発を防ぐ。リンパドレナージュ。トラウマ、インプリンティング、信条を見つけ出し、まだ解消されていない場合は解消する。脾臓湿布:腹部を湿った暖かい布で巻き、その上を乾いた布で巻き、床に就く。場合により, 塩水を飲む。過酸化水素(H_2O_2)3%内用。お茶:フェヌグリーク、フェンネルの種、ミスミソウ、リナリア、ラミウム、ヨモギ。ニンニクとレモンの液を飲む。ヒルデガルド療法:暖かい栗を食べる。モミの木のクリーム。肝油。スピルリナアルジェ。

鼻と副鼻腔

全ての感覚の中で嗅覚は最も強く潜在意識につながっていると言われている。おそらく、そのため鼻は全ての器官の中で最も頻繁に合理的生体特別プログラムで反応し、軌跡(アレルギー)が頻繁なのであろう。鼻腔は四つの空気に満たされた副鼻腔と細い管で繋がっている。上顎洞。、前頭洞、蝶形骨洞、篩骨洞、鼻腔は中胚葉由来の腸粘膜とその上を覆う外肺葉由来の扁平上皮で覆われている。

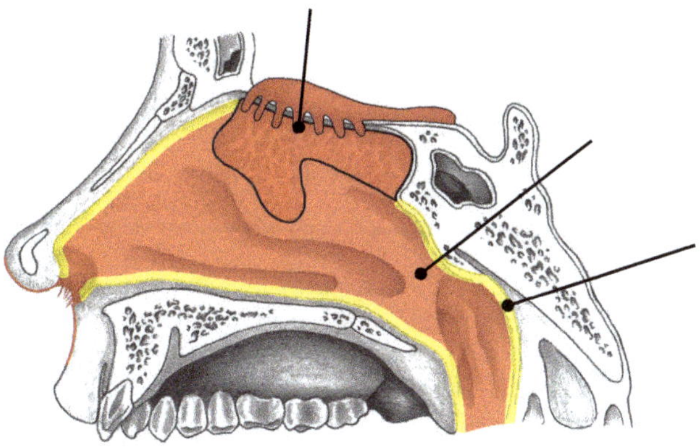

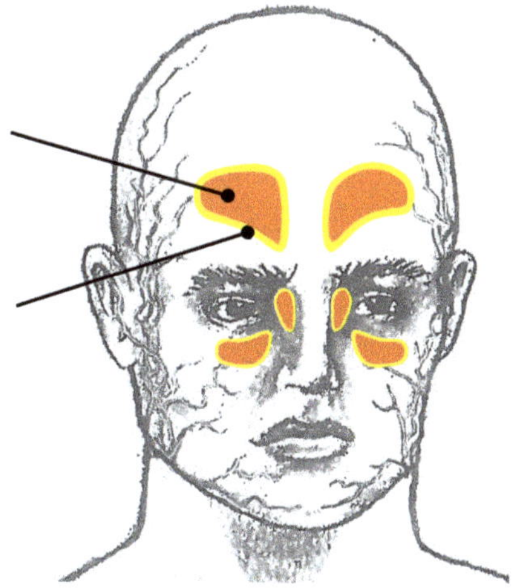

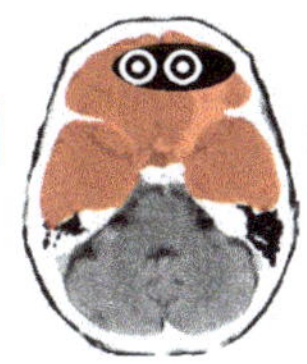

鼻粘膜表面の合理的生体特別プログラム

鼻水(鼻炎)、副鼻腔炎[1]

外肺葉 −+

トラウマ

悪臭のトラウマ:何かの匂いを嗅ぎたくない。「臭い!(腹が立つ)」「鼻がいっぱいに詰まってる(もううんざりだ)」「どうも臭い(もう嫌だ)」または嗅覚(勘)のトラウマ:予感、勘を受け止めることができなかった。何が、いつ起こるかを嗅ぐ(知る)ことができない。(犬は匂い(勘)を受け止めるるために、鼻を上に向ける。匂い(勘)を受け止めれば、事態を判断できる。)

例

➡タバコを吸わない人が同僚のタバコの煙をかぶる。

❁ いじめを受けているように感じる。同僚に耐えられない。>「彼らは嫌なにおいがする(私に不平を言っている)。」(著者資料)

❁ 31才の患者は汚水槽のすぐそばで薪を伐る仕事をしていた。突然に農家の人がトラクターに乗ってきて、汚物を混ぜてポンプで汲み始めた。耐え難い匂いが彼の仕事場に漂った。仕事をどうしても終わらせなければならなかったので、その臭い場所から去ることができなかった。=悪臭のトラウマ。二日後に回復が始まり=鼻水。(著者資料)

❁ 小学生が学年末に次の学年では先生が変わるということを知らされた。=嗅覚(勘)のトラウマ:「この先どうなるかわからない。」新しい学年が始まって三週間後にそのクラスの生徒のうち数人に回復が始まった。新しい先生は前の先生と同じように優しい先生であるということが分かったからである。>集団鼻水。(著者資料)

❁ ギムナジウムの生徒がクリスマス休みの前に、良い成績をとらなければならないという重圧に

1 ハマー博士著「Wissenschaftliche Tabelle der Germanischen Neuen Medizin®(ゲルマン新医学学術的要項一覧)」122,134ページ参照

	苦しんでいた。クラスの生徒の多くは数学の試験が思わしくなかった。＝悪臭のトラウマ：「文章で鼻がいっぱいに詰まってる（文章題なんて、もううんざりだ）。学校が休みになるとクラスの半分ほどが病気になった。＝回復期（著者資料）i
組織	鼻の粘膜－外胚葉、外皮パターン。副鼻腔粘膜-外肺葉、咽頭－粘膜パターン。
トラウマ活性期	鼻腔または副鼻腔の扁平上皮－粘膜で細胞分解（潰瘍）。トラウマが長く続けば続くほど、組織の破損部が深くなる。。粘膜乾燥、出血なし、場合により痂疲。これらの症状は普通、自覚されない。
生物学的意味	気道が広がり、嗅い（勘）がより良く受け止められる。
回復期	鼻腔が修復され、腫れて、狭くなる。呼吸音。かゆみ。場合により鼻血、鼻水。症候群により強化。
回復期の山場	くしゃみ、鼻血。場合により寒気、悪寒。
質問	一番最近の鼻水はいつ？（何かいいことがあったはず。例えば、やっと週末、良い話し合い）　その前にどんなストレスを感じていたか？（もううんざりだ、または何かを判断できない）　前々回の鼻水はどうだったか、同様に明らかにし、一番最初の時のことを詳細に至るまではっきりさせる：毎回共通することは何か？　誰か特定の人とかかっているか、あるいは特定の状況と関わっているか？　なぜ私はその様なことにうまく対処できないのか？　どのようなインプリンティングまたは信条がその背後にあるのか？（例えば、「自分は頭が悪すぎる」。「姑とは絶対にうまくいかない。」「自分は全て計画を立てなければならない。さもないと失敗する。」）　そのような信条がなぜ形成されたのか？　それは両親から来たものか、それとも先祖から？　そのような信条をどのようにして捨て去ることができるか？　外的なトラウマ状況を自分は変えることができるか？　どのようにして？　どのような新たな考え方を身に付けるよう自分は心掛けたいか？
治療	トラウマ、インプリンティング、信条を見つけ出し、まだ解消されていない場合は解消する。心構え：「もっと酷いことになっていたかもしれない。時々悪臭がするに過ぎない。」－「悲劇的に捉えず、人生を楽しもう。」「何が自分に起こるかはわからなくても、神を信じているのですべては結果として良くなると私は分かっている。」お茶：タチアオイ、ペパーミント、サルビア、カキドオシ、ニワトコ、マヨラナ、西洋ノコギリソウ。塩水で鼻を漱ぐ。塩水またはお茶を吸入。コロイダルシルバー内用。芳香油を調合し吸引：カユプテ、ユーカリ、ラベンダー、タイム。ビタミンD3。ンパドレナージュ。熱い足湯。寒気の中を散歩。シュスラー塩3, 8, 10番。ヒルデガルド療法：ペラルゴン調合粉とフェンネルーディルの特別調合。ヨモギグサの粉。慢性の場合：赤外線を当てる。必要な場合のみ、化学薬品の鼻スプレー（例えば寝る前に）を数日だけ使用。長期で使用すると鼻の粘膜を傷め、スプレーの使用をやめると長い間腫れが残る。

外肺葉

−＋

ヒスタミン不耐性

ヒスタミンは主にマスト細胞（白血球）に含まれ組織ホルモンであるが、特定の食品にも高密度のヒスタミンが含まれている；醸造物（ワイン、シャンペン、ビール、酢）とまた発酵食品（チーズ、オリーブ、ザワークラウト）。ヒスタミンにはアレルギーを強める作用がある。

トラウマ	警報待機：この世は何が起こるか分からない。大事が起こらないようにいつも気を付けていなければならない。怒りっぽく攻撃的な人に良く見られる。「いつも警戒していなければならない。」
例	❂ 男性には奇妙な行動をする攻撃的な同僚がいた。男性はその同僚に激しい怒りを覚えながらも言いなだめることでその場を治めていた。その頃に彼はヒスタミン不耐症になった。そしてその同僚が解雇されるとヒスタミン不耐症は治った。（著者資料）
段階	ヒスタミンは回復期の症状を強める。それが現れるのは主に鼻、眼、腸の粘膜である。またアトピー性皮膚炎（表皮）もヒスタミンにより強められる。類比：その患者が経験した攻撃的集中砲火に呼応し、ヒスタミンが細胞内で「火」（炎症）を起こす。
質問	ヒスタミン不耐症はいつから？（なるべく詳しく、必要なら日記を用いて）　どの器官？（眼の結膜に症状がある場合：視覚的別離のトラウマと警報待機のトラウマが組み合わされている）　何故/何から自分自身を守らなければならないのか？　何故自分はよく警報待機態勢になるのか？　自分に何が刷り込まれているか？　先祖もアレルギーだったか？　先祖と共通項はあるか？　どんな信条を自分は捨て去るべきか？　どんな新しい考え方が治癒をもたらすか？　瞑想？　自分は現実の状況を変えることができるか？
治療	トラウマ、インプリンティング、信条を見つけ出し解消する。それで治らない場合：　そのような状況を避ける。ヒスタミンが含まれる食品を避ける。（場合により抗ヒスタミン薬を短期間）

アレルギー、アレルギー性鼻炎、花粉症、ハウスダストアレルギー(アレルギー性鼻炎)

上記と同じ合理的生体特別プログラム(上記参照)

西洋医学ではアレルギーは免疫システムの脱線であるとしている。体自身の免疫細胞(Tリンパ球、Bリンパ球)が突然、花粉やハウスダストのダニの糞など何の害もないものに反応するのであるというのが西洋医学の教義である。

実際は、アレルギーは軌跡に基づく(22ページ参照)。そして鼻はその影響を頻繁に受ける。

外肺葉

−+

例

❁ 66才の年金生活者は34年来、酷い花粉症に悩まされていた。症状は鼻と喉の粘膜、眼の結膜に出た。毎年五月に発症し、コルチゾン注射と他の強い薬で、何とか我慢することができた。トラウマを受けた経緯:40年ほど前、当時24才だった彼は妻との間に子供が欲しいと願っていた。子供はできたが、早産で死んでしまった。5年後に今度こそ無事生まれるように、産婦人科の主治医は最善を尽くすと約束した。妻が再度妊娠した時は、3か月目に入院し出産まで病院のベットに横になっていた。妊娠6か月半の5月15日、またもや早産で赤ん坊が生まれた。=悪臭のトラウマ—鼻粘膜に影響。早産という事実を飲み込むことができないー喉粘膜が影響を受け、視覚的別離のトラウマ—眼の結膜に影響。軌跡として潜在意識にしっかりと刻まれたのは五月の花粉である。生まれた男の子は体重が1500gで、他の病院に移され保育器に入れられた。医師はその子が搬送される間、生き延びれるかどうか確信が持てなかった。現在その息子は35才になるが、父親と同じように花粉症を患っている。おそらく出産のときのトラウマが原因と思われる。(著者資料)

❁ ワインアレルギー:男の子が同級生の女の子と初恋をした。学校の休みに彼は一人で夕方パーティーに行った。みんなで二リットルの白ワインを買い、みんな酔った。初恋相手の女の子は酔っぱらった男の子の手をとり、マットレスの置き場に連れて行った。一緒に寝たかったのである。しかしその時、男の子は上手く「機能」しなかった=悪臭のトラウマ。彼はワインを飲むたびに軌跡にはまり、回復期にはアレルギー性鼻炎になる。(著者資料)

段階

トラウマ活性期は数秒の場合もあり、数日にも及ぶ場合もある。

大抵、トラウマ活性状態が繰り返し短い間隔で開始すると、回復期は長引く。=回復の停滞=「アレルギー性鼻炎」

備考

ハウスダストは多くの場合、寝室/居間でのストレスと関わりがある。眼の結膜炎が伴う場合は視覚的別離のトラウマがあったことを示し、喉の腫れを伴う場合は何かを飲み込みたくないというトラウマがあったことを示す。気管支が狭まる症状を伴う場合は領域のトラウマ、または驚愕のトラウマがあったことを示す。(一つのトラウマが複数の合理的生体特別プログラムを始動させることもある。)

質問

前項も参照。　アレルギーはいつから?　その時の状況から探る:軌跡は花粉か?　何の花粉?　その花粉が飛ぶのは何月か?　屋外でどんなストレスを感じたか?(トラウマの時期と一致するものを探す)軌跡は寒さ/暑さ?(季節、休暇中や旅行中は良くなる)　軌跡がハウスダスト:その時期に家でストレスを感じていたか?　引っ越し?　軌跡は食べ物?(飲食の際にストレス、居酒屋/食堂のテーブルで喧嘩)　アレルギーがあるのは家族で自分一人か?(家族の問題を見つけ出す)　何に対して自分は敏感か(妊娠中、出産時、子供の頃)>母親に何がストレスになっていたか聞く。　自分はインプリンティングを過去のものとすることができるか?　どんなことに効果があるか?(話すこと、回想-ヒーリング瞑想)i

治療

トラウマ、インプリンティング、信条を見つけ出し解消する。もしそれができなければ西洋医学で用いる脱感作療法を試みてもいい。スピルリナアルジェ。。ビタミンD(毎日肝油)抗ヒスタミン剤は急性の場合、または症状が重篤な場合には効果があるが、継続的に服用しないほうがいい。その前に142ページにある、刺激の少ない処置を試す。

鼻粘膜深層部の合理的生体特別プログラム

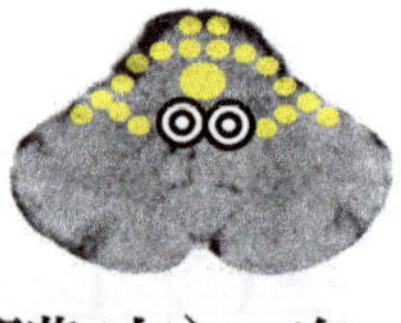

内胚葉

+−

化膿性鼻炎、鼻ポリープ、副鼻腔化膿（例えば前頭洞蓄膿症）、鼻水

黄色い膿状の鼻水が出る、また副鼻腔が化膿する場合、内胚葉由来の腸粘膜の残部または中胚葉由来の結合組織（扁平上皮の下にある）が　細菌により分解されていることを示している。鼻ポリープはこの内肺葉由来の粘膜が突起したものであり、鼻腔または副鼻腔に生じ呼吸を妨げる。

トラウマ　塊-悪臭-トラウマ–何かの匂いを嗅ぎたくない。「ひどい匂いだ（大嫌いだ）」「鼻がいっぱいに詰まってる（もううんざりだ）」「臭い！（もう嫌だ）」。または予感のトラウマ：予感を受け止めることができなかった。何が、いつ起きるかを予知できなかった。

例　✿ 若い女性はいつも両親と喧嘩をしていた。彼女が両親を訪ねると大概トラブルがあった。彼女はまたパートナーとの間でも苦々しい絶望を感じることが幾たびかあった。＝悪臭のトラウマ—いつも争ってばかりで鼻がいっぱいに詰まてしまった（もう、うんざりだ）」。三年後、両親との関係が良くなると、それまでずっと患っていた副鼻腔化膿が急に良くなった。＝トラウマ解消（著者資料）

✿ 技術関係の会社で指導的立場で働いていた女性は、上司が誤った判断をしたためにほかの人にも影響を及ぼし、会社を破産に追い込んでしまったのを直に経験した。お客は次から次へと離れていった。彼女は月に一度、化膿性鼻炎と前頭洞炎症になった。「この放漫経営で鼻が詰まっている（こんな放漫経営はもううんざりだ。」＝悪臭のトラウマが反復。会社が破産した後、彼女は良い職場を新たに見つけ（＝トラウマが完全に解消）、それを機にその病気はなくなった。（著者資料）

組織　鼻腔、副鼻腔粘膜の深層－内胚葉。

トラウマ活性時　機能亢進。吸収性質の平面的に増殖する腫瘍、またはカリフラワーのような分泌性質の腫瘍が増殖（鼻ポリープ）。この時。鼻の分泌液（透明）が増えるために、鼻水が出る場合がある。大抵はトラウマが停滞する。

備考　副鼻腔粘膜の合理的生体特別プログラムが繰り返すと、前頭部の頭痛を起こすことがある。

生物学的意味　粘液（皮膚細胞が増えることで臭いの塊をよりよく分析、また排出できる。

回復期　機能正常化。副鼻腔炎症。粘膜の厚くなった部分、ポリープが真菌または真菌細菌により分解。黄色い膿状の鼻水。発熱、寝汗を伴う場合もある。

回復期の山場　痛み、寒気。悪寒がする場合もある。

治療　質問 に関しては前項参照。トラウマ、インプリンティング、信条を見つけ出し、まだ解消されていない場合は解消する。腸が修復、回復されると鼻腔にも良い（同類の組織）治療法に関しては148ページ参照。トラウマ解消がうまくいかない場合、ポリープが呼吸の障害になる大きさになったら手術する。（Infundibulotomie）.

鼻粘膜嗅部の合理的生体特別プログラム

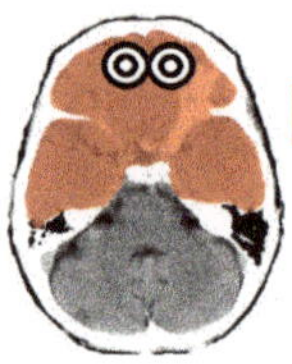

外胚葉

−+

嗅覚の消失または低下（無嗅覚症または嗅覚鈍麻）[1]

鼻水が詰まると鼻腔の上部にある鼻粘膜嗅部の換気が悪くなる。

しかし鼻水が詰まらなくても嗅覚が低下することがある。つまり、鼻粘膜嗅部（嗅糸）にのみ影響を及ぼすトラウマの場合である。この合理的生体特別プログラムは：

トラウマ　悪臭のトラウマ：何かの匂いを嗅ぎたくない。「臭い！（腹が立つ！）」「鼻がいっぱいに詰まってる！（もううんざりだ！）。」「臭い（嫌だ）」

または、嗅覚（勘）のトラウマ：勘を受け止めることができなかった。何がいつ起こるか、嗅ぎ取る（予知する）ことができなかった。。（犬は匂い（勘）を受け止めるるために、鼻を上に向ける。匂い（勘）を受け止め

1　ハマー博士著「Wissenschaftliche Tabelle der Germanischen Neuen Medizin®（ゲルマン新医学学術的要項一覧）」141,145ページ

外肺葉

	れば、事態をうまく判断できる。）おそらく鼻粘膜嗅部ートラウマは勢力範囲に関わる要素を伴い、他の鼻粘膜の合理的生体特別プログラムとは区別されるのだろう（勢力範囲ー嗅覚（勘）のトラウマ）
例	❁ 女性患者は一人息子から電話をもらった。彼はそっけなくガールフレンドと結婚するという旨を伝えた。そして結婚式は少人数で行いたいので、役場での結婚手続きが済んでから母親を食事に招待したいと話した。＝嗅覚（勘）のトラウマは鼻粘膜嗅部に影響を与えた。電話してる間、台所の生ごみバケツから腐ったような酸っぱい匂いがしていた。その後二週間、その腐ったような匂いは彼女の鼻から離れなかった。衣服にその匂いがついているのかと思い、他の人にも匂うかと聞いた。＝活性期における臭いのパラノイア 注釈：この場合、いわゆる臭いのコンステレーションがある。つまり、大脳皮質の嗅球の右側に一つ、左側に一つハマー病巣ができている。（著者資料）
トラウマ活性期	粘膜嗅部の機能低下（無嗅覚症または嗅覚鈍麻）、細胞分解を伴わない。臭気は全く感じ取られなくなる、または少ししか感じ取られなくなる。アンモニアや酢酸のようなきつい臭いは鼻腔粘膜の別の部分を刺激するので、臭いとして感じ取られる。
生物学的意味	耐え難い臭いを感じ取れないようにする。
回復期	嗅覚の再生。鼻水を伴わない。
回復の山場	嗅覚消失＝突然に嗅覚が低下。
備考	コンステレーションにおいて臭いの混乱が生じる。（臭いのパラノイア、例えば異臭症）
治療	トラウマ、インプリンティング、信条を見つけ出し解消する。141ページ鼻水の項参照。

鼻血

考え得る原因
・傾向として鼻血が出るのは、悪臭のトラウマ、また勘のトラウマの回復期、特に回復の山場である。鼻粘膜の膿瘍が治り出血する。
・多量の鼻血：自己価値のトラウマによる鼻の合理的生体特別プログラムに関する補足：自己価値のトラウマの回復期初めには、血管が広がるため、また血球の数が少ないために血液は薄くなる（ヘマトクリット値低い）。>血液が固まりにくくなり、出血しやすくなる。
・脾臓での合理的生体特別プログラムにより血小板の数が減る（血小板減少症）：出血のトラウマー活性期>血液が固まりにくくなる。

治療
・原因に対応した処置をとる。
・出血：頭を少し前に垂れ下げ、親指と人差し指で鼻を10分間閉じて、首筋を冷やす。
・ヒルデガルド療法：ディルー西洋ノコギリソウの粉ー特別調合。

喉頭

喉頭は咽喉と気管の間にあり、筋肉と靭帯で繋がる三つの軟骨から成っている。そのうちの一つが首に突出している喉仏である。

喉頭の二つの役割
1. 嚥下プロセス：食べ物を飲み込むとき、喉頭蓋は閉まり、食道へと食べ物は送り込まれる。
2. 発声：喉頭は声帯を通じ、発生と発話に重要な役割を果たしている。

喉頭と声帯の内面は扁平上皮ー粘膜に覆われていて、その下には横紋筋、平滑筋がある。喉頭は小さな器官であるが、五つの生体自然法則の観点から見ると重要な器官である。喉頭に関わるトラウマは勢力範囲のトラウマであるからである。

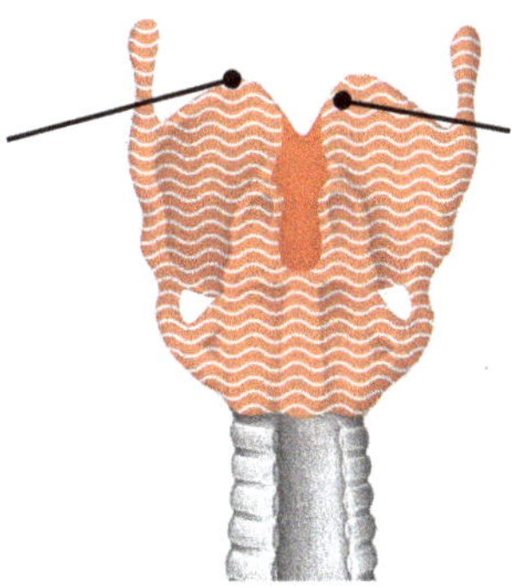

喉頭粘膜の合理的生体特別プログラム

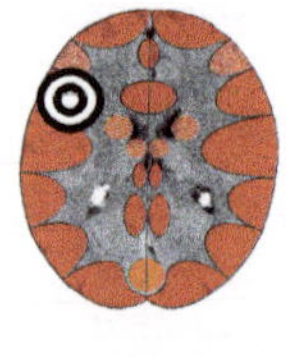

喉頭炎症、喉頭癌（喉頭癌腫、または喉頭パピローマ）[1]

外肺葉

−＋

トラウマ　驚愕のトラウマ、または言葉を失うほどのトラウマ、または勢力範囲恐怖のトラウマ。（利き手、ホルモン状態、それ以前に受けたトラウマに影響される）。

突然の危険または騒音にびっくりする。大きい声で話せない、または叫べない（教師、サッカートレーナーのトラウマ）。「声が出ない！」「死ぬほどびっくりした。」「硬直して声が出ない。」「言葉が喉に引っかかっている。」

驚愕のトラウマは危険に対する女性的受動的反応である。勢力範囲恐怖のトラウマは男性的能動的反応である。（男性的反応は攻撃で反応し、女性的反応は受け身的に驚愕することで反応する。）

例　➡話し合いの場でどうしても言いたいことがあるのに、発言の機会が与えられない。

➡時間的に、また何かの期限の為にプレッシャーを感じている。

❁ 妊娠中の女性が他の車に正面衝突し、彼女は車から振り飛ばされた。その時お腹の子を失ってしまうのではないかと彼女はとても心配した。＝驚愕のトラウマ。活性期に粘膜細胞分解、回復期に再生＝喉頭炎症。（Gisela Hompesch 著「 Meine Heilung von Krebs（私の癌回復）57ページ参照

❁ 電話で悪い知らせを受け、驚いた＝驚愕のトラウマ。（著者資料）

❁ 60才で年金生活を送る左利き女性は、夫が何年も前から心臓の具合が悪く心労が絶えなかった。数か月前から容態は、だんだん悪くなってきた。そして夫は彼女に片付けてほしいこと、面倒見てほしいことなど絶えず要求するようになった。彼女は夫に自分の自由を奪われてしまい、時間のやりくりも制限されてしまっているように感じた。＝驚愕のトラウマ、勢力範囲のトラウマ。実際、夫は益々介護が必要になり、一人では生活できなくなってしまった－彼女の自由領域は段々狭められていった。夫が数週間の療養に行くと、彼女に回復が始まった。>喉頭炎症また狭窄。（著者資料）

❁ 事業主が四年前に自分の会社を後継者に引き渡した。彼のライフワークであったその事業が存続することは彼にとって大事なことだったので、彼はその仕事から少しずつ離れていくことにした。ある日、三十年来一緒に仕事をしてきた友人が、残念ながらその年の末までしか一緒に仕事ができないと話した。＝驚愕恐怖のトラウマ（喉頭）、勢力範囲確保のトラウマ（膀胱）と塊のトラウマ（腸）それから四日後、段々心が整理されてくると、回復が始まった：「会社はもうお前の会社じゃない、お前には関係ないことだ、お前の責任ではない、そんなにイライラするな！」（www.germanische-heilkunde.at/index.php/erfahrungsberichte）

トラウマ活性期　機能低下、その後喉頭または声帯の扁平上皮粘膜で細胞分解。同時にその下にある筋肉、ハマー博士によれば横紋筋、が弛緩する。声が弱くなったり、しわがれたり、変わったりすることもある。咳ばらいをよくする。トラウマの活性期はほとんどの場合症状がない。痛みはない。話したい欲求が高まる場合、または全く話さなくなる場合がある（言語障壁）。

生物学的意味　喉頭が拡がる（筋肉弛緩）ことでより良く空気を吸うことができ、避難することができる。女性的反応）

回復期　喉頭粘膜の再生。＝喉頭炎症、喉頭癌：腫れ、発赤、痛み。声の変化、しわがれ声、失声症。症候群では息吸入の支障となる強い腫れ。回復のかゆみによる咳。

回復の山場　　咳、咳の発作、大抵の場合喉頭筋肉も関与、痛み、寒気、場合により悪寒。

備考　喉頭癌は回復期において診断を下されることがある。大抵は症候群と関連する。

質問　喉頭の炎症はいつ始まったか？（その少し前に勢力範囲に関わるトラウマが解消されたはず。例えば旅行、仲直り/話し合い、再会により）　その前に何がストレスになっていたか？　何を話すことができなかった/話してはならなかったか？　それは初めてのことだったか？（もしそうでないなら、元のトラウマを探り出す。その後のトラウマはこの元のトラウマを下地としている。　このようなことにうまく対処できない自分にはどんなインプリンティングがあるのか？（子供の頃の経験、妊娠中、出産時の母親のストレス、または似たような状況での先祖のストレス）>先祖のことを話してもらう。どんな新しい考え方をするとよいか？　自分は古いことを喜んで捨て去ることができるか？

治療　トラウマが解消されたら、回復に付き添う。トラウマ、インプリンティング、信条を見つけ出し、まだ解消されていない場合は解消する。心構え：「頭以上に高価なものなどない。」「神様に導かれていることを信じているので私は冷静だ。」「次の機会では言いたいことをはっきり言う。」冷たい空気の中を散歩。コッテージチーズまたは塩水で湿布。お茶：ウスベニアオイ、ハイデルベリー、プルモナリア、サルビアと蜂蜜シュスラー塩3、4、8番。コロイダルシルバー内用。ビタミンD（肝油を毎日）ヒ

1　ハマー博士著「 Wissenschaftliche Tabelle der Germanischen Neuen Medizin®（ゲルマン新医学学術的要項一覧）」124ページ参照

ルデガルド療法：ニガハッカとモウズイカとフェンネルの特別調合。

声帯のいぼ（声帯ポリープ）

上記と同じ合理的生体特別プログラム（上記参照）
声帯ポリープの主な症状は持続的な声のかすれである。空咳を伴うこともある。

段階	トラウマの反復－回復停滞：扁平上皮－粘膜が過剰に再生＞声帯ポリープ増大。
治療	トラウマまた軌跡を見つけ出し、解消し停滞している回復を完了させる。トラウマ解消後も変化がない場合手術により切除。

どもり（構音障害）

トラウマ	Frauenkron-Hoffmann女史によれば：驚愕する（恐怖）、しかし叫ばない・声に出さない。
生物学的意味	時間を得る-答えるのにより時間をとる。
段階	トラウマ活性期．どもりのインパルスは脳からのみ来る。（器官に変化はない）
治療	質問上記参照．トラウマ、インプリンティング、信条を見つけ出し解消する。（例えば先祖が何かを話さずにいた、重要な言葉を押さえつけていた）。回想の中で具体的状況で叫び、過去に叫べなかった事を取り戻す。＞脳のスイッチを切り替えるのみで治るので、治る可能性は大きい。

喉頭筋の合理的生体特別プログラム

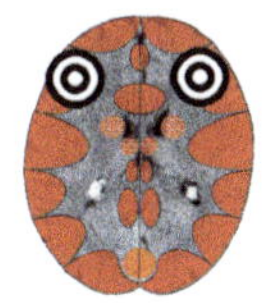

喉頭狭窄（喉頭－喘息）[1]

喉頭喘息になると特に息を吸い込むことが困難になる。その結果吸気が長く、強くなる（喘いで息を吸い込む）。この喉頭筋の合理的生体特別プログラムは喉頭粘膜の合理的生体特別プログラムと併発する場合が多い。併発すると、喉頭炎症と喘息が同時に見られる。

トラウマ	動作的驚愕、また言葉を失うほどのトラウマ、または勢力範囲に関わる恐怖のトラウマ。更に大脳皮質反対側に活性期のトラウマが加わる（例は152ページ参照）。
トラウマ活性期	大脳皮質の制御により神経支配が制限される。＞動作麻痺。同時に大脳-半卵円中心-制御により喉頭筋分解（筋肉壊死）。＞筋無力症。＞結果として声が弱くなる（大抵は自覚されない程度）。大抵は喉頭粘膜分解と関連。
生物学的意味	喉頭筋が緩むことにより喉頭の内径が広がり、空気を取り込みやすくなる。
回復期	喉頭筋再生また神経支配復帰。大抵は同時に喉頭炎。
回復の山場	喉頭喘息発作：咳痙攣、喉頭筋の持続的緊張、数分から数日間持続、寒気。
備考	発作が起きるのは反対側にある大脳皮質の右側半分でトラウマが活性状態である場合、または回復の山場である場合のみである（＝コンステレーション）。急性重症喘息になるのは気管支筋の領域（大脳皮質右側）が喉頭筋の領域と同時に回復の山場にある場合である（上の図参照） アレルギー性喉頭喘息の場合、トラウマは軌跡（＝西洋医学で言うアレルゲン）を通して何回も始動し、回復の山場においてまた喘息発作を起こす。
治療	質問上記参照。トラウマ、インプリンティング、信条を見つけ出し解消する。 心構え：「私は穏やかで冷静で自分自身の志向を信頼している。」 冷たい空気の中を散歩。大根をおろして食べる、または大根の中をくりぬいて中に三温糖または蜂蜜を入れでできる汁を飲む。ビタミンD。お茶：ニガハッカ、タチアオイ、ラズベリーの葉、カウスリップ、ヘラオオバコ、フキタンポポ、アイスランドのコケ、スミレと蜂蜜。バッチフラワー：レスキューレメディー、アスペン、

1　ハマー博士著「Wissenschaftliche Tabelle der Germanischen Neuen Medizin®（ゲルマン新医学学術的要項一覧）」124ページ

ベニバスモモ。ヒルデガルド療法：ヨモギギクの粉で料理に味付け。ケイシー療法：ニガハッカのシロップとウィスキーを混ぜ少量飲む。西洋医学で行われている吸入（コルチゾン、抗痙攣薬）：急性発作の場合効果がある。副作用があるため長期使用は勧められない。

外肺葉

喉頭からの咳、咳を伴う喉頭炎（クループ＝ジフテリア性喉頭炎、仮性クループ＝声門下狭窄喉頭炎）

−＋

上記と同じ合理的生体特別プログラム（トラウマ-コンステレーション）西洋医学によれば、真性クループではジフテリア菌が確認されるという点で仮性クループとは区別される、とされている。

新医学により、仮性クループでもジフテリア菌が確認できることが分かっている。

治療　上記参照 場合により去痰剤使用。激しい咳発作：落ち着くよう努める、効果がない場合コルチゾンを与える（吸入）. 注意：ほとんどの合成咳シロップにはモルヒネ-誘導体コデインが含まれている（依存症の危険）

ジフテリア

西洋医学では、ジフテリアはコリネバクテリウム-ジフテリエの毒素を原因とする、とされている。病像は多様である：喉頭、咽喉、鼻、扁桃腺の炎症。リンパ節の腫れ。熱。ジフテリアであるという診断を受けても特に役には立たない。どの場合に関してもそうだが、重要なことは患者の症状を見て、トラウマを解消することである。

段階：一つまたは複数の合理的生体特別プログラムの回復期。

肺、気管支、気管

胸膜に包まれた右肺と左肺を有する肺は胸腔のほぼすべてを埋めている。二つの胚葉は気管と二本の主気管支により繋がっている。右肺は三つの胚葉から成り、左肺は二つの胚葉から成っている。肺の一番小さい構成要素は3億から4億個の内胚葉由来の肺胞で、その表面で呼吸がなされるが、その総面積は80から100m²に及ぶ。肺胞ではO_2が吸収されCO_2が排出され、実質的な意味での呼吸がここで行われている。

気管と気管支は軟骨と筋肉の管で、外肺葉由来の扁平上皮に覆われている。それらは大脳皮質により制御される勢力範囲に関わる部分である。

内肺葉に由来し、粘液を産生する杯細胞は気管と気管支の全面にあり、気道に水分を供給している。

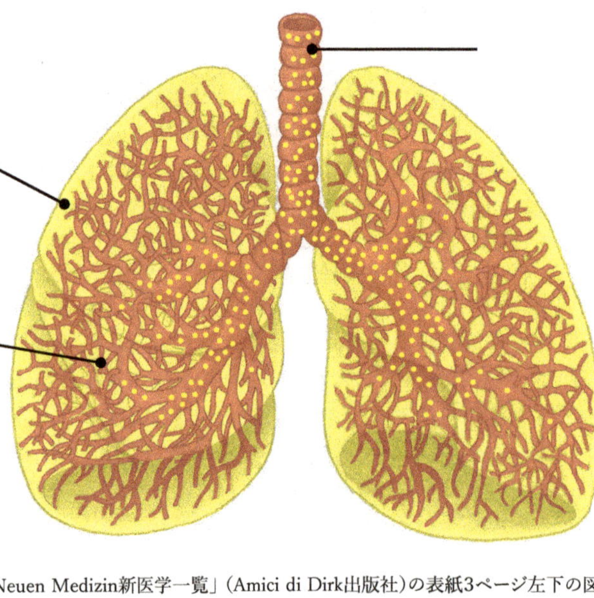

図はハマー博士著「Wissenschaftliche Tabelle der Neuen Medizin新医学一覧」（Amici di Dirk出版社）の表紙3ページ左下の図、引用

肺胞の合理的生体特別プログラム

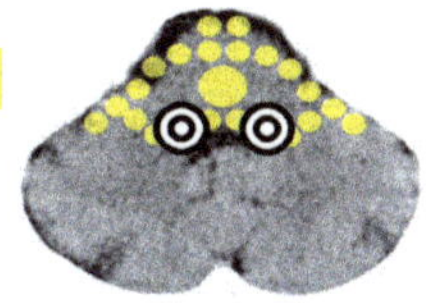

肺-結節-癌(肺胞性腺癌)、肺結核(TBC)、肺炎(真菌性-、カリニ肺炎菌性-、ブドウ糖菌性-、クレブシエラ-、レジオネラ-、肺胞性肺炎)、肺膿瘍[1]

食べたり飲んだりしなくても人はかなり長い間生きることができる。しかし、空気無しでは三分以内に死んでしまう。空気がないということは自然界では命の終わりを意味している。そのため死の恐怖を感じると合理的生体特別プログラムは肺胞で始動する。

内胚葉

+−

トラウマ 死の恐怖、死ぬことに対する恐怖、死に対する恐怖、パニック状態。

例 ➡よくあるケースは医師の診断、予後によるショック:「あなたの癌はかなり悪性だ！化学療法で増殖を食い止めることができるかもしれない。」

❁ 11才の男の子は両親と一緒に農家に住み、寝室は兄弟と一緒だった。末っ子だったためにドアに一番近いところのベットで我慢していた。
困ったことに一番上の兄はアル中だった。この兄は24才だったが、まだ両親の家に住んでいた。この兄が酔っぱらって帰ってくると、家族全員恐怖におののいていた。彼は酔っぱらうととても暴力的になり何をするかわからなかった。この兄がまた酔っぱらって家に帰って来た時のこと、彼は包丁をもって末の弟に襲いかかった。＝死の恐怖のトラウマ。男の子は気を静めることができず、その夜は両親と寝た。兄は何度もそのようなそのような危険な騒動を引き起こした。両親もそれに対して何もすることができなかった。安全対策として、兄が家に帰ってくるときは家じゅうの電灯をつけることにしていた。男の子が15歳になった時アル中の兄はスイスへ仕事をしに行くことになった。＝トラウマ解消。そして男の子は活動性肺結核という診断を受けた。＝回復期。すぐに男の子は感染の危険があるからと、家から遠く離れた施設に入れられた。そこで男の子はとても寂しい思いをした。そして体重が増え、体は小さいのに85kgにまでなった(活性状態の避難のトラウマによる水分の蓄積。著者資料)

❁ 体格のいい若い男性は喫煙はせず、趣味でダイビングをしていた。彼が親友とダイビングをしていた時、痛ましい事故が起きた。ダイビングから上に上がってくるときに親友は突然、肺塞栓になり、水中で、彼の腕に抱かれて死んでしまった。＝友人が死ぬ恐怖。その恐怖は彼自身に関するものではなく、他の人に関するものであったため、一つの肺結節ができた。
一か月間、呼吸困難が続きその後、西洋医療により癌であると診断された。(Claudio Trupiano,著「Danke Doktor Hamer(ハマー博士有難う)」180ページ参照)

❁ オリビアの場合):Spiegel-Tvの編集者がハマー博士に側に立ち、オリビアを追跡し、二人を呼び出し、「ハマー博士、オリビアがもし明後日死んだらどうしますか。」と尋ねた。その時オリビアは死の恐怖におびえた。(Pilhar Oliviaピルハー　オリビアの「Tagebuch eines Schicksals(運命の日記)」参照)

組織 肺胞-内胚葉

トラウマ活性期 肺胞の機能亢進、細胞増殖。O_2吸収、CO_2排出の特性を持つ肺結節(肺胞腺癌)が増殖。ほとんどの場合症状はない。トラウマが反復する場合もある。

生物学的意味 肺胞組織が増えることで空気がよりよく活用される＞ガス交換が良くなる。＞空気が足りない状態でも生き延びる可能性が高まる。

回復期 正常な生体的経過としては腫瘍は結核菌による結核性乾酪で分解される＝肺結核(TBC)、西洋医学の肺炎、肺膿瘍。＞血の混ざった喀痰、喀血、熱と多量の寝汗、口臭、空洞が残る。

真菌または真菌細菌がない場合、腫瘍は結合組織のカプセに包まれて新陳代謝から隔離される。ほとんどは活性期において発見されるため、結核は先進国では稀にしか見られない病気になった。結核にまでなることはまずない。しかしここでも言えることは:トラウマの活性期が長く続くと腫瘍が大きくなり、自己治癒できる範囲を超える。>その場合手術が必要。1

回復の山場 強い痛み、悪寒。

質問 まず腺癌(死の恐怖)であるのか、気管支癌(勢力範囲に関わる恐怖)であるのかを明確にする。(西洋医学の組織学的診断を学ぶ)　喀血?(腺癌の回復期を示す)　寝汗?(どちらかと言うと腺癌の回復

1　ハマー博士著「Wissenschaftliche Tabelle der Germanischen Neuen Medizin®(ゲルマン新医学学術的要項一覧)」21ページ参照

期を示す)一番最近、肺のレントゲンを撮ったのはいつ?(トラウマの時期を探す手がかり)　咳、寝汗はいつ?(部分的)解消を示す)　どんなパニックに襲われたか?　自分自身に関わる恐怖?　他の人に関わる恐怖?(家族、友達)　自分は何故敏感に反応するのか?(子供の頃の経験、妊娠中の母親のストレス>全て詳しく探り出す)　どんな新しい考え方が自分に治癒をもたらすか?

備考　他の人の死を恐れる場合一つの(単独の)結節ができるが、自分の死を恐れる場合は複数の結節ができる。

治療　トラウマ、インプリンティング、信条を見つけ出し、まだ解消されていない場合は解消する。

結核は軽く考えるべき病気ではない。肺の組織が一時的に安定性を損なう。結節の部分は分解される。俗に「虫食い」と言われる>骨の折れることはしない、寝汗が出る間は安静にする。心構え:「私は精神と病気の関連性が分かった。」「私には忍耐力があり、自然を信頼している。」「全てはまた良くなる!。」汚染されていない、滋養のある、たんぱく質の豊富な食物を採る。お茶:ニガハッカ、ヒカゲノカズラ、コンフリー、ローズマリー、タイム、ヘラオオバコ。過酸化水素(H_2O_2)3%。ヒルデガルド療法:オオグルマワイン(Alantwein)-、ローリエ粉末-の特別調合。腫瘍が非常に大きい場合は手術。

肺胞組織の崩壊(肺気腫)

上記と同じ合理的生体特別プログラム(上記参照)

肺気腫になるとガス交換面が減少し、慢性的に呼吸困難になり、酸素不足(低酸素)になる。

段階　トラウマの反復−何度もの回復期を経た後の状態:肺結節が分解されると普通は組織の空洞が残る(リング型の影として顕微鏡で見ることができる)。肺気腫が進行すると肺胞の機能が徐々に失われる。

治療　質問前項参照。トラウマ、インプリンティング、信条を見つけ出し、まだ解消されていない場合は解消する。心構え:「私は安全だ。」「危険は過ぎ去った。」「私は神の手の中にある。」呼吸練習、ストレッチ体操、ヨガ、過酸化水素(H_2O_2)3%内用。アマニ油。ヒルデガルド療法:肺草茶:肺草を煮てお湯に入れたままにしておく。そのお茶を数日間、空腹時に飲む。161ページの肺の治療薬、参照。

肺-リンパ節拡大と肺-結合組織結節(肺-サルコイドーシス)

上記と同じ合理的生体特別プログラム(155–156ページ参照)場合により自己価値わるトラウマ(「呼吸が良くできない」)

西洋医学でこの疾患は中胚葉系の全身性疾患で、主として肺に症状が見られる、としている。五つの生体自然法則の観点から見ると、そのような全身性疾患なるものは存在しない。そのため私達は症状を見る。:肺根でのリンパ節拡大は回復期を示すものである。(=西洋医学のサルコイドーシス段階1)。肺-機能組織が結合組織に変わる場合、トラウマが繰り返していることを意味する。(=西洋医学のサルコイドーシス段階3)

例　✿ 学生が自転車で信号を渡るときに、早く横断歩道に出過ぎたため車に引かれそうになった。何も起こらなかったが、その瞬間彼は「自分の人生はもう終わった」と思った。=死の恐怖のトラウマ。

そのトラウマは毎日繰り返し襲ってきた。なぜなら彼は毎日自転車で大学に行くときに、その同じ道路を渡っていたからである。二年後に彼は、体に負担をかけると呼吸が苦しくなり、ハアハアいうようになったので医者に行った。診断:肺-サルコイドーシス。毎日35mgまでの量のコルチゾンで治療したが、肺気量は僅か70%のままだった。彼は五つの生体自然法則を知るようになり、「治療」としてその信号のところを通らないようにするとトラウマは解消された。サルコイドーシスはほぼ完全になくなった。www.germanische-heilkunde.at/index.php/erfahrungsberichte)

段階　トラウマの反復が肺胞に影響を及ぼす>瘢痕組織ができる。

備考　多重の気管支瘢痕化の為にサルコイドーシスと診断されることもあり得る。(その場合は勢力範囲に関わる恐怖のトラウマが反復、下記参照)

治療　質問上記参照。トラウマまたは軌跡を見つけ出し、解消し、反復するトラウマを終わらせる。

心構え:上記参照。また下記の肺治療薬の項参照。

呼吸練習、体操、外で体を動かす。ヒルデガルド療法:キビ混合粉の特別調合。

西洋医療では喘息、肺-気腫、肺-サルコイドーシスには同じ薬が与えられる。(気管支拡張剤、コルチゾン)　これらの薬剤は症状が深刻な場合には確かに効果がある。しかし副作用があるため長期の使用は薦められない。

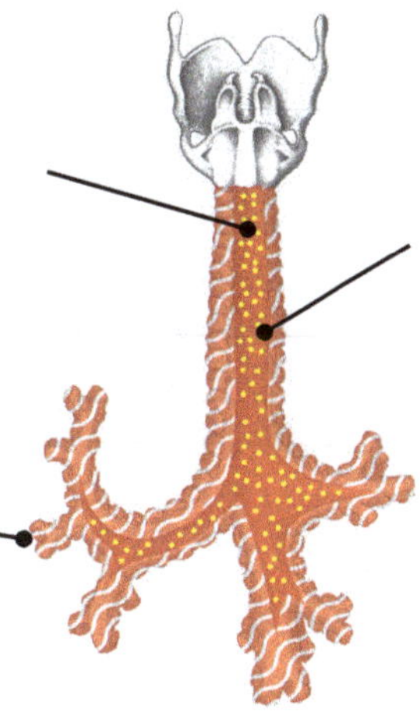

気管支粘膜、気管粘膜の合理的生体特別プログラム

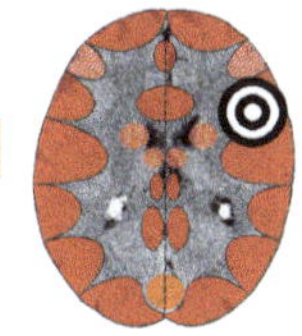

気管支腫(気管支扁平上皮癌、潰瘍性気管支癌)[1]

トラウマ　領域に関わる恐怖のトラウマまたは驚愕のトラウマ(利き手、ホルモン状態、以前受けたトラウマに影響される)

説明　自分の領域(例えばパートナー、職場)または自分の領域における地位(ポスト、ランク)を失うという恐怖。実際にそのようなことは起きていないとしても、その危険を文字通り嗅ぐことができる。とても不安で-心の警鐘がなりつづける。「地獄の恐怖、非常な恐ろしさに脅かされる。」「私は怖くて不安だ。私は心配だ。」

勢力範囲に関わる恐怖のトラウマは勢力範囲の脅威に対する男性的-能動的反応である。驚愕のトラウマは勢力範囲の脅威に対する女性的-受動的反応である。(男性は攻撃で、女性は受動的に驚愕することで反応する。)

例　勢力範囲に関わる恐怖のトラウマの例(驚愕のトラウマに関する例は146ページ)

❂ 女性の夫は絶えず浮気をしていた。彼女は夫がまた自分をだますのではないかといつも不安だった。＝活性期において気管支の細胞分解を伴う、勢力範囲に関わる恐怖のトラウマ。回復期に入ったのは彼女が夫と別れて、彼女を心から愛する別の男性と知り合った時のことだった。この新しいパートナーは誠実な人であると彼女は確信が持てた。－気管支粘膜の再生。＝気管支炎または気管支原性癌(Ursula Homm著「 Lebensmittelheilkunde für die Neue Medizin」38ページ参照

❂ 一家の主であり父親である患者は設備関係の小さな会社で仕事をしていて、定年まであと二年だった。上司とは仲が良かった。ある日、彼の上司は事業をパートナ-と共同経営することにした。しかしこの新しい共同経営者は患者のことが嫌いだった。関係はどんどん悪化し、患者は自分が首になるのではないかと毎日心配した。首になったら大変なことになる。彼にはまだ養育しなければならない娘が二人いたし、彼の年齢で新しい職場を見つけることはできない。＝勢力範囲に関わる恐怖のトラウマ。二年後、定年退職する直前に、職場を失うのではないかという恐怖は解消された。そして彼は咳をするようになり、気管支炎だろうと彼は思っていた。症状が良くならないので彼はレントゲン検査を受けることにした。検査の結果、気管支癌との診断を受けた。その結果彼は死の恐怖のトラウマに苦しむことになった。可能な限りの治療を施した後、彼は亡くなった。(Claudio Trupiano著「Danke Doktor Hamer」327ページ)

➡時間的領域の脅威という場合もよくある。例えば時間的な、または何かの期限の為にプレッシャーを感じる、自分の時間を取られてしまう、自分の時間を使われる、など。

❂ 26歳の左利き男性は妻と一緒に小さな会社を起こしてた。そして次第に出勤の仕方について激しい論争が起こるようになった。彼は臨機応変に必要な時に出勤するという形で社長として自由を楽しみたかったが、彼のパートナーは正確な仕事の計画が必要だと主張した。＝勢力範囲に関わる恐怖のトラウマが喉頭に影響を及ぼした。(左利き)。彼はそのパートナーと不愉快な別れ方をし、その後、出勤時間を自分で自由にできるようになると、トラウマは解消されたようである。

しかし残念なことに軌跡は残ってしまった：私的なことであれ、仕事のことであれ、何かの期日、期限を見

外肺葉 −＋

1　ハマー博士著「 Wissenschaftliche Tabelle der Germanischen Neuen Medizin®(ゲルマン新医学学術的要項一覧)」111ページ参照

せられるたびに彼は勢力範囲に関わる恐怖で反応した。そしてその期日、期限が過ぎると次の日喉頭に痰が絡まり、声がかすれた。＝回復期（著者資料）

❁ 47才の女性は二人の子供の母親であり、30年来の親友と週に二度会っていた。ところが半年前からこの親友が突然、交際を断つようになった。何度も連絡を取ろうと試みたが無駄だったため、彼女もがっかりして努力することをやめた。＝勢力範囲に関わる恐怖のトラウマー私の領域から親友が去っていく。回復が始まったのは彼女が親友の誕生日に電話をして、話ができた時のことだった。それでこの件は内的に締めくくることができた。一週間後に彼女は肺炎になった。抗生物質が効かないので、気管支鏡検査を受け気管支癌と診断された。（著者資料）

トラウマ活性期　機能低下、その後気管支粘膜で細胞分解（潰瘍）、大抵は自覚なし。同時にその下にある筋肉（ハマー博士によれば横紋筋）が弛緩。症状が見られる範囲は、気管の始まる部分から気管支が最小に枝分かれする部分にまで至ることがある。＝西洋医学の潰瘍性気管支癌。活性期にはコミュニケーションの欲求が高まる。

生物学的意味　環状筋が緩むことにより気管支が拡がる。＞空気が取り入れやすくなり、自分の領域を効果的に守ることができる。呼吸能力が高まる。

回復期　気管支粘膜、気管粘膜の再生＝気管支炎、肺炎、気管支癌：腫れ、発赤、咳、場合により喀血、痛み。症候群では息を吐くときの支障となる強い腫れ。その腫れにより、一時的に肺の一部が完全に呼吸の流れから遮断されることもある（無気肺）。腫れが引けばまた気道が開かれ無気肺は無くなる。長続きする気管支炎は再発または軌跡による。

回復の山場　咳また、気管支筋の関与による咳痙攣、悪寒。

備考　気管支癌と診断されるのは大抵回復期においてである。症候群を伴うことが良くある。

質問　症状はいつから？どの勢力範囲に関わることか？（パートナー、住居、仕事）　そのころ自分は何にストレスを感じていたか？　眠れない時、考えることは？　夢？（トラウマを見つける手がかり）　自分は何故そのことにうまく対処できないのか？　先祖の誰かも同じようなことに直面したか？　世代を通して引き継がれているものは何か？　どんなインプリンティングが自分を過敏にしているのか？　どんな信条が自分を窮地に追いやるのか？　新しい出発をする準備はできているか？

外肺葉

−＋

治療　トラウマが解消されたら、回復に付き添う。再発を防ぐ。トラウマ、インプリンティング、信条を見つけ出し、まだ解消されていない場合は解消する。

酵素剤、リンパドレナージュ。ヒルデガルド療法：カキドオシ茶‐特別調合。ビタミンD3。過酸化水素（H_2O_2）3%内用。161ページの肺の治療薬の項も参照。

腫瘍が大きすぎ、そして／または大きい気管支分枝にあたる場合は手術。.

気管支炎[2]

上記と同じ合理的生体特別プログラム（上記参照）

段階　回復期：扁平上皮‐粘膜の再生。痛み、気管支狭窄、または回復の腫れによる気管支閉鎖（無気肺）呼吸の音（喘鳴）。喀痰。咳＝気管支筋の回復の山場。

咳をすることには痰を外に出すという生物学的意味がある。

備考　トラウマが反復する場合、または回復が停滞している場合西洋医学では慢性肥厚性気管支炎という。肺のレントゲン撮影をした場合、気管支癌とも診断される。トラウマが反復し、活性期が長い場合、西洋医療では慢性破壊状気管支炎と診断され得る（気管支壁の分解）。

治療　トラウマが解消されたら、回復に付き添う。再発を防ぐ。塩水またはお茶を吸入。お茶：ニガハッカ、タチアオイ、アイスランドのコケ、ウスベニアオイ、カウスリップ、モウズイカ、ニワトコ。コロイダルシルバー内用。回復期において紅茶またはコーヒー、場合により西洋医療のコルチゾン、抗痙攣剤。161ページの肺治療薬の項参照。

気管支拡張症

上記と同じ合理的生体特別プログラム（157−158ページ参照）

炎症が慢性的に繰り返し、その結果気管支の骨格が分解される。

症状：朝、泡のような膿状の痰を大量に吐く。

2　ハマー博士著「Wissenschaftliche Tabelle der Germanischen Neuen Medizin®（ゲルマン新医学学術的要項一覧）」111ページ参照

段階　気管支粘膜の局部的細胞分解を伴う、反復停滞中の活性状態のトラウマ>粘膜が薄くなることにより気管支拡張>回復期の合間の回復山場に痰、咳。

治療　トラウマまたは軌跡を見つけ出し、可能であれば実際に解消し、再発を止める。161ページの肺の治療薬の項参照。

気管炎、気管扁平上皮癌

上記と同じ合理的生体特別プログラム（157－158ページ参照）トラウマに関してみると、気管粘膜は気管支に属する。

段階　回復期：扁平上皮-粘膜の再生。胸骨の下に痛み。特に症候群においては 回復のための腫れにより気管狭窄になることもある。細胞分解が長期に及び、激しければそれに応じて回復にも時間がかかる。このような場合、気管癌と診断されることもある。回復の山場で咳。

回復　トラウマが解消されたら、回復に付き添う。再発を防ぐ。161ページの肺の治療薬の項参照。回復の山場では場合により西洋医療のコルチゾン、抗痙攣剤。場合により手術。

気管支筋の合理的生体特別プログラム

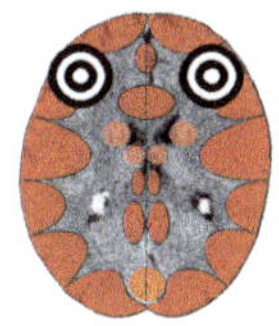

気管支収縮（気管支喘息）、痙攣性気管支炎[1]

気管支喘息では息を吐くことが困難になる。>息を吐くのが長く、強くなる。粘膜と筋肉にも影響が及んでいる場合、同時に気管支炎と気管支収縮が見られる。

トラウマ　勢力範囲に関わる恐怖のトラウマ、または驚愕のトラウマ、言葉を失うほどのトラウマの回復期（利き手、ホルモン状態、以前に受けたトラウマに影響される）。それに加えて、反対側にある左の大脳皮質に活性状態のトラウマ、または回復の山場（152ページ、トラウマの説明参照）

例

- 33才、右利きの喘息もちの女性は子供のころ両親が激しく喧嘩するのを見てきた。そのような状態だったので両親は別れた。＝勢力範囲に関わる恐怖のトラウマが気管支に影響を及ぼし、驚愕のトラウマが喉頭に影響を及ぼし、そして悪臭のトラウマが鼻粘膜に影響を及ぼした。これら三つの合理的生体特別プログラムでは活性期に細胞の分解が起こり、回復期に細胞が再生される。この患者には複数の 軌跡があった：湿気、湿気のある暖かい気候、喧嘩、別離と幾多の不和。軌跡を通じてトラウマが短い間、活性状態になりその後回復期に入り、喘息と鼻水の症状を伴った。（著者資料）
- 60才、右利きの年金生活者には二人の成人した子供がいたが、18歳のころから猫アレルギーだった。猫の傍に30分以上いると彼の気管支が収縮し、息をすることができなくなった。彼は猫が好きだったにもかかわらず。猫アレルギーの原因となったトラウマは40年以上も前のことであったが、彼はその時のことを思い出し涙ながらに語った：彼がとても可愛がっていた猫は、食卓に置いてある食べ物をしょっちゅう取って食べた。ある時、猫が食べ物を取るところを彼の母親が見て、猫を力ずくで殴った。その時以来、猫は地下に閉じこもり、彼以外の家族には手も触れさせなくなった。＝勢力範囲に関わる恐怖のトラウマ。。彼は地下に行ってはかわいい猫を撫でてあげ、猫はそのお返しに彼のこめかみをなめた。その後、猫は死んだ。二次的症状：ちょうどそのこめかみのところに基礎細胞癌があった＝40年にわたり停滞していた別離のトラウマ－猫との肌の触れ合いが引き裂かれてしまった。注釈：他のアレルギーと同様に、彼の猫アレルギも軌跡によるものである。この患者の潜在意識では猫が警報なのである：注意しろ、またあの時のような酷いことが起きるかもしれない。>気管支の合理的生体特別プログラムが始動する。>活性期に気管支筋が弛緩>回復期に痙攣＝西洋医学の喘息（著者資料）

トラウマ活性状態　大脳-半卵円中心に制御され気管支筋の細胞分解（筋肉壊死）>筋無力症。同時に大脳皮質の制御により神経支配低下>麻痺

複数のトラウマが連結している場合：同時に気管支粘膜分解－特に症状はない。

生物学的意味　気管支筋が緩むことにより気管支の内径が広がる>より良く、早く吸気を採り入れることができる。

回復期　気管支筋の再生と神経支配の回復、咳。

1　ハマー博士著「Wissenschaftliche Tabelle der Germanischen Neuen Medizin®（ゲルマン新医学学術的要項一覧）111，112ページ参照

	複数のトラウマが連結している場合、同時に喀痰を伴う気管支炎。
回復の山場	気管支喘息発作：咳痙攣。息の吐き出しが長くなる、息の吐き出しでハアハアいう。数分から、最高で三日ほど続く。気管支、場合により気管が収縮し、呼吸するとゼイゼイ音がする（喘鳴）
備考	発作が起こるのは、反対側にある大脳皮質左半分がトラウマ活性状態、または回復の山場であるときである。このコンステレーションが気管支喘息を起こし得る。喘息持続状態と呼ばれる危険な状態になるのは、喉頭筋（大脳皮質左側）が気管支筋（大脳皮質右側）と同時に回復の山場にある場合である。 今日に比べて昔は重い回復の山場を伴う肺炎が多かったとハマー博士は記している。その代わり今日は喘息患者はかなり多くなっている。それは昔に比べて多くの人がコンステレーションを有するようになったからである。アレルギー性の気管支喘息では軌跡（西洋医学のアレルゲン）を通してトラウマが何度も短期で生じるのである。
治療	質問に関しては前項参照。トラウマ、インプリンティング、信条を見つけ出し解消する。心構え；「私は安全だ。」「私は神の手の中にある！」呼吸練習、ダンス、歌を歌う。過酸化水素（H_2O_2）3％内用。ビタミンD3（肝油を毎日）。クロタネソウ油。ヒルデガルド療法：ディル-ラベージ薬とビャクシン薬の特別調合。回復の山場では紅茶、コーヒー。場合により西洋医療のコルチゾン、抗痙攣剤、また気管支拡張剤。副作用があるので長期服用は薦められない。

外肺葉

−＋

杯細胞の合理的生体特別プログラム

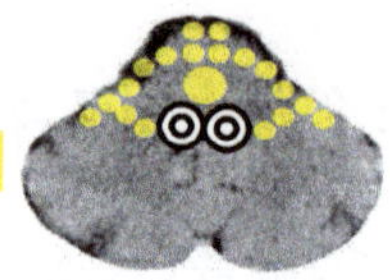

極度に気管支に痰が詰まる（慢性カタル気管支炎）、杯細胞癌（腺癌）[1]

杯細胞は個体発生論的に見ると腸粘膜の腺に由来し、気道に粘液、湿り気をもたらす。

トラウマ	塊のトラウマ：息を吸えない、また湿らすことができない。窒息の恐怖。「息ができない。」「息が苦しい。」
例	➡乳児の口と鼻のところに枕が当たり、窒息しそうになった。＝窒息の恐怖、活性期に杯細胞で細胞増殖、回復期に細胞分解。 ➡人工呼吸（挿管）による窒息の恐怖。 ➡新生児のへその緒を早く切断しすぎる。＞新生児への酸素供給が不足。 ➡喘息発作中に窒息するのではないかと思う。 ➡酷い埃や煙の中にいる（火事、埃の多い職場、鉱山、石材研磨、その他）
組織	杯細胞－内胚葉
トラウマ活性期	機能亢進、杯細胞の細胞増殖（杯細胞腫）＝西洋医学の慢性カタル気管支炎、気管支内の杯細胞腺癌、杯細胞肥厚化＝痰の産生が増え、気管支に痰が絡まる。
生物学的意味	気管支粘液が増えることで呼吸が良くなり、埃の排出が良くなる。
回復期	機能正常化。真菌または真菌細菌（マイコバクテリア）がある場合＞小さな杯細胞が結核性-乾酪壊死。咳をすると黄色い膿状の痰がでる。熱、寝汗、口臭。トラウマが繰り返すこともある。
備考	この合理的生体特別プログラムは稀である。気管支炎との区別が難しい。気管支炎でも同様に痰が出る。気管支炎と違う特徴：真菌細菌の検出（検査）、膿状の黄色い喀痰、杯細胞癌の分解時に寝汗。何故喘息患者が繰り返し窒息の恐怖を感じ、非常に痰が絡まるのか、この合理的生体特別プログラムにより理解できる。
質問	痰はいつから？（トラウマはその前）　どうして窒息の恐怖を感じたのか？（自分自身の、または愛する人の喘息、職場の埃、人工呼吸、および類するもの）　何が自分を過敏にしたのか？　両親/先祖はどんな経験をしたか？（鉱山労働者、肺病）　妊娠中または出産時のことも関わっているか？
治療	トラウマまたは軌跡を見つけ出し、可能であれば実際に解消する。お茶：ニガハッカ、アニス、フェ

内胚葉

＋−

1　ハマー博士著「Wissenschaftliche Tabelle der Germanischen Neuen Medizin®（ゲルマン新医学学術的要項一覧）」21ページ参照

ヌグリーク、クワガタソウ、アマニ、カキドオシ。ビタミンD3(肝油)、クロタネソウ油、コロイダルシルバー内用。ヒルデガルド療法:ブラックベリー特効薬-特別調合。

乾燥し、過度に粘々する気管支痰(嚢胞性線維症)

内胚葉

+−

上記と同じ合理的生体特別プログラム(上記参照)

段階　回復停滞、大抵は乳児期の再発>杯細胞-機能組織が溶ける。−結合組織に変質する。そのため粘膜の産生が徐々に少なくなる、または完全に止まる=嚢胞性線維症

治療　質問 は上記参照。トラウマまたは軌跡を見つけ出し、可能であれば実際に解消し、停滞している回復を完了させ、杯細胞を再生させる。リンパドレナージュ、針、つぼマッサージ、古典的マッサージ。乳児の場合、トラウマは引き継がれたものであることがほとんどである>まず両親に探してみる。コロイダルシルバー内用。下記の肺治療薬の項参照。

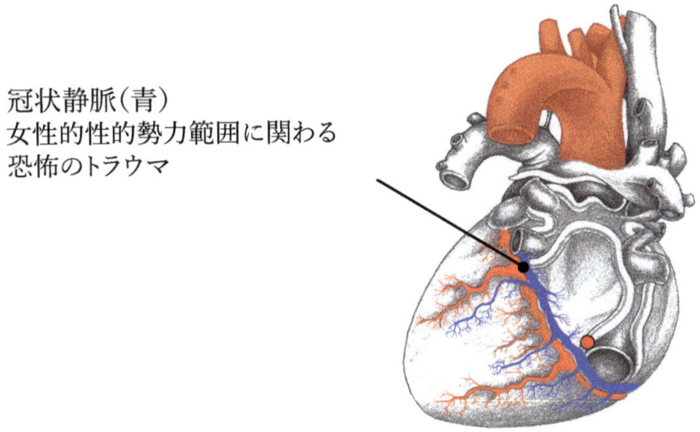

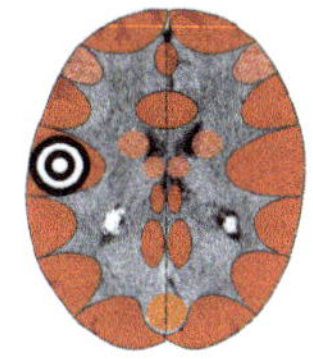

冠状静脈の合理的生体特別プログラム

肺動脈の閉塞(肺塞栓症)[1]

この疾患は本来心臓に関する章で取りあがられるべきものである。何故なら肺は心臓の合理的生体特別プログラムの影響のみを受けるからである。肺塞栓症を招く血の塊(血栓)は足の静脈から運ばれてくると、西洋医学では考えられている。しかしハマー博士は肺塞栓症の血栓は冠状静脈の分枝から来るとしている。この説明が全ての肺塞栓症に当てはまるものかどうか、私にとって疑う余地はある。両方の説が正しいかもしれない、つまり足の静脈からくる場合もあり、冠状静脈からくる場合もあるのではないだろうか?>それぞれのケースはその症状とCTT検査により、はっきりする。下記はハマー博士の節によるものである:

心臓の血液供給:冠状動脈を通して心筋に酸素を多く含んだ血液が供給される。ガス交換の後、心筋において冠状静脈が酸素が少なくなった血液を採り入れて右心房に運ぶ。そこから酸素の少ない血液は右心室に入り、肺動脈を通じて肺に至り、新たに酸素を蓄える。冠状静脈で血栓が溶け、それが肺動脈に詰まる=肺塞栓症。

外肺葉

−+

トラウマ　女性的勢力範囲喪失のトラウマまた性的欲求不満のトラウマ、性交がない。「心臓が引き裂かれるようだ」

または男性的勢力範囲喪失のトラウマ(利き手、ホルモン状態、以前のトラウマに影響される。)

説明:女性的勢力範囲喪失のトラウマはパートナー関係、また性的なことが関係する。内的勢力範囲に関わる。パートナーは女性の勢力範囲である。そのため、男性が女性を自分の勢力範囲に連れてくるほうがいい。そうすれば男性には勢力範囲があり、女性にはパートナーがいる。もし男性が

1　ハマー博士著「, Wissenschaftliche Tabelle der Germanischen Neuen Medizin®(ゲルマン新医学学術的要項一覧)」126ページ参照

外肺葉

	女性のところへ移り住むと、女性にはパートナーがあるが、男性には勢力範囲がないことになる。
例	女性的勢力範囲喪失のトラウマの例(男性的勢力範囲喪失のトラウマの例は114ページ以降参照) ➡女性が男性に捨てられた、虐待された、性交を強制された。 ・15才の生徒は男の子と初めて性交をした。その時、不運にもコンドームが破れてしまった。妊娠するのが怖くて彼女はその後ピルを飲んだ。しかしそのことよりも彼女を傷つけたのは、男の子が彼女とのことをみんなに言いふらしたことだった。女の子の母親は女の子から直接にその話を聞いたのではなく、人づてに男の子とのことを聞いた。＝性的欲求不満のトラウマが冠状静脈と子宮頚に影響を及ぼす。活性期に冠状静脈で細胞分解。四週間後に女の子に回復が始まり、冠状静脈が再生。数か月にわたって彼女は繰り返し放心状態になり、動悸を伴なった。(著者資料) ❁キリスト教の家庭で育った32才の女性患者にはパートナーがいた。彼は彼女を愛してはいたが、結婚したいとは思っていなかった。＝性的欲求不満のトラウマ。10年間の同棲生活を経て、彼は彼女に結婚を申し込んだ。そのプロポーズの後(＝回復期の始まり)、彼女は徐々に衰弱し、息切れに苦しんだ。6週間後に肺塞栓症になり、二か月に及び子宮頚から激しい出血があった＝回復期。(著者資料) ❁今現在35才の右利き女性が2歳半だった時に、父親は彼女の母親と彼女から去っていった。その前に、両親は激しく喧嘩をし、母親は何度も彼女を父親の暴力から守らなければならなかった。その後彼女は父親に一度だけあったことがあるが、その時のことを今でも忘れられない:彼女が7歳の時母親が経営する食堂で遊んでいると男の人が入ってきて「今日は。僕はお前の父親だ!」と言ったのである。そして彼女に背を向けてカウンターに座った。彼女が9歳の時に父親が亡くなったと知らされた。女性的性的勢力範囲のトラウマ、さらに拒絶のトラウマ、恐怖-嫌悪のトラウマ(そのすぐ後、彼女は糖尿病と診断された。彼女はストレス下にあると繰り返し狭心症になった。(活性状態の勢力範囲に関わるトラウマ)。階段を上るときは心臓が押しつぶされるように感じた。また激しい生理痛があると話していた。(著者資料)
組織	冠静脈－扁平上皮－外肺葉(咽頭-粘膜-パターン)
トラウマ活性状態	冠静脈の内面(内膜)で細胞分解(潰瘍)胸が押しつぶされるような軽い痛みを感じることもある(狭心症)。同時に子宮頚粘膜の細胞分解。
生物学的意味	細胞分解により冠静脈の内径が広がる。>心臓からの血液の排出が良くなる>失われた領域を取り戻すことができるように、心臓機能が高まる(例えばパートナーを取り戻す)。
回復期	冠静脈の扁平上皮の修復、再生。回復のための痂疲ができる(プラーク)。高密度リポタンパク質が増える場合もある。
回復の山場	回復期に入り3－6週間すると肺塞栓症になる:息切れ、破壊的感情、悪寒がある場合もある。回復の山場では扁平上皮の下にある横紋血管筋が引きつり、痙攣をおこす(＝局部的癲癇)。そのため回復のための痂疲が溶け、血液と共に右心を通り肺動脈へ運ばれる。＝肺塞栓症。大きな塊は早いうちに血管に詰まり、太い血管を閉塞し、小さな塊は肺動脈から枝分かれしたら細い血管に至る。細い血管や中くらいの太さの血管の血流が遮断されても問題ない。なぜなら周辺の血管が血液供給を確保するからである(吻合)。血栓は治療しなくても大抵は数週間のうちに溶ける(再疎通)。しかし問題は脳レベルである:回復の山場でハマー病巣が回復のため腫れ、突然収縮する。
備考	冠静脈と子宮頚のリレー部分に速い心拍を司る心拍中枢がある。そのため回復の山場で発作的な脈拍上昇が見られる(動悸、頻脈)、場合により呼吸中断(頻脈性不整脈)を伴う。トラウマが長く続きすぎると、命に係わる心室粗動になる場合もある。
治療	トラウマが解消されたら、回復に付き添い、再発を防ぐ。トラウマ、インプリンティング、信条を見つけ出し、まだ解消されていない場合は解消する。 安静にする。回復の山場の終わりにコルチゾンを用いてもよい。静かに休養をとる。過酸化水素(H_2O_2)3%内用。ヒルデガルド療法:セイヨウワサビ-ガランガルの特別調合、または(Valeriana celtica-)ラベンダーエリキシルの特別調合、自然の硼砂内用 (詳しくは: www.institut-ernaehrung-gesundheit.com)。ビタミンD3。症状が重い場合は血液を薄める薬(抗凝固剤)。しかしこの薬の欠点は冠静脈の回復を遅らせ、子宮頚の出血を促すことである。>限られた期間のみ、女性の場合は子宮頚の出血が無い場合のみに服用。

鰓弓の合理的生体特別プログラム

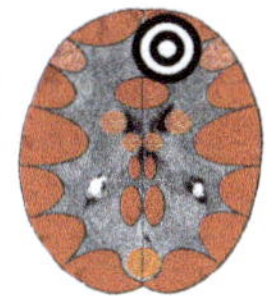

小細胞気管支癌[1]

この腫瘍は西洋医学では気管支腫瘍に分類されている。ハマー博士は、この腫瘍は実際、鰓弓の合理的生体特別プログラムまたは周囲の傷ついた骨から流れ出た骨液であるとしている。その骨とは椎骨、肋骨、胸骨である。(290ページ骨肉腫の項参照)

この腫瘍は治療の手が及ばない胸腔の中にあるため、西洋医学では手術不可能であり、治る可能性はほぼないとされている。以下は鰓弓の合理的生体特別プログラムについて：

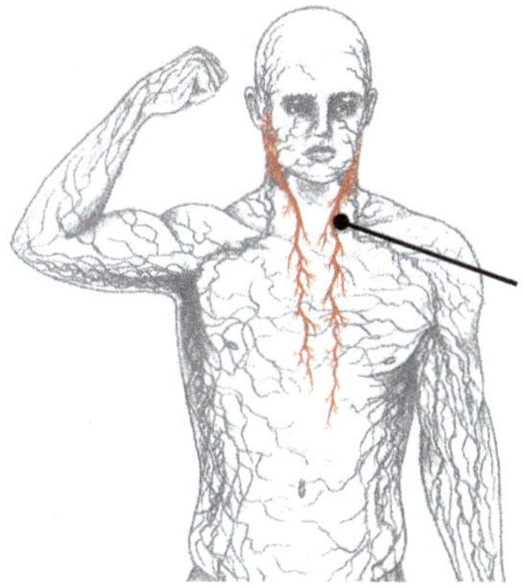

トラウマ：　正面からの恐怖のトラウマ。阻止できない脅威が迫ってくる。

または抵抗できない無力さのトラウマ(137ページ、非ホジキンリンパ腫の項参照)

例　❁ 43才、右利きの男性は幸せな結婚生活を送り、12才の息子がいた。ある日彼は膝関節半月板の手術を受けた。麻酔から覚めると妻が「息子が水に逆さ飛込をして頭に重傷を負い、病院にいる」と話した。次の日、息子は頭部の緊急手術を受けなければならないと知らされた。息子の命が危ない。＞まだ病院に居ながら父親は迫りくる危険(息子の手術)のため、正面からの恐怖のトラウマに苦しみ、死の恐怖のトラウマを受けていた。－両方とも息子に対して感じたトラウマであった。もし息子が死ぬようなことがあれば彼は窓から飛び降りたいと思った(強度のトラウマ」。回復段階に入ると左耳から下に首の方向に引っ張られるような感覚を覚え、胸骨に強い圧迫、狭窄感を覚えた。鎖骨の上に嚢胞ができた(鰓弓で回復進行中)。それに加えて、酷い寝汗をかき、咳をして血を吐いた(肺胞で回復進行中)。彼が病院でこれらの症状を調べてもらうと 胞巣状癌 と小細胞気管支癌であると診断された。(著者資料)

外肺葉 －＋

組織　鰓弓－扁平上皮－外胚葉(咽頭－粘膜－パターン) 殆どの場合トラウマの再発

回復期　細胞分裂、咽頭弓の再生。＝西洋医学の小細胞気管支癌

質問　胸骨の下に引っ張られるような感じを覚えたか、おそらく診断を受けたずっと前に(トラウマの始まり)　どんな危険が関わっているのか？　そのことは完全に解決されているのか？(再発を防ぐ)

治療　トラウマが解消されたら、回復に付き添い、再発を防ぐ。トラウマ、インプリンティング、信条を見つけ出し、まだ解消されていない場合は解消する。心構え：「危険は過ぎ去った。私は安全だ。全て良好！」リンパドレナージュ。重要なことは、診断を受けた時のショックを克服し、恐怖を捨て去ることである。

1　ハマー博士著「Wissenschaftliche Tabelle der Germanischen Neuen Medizin®(ゲルマン新医学学術的要項一覧)」111ページ参照

肺に水分が溜まる(間質性肺水腫または肺胞性肺水腫)

肺に水分が溜まった患者は座っている姿勢でしか眠ることができない。この姿勢だと肺の上部で何とか呼吸が可能なのである。聴診器を当てると独特のラッセル音が聞こえる。この症状が見られると全体的な状況が悪いことを意味している。腎集合管がここでは関与している。次のような原因が考えられる。

- 中毒による肺水腫
  刺激性ガス(塩素、アンモニア、塩酸、その他多数。＝急性肺水腫)、麻薬(ヘロイン、メタドン)、化学毒物＞肺胞と毛細血管が破壊される＞水分が流出し肺に入る＝肺水腫
- 左心室の衰弱(心不全)＞＞肺の循環内に血液が停滞＞血漿が流出し肺毛細血管へ＞肺に水分が溜まる。＝肺水腫の原因として最も多い(123ページ参照)
- 気管支粘膜の回復期気管支粘膜の炎症＝気管支炎＞症候群で間質性肺水腫(157–158ページ以降参照)
- 肺胞の回復期
  肺胞の炎症＝肺結核＞膿と水分がにじみ出る＞症候群で肺胞性肺水腫(150ページ以降参照)
  治療は原因に相応した処置をとる。
  急性肺水腫の場合の慢性肺水腫の場合も治療が必要である。どちらの場合も223ページの腎集合管の治療法を考慮する。

慢性閉塞性肺疾患（COPD）

様々な慢性肺疾患をまとめてCOPDという。その主なものが肺気腫と慢性気管支炎である。
私達の観点からするとこの病名は「慢性」という言葉以外はあまり意味がない。>肺胞の合理的生体特別プログラムの反復（150ページ以降参照）または／そして気管支の合理的生体特別プログラムの反復（152ページ以降参照）
それぞれの合理的生体特別プログラムの治療の項参照。場合により、大麻油。

百日咳

西洋医学では百日咳は百日咳菌を原因とする小児疾患とされている。百日咳は喉頭筋からくる場合もあり、また気管支筋からくることもある。
・喉頭の場合の原因：喉頭筋における回復の山場、または回復期の喉頭粘膜のかゆみ＝驚愕のトラウマ（146ページ以降参照）
・気管支の場合の原因：気管支筋における回復の山場または、回復期の気管支粘膜のかゆみ＝勢力範囲に関わる恐怖のトラウマ（上記参照）
上記の二つの場合において、咳をすることには炎症の痰を吐き出すという生物学的意味がある。百日咳の発作は症候群と一緒の場合、特に重度である。
治療
・トラウマが解消されたら、回復に付き添う。
・発作（回復の山場）の場合：起き上がる。涼しいところに行く。冷たい飲み物。紅茶またはコーヒー。場合により西洋医療のコルチゾン、抗痙攣剤、気管支拡張剤.
・お茶：タチアオイ、ツタ、タイム、ヘラオオバコ、ペパーミント。
・トラウマが反復する場合、呼吸練習、日光浴、紫外線照射室、サウナ、赤外線キャビン。胸湿布。

塵肺:珪肺、石綿症

これらは最もよくある職業病である。塵芥はある程度の大きさまでは鼻粘膜、喉粘膜、気管粘膜、気管支粘膜につき、繊毛により外に出される、つまり咳と一緒に出される。しかし小さい、または極めて細い線維性の埃は細気管支まで入りそこに留まる。極小の塵芥は肺胞にまで入る。体は結合組織でこの埃を包み、害がないようにする。しかし何年も塵芥が吸い込まれ続けるとこの瘢痕組織が場所をとり、肺の機能が低下する。塵芥による肺線維症である。>トラウマではなく、塵芥による害が原因。この結合組織によりできたものを癌だと判断されることが良くある。塵芥を吸収することは「胸腔に対する攻撃」のトラウマと受け止められることもある。塵肺であるという診断を受けることも同様である。（162ページ胸膜の項参照）
治療
塵芥による害を無くする。心構え：「私の肺は光とエネルギーに満ちている。」肺清浄のための呼吸練習、体操、スポーツ。肺の治療薬の項参照。

喫煙と肺

喫煙が体に良くないことは言うまでもない。ヤニと煤煙で気道が汚れる。ニコチンその他、吸引されると体に吸収され、内側から徐々に害を与える。ニコチンは他の麻薬、毒物同様、一時的に交感神経優位状態＝「ハイ」にする。
その一時的快感のために支払う代償は大きい。
・自由が奪われる。（依存症により）
・良心の呵責により、活力を失う。
・局部的または全体的中毒。しかし喫煙が肺がんの原因になるというのは間違っている。気管支または肺胞の細胞分裂のための指令は脳から来る。－汚れの為に瘢痕結合組織の形成が為されるのも脳の支配で成される。
何故、喫煙者がよく癌だと診断されるのだろうか。
・喫煙者は非喫煙者に比べて頻繁に肺の診察を受ける。中毒による咳のため、または「予防検診」である。
・医師は喫煙者には特に意識的に肺がん探す。腫れた‐炎症した‐煤煙に染まった‐瘢痕化した気管支扁平上皮は「癌」と診断される。
・喫煙者の多くは喫煙の為に肺がんになると思っている。このような思いで喫煙すると、災厄を引き寄せ、死の恐怖のトラウマを受けることもある。

喫煙治療
出来れば無理なく喫煙をやめる。無謀な禁煙は多大のトラウマを引き起こすことになる。心構え：「私は自由で、何物にも依存しない！それこそ真に充実した人生である！」

肺の治療法

・定期的に呼吸練習、体操。
・お茶：ニガハッカ、肺草、松葉、キンミズヒキ、セージ、ヘラオオバコ、ミチヤナギ。
・伝統的マッサージ、叩きマッサージ、針。
・テンジクアオイの根の抽出液の入ったKaloba（Schwalbe社）・日光浴。ビタミンD3（肝油）
・場合により大麻油。・ケイシー療法：ニガハッカシロップ。ヒルデガルド療法：ヤギ乳。
・過酸化水素（H_2O_2）3％内用。

胸膜

胸腔は胸膜、別名肋膜で覆われている。胸膜は小脳により制御され全体が中胚葉由来の組織から成っている。二つの層に区別される：外側の層（壁側胸膜）は胸郭に接し、内側の層（臓側胸膜）は肺のもっとも外側の覆いとなっている。

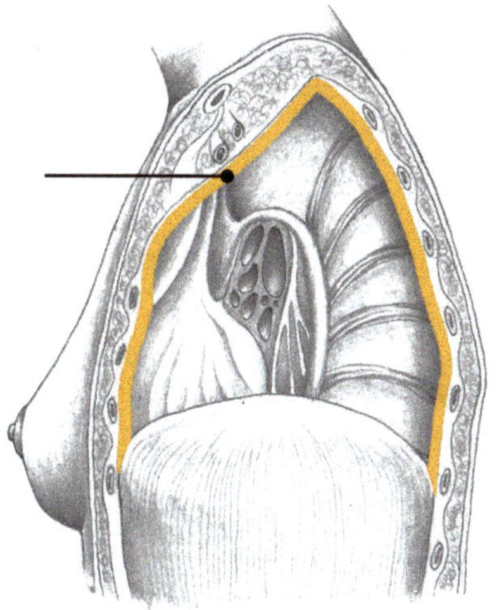

胸膜の合理的生体特別プログラム

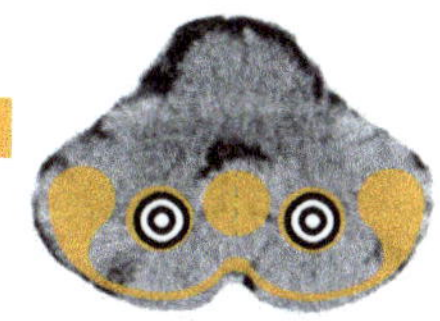

小脳　中胚葉

胸膜癌（胸膜中皮腫）[1]

トラウマ	胸郭また胸腔に対する攻撃。実際に攻撃される。または攻撃される、怪我をさせられるという威嚇を受けたり、その状況を想像したりする。肺、心臓、肋骨、胸椎に関わる心配。
例	➡胸腔に激しい痛み（肺、胸、心臓、肋骨、脊柱）
	❁ 肺結節癌（肺癌）であると診断をされる。＝胸郭を攻撃されるトラウマ。トラウマ活性期に胸膜中皮腫ができる。（著者資料））
	❁ 細身の女性は15年前に乳がんになった（腺癌）。彼女は五つの生体自然法則を知っていたので、腫瘍はそのままにし、体調はとてもよかった。しかし6年前に生検を受けてしまい、胸のその部分の傷が閉じず、三年に及んで開いたままだった。そして彼女は不安に駆られ、胸腔を攻撃されるトラウマに苦しんだ。>胸膜中皮腫ができる。手術により胸の傷口が閉じられる（植皮）と胸水は治り始めた。（著者資料）
トラウマ活性状態	胸膜で細胞増殖。胸膜中皮腫ができる。攻撃をどのように受け止めるかにより、平らになったり、点状になったりする。トラウマ反復の場合もある。
生物学的意味	胸膜が厚くなることにより胸腔が保護される。
回復期	腫瘍が結核性乾酪により分解される：胸膜炎、痛み、発熱、寝汗。呼吸困難、胸の痛み。症候群による胸水。
回復の山場	悪寒、激しい痛み。
備考	胸膜癌はほとんどの場合、診断された時のショックが原因であるが、西洋医学では「転移」と理解されている - この診断が有害なのである。
	五つの生体自然法則により、将来は胸膜癌は少なくなり、それにより死亡する人も少なくなるだろう。
質問	症状はいつから？（段階をはっきりさせる。症状が現れるのは大抵、回復期に入ってからである）　どんな攻撃を自分は経験したか？（手術、診断、殴り合い、事故、それに類するもの）　自分は診断にうまく対処することができるか？　根底にどんなインプリンティングがあるのか？（子供の頃、先祖）
治療	トラウマ、インプリンティング、信条を見つけ出し、まだ解消されていない場合は解消する。
	重要なことは生物学的な関連性を理解することである。
	心構え：「水晶の壁が私を覆っている。」「私は安全で守られている。」「誰にも何物にも私は惑わされない」

1　ハマー博士著「 Wissenschaftliche Tabelle der Germanischen Neuen Medizin®（ゲルマン新医学学術的要項一覧）」47、52ページ参照

リンパドレナージュ、つぼマッサージ、呼吸練習。

西洋医療による治療は手術、化学療法、放射線療法であるが、それで三か月ほど命が伸びる。手術　後すぐにまた中皮腫が手術の傷口にできる。私達の見地から見ると(胸膜から見ても)当然のことである。手術が新たな攻撃となるからである。>成功のチャンスが少ないため薦められない。

胸膜炎、胸膜に膿が溜まる(膿胸)、胸膜癒着(線維性または肉芽腫性胸膜炎)[2]

上記と同じ合理的生体特別プログラム(上記参照)

段階　回復期:胸膜腫瘍の分解。炎症、呼吸時の激しい痛み、特に乾燥性胸膜炎において、発熱、寝汗。

慢性的に反復するトラウマが経過する(軌跡)ことにより癒着

治療　トラウマが解消されたら回復に付き添い、再発を防ぐ。コロイダルシルバー内用。腹部または体全体を塩水で湿布。酵素剤、リンパドレナージュ。

塵による胸膜炎または胸膜癒着(アスベスト胸膜炎)

上記と同じ合理的生体特別プログラム(165ページ参照)

段階　回復期、またはトラウマの停滞:胸膜腫瘍の分解。胸膜は直接に埃に触れることはないが、トラウマに対しては反応を示す。埃を吸い込むということは誰にとっても不快なことである。常時埃を吸い続けたり、集中的に埃を吸うことは肺に対する埃の攻撃を受けるというトラウマを意味している。−「この埃は有害であり、私はそれをずっと吸い続けなければならない!」>胸膜中皮腫ができる。>回復期に胸膜が炎症し、痛み、発熱、寝汗を伴う。>再発により胸膜プラーク。

治療　再発の場合:トラウマまたは軌跡を見つけ出し、、可能であれば実際に解消する。おそらく埃の元となるところを避ける必要がある。
マッサージ、リンパドレナージュ、、清浄と強化のための呼吸練習、酵素剤。

小脳　中胚葉

+−

胸膜そのものからくる、胸膜内水分貯留(滲出性胸水)

タンパク質含量は 30 g/l以上。上記と同じ合理的生体特別プログラム(165ページ参照)、しかし症候群を伴う。

例　・患者に鰓弓-嚢胞が確認された。西洋医学的診断は「非ホジキンリンパ腫」であった。両側から治療を施すためには胸郭の大手術が必要であると患者は言われた。=胸腔に対する局部的トラウマ。彼はその大手術の後、回復期において両側の多量胸水のため死亡した。(ハマー博士著 Goldenes Buch第二巻135ページ参照)

段階　回復期、またはトラウマの停滞―胸膜の外側の層と内側の層との間に、腫瘍分解により水分が溜まる。=胸膜から滲出。これはある程度までは正常である。なぜなら炎症にはいつも水分が伴うものであるからである。しかし、症候群と一緒になると胸水は危険なものになりかねない。

滲出性胸水にはタンパク質が多く含まれる。それで、穿刺による問題が生じてくる。何度も水分を吸い取ると体は大量のタンパク質を失ってしまう。>血液のアルブミン値が下がる。血液中のタンパク質量が減ると血液システムへの膠質浸透圧が下がり、水分貯留を促す。=第一のの悪循環。

痛みを伴い、リスクの高い穿刺(気胸の危険)を施され、それが胸腔への攻撃として感じ取られると、精神レベルでもっと悪い悪循環がもたらされることになる。=第二の悪循環

治療　攻撃のトラウマが解消されたら、回復に付き添う。避難のトラウマを解消する。
塩水の点滴はしない。酵素剤、リンパドレナージュ、コロイダルシルバー内用。塩水浴または塩水による湿布。お茶:イラクサ、スギナ、アキノキリンソウ。
腎集合管の治療法全て(224ページ参照)
有機で栄養価の高いタンパク質(例えば、卵、コッテージチーズ)
過酸化水素(H_2O_2)3%。ビタミンD3。最後の手段として穿刺。
穿刺によりタンパク質が欠乏する場合はアルブミン点滴。穿刺の間隔を少しずつ長くする。

2　ハマー博士著「Wissenschaftliche Tabelle der Germanischen Neuen Medizin®(ゲルマン新医学学術的要項一覧)」47, 52ページ

周囲からくる胸膜内水分貯留(漏出性胸水)

漏出性胸水(タンパク質含量 30 g/l 以下)は、炎症した、または停留した周囲の組織から水分が胸膜腔内に漏出するものである。その理由として、心臓の衰弱(心不全123ページ参照)、血中タンパク質値の低すぎ(飢餓浮腫)、また何よりも回復しつつある肋骨、胸骨、胸椎、肺、気管支によるものと考えられる。特に問題となる水分貯留は症候群における場合のみである。

トラウマ　　これは胸膜の合理的生体特別プログラムではなく、症候群を伴う、他の部分(大抵の場合、骨)での合理的生体特別プログラムである。

例　　❁ 乳がんの女性が放射線治療、化学治療を受かた。そのため乳房が小さくなり、見た目が悪くなった。彼女は局部的自己価値トラウマに悩み、胸骨に影響が及んだ。回復段階に入ったころ、骨の回復のため生じた水分が骨から胸膜に入った。=漏出性胸水。(ハマー博士著「 Goldenes Buch」第二巻364ページ参照)

治療　　上記、滲出性胸水の治療の項参照

唇、口、喉

口と喉は消化管の最初の部分であり、発声、発話器官でもある。深いところにある内胚葉由来の腸粘膜の上を外胚葉由来の扁平上皮が覆っているが、これは表皮が 移入したものである。唇、口、喉における合理的生体特別プログラムのほとんどはこの表面の粘膜におけるものである。

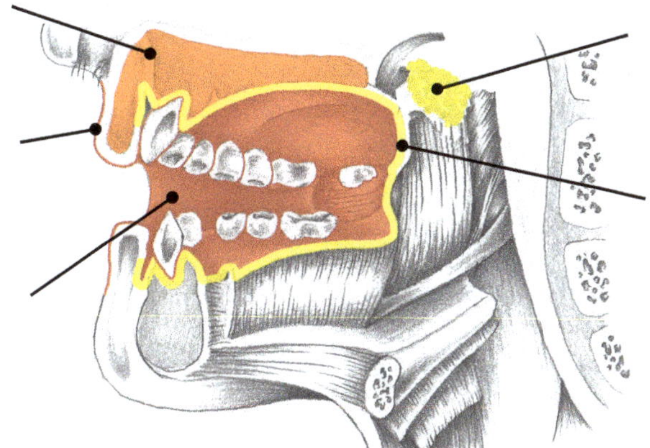

唇と口の表面粘膜の合理的生体特別プログラム

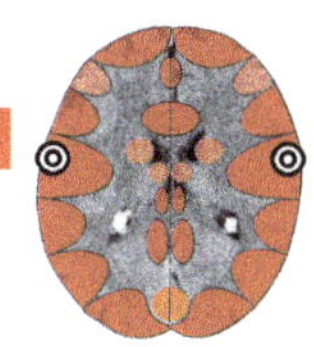

外肺葉

−+

痛い糜爛または小水疱(口内炎)

口内炎は痛みを伴う、口内粘膜の丸い窪み(糜爛、潰瘍)である。

トラウマ　　唇、口、舌に関わる別離のトラウマ。別れられる、または別れたい。何かを言いたくない、言ってはならない、言うことができない。何かを言ってしまいたくない。コンタクトを持ちたい、または持ちたい(例えば、肌の触れ合い、キス)。食べ物また食事制限に関わることもある(食べたいものを断念する)

例　　❁ それを言うくらいなら舌をかみ切る。」「それは口に出さない。」「口を酸っぱくして言う。」「舌を火傷した(言わなければよかったと思った)」

❁ 患者は50年間も口内炎に苦しんでいた。子供のころ彼女は隣の庭のクルミを食べて、酷く叩かれた。＝口のトラウマ。それ以来彼女はクルミのアレルギーになり、回復期には口内炎になった。彼女がその関連性を理解し、「クルミにはもう悩まされない」と言った。＝トラウマ解消。口内炎はその後ずっと出なくなった。（ハマー博士著「Was ist eigentlich die Neue Medizin?（新医学とは何か?）参照」

❁ 45才、右利きの女性患者は既婚で、庭仕事が大好きだった。彼女の夫が紙切りばさみをもって、ぶどうの剪定を始めようとした時、彼女は「剪定ばさみを使うように」と夫に言った。それに対して夫は「はさみはここにある。自分で剪定しろ」と言って鋏を彼女に突き付けた。＝別離のトラウマ－彼女は舌を火傷した（言わなければよかったと思った）。彼女はびっくりして無言で引き下がり、心の中で「もう文句を言うのはやめよう。どうせ彼は受け付けないんだから」と思った。＝活性期に舌粘膜で細胞分解、痛み。二日後に彼女がそのことを忘れると舌の先の右側（パートナーの側）に口内炎ができた。＝回復期に粘膜再生。（著者資料）

組織	扁平上皮－外肺葉（咽頭-粘膜-パターン）
トラウマ活性期	大小の粘膜障害（口内炎）。トラウマが長く続けば続くほど、炎症が深くなる。活性期と回復の山場で痛み。（咽頭-粘膜-パターン）
生物学的意味	口腔が広かる、または敏感になる。
回復期	扁平上皮-口内粘膜の再生＝小水疱。炎症、腫れ、発赤。
回復の山場	激しい痛み、小水疱から一時的に出血することもある。
備考	活性期と回復期が速いテンポで交互に来る事もある。 深いところの内胚葉由来口内粘膜の小さい炎症を口内炎と診断されることも時々ある。この場合は回復期に痛みと口臭がある。（169ページの深いところの口内粘膜－腐敗性口内炎の項参照）
質問	症状はいつから?（トラウマはその少し前）　考え得る三つの重要な点を聞く：話す/キス/食べる?（多くの場合話すことに関わる）　どんな状況で良くなるか/悪くなるか?　トラウマは誰かと関わっているか　なぜ自分はこのことに敏感に反応するのか?　それに関連し先祖のどのような苦しい経験を自分が負っているのか?（家族の歴史を聞く）　それを手放せるか?
治療	トラウマ、インプリンティング、信条を見つけ出し解消する。心構え：「私が言ったことはもうとっくに忘れた。」「今後、言いたいことはすぐに言うようにする。」Lavyl 32、セージ茶でうがい、ティーツリーオイル、コロイダルシルバー内用、EM、過酸化水素溶液を薄めたもの。

外肺葉

－＋

唇、口、口蓋、舌の扁平上皮癌[1]

上記と同じ合理的生体特別プログラム（上記参照）

慣用句：	「舌が焼ける（言いたくてたまらない。）」「舌を火傷した（言わなければよかった）。」「舌を噛みそうだ（言いたいことを何とか抑えて言わない）」「舌から糸くずが出るほど話す（口が酸っぱくなるほど話す）。」
例	❁ 既婚で左利きの女性が親戚を訪ねた時に、4才の孫が石を投げて窓ガラスを割ってしまったことに気づいた。彼女はその出来事を孫の両親に知らせた方がいいと思ったが、彼女の夫は反対した。争いを避けたいからである。＝何かを言ってはならないトラウマ。二週間後に彼女は思い切って孫の母親にメールを書いた＝トラウマ解消。その二日後に舌の右側（母子関係の側）に1、5cmの腫れができた。＝回復期。二週間後に腫れは消えた。（ www.germanische-heilkunde.at/index.php/erfahrungsberichte） ・67才、右利きの5人の子供を持つ母親に数週間のうちに8mmほどのいぼが舌の先端のすぐ後ろにできた（舌乳頭腫）。＝何かを言ってはならないトラウマ、回復停滞中。 トラウマするようになった経緯：彼女の夫はすぐかっとなる気性だったが、彼女はお互いに仲良く暮らすことを大切に思っていた。そのため彼女は仲裁に入ることが良くあった。言いたいことがあり、それが舌の上まで出てきているけれど、少し考え、夫を刺激したくないので言えないということが頻繁にあった。ある幸運なめぐり合いにより夫は落ち着いた性格になった：彼は料理を新しい趣味として始めた。彼女は思ったことを段々言えるようになった。（著者資料）
段階	回復期または回復の停滞期：扁平上皮の再生（＝扁平上皮癌）。白板症、腫れ、場合により痛みのない出血。活性期、または回復の山場で痛み（例えば舌がひりひりする）、咽頭-粘膜-パ

1　ハマー博士著「 Wissenschaftliche Tabelle der Germanischen Neuen Medizin®（ゲルマン新医学学術的要項一覧）」122、135ページ参照

ターンであるため。

治療　トラウマが解消されたら回復に付き添う。再発を防ぐ。上記も参照。回復が停滞する場合、または長期のトラウマ活性状態の後に過剰な組織形成が為されることもある（大きな腫瘍ができる場合もある）。＞化学療法、放射線療法はせず 、場合により手術。

猩紅熱（口の）

上記（167–168ページ参照）、また他の合理的生体特別プログラムと同じ

猩紅熱の主な症状は口内粘膜炎症、舌粘膜が炎症し赤くなるイチゴ舌、扁桃腺の炎症である。

例　❁ 子供がどうしても甘いものが欲しいというけれど、もらえない。

❁ 赤ん坊がおしゃぶりをやめさせられる。

段階　口内粘膜の炎症、イチゴ舌：別離のトラウマの回復期—扁平上皮の再生。扁桃腺の炎症：塊のトラウマの回復期。体に発疹：別離のトラウマの回復期。

治療　トラウマが解消されたら、回復に付き添う。再発を防ぐ。前頁、口内炎治療の項参照。

単純疱疹（単純ヘルペス、口唇ヘルペス）

上記と同じ合理的生体特別プログラム（167–168ページ参照）

例　➡子供は伯母さんからキスされるのが嫌だが、伯母は毎回唾を付けるほどにその子にキスする。＞子供は伯母から離れたい。

➡たくさん食べすぎ、その後暴飲暴食を後悔する＞多くの食物が唇に触れた事実を取り消したい。

❁ 男性がストローで飲み物を飲んだ後、そのストローは彼が使う前に猫が舐めていたと誰かに言われた。男性は気持ち悪く思った。＝唇-別離のトラウマ。回復期に単純疱疹ができた。注釈：猫がそのストローを舐めたというのは嘘だった。ただのいたずらだった。(www.germanische-heilkunde.at) 注釈：トラウマはこのように主観的に、また思い込みにより生じる場合もある。

a女性は軽率なことを言ってしまったためにパートナーを傷つけてしまったことに気付いた。＝何かを言わなければよかったというトラウマ。このような失敗をするといつも二日後に単純疱疹ができた＝回復期（著者資料）

組織　口唇-扁平上皮－外肺葉（咽頭-粘膜-パターン）

段階　回復期：単純疱疹、腫れ、痂疲、痛みはほとんどない。

回復の山場　痛み、出血－痂疲が解ける。

備考　単純疱疹が出るまえ、細胞分解時に痛み（潰瘍）。
母子関係に関わる側か、または局部的トラウマかを考慮。

治療　質問 前項参照。トラウマ、インプリンティング、信条を見つけ出し、まだ解消されていない場合は解消する。心構えに関しては前項参照。例えばプロポ リスクリーム（しっかり保護する効果）などで唇に油分を与える。過酸化水素外用。ヒソップクリーム：自然なクリームの下地の上にヒソップオイルを塗る。コロイダルシルバー。

口の端に裂け目（亀裂）

トラウマ　言うべきことを言うべき時に言わなかった、別離のトラウマ。何かを言わなければならない状況だったけれど、黙っていた。学校の教師が：「いい加減に、何とか言え！」

段階　トラウマ活性期に痛みを伴う亀裂。回復期に痂疲ができる。

生物学的意味　口の感受性向上＞注意が唇に向けられ、やっと口を開く-何かを言う。

治療　トラウマ、インプリンティング、信条を見つけ出し解消する。自分の意見をはっきりと言う練習をする。口の端にオイルを塗る

深層部口内粘膜の合理的生体特別プログラム

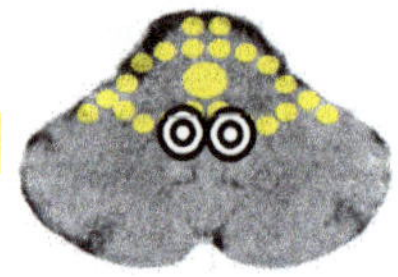

内胚葉

腐敗性口内炎(カンジダ症、鵞口瘡、白板症)、地図状舌[1]

トラウマ	塊のトラウマ:食べ物の塊を手に入れることができない(右側)、または何か遠ざけたい厭なものを吐き出すことができない(左)。 簡単に言うと:何かとても欲しいもの(例えば母乳、おもちゃ、車)がもらえない、または何か厭なもの(例えば、ホウレンソウ、子供が嫌がるもの)を取り除くことができない。
例	❁ 若い女性が数年前から菜食に切り替えようと試みたが、実行できなかった。時間が無いためにソーセージを挟んだパンやそれに似たようなもので食事を済ませることが良くあった。=ちゃんとした食べ物の塊を得ることができない。ある日、彼女と彼女のパートナーはベジタリアンになる決心をした。=回復期の始まりに痛みを伴う口蓋鵞口瘡。(著者資料)i ❁ 母乳のやり始め問題が生じ、赤ん坊は二三日お腹を空かせていた。=食べ物(母乳)の塊がもらえないトラウマ。やっと赤ん坊がお腹いっぱいになると、ヘルペス口内炎(鵞口瘡)になった。とてもよくあるケースである。(著者資料)
トラウマ活性期	扁平上皮口内粘膜の下に芝生のような平らな腫瘍が増殖(ほとんどの場合、自覚されない)=腺腫瘍。
生物学的意味	より多くの(腸ー)腺細胞により多くの粘液が産生され、塊が咽頭を通りやすくなる、中に滑り込みやすくなる。
回復期	結核性乾酪により分解、白い斑ができる、いわゆるプラーク。西洋医療では白板症と診断されることがある。口臭=腐敗性口内炎。
治療	トラウマが解消されたら回復に付き添う。再発を防ぐ。トラウマ、インプリンティング、信条を見つけ出し、まだ解消されていない場合は解消する。過酸化水素(H_2O_2)でうがい。173ページ下参照。

口腔癌(口腔腺癌)[1]

トラウマ	塊のトラウマ:食べ物の塊が口に入っているけれど、飲み込むことができない(右側口蓋)、または厭なものを取り去ることができない。(左側口蓋) 簡単に言うと:何か欲しいもの(例えば車、家)が得られない、または何か厭なもの(例えば嫌いな食べ物)を取り去ることができない。
例	❁ ロトに当たったと思ったが、実は受領所の手違いで間違った番号が登録されていた。トラウマ:食べ物-、ロト当たり-塊が飲み込めない。(ハマー博士著「Wissenschaftliche Tabelle der Germanischen Neuen Medizin®(ゲルマン新医学学術的要項一覧)」19ページ参照)
トラウマ活性期	カリフラワーのような分泌性質腫瘍が増殖、または平らな吸収性質腫瘍(腺癌)が扁平上皮口内粘膜の下に増殖。
生物学的意味	より多くの(腸ー)腺細胞により多くの粘液が産生され、塊が咽頭を通りやすくなる、中に滑り込みやすくなる。
回復期	悪臭を伴う、腫瘍の結核性乾酪。真菌または真菌細菌により分解。表面が白くなる場合もある(白板症)。痛み、口臭、口内に不快な味。
治療	トラウマ、インプリンティング、信条を見つけ出し、まだ解消されていない場合は解消する。 場合により手術173ページ下参照。

1　ハマー博士著「Wissenschaftliche Tabelle der Germanischen Neuen Medizin®(ゲルマン新医学学術的要項一覧)」19, 31ページ参照

扁桃腺の合理的生体特別プログラム

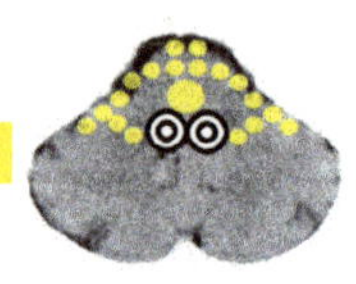

扁桃腺炎症(扁桃腺炎、C、扁桃性アンギナ)、扁桃腺癌(腺癌)、咽頭ポリープ

咽頭扁桃、耳管扁桃、口蓋扁桃、舌扁桃は側索と共に ワルダイエル咽頭輪 を成している。扁桃はリンパが集まり、嚥下されるものが良いものかどうかを検査するセンサーである。年を取るに従い扁桃は小さくなる。その役割を果たしたためである(子供の時の学びとインプリンティングの時期)。

トラウマ
入ってくる塊を十分に検査できない。飲み込むものが良いものか悪いものか調べること（判断すること）ができない/をしてはならない。既成事実（調べることができなかった）の前に立たされると言うトラウマ「食べつくしてしまった！」）　人生の流れに従うことができずすべて自分の思い通りにやりたがる。（「自分はこうする…自分はこうする…」）

例
➡子供が嫌いなものを無理やり食べさせられる。＞食物－排泄物の欲求、遠ざけたい。

➡クリスマスに子供が望んだプレゼントをもらえず、がっかりする。＞プレゼントの欲求、得ることができなかった。

❁ 女の子は生後六か月で母乳をもらえなくなった。そのため塊のトラウマに悩み、扁桃腺と深層にある口内粘膜に影響が及んだ。三か月後、もう母乳はもらえないとその子が悟ったころ口腔カンジダ症になり、その後すぐに扁桃腺炎になった＝二つの塊のトラウマの回復期。このケースでは扁桃腺に関わるトラウマに他の側面がある。この子は生後ずっと便秘で苦しんでいた。何日も便通がないことが良くあった。6才になるまで排泄は大変な仕事だった。両親に言われなければ全く排便しなかった。＝便を排泄できなトラウマ。ゲルマン新医学の療法士が母親に女の子の首と 小菱形筋をマッサージするように助言した。（203ページの便秘治療の項参照）。驚くほどの結果：その後すぐに女の子は自分からトイレに行くようになった＝扁桃腺に影響を与えていたトラウマ解消、彼女は弁を排泄できるようになったからである＞扁桃腺炎（著者資料）

トラウマ活性期
扁桃表面が拡大することにより脳幹の感受性が高まる。=扁桃肥大、咽喉ポリープ。トラウマ活性期が長く続くと嚥下、呼吸に障害。

生物学的意味
扁桃表面が拡大し感受性が高まることにより食物をより良く検査できるようになる。

回復期
機能正常化、真菌または真菌細菌により、腫瘍が悪臭を伴い結核性乾酪（廃棄細胞）＝扁桃炎。回復のための腫れにより喉が狭くなる。症候群により重症化。痛み、腫れ、口臭、扁桃化膿、扁桃腺膿瘍、寝汗。慢性の場合は：トラウマが反復。

備考
再発の後、扁桃に裂け目。今日、扁桃炎や扁桃拡大と診断される代わりに扁桃癌と診断されるケースが増えている

質問
子供の場合：初めての扁桃炎はいつ？（元のトラウマを探す、引き継がれたトラウマである可能性もあることを考慮する；（両親がトラウマを経験し子供がそれを負う/現実化する＞子供のストレス、両親のストレスについて聞く）例えば、おもちゃ/大好きな食べ物をもらえなかった）　このことに関するトラウマの状況は？（元のトラウマとの相似点をを探す。どんなことが子供を感じやすくするか？（インプリンティング）

治療
トラウマが解消されたら、回復に付き添う。トラウマ、インプリンティング、信条を見つけ出し、まだ解消されていない場合は解消する。心構え：「私は自分が持っている物に満足している。」「全てを手に入れることはできない。」

コロイダルシルバーでうがい。場合によっては寝る時に顎ひもを付け、口が開かないようにする。そうすることで拡大した扁桃が退縮する可能性が大きくなる。トラウマが頻繁に繰り返し扁桃腺に裂け目ができすぎる場合は手術。173ページ下参照。.

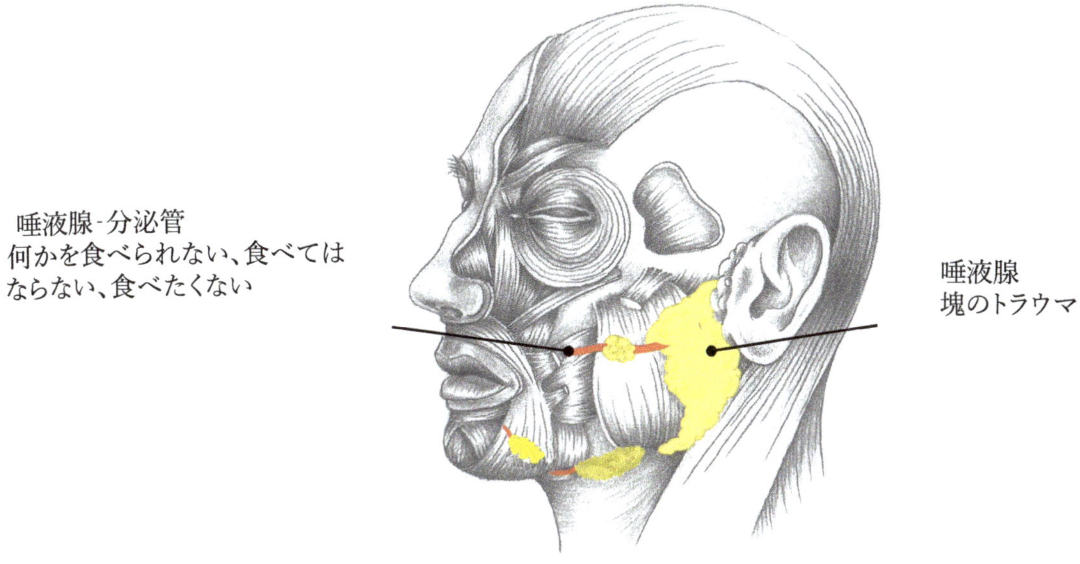

喉粘膜の合理的生体特別プログラム

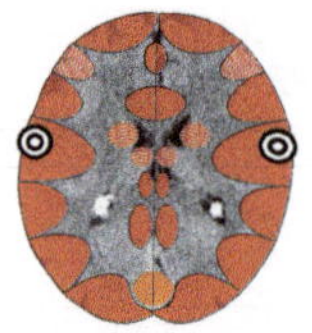

喉の炎症(咽頭炎)

外肺葉

−+

感染症、風邪、感冒において最も頻繁にある合理的生体特別プログラム.

トラウマ	別離のトラウマ、何かを飲み込みたくない、何かを吐き出してしまいたい(例えば敵視される、非難される、侮辱される)。「それを飲み込むのは難しい(受け入れられない)」。また、食べ物、特定の料理を飲み込んではいけないという別離のトラウマ、例えばダイエット中で。
例	❁ ある女性は会社でいつも受け入れがたいことを感受していた。休暇中にそれが回復し始めた。>咽頭炎 ❁ 子供が甘いものを食べることを禁じられ、その代わりに野菜を食べなければならなかった。>野菜を飲み込みたくない。 ❁ パートナーから絶えず批判されていた。>できれば批判を吐き出してしまいたい。>活性期に喉粘膜細胞が分解、回復期に再生。J ❁ 数学の勉強をしなければ進級できない>数学の内容を飲み込みたくない。休みが近くなると回復が始まる>咽頭炎。
トラウマ活性期	感受性亢進、その後、咽喉扁平上皮に細胞マイナス(潰瘍)、軽い痛みを伴う。
生物学的意味	感受性が上がることで何を飲み込み、何を飲み込まないべきかをより良く感じられる。
回復期	粘膜の欠損部が再生=咽頭炎。腫れ、飲み込みが困難。症候群により重症化。
回復の山場	飲み込み時に強い痛み、何日も続く場合もある。悪寒。
質問	炎症はいつからか?(トラウマの解消、例えば話し合い、週末、他のことへ意識を向けることにより) 自分は以前何を飲み込みたくなかったか? 今回のことが初めてか?(もしそうでない場合は初回に戻り、このトラウマについて話し合う=元のトラウマ) 自分にはどんなインプリンティングがあるか?(例えば子供の頃)
治療	トラウマが解消されたら回復に付き添う。トラウマ、インプリンティング、信条を見つけ出し、まだ解消されていない場合は解消する。心構え:「自分にとっていいことだけを飲み込む。」「自分が嫌なことを押し付けさせない。」173ページ下参照。

唾液腺の合理的生体特別プログラム

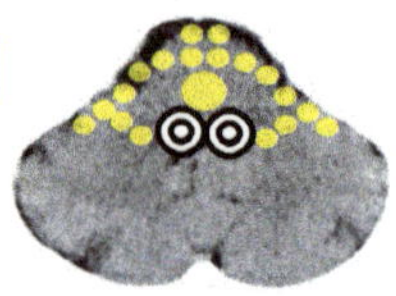

耳の、舌の下の、下あご唾液腺の腫瘍(腺癌)、耳の、舌の下の、下あご唾液腺の炎症(唾液腺炎)[1]

内胚葉

+−

唾液腺炎症は20代から50代の間に最も頻繁に見られる。

トラウマ	口粘膜深層部の合理的生体特別プログラムと同じ(xxx参照)
例	➡子供がお腹いっぱいなのに残さず全部食べなければならない(食べ物を取り去ることができない) ➡子供が特定のおもちゃを欲しがっているけれど、もらえない。−幼稚園でよくあることである、一人っ子が幼稚園ではほかの子供とおもちゃを共有しなければならない場合などである。 ❁ とても痩せている男の子を持つ父親が、その息子は神経性過食症だと思う。父親は他のことは何も考えられない。>塊を受け入れることができない息子の代わりに父親が感じる。活性期に唾液腺に腫瘍ができる。(著者資料) ❁ 44才の患者は小さな農家に家族で住むため、農家の持ち主と賃貸契約を結んだ。しかしその家のカギを受け取り、荷物を運びこもうというときに大家が酔っぱらって現れ、ひどく不快な態度を取った。彼は「引っ越す前に窓を拭け」と言った。その後も患者の男性はその家に住んで喜ばしいことは

1 ハマー博士著「Wissenschaftliche Tabelle der Germanischen Neuen Medizin®(ゲルマン新医学学術的要項一覧)」20, 31ページ参照

何もなかった。大家が何かにつけて干渉するからである。＝家という塊を唾液で混ぜることができない。最後は弁護士を通してしか双方は話さなくなり、機会を見計らって解約した。この頃、耳下腺腫瘍が右側にできた。彼は五つの生体自然法則を知っていたので、診断を平然と受け止めた。何度も再発し、腫瘍はなかなか回復に至らなかったが、わずかに圧迫を感じる程度だった。(著者資料)

トラウマ活性期	機能亢進、カリフラワーのような分泌性質腫瘍(腺癌)増殖。唾液腺の拡大、機能増大。トラウマが反復する場合もある。
生物学的意味	唾液の産生が増えることにより、塊をより良く採りいれることができる、または排出することができる。
回復期	機能正常化。結核性乾酪、唾液が臭い、口臭、痛み、炎症、真菌または真菌細菌により腫瘍分解(溶けて無くなる)＝唾液腺炎、熱、寝汗。
回復の山場	激しい痛み、悪寒。
備考	全体の80%は耳下腺に症状が見られ、あとのわずか20%は他の唾液腺に症状が見られる。
治療	トラウマ、インプリンティング、信条を見つけ出し、まだ解消されていない場合は解消する。
	心構え:「人生はリクエストコンサートではない－すべてを手に入れることはできない－そのことを私は全面的に受け入れる。」キャベツの葉を軽く叩き患部の上に置く。塗油。ガムをかむと唾液腺と唾液腺の解毒作用が活発になる。173ページ下参照。

内胚葉

＋－

口の乾燥(唾液腺の囊胞性線維症)[1]

上記と同じ合理的生体特別プログラム((上記参照)

段階	回復の停滞期、または回復の停滞期の後の状態。再発により腺組織が瘢痕状に変性＞唾液の産生減少。
備考	更年期の後に口が乾燥することが良くあるが、これはエストロゲン値が下がることと関連している(粘膜の乾燥)
	腎集合管が活性であることにより口が更に乾燥。
治療	トラウマまたは軌跡を見つけ出し、可能であれば実際に解消し、停滞している回復を完了させる。塗油、リンパドレナージュにより体液がまたもとのように流れるようにする。自然塩の塩水、または Symbioflor1、またはEMでうがい。

唾液腺囊胞

唾液腺囊胞は多くの場合口内全域にある小さな唾液腺に発生する:例えば噛み傷により下唇に＞粘液が溜まり固まる(粘液囊胞)傷(多くの場合自分の頬の裏側をうっかり噛んでしまって)がない場合:上記と同じ合理的生体特別プログラム。

段階	回復が完了した、または再発後の状態。腫瘍分解が完了すると空洞ができる(囊胞)。症候群により囊胞に空気が入る。
治療	トラウマが解消されたら再発を防ぐ。避難のトラウマがまだ活性状態である場合解消する。場合により手術。

甲状腺導管の合理的生体特別プログラム

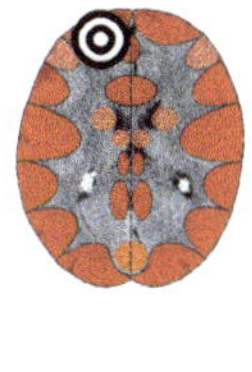

正中頸部囊胞(甲状舌管囊胞)

外胚葉

－＋

この腫瘍は遺残する甲状腺舌管にでき、その位置は舌の付け根、喉頭、甲状腺の間の体の中央線部である。

トラウマ	抵抗できない無力感のトラウマまたは正面からの恐怖のトラウマ。(118ページ参照)
段階	回復停滞:甲状腺導管が回復のため腫れる。トラウマの反復、症候群により囊胞がさらに大きくなる。
治療	118ページ参照

口蓋骨と口蓋軟骨の合理的生体特別プログラム

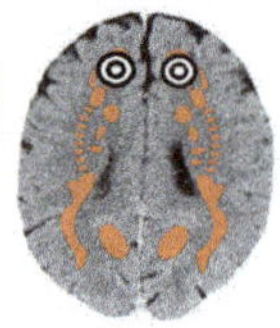

口唇裂、口蓋裂（兎唇、狼咽）

半卵円中心 中胚葉

最も頻繁にある先天的奇形の一つ：胎児期における鼻の左側と右側の、または 上顎隆起 の融合が不完全。全ての病気に対して言えることであるが、両親、家族に焦点を当ててみる。

トラウマ　Frauenkron Hoffmann女史によれば：自己価値のトラウマ、いずれにしても塊をもらう/飲み込む能力はないのだから口蓋などいらない。引き継がれたトラウマ（両親または先祖に探す）。生き残ること、耐え抜くことを諦める。

トラウマ活性期　胎児性成長中に組織中間の結合が妨げられる。

回復期　割れ目が閉じる-成長が取り戻される-おそらく妊娠中においてのみ可能。生後手術せずに再生されるということはないわけではないが記録にはない。（著者調査）

生物学的意味　個体における 生物学的意味は解明できない。奇形があることで家族が問題に気づかせされる。全ての障害に関して言えることであるが、その背後には全員の学びと成長の大きなチャンスが潜んでいる。

質問　先祖にもこのような奇形はあったか？　この問題は先祖にも当てはまるか？　妊娠中にトラウマまたは「自分/自分たちはそれをどうせ入手できない」という諦めの思いを経験したか？

治療　トラウマ、インプリンティング、信条を見つけ出し解消する事で家族の問題が癒される。そうすることで手術（おそらく必要）後の回復も間違いなく促される。

鰓弓の合理的生体特別プログラム

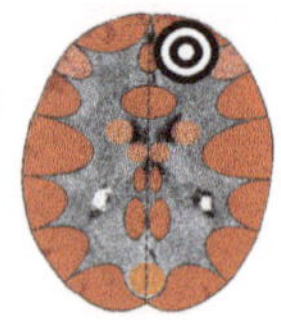

側面（外側または鰓原性）頸部嚢胞または瘻孔

外胚葉

首が腫れる場合、大抵はリンパ節の腫れであると思われるが、稀に頸部嚢胞である場合がある。側面頸部嚢胞は普通 胸鎖乳突筋 の前方縁に見られる。

トラウマ　正面からの恐怖のトラウマ。止めることができない脅威に対する恐怖。（143ページ参照）

組織　咽頭弓-扁平上皮－外胚葉（咽頭-粘膜-パターン）

段階　回復期：扁平上皮の再生。回復のための腫れにより嚢胞に水分が溜まる。嚢胞が外に開いた場合、側（鰓原性）頸部嚢胞と呼ばれる。症候群により重症化。

治療　トラウマが解消されたら、回復に付き添い、再発を避ける。避難のトラウマが活性状態である場合は解消する。リンパドレナージュ。

唾液腺導管の合理的生体特別プログラム

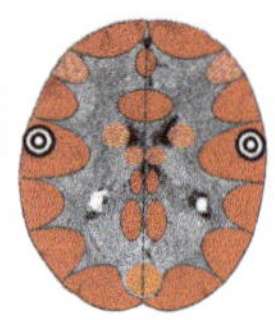

耳下腺導管の炎症（おたふくかぜ、流行性耳下腺炎）[1]

外胚葉

西洋医学では流行性耳下腺炎は耳下腺の炎症とされているが、ハマー博士は耳下腺導管の炎症であるとしている。

トラウマ　何かを食べる（唾液と混ぜる）ことをしてはならない、またはしたくない。

例　✿ 子供が無理に食事を全部食べさせられる。「食卓に出るものは全部食べなさい。」

組織　導管－扁平上皮－外胚葉（咽頭－粘膜-パターン）

1　ハマー博士著「Wissenschaftliche Tabelle der Germanischen Neuen Medizin®（ゲルマン新医学学術的要項一覧）」123、136ページ参照

外胚葉

トラウマ活性期	導管で細胞マイナス(潰瘍)、痛みを伴う引っ張られるような感覚。
生物学的意味	断面が拡大>唾液がより多く出ることで食物により良く唾液が混ぜられる。
回復期	導管の腫れと発赤。分泌腺が閉じたり、澱む場合もある=おたふくかぜ—腺の炎症と間違われることがある。症候群により重症化。
備考	耳下腺炎との区別が困難であるが、両方とも回復期。母子関係の側か、パートナーとの関係の側か、局部的トラウマかを考慮する。
治療	トラウマが解消されたら、回復に付き添い、再発を防ぐ。ガムをかむことで唾液腺の唾液流出とデトックス作用が活発化する。

舌筋肉の合理的生体特別プログラム

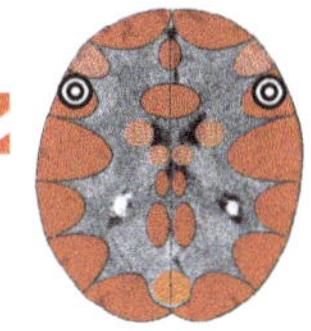

舌の麻痺

完全に麻痺するのは脳卒中の場合のみである(舌下神経麻痺)。部分的麻痺の場合、舌を出すと麻痺している側に舌は向く。

外胚葉

トラウマ	何かを言いたくない、言ってはならない、言えないという動作的なトラウマ。何かを言わなければよかったというトラウマ。「舌を噛んでいればよかった。」「舌を火傷した(言わなければよかった)。」「言わなければよかった。」「舌が何かに及ばない(例えば食べたいものが食べられない)」
組織	横紋筋−外胚葉(神経分布)と中胚葉(栄養)。
段階	トラウマ活性期に麻痺。回復期にゆっくりと再生。
質問	麻痺はいつからか?トラウマ活性状態の症候(強迫観念、よく眠れない、手が冷たい)または回復期の熱い卒中に伴う症候(精神的に解放された、頭痛、手が暖かい)はあるか? 話すことに関連してどんなストレスがあったか? 何か間違ったことを言ってしまったか、あるいは話す自信がなかったか? なぜ自分はこのことに繊細なのか? 先祖も似たような問題を抱えていたか?
治療	トラウマ、インプリンティング、信条を見つけ出し解消する。心構えに関しては上記参照。

唾石症

耳下腺導管に見られる場合が80%である。

考え得る原因

- 唾液腺の炎症が繰り返す。
  回復の停滞、または回復停滞後の状態。結核性回復が終わると、石灰が残る。再発により瘢痕状変形。>唾液が濃厚になり固まる。>ミネラルが蓄積>唾石
- 導管の炎症が繰り返す。
  回復停滞、または回復停滞後の状態。導管で炎症と停留が繰り返す>固まる、濃厚化する>ミネラル蓄積>唾石

口から喉にかけての部分の炎症治療薬

- お茶:フェヌグリーク、カミツレ、キンミズヒキ、セージ、ゴボウ、アニス、ウスベニアオイ、スギナ、その他。
- 塗油(59ページ参照)。
- 抗生剤の代わりにMMS。
- スエーデンビターズを5分間口に含ませ、うがいをしてそから飲み込む。ビタミンD3 (肝油)
- うがい薬:自然塩の塩水を薄めたものまたは濃縮液を10分間口に含み、吐き出す。−組織から水分が引き出され電解液が供給され炎症が軽くなる。コロイダルシルバー、過酸化水素でもうがい。
- うがい薬:クルミのからと楢木の皮を煮て数時間そのままにしておく。その後ざるで濾して涼しいところに置く。その液で一日数回うがいをしたり、口に含ませたりする。
- Symbioflor 1、EM (59ページ参照)、または Kanne Brottrunk を服用し、共生微生物増やす。・コッテージチーズで首に湿布、リンパドレナージ。
- ヒルデガルド療法:ニガハッカの、またはシャクヤクの抽出液

歯と顎

歯は歯冠、歯頚、歯根から成っている。健康な歯の表面に見えるのは外肺葉由来のエナメル質で、中にある中胚葉由来の象牙質を釉薬のように覆っている。またこの象牙質は、血管へ、また神経へ通じる歯髄を取り囲んでいる。

歯は中胚葉由来のセメント質により柔軟に顎骨につながっている。顎骨と外肺葉由来のの口腔粘膜の間には内胚葉由来の腸粘膜の層がある。

ハマー博士は、歯も確実に五つの生体自然法則に従って機能していると言っている。

原理的にはそうかもしれないが、実際の歯科医療現場では残念ながらその理論は通用しないようだ。自分の経験から、また新医学の歯科医との意見交換を通して、私はこの章は根本的に書き変える必要があると思う：一つ目として、栄養は思っていたより重要な要素であると言うこと、二つ目として回復（再石灰化）においては文字どり美観を損なうという欠点があるということである。

<u>全て好条件がそろう場合、</u>つまり噛むトラウマが永続的に解消され、食生活が完全に切り替えられれば虫歯の穴はそれ以上大きくならないし虫歯の部分（と歯のそれ以外の部分）は硬化する。黒い虫歯の部分は内側から硬化し、また表面まで硬くなる。

<u>何もしなければ、</u>つまりちゃんと治療をしなければ穴は良くなることはなく大きくなる。

<u>要約</u>：トラウマ解消と食生活の切り替えが重要。最低限の歯科検診を受けることは賢明である－外見の良さを保つという意味でも。

回復はどこに見られるか

・顎骨、、歯周組織、歯茎に。

・穴が小さい場合は象牙質、エナメルに。大きい穴は再び塞がることはない。

栄養と歯

正しく栄養を摂取することは心のバランスを保つことと同様、歯の健康にとって重要なことである。ラミエル．ナーゲル氏（Ramiel Nagel）は優れた著書「Karies heilen（虫歯を治す）」（引用文献参照）において工業生産による食品が出回るにつれて、歯が悪くなっているということを指摘している。。虫歯の原因は細菌、細菌の酸排泄によるのではなく、栄養不足とストレスであると彼も見ている。

歯と歯茎の再生の為にナーゲル氏が薦める食事は簡単に言うと：砂糖（例えばケーキ、チョコレート、ソフトドリンク、甘い果物など）、単離デンプン（白い小麦粉、パン、麺類）は避ける。この短鎖炭水化物は血糖値を上げ、カルシウムとリン酸塩のバランスを崩す。自然のビタミン豊富な食物を採るようにする。特に重要：自然のカルシウムとリン酸塩（野菜，低温殺菌されていない乳製品、魚）、自然に結合したビタミンA、D、C（例えば肝油、魚、卵、低温殺菌されていないバター、クリーム、チーズ、アボカド、野菜、果物）

口の中を清潔に保つ、歯磨き。私が話を聞いた新医学の歯科医は全員「歯の健康には歯の手入れと栄養のある食事が重要である。」と言っている。また、歯がきれいで、息がすっきりしていれば自信にもつながり、人との付き合いも快くなる。

・私は塩水で歯を磨いている。（海塩、またはヒマラヤ塩を水で溶き、ビンまたはガラス容器に入れ保存しておく）。その塩水を小さじでいっぱい口に入れ普通に歯を磨く。歯茎が繊細である場合は塩水を薄める。

・ケイシー療法：炭酸水素ナトリウムと海塩を混ぜたもので歯と歯茎を磨く。

・フッ化物の含まれていない歯磨き粉を使う。

歯に穴が開いたら何もしないでじっと待つべきか？

答えはNoである。なぜなら大きな穴はひとりでに塞がることはないからである。良い歯科医は必要なだけ歯を削り、できるだけ自分の歯を残すようにする。はっきりわからない痛みがあるときは、歯を不必要に抜いてしまう前に、まず待って様子を見る。

下記はハマー博士が発見した歯に関する事項である。

歯の役割

・門歯：噛む、嚙みつく、威嚇のためむき出す。

・犬歯：つかむ、とらえる、捕まえる、留める。

・第一臼歯：噛み砕く。

・第二臼歯と大臼歯：小さく噛み砕く。

上記から推測されるトラウマの内容

・両方の門歯：噛むこと、噛みつくこと、歯をむき出すことができない、またはしてはいけない。

・犬歯：つかむこと、とらえること、捕まえること、留めることができない、またはしてはいけない。

・第一臼歯：噛み砕くことができない、またはしてはいけない。・第二臼歯と大臼歯：小さく噛み砕くことができない、してはいけない。

<u>「できない」とは</u>：自信がない、弱すぎる、臆病すぎる、内気すぎる、注意深すぎるため。可能な範囲を超えることであるため、噛みつくことができない（例えば従業員／上司、生徒／教師）。影響を受ける組織：象牙質－自己価値

のトラウマ－大脳-半卵円中心。

<u>「してはいけない」とは</u>：誰か、または何かにより、噛むことが妨げられるため（例えば政治的正当性、礼儀などの為に）。影響を受ける組織：歯のエナメル－別離のトラウマ－大脳皮質

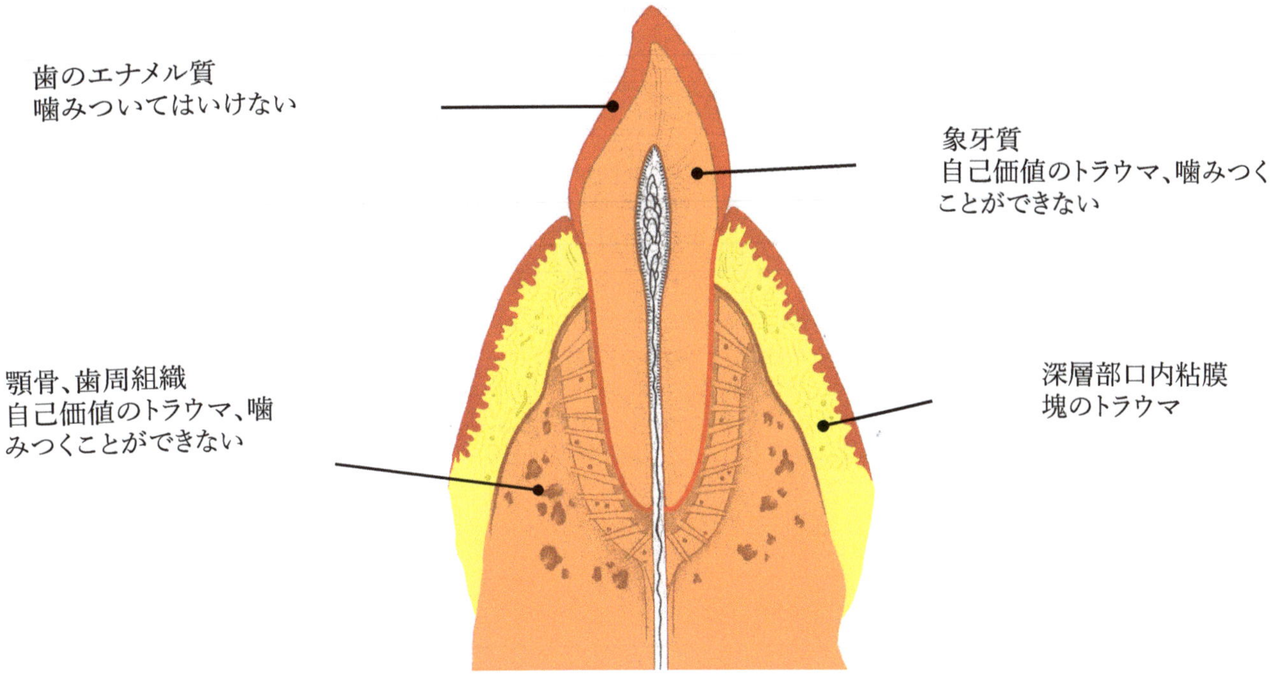

歯エナメル質の合理的生体特別プログラム

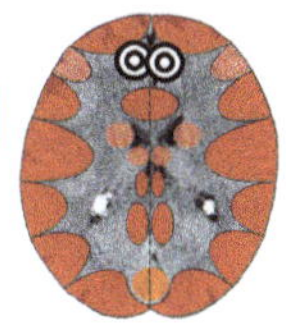

外肺葉

−+

歯エナメル質に生じる表面カリエス[1]

トラウマ	噛みついてはいけない、抵抗してはいけない、場所によりトラウマに微妙な差。（上の図参照）
例	➡会社員の男性はいつも上司から怒鳴られている（噛まれている）が、噛み返すことはできない。そんなことをしたら地位を失ってしまうからである。
	❁ いつも干渉する姉に対して、いい加減抵抗するべきだ」と患者の女性はパートナーから圧力をかけられる。しかし彼女は喧嘩をしたくない（著者資料）
トラウマ活性期	歯エナメル質で細胞マイナス（潰瘍）。カリエス発生＝エナメル質欠損、痛み。
生物学的意味	一時的な過剰反応の為に人や物事に「噛みつく」ように対応はすべきではない。噛みつくと痛いからである。
回復期	再生されるのはカリエスがわずかしか進行していない場合のみ。暖かい/冷たい、または甘い/酸っぱいの感覚異常。穴が大きくなってしまった場合、再生されることは現実的にはあり得ない。穴は良い状態であればそのままの大きさを保つが、何もしなければ大きくなることもある。
備考	頻繁に見られる歯象牙質の合理的生体特別プログラムと区別することは難しい（大抵ははっきりしない）
質問	次項の歯象牙質の合理的生体特別プログラムの項参照。
精神面での治療	新しい穴を増やさないために：精神的原因を考えートラウマ、インプリンティング、信条を見つけ出し解消する。心構え「私には抵抗する権利がある。」「何かを我慢しないで、これからは噛みつく。」他の方法：完全に赦す。自分の歯に関してポジティブに考える。健康的で輝いている歯を想像する。
歯の治療	歯の穴を歯科医に詰めてもらう。必要であれば一時的に西洋医療で使われる鎮痛剤。
	ナーゲル博士の唱える食事（176ページ参照）
	砂糖、白い小麦粉はとらない。ビタミン豊富な食物のみ。肝油を一日大さじ一杯。牛骨または魚のスープに野菜を入れたものを週に最低3回食べる。柔らかい、または生の卵を頻繁に食べる。
	セージ茶、ナデシコ、黒イチゴの葉、乳香、没薬チンキ、EMで口をゆすぐ。自然のホウ砂をできるだけ長く口に含み、飲み込む。

1　ハマー博士著「Zahntabelle」1－6段

象牙質の合理的生体特別プログラム

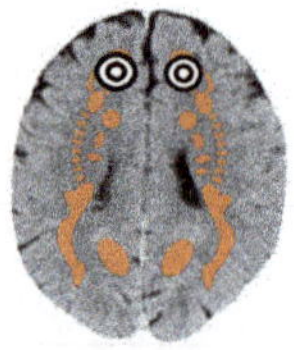

象牙質まで至る深いカリエス[1]

半卵円中心　中胚葉

−＋

トラウマ　自己価値のトラウマ、噛みつくこと、抵抗すること、言い張ること、反抗すること、自分の主張を押し通すことができない。ある状況を噛みきる（困難を克服する）ことができない。トラウマの微妙な差はその個所による。

例

➡虚弱体質の男の子は学校で力のある男の子にいじめられる。

➡男性は職場でいつもいやいや譲歩する。自分の主張を押し通すには弱すぎる。

❁ 現在53才の右利き男性には暴力的は兄がいる。子供のころ、兄が酔って家に帰ってくると男性はいつも暴力をふるわれた。＝噛みつくことのトラウマ－「噛みつき返してやりたいけれど自信がない。そんなことをすれば自分が損をする。＞活性期に大臼歯の象牙質分解（パートナー側）。兄は既に60才になり、健康状態が優れない。クリスマスにみんなが集まり、その時に患者は初めて、妻に悲惨な子供の頃の話をした。＝噛むことのトラウマ解消。歯根の治療が必要。（著者資料）

❁ 右利きの女性患者の姉はいつも自分の方が何でも良く知っているという態度だった。彼女が稀に電話をすると姉は一方的に話し続けた。＝家庭の不和を招きたくないため、姉に噛みつくことができないというトラウマ。彼女はそんな姉をあるがままで受け入れようと試みた。そのため回復が始まり、右側大臼歯の象牙質に影響だ及んだ。（著者資料）

❁ 6才の男の子の両親は喧嘩ばかりしていた。父親は短気でいつも大声で怒鳴り散らしていた。＝男の子に噛みつきのトラウマ：「僕はパパを抑えたい、噛みつきたい。」＞象牙質が分解、ほとんど全部の歯に穴が開く。男の子の望みはたただ一つ、ママとパパが仲良くすることだった。しかし残念なことに何年もそんな状態が続いた。彼は結婚してからも両親の家に住み、トラウマの種は絶えることがなかった。（著者資料）

❁ 私は左利きで24才の時マッサージ師になる勉強をすることに決めた。見習いとして働く職場を見つけることは容易ではなかったが、やっとザルツブルクの有名なつぼマッサージ治療院が見つかった。しかし私はすぐにその治療院が流行っている秘密を知ってしまった：院長は来院する人に、骨盤が曲がっていることが全ての病気の原因であると信じ込ませていたのである。私はそれまで院長に好感を持っていたが、それを機に反感を抱くようになった。院長に噛みついて噛み砕いてしまいたいような思いだった。しかしそんなことはできなかった。他に私を雇ってくれるところはないと思ったからである。このトラウマ活性状態は半年続いた。－その後院長と話し合い、その職場をやめることにした。そして二週間後に幸いなことに新しい職場が見つかった。夜、歯が痛むようになった。歯医者に行くと、「既に神経まで侵されていると」診断された。＞歯根の治療（著者資料）

トラウマ活性期　象牙質に穴が開く（細胞マイナス）、痛みなし。トラウマが繰り返す場合が多い。

回復期　うまくいく場合でも再石灰化が起こるのは健康な組織に接する層である。つまり穴は残るが、硬くなり大きくはならない。しかし今までの経験では、トラウマが完全に解消されず、食生活が根本から改善されなければ穴は大きくなる。

生物学的意味　象牙質の強化。

備考　母子関係に関する側か、パートナーとの関係に関わる側か、局部的トラウマであるかを考慮。

質問　どの歯に？（臼歯-押しつぶす、前歯-未解決の争い）　利き手は？　体のどちら側に？（右利きの人の場合右側は＞パートナーの側、左側は＞母子の側）　痛みはいつから？（痛みが始まったころ噛みつきのトラウマが解消されたはずである：例えば敵対者に対して自分の主張を押し通した、明確な言葉が見つかった、プロジェクトを完了させた）　痛みは突然に来たか？（そうであるなら：そのすぐ前にトラウマが突然解消された。そうでないなら：トラウマ解消がゆっくり）　痛みは休んであるとき/夜にあるか？（そうであるなら：明らかに急性回復期である）　ここでトラウマをはっきりさせる。質問：その前に何が自分のストレスになっていたか？　誰に噛みつきたいと思ったか？　どこで自分は歯を食いしばって頑張りぬくことができなかったか？　争いごと/不和に自分はどう対処するか？　自分はいつも譲歩するか？　自分は何かから

1　ハマー博士著「Zahntabelle」3, 4段（オレンジグループ）

逃げるか？　何歳まで自分の歯や完全だったか？(噛みつきのトラウマが始まった時期を知る手がかり-しかし症状として現れる前の期間も考慮する)　どんな食生活をしているか？(栄養が関係しているかどうかはっきりさせる)　インプリンティング：家族内での喧嘩/意見の相違にどう対処するか？(争い方)　歯を食いしばって頑張りぬくということは自分にプログラムされているか？(野心、実力のある父親)　「譲歩する」、暴力、噛みつく、歯を食いしばる、と言うことに関わる重要な経験を先祖がしているか？(インプリンティングを探す)

精神面の治療　新しく穴が開かないようにする：どんな精神的原因があるかを考える－トラウマ、インプリンティング、信条を見つけ出し解消する。心構え：「私は強くて勇敢だ。」「必要な場合には噛みつく。」

状況、敵対者を想像し、噛みつく。他の方法：赦す。

自分の歯のことをポジティブに考える。積極的な、優しい思いを歯に送る。健康で輝いている歯を想像する。バッチフラワー：カラマツ、ヤグルマソウ。

歯の治療　ナーゲル博士の唱える食事に切り替える：。砂糖、白い小麦粉は摂らない。ビタミン豊富な食物。肝油を一日大さじいっぱい。牛骨の、または魚のスープを少なくとも週三回食べる。柔らかい、または生の卵を頻繁に食べる。大きい穴は歯科医に詰めてもらう。小さな穴の場合は様子を見る。必要であれば西洋医療で使われる鎮痛剤。出来るだけ歯は抜かず残す。様子を見て待ってみて、歯根の治療または抜歯が必要な場合は念のため抗生剤を処方してもらう。これらのことは新医学の見地からは殆どの場合、不必要とされている。リンパドレナージュ、塗油。お茶で口をゆすぐ：コンフリー、スギナ、場合によりハリモクシュ、カミツレ、キシリトール。塩水、EM、コロイダルシルバー、過酸化水素で口をゆすぐ。歯の手入れを改善する。自然の硼砂－飲み込む前に口に含む (www.institut-ernaehrung-gesundheit.com).

歯槽の退縮(歯周病)[2]

半卵円中心　中胚葉

上記と同じ合理的生体特別プログラム(上記参照)

例　❁ 46才の男性は浮気をし、そのため前立腺癌を患うことになった(250ページ参照)。しかしそれだけではなかった：妻にそのことを告白した後、当然ながら妻は彼を信用しなくなった。どこでも彼についていき監視するようになった。彼は妻に対して申し訳なく思い、何も要求できなかった。そんな不自由な思いも彼は我慢した＝活性期の自己価値－噛みつきのトラウマ。歯茎の退縮が進行し、下あごよりも上顎に酷い症状が見られた。きれいな白い歯は灰色がかった黄色に変色してしまった。また歯科医は彼の歯の噛み合う高さが低下していることを確認した(歯が沈んだ)。彼はルートプレーニングの治療を受けた。治療：夫婦がこの関連性に気づき、夫婦関係を何かの儀式を通して新しくする必要性があると思った。－彼はそれ以降、誠実であると誓い、彼女はそれまでの嫌なことに終止符をうった。(著者資料))

−＋

トラウマ活性状態　セメント質分解。歯周が退縮し、歯が長くなったように見える＝歯周病。回復が終わるまで歯がぐらつく。痛みはない。慢性歯周病はトラウマの反復によるものである(再発)

回復期　炎症、出血(歯を磨くとき)、再生。

症候群により強い腫れと痛み(腎集合管)

生物学的意味　歯周組織の強化.

治療　トラウマ、インプリンティング、信条を見つけ出し解消する、可能であれば実際に解消する。その後、回復の痛みがあることもある。歯が再びしっかりし、回復が完了するまで接着剤またはクリップで、歯を固定する。しかし忍耐が必要である－回復のプロセスは思ったより長くかかることが多い。汚染されていないビタミン豊富な塩基性食物、アマニ油。ナーゲル博士の唱える食事に切り替える：砂糖、白い小麦粉は摂らない。ビタミン豊富な食物のみ。肝油を一日大さじ一杯。牛骨または魚のスープに野菜を入れ最低週三回食べる。

柔らかい、または生の卵を頻繁に食べる。バッチフラワー：カラマツ、ヤグルマソウ。コロイダルシルバーでうがい。お茶で口をゆすぐ：コンフリーの根、スギナ、クロイチゴの葉、セージ。塩水、過酸化水素で口をゆすぐ、または歯を磨く。塗油。エドガーケーシー：Ipsabパウダー(＝ケンタッキー・イエローウッド、アメリカサンショウ)でマッサージ＋磨く。自然の硼砂－飲み込む前にしばらく口に含む。キシリトール。ゼオライト粉内用。

2　ハマー博士著「Zahntabelle」3, 4段(オレンジグループ)

歯抜け

上記と同じ合理的生体特別プログラム(178－179ページ参照)

段階　トラウマ、トラウマの活性状態が停滞。歯周組織が退縮＞歯が抜ける。

治療　トラウマ、トラウマまたは軌跡を見つけ出し、可能であれば実際に解消し、それ以上歯が抜けないようにする。食生活を変える(176ページ参照)。毒物(例えば薬物)は避ける。その他の処置方法は上記参照。

顎骨嚢胞[3]

上記と同じ合理的生体特別プログラム(178－179ページ参照)

段階　トラウマ、トラウマの反復、多くの場合症候群を伴う。再生と分解を繰り返す＞空洞ができる(嚢胞)。食生活を変える(176ページ参照)

顎骨腫瘍(歯牙腫、粘液腫、骨肉腫)[4]

上記と同じ合理的生体特別プログラム(178－179ページ参照)

半卵円中心　中胚葉

例1　❁ 47歳の女性患者はキャンピングカーを20000€で売却した。しかし購入した側はその後卑劣なことをした。彼は偽物の鑑定書を持って来て、そこには買ったキャンピングカーの欠陥が書き並べられていた。その欠陥に対し19000€を彼は裁判で巻き上げたのである。女性患者はショックを受けた。＝噛みつきたいトラウマ－彼女はその保険詐欺師を噛み砕くことができなかった。

同時に彼女は生存のトラウマも負った。売値のほぼ全額を彼女は払い戻さなければならないのである。上顎に骨溶解が、右上のすべての臼歯に象牙質溶解が生じた。＝活性期。彼女がこのショックから何とか立ち直ると症候群を伴う回復が始まった。顎がとても腫れて臼歯は全部抜けた(西洋医学では顎骨腫瘍)。腫れの為に物を飲み込むのが困難だった。

－＋

彼女は自然療法の病院に入院し、そこで優しく介護してほしいと頼んだ。すぐにモルヒネを与えられ30日後に彼女は死亡した。(ハマー博士著「Zahntabelle」

段階　回復期または回復の停滞期(トラウマが反復)症候群を伴う場合も。分解された顎骨の再生。

備考　強い痛み。利き手とその側(母子関係に関わる側か、パートナーとの関係に関わる側か)を考慮

治療　トラウマ、インプリンティング、信条を見つけ出し解消する。

食生活を変える(176ページ参照)

注意:穿刺はしない＞仮骨が流れ出す危険＞巨大な肉腫。

リンパドレナージュ。56ページ脳レベルでの回復期の項参照。

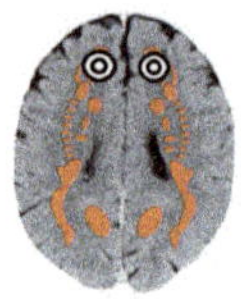

歯石

上記と同じ合理的生体特別プログラム(178－179ページ参照)

歯石は唾液腺の合流点や痛んだ歯、ぐらついている歯の付近に見られる場合がほとんどである。歯周組織、象牙質、顎骨の回復期に仮骨が唾液腺を通して、または歯周ポケットから直接に口腔に入る。この液状の骨の塊が歯垢と混ざり歯頚に固着する＞黄色く付着＝歯石

ナーゲル博士は歯石は、遊離カルシウムが多すぎるため、またはカルシウムとリン酸塩の不均衡により発生するとしている。

段階　歯石が形成されるのは回復期または回復の停滞期。

治療　トラウマ、インプリンティング、信条を見つけ出し解消する。、新しく歯石ができないようにする。食生活を変える(176ページ参照)

機械による歯磨きで歯石を取り除く。

3　同上

4　同上

顎筋肉の合理的生体特別プログラム

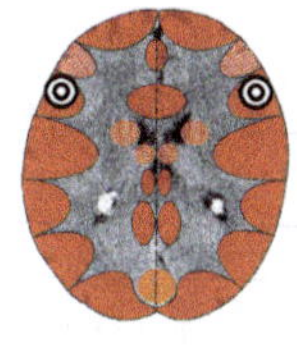

外肺葉 −＋

歯ぎしり

「歯を食いしばる」ということを、文字通りにとらえすぎている人は多い。歯ぎしりはほとんどの場合自分では気づかず、パートナーが気付く。回復の山場として、深く眠っているときに起こるからである。軋ることによって歯がすり減り、そのため回復が必要となる。

トラウマ、トラウマ	動作のトラウマ：噛むこと、かみ砕くこと、噛みきることができない、またはしてはならない。歯を食いしばって克服しなければならないと思う。頑固さ、緊張、熱狂に関わる。
例	❁ 職場でしばしば食って掛かりたい気持ちになるが、臆病なために、そんなことはしない。夜になると回復が始まり、回復の山場で歯ぎしりをする。
段階	回復期における回復の山場＞緊張緩和状態（夜）で顎筋肉が緊張－歯ぎしり＝「咀嚼筋-癲癇」。トラウマが反復する場合が多い。
質問	歯ぎしりはいつから？（パートナー、両親に聞く。そのころから噛みつきのトラウマが始まっている）　特に歯ぎしりが激しい特は：その前日はどんな風だったか？（トラウマを知る手がかり）　休暇中はどうか？（もし歯ぎしりが少ないなら＞トラウマは日常生活にある）　先祖/家族も歯ぎしりをするか？（もしそうであるなら家族の問題を探す）
治療	トラウマ、インプリンティング、信条を見つけ出し解消する。心構え：「不快なことに笑顔では応えない。」「必要とあれば噛みついてやる。」想像する：不愉快な状況や嫌な人を思い浮かべて噛みつく。別の状況でトラウマを再経験する－ここでは実際に噛みつく。気に入らないことや理解できないことがあったらすぐに話し、「処理済み」にしてしまう。その後、不快な状況、またはその当人と内的に和解する。バッチフラワー：キンミズヒキ夜マウスピースを付け、歯と歯が軋り合って摩滅しないようにする。

深層部口内粘膜の合理的生体特別プログラム

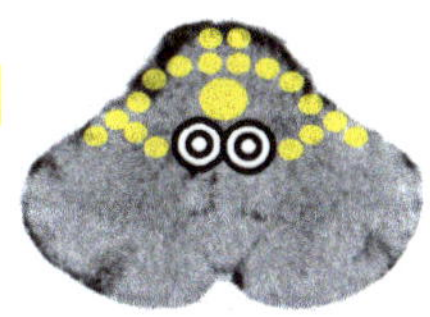

内胚葉 ＋−

歯フィステル（深層部歯周膿瘍）

トラウマ、トラウマ	塊－噛みつきたいトラウマ 口内右側：食べ物の塊（何か欲しいもの、いいもの、例えば特定の食べ物、良い地位、車）を得ることができない、何故ならそれに噛みつく自信がないから。 口内左側：何か望まないこと、よくない事を取り去ることができない、何故なら自分の意を貫くことができないから。（例えば、克服するべき状況で、立ち往生している。）Frauenkron-Hoffmann女史によれば：トラウマを率直に話す自信がなく、無難な回り道をする。
例	❁ ひとり親の女性は思春期の娘にいじめられていた。真っ向から激しく喧嘩することは避けたかった。－彼女は状況を噛み砕けなかった（克服できなかった）。（著者資料）i
トラウマ活性期	機能亢進、扁平上皮－口内粘膜の下に腫瘍（腺癌）増殖（ほとんどの場合自覚されない）
生物学的意味	（腸－）腺細胞が増えることにより、粘液産生が増え、塊を喉に滑り込みやすく、または滑り出やすくなる
回復期	機能正常化、結核性乾酪分解。口内に腐ったような味がする。部分的に膿が出る場合もある。口臭、寝汗（TBC）。トラウマが反復することもある。 回復期　激しい痛み、悪寒を伴うこともある。
治療	トラウマ、インプリンティング、信条を見つけ出し、まだ解消されていない場合は解消する。質問は178ページ参照。塗油、リンパドレナージュ。お茶で口を漱ぐ：アニス、ブルーベリー、ウスベニアオイ。H_2O_2、コロイダルシルバー、過酸化水素でうがい。自然の硼砂をしばらく口に含ませてから飲み込む。

歯茎の炎症(歯肉炎)または歯周組織の炎症(歯周炎)

考え得る原因

・外胚葉由来の口内粘膜表面の炎症－回復期:表面に発赤が見られる。腫れ、出血、痛みはない(回復の山場の場合以外)。口臭はほとんどない(167–169ページ参照参照)

・内胚葉由来の口内粘膜深層部炎症－回復期:深層部からの炎症、口臭、悪臭を伴う膿、寝汗(上記参照)

・歯周組織の炎症(歯周病)－回復期:深い炎症、歯がぐらつく。痛み、悪臭のない膿(仮骨)。寝汗なし。軽い白血病。

・カルシウム不足、または栄養不良(176ページ参照)

治療

食生活を改善、特にビタミンD,Cを補う(176ページ参照)コロイダルシルバー、塩水、セージ茶、乳香または没薬のチンキ剤、MMS、EM、過酸化水素(H_2O_2)でうがい。定期的に歯磨き。

歯肉腫瘍(歯肉増殖症、エプーリス)

下記のような三つの原因が考えられる:

・口内粘膜の深層部:トラウマの活性状態が停滞。

・歯周組織:回復の停滞。

・口内粘膜-扁平上皮:回復の停滞。

食道

食道は長さ約25cmの筋肉の管であり、蠕動により噛み砕かれた食物を喉から胃へ移送する。食道は内胚葉由来の腸粘膜とその下にある平滑筋から成っている。

食道の上、三分の二は古い外胚葉由来の扁平上皮の上を口の方から移行した横紋筋を伴う扁平上皮が覆っている。(扁平上皮と横紋筋はペアになっていることが多い。)

下図には例外的な外胚葉由来の箇所がさらに二つ示されているが、これら以外の消化管の部分は内胚葉由来である。

胃の小さな湾曲部から十二指腸にかけての部分と、直腸の最後と肛門の部分である。

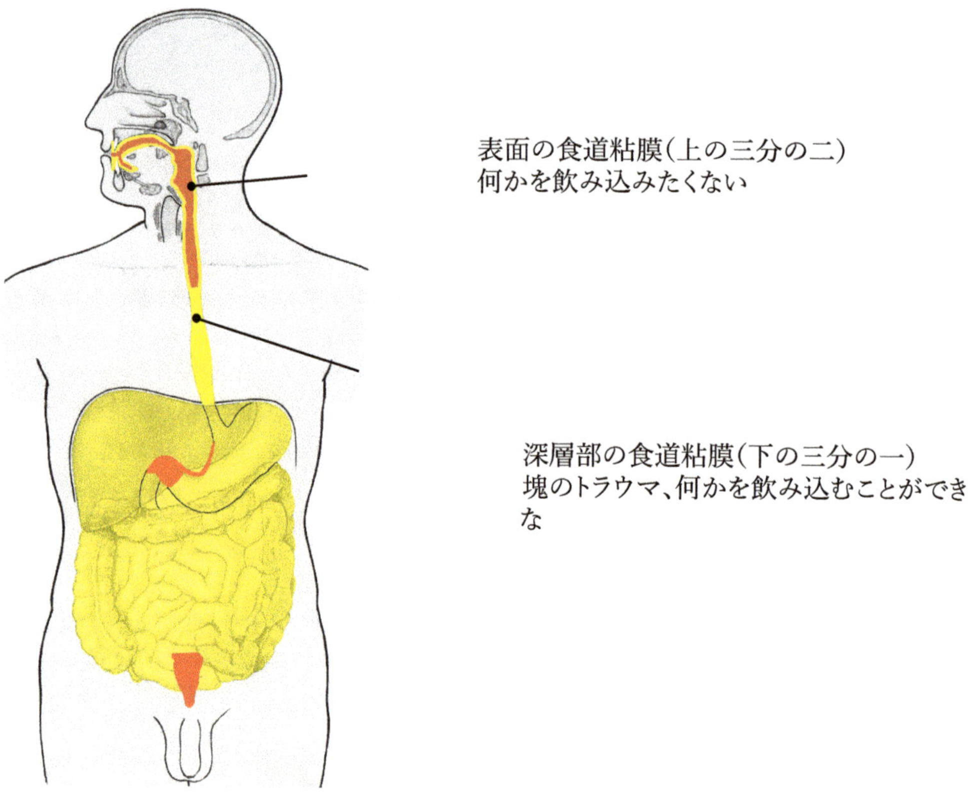

食道粘膜深層部の合理的生体特別プログラム

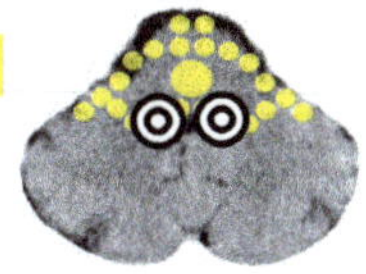

内胚葉由来の食道部分の癌(腺癌)[1]

この癌は普通、食道の下の三分の一の部分にできる。しかし上の三分の二の部分にも、古い粘膜の残存としてできることもあり、また扁平上皮粘膜の下に生じることもある。

トラウマ、トラウマ	塊のトラウマ、トラウマ:欲しいものを飲み込むことができない。飲み込む(我が物にする)ことを妨げられる。何かを手に入れたいけれど、手に入れることができない。
例	➡金銭、遺産、年金をもらえると思っていたのにもらえず、がっかりする。 ❁ 70才で既婚の年金生活を送る男性は夏場は借りている畑で余暇を過ごすことが一番のたのしみだった。ところが彼が夏の休暇の旅行から帰って来た時のこと、ショベルカーが彼の畑を掘り起こしていたのである。=トラウマ、畑(塊)を飲み込むことができない。－畑を自分のものにすることができない。活性期に「悪性」の腺癌が発生。飲み込むことが困難になった。そうこうしているうちに幸いまた新しい畑を借りられることになった。=回復期が始まり、夜に咳をするようになり、乾酪化した腫瘍の塊を吐き出した。(Claudio Trupiano著「Danke Doktor Hamer」161ページ参照))
組織	食道粘膜の深層部－内胚葉
トラウマ活性期	機能亢進。カリフラワーのような分泌性質の腫瘍、または平らに増殖する吸収性質腫瘍が増殖。食道が狭くなり、飲み込みが困難になる。かゆ状のものまたは液体しか飲み込めなくなることもある。=食道狭窄
生物学的意味	分泌性質:消化液が多くなることで食道に痞えている塊が消化されやすくなり、飲み込むことができるようになる。 吸収性質:栄養摂取が良くなることにより、塊が吸収されやすくなる。
回復期	機能正常化または腫瘍の結核性乾酪。真菌または真菌細菌により分解。食道炎。胸骨の奥に痛み。自覚されない出血の恐れ(黒い便、潜血)、寝汗、発熱。症候群により悪化。瘢痕、憩室、食道輪、食道ひだが残ることもある。
回復の山場	激しい痛み、出血、悪寒。
質問	不調はいつから?(トラウマはその前)　何を自分のものにすることができなかったか?(金銭、自分にとって重要なこと、よりよい生活)　何故それらのことが自分にとって重要なのか?(インプリンティングを探す-子供の頃の経験、大人になってから何かを得られなかった)　何故それが自分にとっては命より大事なのか?　自分はどんな考え方をしているか?　生きることの意味は何か?
治療	トラウマ、インプリンティング、信条を見つけ出し、まだ解消されていない場合は解消する。 心構え:私は自分が今持っているものに満足している。」「そうなったことには意味がある。」「終わったことだ!」場合により手術－化学療法、放射線療法は無し。

食道静脈瘤

上記と同じ合理的生体特別プログラム(上記参照)

西洋医学では食道静脈瘤は肝門脈に血液が停滞するものであるとされている。しかしこの仮説は間違っているようである。この疾患は肝臓の疾患ではなく、食道そのものの合理的生体特別プログラムであるとハマー博士は見ている。

段階	トラウマ、トラウマの反復、またはその後の状態。食道粘膜の血管が拡大、または癒合=血管-瘢痕組織。
治療	トラウマ、トラウマまたは軌跡を見つけ出し、可能であれば実際に解消し、合理的生体特別プログラムを終了させる。出血が急性で危険である場合:手術(輪ゴム結紮法または硬化療法)

1　ハマー博士著「Wissenschaftliche Tabelle der Germanischen Neuen Medizin®(ゲルマン新医学学術的要項一覧)」21ページ参照

食道粘膜表面の合理的生体特別プログラム

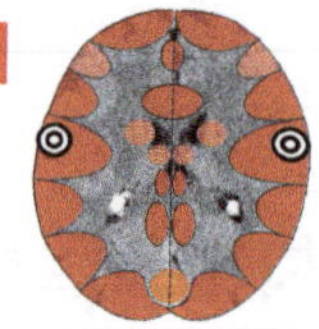

外肺葉由来の食道部分の癌（潰瘍性癌）[1]

外肺葉

−＋

この癌は食道の上の三分の二の部分にできる。

トラウマ、トラウマ　何かを飲み込みたくない（受け取りたくない）。何かを受け入れることができない。吐き出してしまいたい。

例　➡苦い薬を飲まなければならない。「何か受け入れ難いことがある。」

➡飲み込みがたい。」（例えば、非難、解雇通知、運命の打撃）

❁まじめな郵便配達の男性が、現金入りの小包を横領したと上司からとがめられた。＝非難を受け入れたくないというトラウマ。トラウマ活性期に食道癌が増殖。回復期に食道癌と診断された。（ハマー博士著「Krankheit der Seele」296ページ参照）

❁硝子細工師の患者が、休暇を終えて職場に戻った。驚いことに彼の仕事は研修生に取られてしまっていた。それで上司と口論した。＝事実を飲み込みたくない。（ハマー博士著「Krankheit der Seele」218ページ参照）

トラウマ活性期　機能亢進、その後扁平上皮に細胞マイナス（潰瘍性癌）、同時にその下層にある環状の平滑筋が弛緩>断面拡大。痛み

生物学的意味　食道の直径が広くなることにより塊が吐き出されやすくなる。

回復期　粘膜の再生。食道炎（ヘルペス性または巨大細胞性食道炎、グリコーゲン皮膚肥厚）、痛みはないが、腫れ。飲み込み困難。症候群により回復山場の症状が悪化。瘢痕、憩室、または食道輪、食道ひだが残ることもある。トラウマ、トラウマが反復することもある。

回復山場　痛み、多量の出血があることもある。悪寒。

質問　組織学的な診断を学び、腺癌（黄色グループ）であるのか扁平上皮癌（赤グループ）であるのかを見極める。副交感神経優位状態なのかまだ活性期にあるのかはっきりさせる：朝の眠り、手の暖かさ、熱、食欲、夢？　トラウマの期間を割り出す。　もし活性期である場合：　何を飲み込みたくないのか？（詳しい状況を見つけ出す）　自分はよく物事を諦めるか　何をストレスに感じているか？　タブーとなっていることはあるか？（このことが良くトラウマを引き起こす）　どんなインプリンティングが自分にこのトラウマを感じやすくしているのか？（子供の頃の体験、教育、両親/先祖の体験）　どんな信条がこのトラウマの下地となっているか？（全ての人を喜ばせたい。いい子にしていてば可愛がられる。目立たないほうがいい。）先祖にも似たようなトラウマの状況があったか？（もしそうであるなら：治癒をもたらす思考/瞑想/祈りで家族の問題を解消する）

治療　トラウマ、インプリンティング、信条を見つけ出し、まだ解消されていない場合は解消する。心構え：「私にとって良いことのみを受け入れる。」「私が嫌なことを無理に押し付けさせはしない。」「私の心はいつも平安である。」場合により手術−化学療法または放射線治療はしない。

1　ハマー博士著「Wissenschaftliche Tabelle der Germanischen Neuen Medizin®（ゲルマン新医学学術的要項一覧）」122, 135ページ参照

食道炎

前の2ページに記した二つの合理的生体特別プログラムが考えられる。

・食道の上三分の二における炎症：回復期

・食道の下三分の一における炎症：回復期

胃

かみ砕かれた食物は食道を通り胃に送られ、胃から幽門を通り十二指腸へ送られる。胃の粘膜の腺からタンパク質消化の為に胃液(ペプシン、塩酸)が産生される。
消化管のほとんどは主として内胚葉由来の組織から成っているが、胃も同様である。例外は小さな湾曲部と幽門である、これらは外胚葉由来の扁平上皮に覆われている。この部分には横紋筋が見られるとハマー博士は言っている(他の部分は平滑筋から成っている。)

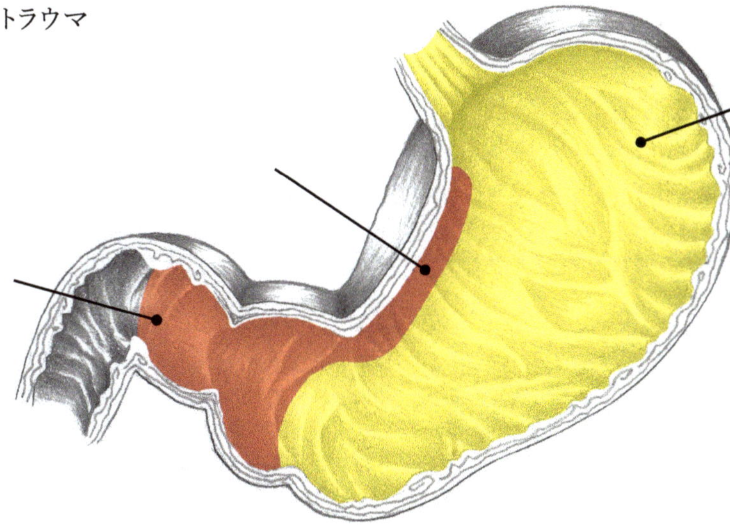

図はハマー博士著「, Wissenschaftliche Tabelle der Neuen Medizin」Amici di Dirk出版社、表紙2ページ中央右より引用.

胃粘膜表面の合理的生体特別プログラム

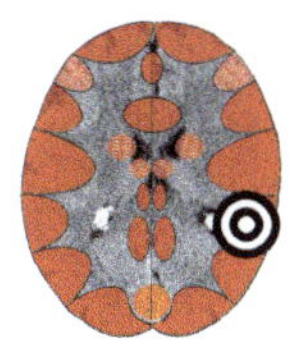

外胚葉

胃粘膜炎症(胃炎)、胸やけI、胃酸過多、胃逆流症(胃逆流、胃食道逆流症)、胃扁平上皮癌(胃潰瘍性癌)、胃潰瘍[1]

最もよくある胃の合理的生体特別プログラム。主な症状は朝の吐き気、胸やけ。

トラウマ、トラウマ　勢力範囲に関わる怒りのトラウマ、またはアイデンティティのトラウマ(利き手、ホルモン状態、それ以前のトラウマに影響される。) 怒りではらわたが煮えくり返る、あるいは密かに怒る。親族(家族)いっしょに食べたくない、または食べてはいけない。

例　領域に関する怒りのトラウマの例(アイデンティティのトラウマに関する例は200ページ参照)

➡攻撃的怒りが関わる場合が多い。自分自身の怒り、または向かってくるものへの怒り。

➡隣の人と境界線のことで争う。姑の干渉。同僚への怒り。

➡従うことを強いられる、または譲歩することを強いられる。

❁ 男性が新しい同僚を日に日にライバルとして見るようになる。「そのことが胃に来る!」(著者資料)

❁ 34歳の女性は親切な同僚と事務所を共にしていた。ある日突然、三人の国籍の違う同僚がそこに加わることになった。それまでの決まりは無視され、台所とトイレは汚くなり、就業時間も守られなくなった。＝勢力範

1　ハマー博士著「Wissenschaftliche Tabelle der Germanischen Neuen Medizin®(ゲルマン新医学学術的要項一覧)」115ページ参照

囲に関わる怒りのトラウマ。それから数週間後、彼女のボーイフレンドが別の会社の求人の話を持ち出し、それでトラウマが解消された。それ以来、彼女は職場の状況に冷静に対応することができるようになった。回復期、回復の山場で彼女は気分が悪く、吐き気をもよおした。(www.germanische-heilkunde.at参照))

❁ 現在41才の男性の父親は暴力的で、いまでも父親の暴力に苦しんでいる。母親はよく殴られ、彼自身も子供のころからぼろくそに言われたり怒鳴られたりした。いつも「お前はダメな奴だ!」と言われ続けた。勢力範囲に関わる怒りのトラウマ>胃粘膜で細胞分解。しょっちゅう軽い胸やけを覚えた。=活性期。七か月前に彼が車を運転していると子供が飛び出してきた。彼の責任ではなかったが、潜在意識に「お前はダメな奴だ」という思いが蘇ってきた。=再発>その事故があってから半年ほど彼は胸やけがした。=活性期。彼は両親の住む農家に住み、父親とは隣り合わせだったため絶えず軽いトラウマ活性状態だった。一番良い治療方法は彼がその家から出ることだが、それは彼には考えられないことだった。(著者資料)

トラウマ活性期 扁平上皮胃粘膜で細胞分解。胸やけ、逆流、朝の吐き気、嘔吐。トラウマが長く続けば続くほど組織欠損(潰瘍)が深くなる、痛み。その下にある横紋筋が麻痺し、胃の内径が拡がる。しょっちゅう怒ったり、攻撃されているように感じていると消化せれないものに対してに胃液が逆流するとFrauenkron-Hoffmann女史は見ている。

生物学的意味 胃の容量、内径が大きくなり、消化が良くなり、食物の通過が良くなる。その結果、勢力範囲に関わるトラウマを取り除くエネルギーを得ることができる。

回復期 胃粘膜扁平上皮の再生。出血を伴う胃潰瘍、便に黒い血液が見られることもある。(潜血)

回復の山場 疝痛、激しい出血(黒い便)、放心状態、胃の疝痛、夜の嘔吐、悪寒がする場合もある。

備考 血液を薄める薬(抗凝固剤)は出血を強める。

質問 症状はいつから?(トラウマはその直前と症状がある間)　胸やけがする時自分は何にストレスを感じているか?(最近の状況を思い出してみる)　その症状は生まれて初めてか?(もしそうでないなら初めての時の状況を分析する=最初の勢力範囲に関わる怒り。)　そのような状況で腹を立てる自分にはどんなインプリンティングがあるのか?(子供の頃の経験、妊娠中、両親の体験-これらは自覚されない、自分の経験も含めて)　先祖と似ている点を探る>はっきり認識する>そのような状況から抜け出すことはできるか、自分自身に尋ねる。　外的には何を変えたいか?

治療 トラウマ、インプリンティング、信条を見つけ出し解消する。胃粘膜が再生されるようにする。心構え:「私の心に怒りはもう無い。」-「私を平安から引き離すものは何もない。」「必要ならば戦う。」アルカリパウダー,できれば有機結合のアルカリ。つまり果物、野菜、野生の薬草をたくさん食べる。(特にリンゴ、ニンジン、ジャガイモ、煮たキャベツ)

Willfort療法: 搾りたてのキャベツの汁で三週間の療治-0,5〜1ℓを分けて一日で飲む。コロイダルシルバー内用。セグメント-リフレクソロジー、鍼治療。ヒルデガルド療法:フェンネルの種、また野菜として。ペニーロイヤルミントの葉、セージ、マスカットとセージの薬。酸中和薬(制酸薬- 炭酸水素ナトリウムが使われることが多い)は害のない薬品で、器官の酸性症全般に使用することができる。(活性状態の腎集合管-合理的生体特別プログラム。胃酸分泌抑制剤(プロトンポンプ阻害薬、ヒスタミンH2受容体拮抗薬)は上記、酸中和薬とは違い、長期的使用は有害である。187ページ、胃の治療薬の項参照。

外肺葉 −+

胃壁に穴が開く(胃穿孔)

上記合理的生体特別プログラムと同じ(上記参照)

段階 トラウマ、トラウマの活性期が停滞し、潰瘍が段々深くなる。

備考 胃穿孔は命に係わる「急性腹症」。

治療 トラウマ、インプリンティング、信条を見つけ出し解消する、胃粘膜が再生できるようにする。必要な場合は手術。上記、また187ページの胃治療薬の項参照。

胃下垂、胃不全麻痺、胃が十二指腸に脱出

上記と同じ合理的生体特別プログラム(185−186ページ参照)

段階 トラウマ、トラウマ活性期:胃の横紋筋が麻痺し、胃が下垂、または十二指腸に脱出。

治療 トラウマ、インプリンティング、信条を見つけ出し解消する。

胃粘膜深層部の合理的生体特別プログラム

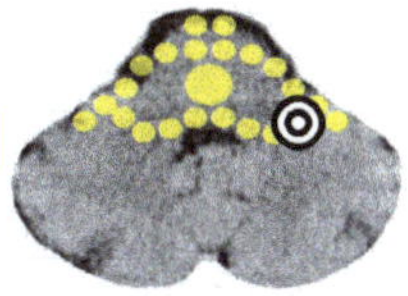

胃癌(腺癌)、胃ポリープ、胃液細胞の増加(壁細胞増生)、胃壁肥厚、瀰漫性胃粘膜肥厚[1]

トラウマ、トラウマ	塊のトラウマ：何かを消化できない。姑、兄弟、子供、上司などに対する怒り。「そのことで胃が痛くなる。」「怒りが胃に来る。」
例	➡給料が上がると言われたのに、実際にその額は支払われなかった。お金が必要であるのに、車を実際の値段よりかなり安く売らなければならない。同じ家に住む姑といざこざが絶えない。
	❁45才で二人の子供を持つ女性は福祉施設で運動療法士として働いていたが、この仕事を彼女はとても不満に思っていた。こんな仕事に何の意味があるのかと自問自答する毎日だった。＝消化できない怒りのトラウマ。彼女が仕事を変えると回復が始まり、寝汗と胃痛を覚えるようになった。西洋医療で胃粘膜化生と診断された。(著者資料)
トラウマ活性期	機能亢進。カリフラワーのような分泌性質腫瘍ができ、子供の頭ほどの大きさになることもある。または吸収性質の腺癌ができる(＝西洋医学では胃壁肥厚、粘膜肥厚)。ポリープも基本的には癌である。
	西洋医学では大きさだけを根拠に「悪性癌」であるか「無害のポリープ」であるかが決定されることが良くある。
生物学的意味	消化液が増えることにより、つかえている塊がより早く消化される(分泌性質)、またはより良く吸収される(吸収性質)。
回復期	機能正常化。軽い出血を伴う結核性乾酪による分解。痛みと寝汗。または結核菌がない場合は腫瘍のカプセル化。
	カプセル化された腫瘍があっても、食物が通るのに十分なだけの通路があれば、特に問題なく何十年も生きることができる。
回復山場	激しい出血と痛み、悪寒。
備考	胃酸不足：慢性的プロセスにより壁細胞機能低下。診断上の注意：胃酸分泌抑制剤は胃粘膜表面の合理的生体特別プログラムにおいてのみ効果があり、粘膜深層部の場合は効果がない。
質問	まず症状を見てトラウマ活性期か回復期かを見極める；もし活性期または再生である場合：診断はいつ？(トラウマは明らかにその前と思われる)　その時期に何が起きたか？どんなストレスの状況があったか？　自分の人生で何が変わったか？(仕事、パートナー、友達、生活状況、重圧となる情報)　トラウマの根底にどんなインプリンティングがあるか？(子供の頃、妊娠中、両親／先祖の体験。　どんな信条が関わっているか？
治療	トラウマ、インプリンティング、信条を見つけ出し解消する。
	心構え：「私は私自身と私の家族と和解する。」「起きたことは良しとする―何かの意味がある。」
	場合により手術－化学療法、放射線療法はしない。187ページの胃治療薬の項参照。

発熱、寝汗を伴なう胃炎、胃カンジダ症[1]

上記と同じ合理的生体特別プログラム(上記参照)

段階	回復期：抗酸真菌、真菌細菌(マイコバクテリア)を介して結核性乾酪壊死により腫瘍分解。胃鵞口瘡またはカンジダ菌感染。
治療	トラウマ、トラウマが解消されたら回復に付き添う。コロイダルシルバー内用。シュッスラー塩5、8、9番。187ページの胃治療薬の項参照。

1　ハマー博士著「Wissenschaftliche Tabelle der Germanischen Neuen Medizin®(ゲルマン新医学学術的要項一覧)」22ページ参照

胃括約筋の合理的生体特別プログラム

ハマー病巣は中脳 -局所解剖学的にはまだ不明

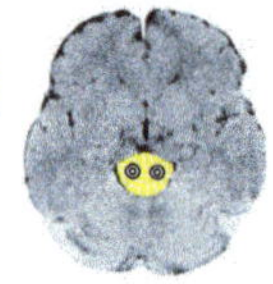

胸やけII、胃液の食道への逆流(還流、胃食道逆流症、バレット症候群)、噴門不全

胸やけでは胃液が逆流(胃食道逆流)することにより食道が炎症を起こす。逆流の場合先ず勢力範囲に関わる怒り(185–186ページ参照)を考える。次にこの合理的生体特別プログラム。

内胚葉 +−

トラウマ	飲み込んだ、悪いものを吐き出すことができない、または飲み込んだ、良いものを受け入れる、受け取ることができない。
例	❁ 当時20才だった内気な男性は会合などに付き合うのは好きではなかった。だが毎回ハンドボールのトレーニングが終わると仲間と一緒に飲みに行った。そこでは声の大きい人が主導権を握っていた。全然食べたくないものも彼は無理に飲み込んでいた。＝飲み込んだものを吐き出すことができないトラウマ。16年来、彼は話し合いで自分を防御しなければならない立場に立たされたり、アルコールを飲むと軌跡に踏み込んだ。＞胸やけ(胃食道逆流症と診断)(著者資料)
組織	噴門－副交感神経支配の平滑輪筋－中脳-内胚葉
トラウマ活性期	交感神経優位状態で噴門が開く＞胃液が食道に上がる＞胸やけ。停滞中の、または反復するトラウマ。:食道が焼ける＞胃食道逆流
生物学的意味	噴門が開くことにより、飲み込んだ悪いものを吐き出しやすくなる、または飲み込んだ良いものを取り入れやすくなる。
回復期	筋肉の緊張が正常化。回復の山場で発作的に胃の、または食道の痙攣。
治療	質問185–186ページ参照。トラウマ、インプリンティング、信条を見つけ出し解消する。 心構え:「今日から私は自分にとって良いものだけを飲み込む。良くないものは受け入れない。」塩基性の食物。胃の治療薬の項参照。場合により胃酸分泌抑制剤、プロトンポンプ阻害薬を短期服用。

吐き気、嘔吐

- 扁平上皮-炎症(胃炎):トラウマ活性状態で軽い吐き気。回復期に嘔吐(185–186ページ参照)
- 胃-腺癌:回復期における山場－逆方向に蠕動＞嘔吐(187ページ参照)

胃の出血－黒い便(黒色便)、腹部疝痛、吐血

・扁平上皮-炎症(胃炎)－回復期:胃潰瘍が回復し出血。黒い便。回復の山場で激しい出血、疝痛があることもある－胃痙攣
・腺癌－回復期:真菌細菌により腫瘍が乾酪分解、出血、発熱、寝汗、回復の山場に激しい出血:蠕動亢進、血液の混じった嘔吐をすることも。

治療

トラウマが解消されたら、回復に付き添う。出血が激しい場合は血液検査結果を確認する＞必要であれば輸血。注意:血液を薄める薬(抗凝固剤)は出血を強める。

胃の治療薬

- お茶:ベニバナセンブリ、ヨモギ、ショウブ、マヨラナ、フェンネル、アニス、リンドウの根、ホップ、キイチゴの葉。
- よく噛む。食事を味わって、ゆっくり食べる。
- バッチフラワー:モチノキ、ヤナギ。
- スエーデンビッター。
- 胃は背中(左肩甲骨のまわり)からマッサージ治療を施しやすい。
- ゼオライト粉内用。
- 赤外線治療、温暖治療。
- リフレックスゾーンのマッサージ、鍼治療。
- 治療に最も適した時間:7－9時
- ヒルデガルド療法:ウスベニアオイ、セイヨウサンシュユ、スペアミント、月桂樹の葉を食べる。フェンネルとラベージの特別調合。
- Willfort療法:搾りたてのキャベツの汁を一日0, 5－1ℓ分けて飲む。

小腸―十二指腸

十二指腸は長さ約25cmで幽門から糜粥を受け入れる。始まりの部分は玉ねぎのような十二指腸球部へつながる。十二指腸は中ごろの乳頭部で狭くなっている。ここで胆嚢と膵臓の導管と合流している。十二指腸球部は外肺葉由来の扁平上皮で覆われている。その下方部分は、腸の他の部分同様、内胚葉由来組織から成っている。

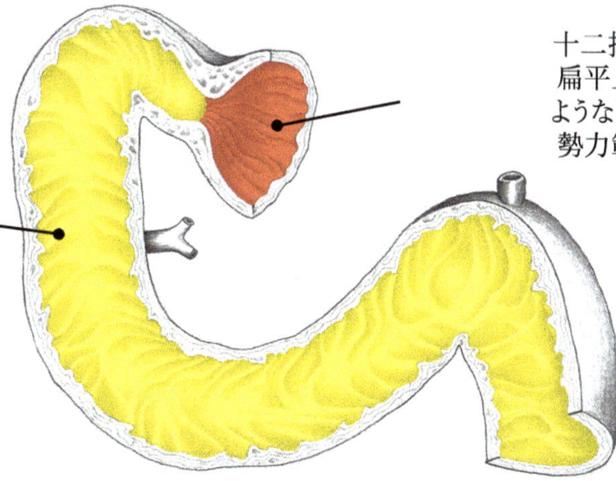

十二指腸粘膜表面の合理的生体特別プログラム

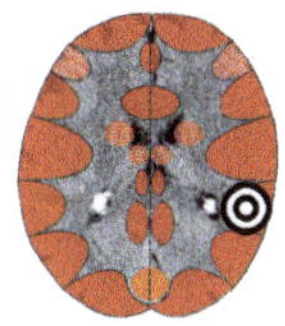

外肺葉 −＋

十二指腸潰瘍、十二指腸癌（潰瘍性癌）[1]

由来胚葉による分類から見るとこの合理的生体特別プログラムは胃粘膜表面の合理的生体特別プログラムとほぼ同一である（185ページ参照）

トラウマ	勢力範囲に関わる怒りのトラウマ、またはアイデンティティのトラウマ（性別、利き手、ホルモン状態、年齢に左右される）領域、または領域の限界線が尊重されないために憤る。
例	領域に関する怒りのトラウマの例（アイデンティティのトラウマの例は200ページ参照） ➡境界線をめぐる争い、他の人の、または自分の攻撃的態度。「怒りが腹にたまってる。」 ➡ある男性の彼女は他の男性といちゃついていた。他の男性と性関係があるに違いないと彼は思った。 ❁ ある男性は前立腺を切除してしまい性交不能になってしまい、妻を満足させることができなくなった。＝勢力範囲に関わる怒りのトラウマ＞活性期に細胞マイナス、回復期に再生。（著者資料） ❁ 現在53才の女性患者はすでに高校で夫と知り合っていた。彼女は16歳の時に初めて夫の父親にあったが、嫌な人だと感じた。＝勢力範囲に関わる怒りのトラウマ、恐怖嫌悪のトラウマ。その後何年も彼女は拒食症を患った。（312ページ参照）。夫の父親との関係は現在も良くない。彼は訪ねてくると必ず食卓の彼女の席に座った。さもないと機嫌が悪く、口も利かなかった。この偏屈な舅の為に自分の席を空けなければならないことが腹立たしかった。＝勢力範囲に関わる怒り-再発。治療：削除して新しくする。舅を家に招かない。生のジャガイモの汁を飲む。（著者資料）
トラウマ活性期	感受性亢進、その後 患部粘膜で細胞マイナス。痛み。トラウマが長引けば長引くほど組織の破損（潰瘍）が深くなる。トラウマが繰り返す場合が多い。
生物学的意味	内径が大きくなり、食物がより良く取り入れられ、通過出来るようになる。それにより勢力範囲に関わる怒りを無くするエネルギーが得られる。回復期　潰瘍の潰瘍の回復による出血（出血による黒い便）、痛みはない。
回復山場	激しい疝痛、出血、放心状態になることもある。悪寒。
治療	トラウマ、インプリンティング、信条を見つけ出し解消する。185ページ治療の項参照。

1　ハマー博士著「Wissenschaftliche Tabelle der Germanischen Neuen Medizin®（ゲルマン新医学学術的要項一覧）」115ページ参照

十二指腸粘膜深層部の合理的生体特別プログラム

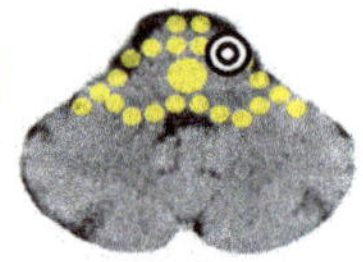

十二指腸癌(腺癌)、十二指腸ポリープ[1]

内胚葉

トラウマ	塊のトラウマ:何かを消化できない。「そのことが胃に重たい。」
例	➡親戚、同僚、隣人とのいざこざ。 ➡ある女性は日夜自分の母親を看なければならない。退職後の生活を楽しみにしていたのに、全く楽しむことが できない。
組織	十二指腸—円柱上皮—内胚葉。
トラウマ活性期	カリフラワーのような分泌性質腫瘍、または平面的に増殖する吸収性質腺癌が増殖。トラウマが反復する場合が多い。
生物学的意味	腸細胞が増えることにより痞えている怒りの塊がより良く消化される、または吸収される。
回復期	抗酸真菌または真菌細菌(マイコバクテリア)による結核性乾酪壊死により腫瘍が分解。発熱、寝汗、十二指腸炎または十二指腸結核。バクテリアがない場合は腫瘍カプセル化。
質問	まず症状を手掛かりにトラウマ活性状態か回復期かを見極める:もし活性状態または再生の場合:診断を受けたのはいつ?(トラウマは明らかにその前と思われる) そのころ何があったか? どんなストレス状況があったか? どんな塊を消化できなかったか? 何を心配しているか?どんな状況を通して自分は軌跡に至るか? これに関わる子供の頃の出来事を思い出すことができるか? その他のインプリンティングはあるか?:妊娠中、両親/先祖の体験?
治療	トラウマ、インプリンティング、信条を見つけ出し、まだ解消されていない場合は解消する。 心構え:「私は自分自身と、また家族と和解する。」「起こることには何かの意味があるはずだ。」203ページの腸の治療薬の項参照。場合により手術。

1 ハマー博士著「Wissenschaftliche Tabelle der Germanischen Neuen Medizin®(ゲルマン新医学学術的要項一覧)」22ページ参照

十二指腸の出血、黒色便

考え得る原因

・十二指腸潰瘍—回復期:十二指腸潰瘍の回復のため出血。回復山場で痛みと激しい出血。黒色便。

・腺癌—回復期:抗酸真菌または真菌細菌(マイコバクテリア)により結核性乾酪壊死により腫瘍分解。

発熱、寝汗、出血。回復山場で痛みと激しい出血。

備考

注意:血液を薄める薬(抗凝固剤)は出血を強める。

治療

トラウマが解消されたら、回復に付き添う。

出血が激しい場合は血液検査の結果を確認>一時的に輸血。204ページ参照。

小腸壁に憩室形成(メッケル憩室)

メッケル憩室は卵黄嚢の残存である。そのためトラウマを原因とするものかどうか、はっきりしない。

小腸－空腸と回腸

空腸と回腸の長さは合計で5－7cmであり、十二指腸に接続する。十二指腸、空腸、回腸が一緒になって小腸を成している。しわ、絨毛、微絨毛によるその表面積は60m²で新陳代謝が活発に行われている。空腸と回腸は内胚葉由来の組織のみからなっている。小腸にポリープや腫瘍が見つかることは（幸いなことに）稀である。何故なら腸のこの部分には内視鏡が届かないため診断が困難なのである。

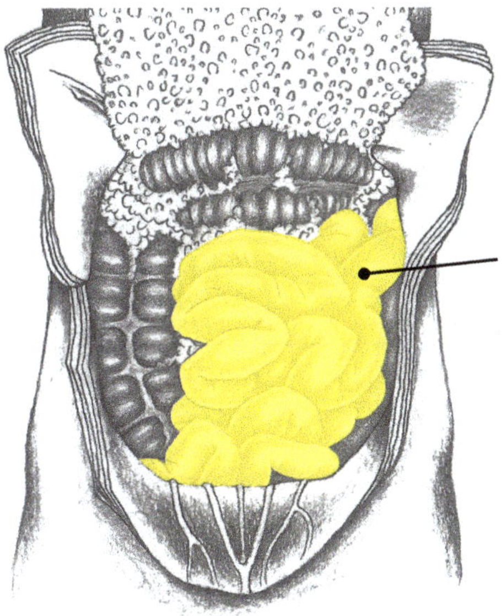

小腸粘膜－円柱上皮
何かを消化することができない、
飢餓に関わる場合が多い。

小腸粘膜の合理的生体特別プログラム

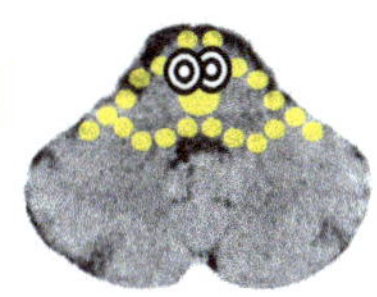

内胚葉

小腸癌（腺癌）、小腸ポリープ、腫瘍状腸壁肥厚[1]

トラウマ	塊のトラウマ：何かを消化することができない。飢餓に関わる側面を有する場合が多い。物、あるいはプロジェクトから期待していた利益を得ることができない。「何も得られなかった。」「骨折り損に終わった。」
例	➡乳児が突然に母乳をもらえなくなり、離乳食は受け入れられないため、餓死するのではないかと思う。
	❁ 秘書長を努める女性は思いがけずとても嫌な状況に立たされた：同僚が社内の秘密を外部に漏らしたということを上司に報告しなければならなかった。それで同僚から密告者と見られるようになった。＝消化できない怒り。二日後に彼女はその事をはっきりさせるためその同僚と話した。＝トラウマの部分的解消。しかし彼女はその同僚を見るたびにそのことを思い出した＝軌跡。.それ以来彼女は下痢と寝汗に悩まされた＝回復の停滞。再度彼女は同僚と話しトラウマを最終的に解消することができた。（著者資料）
	❁ 脳卒中の後、男性は話ができなくなった。その状況を彼は受け入れることができなかった。それ以前、カリスマ的性格の彼は何事においても中心的存在で、よく相談を持ち掛けられた。それが突然に一言もしゃべれなくなってしまったのである。＝消化できない怒りのトラウマ>活性期に腫瘍発生。－西洋医学では悪性腸癌。（著者資料）
トラウマ活性期	機能亢進。カリフラワーのような分泌性質腫瘍、または平面状に増殖する吸収性質の腺癌ができる。カリフラワーのような腫瘍はトラウマが長引くと腸閉塞を起こすこともある。

1　ハマー博士著「Wissenschaftliche Tabelle der Germanischen Neuen Medizin®（ゲルマン新医学学術的要項一覧）」22, 27ページ参照

内臓薬

回復期	真菌、真菌細菌(マイコバクテリア)による結核性乾酪壊死により腫瘍分解。発熱、寝汗、出血、下痢、腫瘍が空腸にある場合嘔吐を伴う下痢をすることもある。バクテリアがない場合はカプセル化。
回復山場	悪寒、激しい出血、腸痙攣、腸の筋肉が関わるため疝痛。
生物学的意味	分泌性質の細胞が増殖することにより消化液の産生が増え、痞えている塊を早く消化することができる。吸収性質の細胞が増えることにより塊をより良く取り入れることができる(飼料効率が高まる)
質問	まずここに記された症状をもとに活性期であるのか、トラウマが解消され症状のない時期なのかを見極める=活性期。寝汗、痛み、疝痛=回復期。この時期が半年以上続く場合は=トラウマの再発。診断を受けたのはいつ?(トラウマは明らかにその前と思われる)　自分は何を消化できないか/自分のものにできないか?　自分は貧乏くじを引いたか?　餓死するような状況?(診断ショック、死に行く人に対する同情、倒産、盗難、苦境)　なぜ自分はこんなに敏感に反応するのか?　家族のだれに似たようなことが起きたか?(家族の歴史を調べる)　どんな信条がトラウマの背後にあるか?(例えば「持たざる者は滅亡する。」　過去のことを過去のこととして捨て去ることができるか?　どんな新しい考え方が治癒をもたらすか?　回復を妨げるもの:病気になることで自分が手放せないような利点はあるか?(「病人であることは意外と心地いい。」)　結果はどうあれ、責任を負う準備が自分にはできているか?
治療	トラウマ、インプリンティング、信条を見つけ出し、まだ解消されていない場合は解消する。心構え:「私は隣人や他の人達と仲がいい。」「食べ物は十分にある。」“食物の通過が妨げられる、またはポリープ、腫瘍が大きすぎる場合は手術。腫瘍が小さいうちは西洋医学では良性癌と診断され易いので、早期に手術を受けたほうがいい。>その方が患者にとってストレスが少ない。203ページの腸の治療薬の項参照

発熱、寝汗を伴なう急性小腸炎、小腸出血－黒色便[2]

上記と同じ合理的生体特別プログラム(上記参照)

段階	回復期または回復山場。抗酸真菌または真菌細菌により結核性乾酪壊死により腫瘍分解。発熱、寝汗、便に黒い血が混じる、下痢をする場合が多い。注意:血液を薄める薬(抗凝固剤)は出血を強める。
治療	トラウマが解消されたら回復に付き添い、再発を防ぐ。 出血が激しい場合は血液検査の結果を確認し、必要であれば輸血。場合により手術。シュッスラー塩13番。203ページの腸の治療薬の項参照。

セリアック病、乳タンパク質不耐症 、乳糖不耐症(乳糖吸収不全)

上記と同じ合理的生体特別プログラム(191－192ページ参照)

段階	回復の停滞、トラウマの再発:トラウマの軌跡はグルテン－小麦グルテンタンパク質または乳タンパク質。>長引く場合は腸の絨毛が分解または変性>栄養吸収に支障、そのため慢性的に消化失調、下痢をする場合が多い。欠乏症状がある場合もある。
例	✿ 男性は6歳の時に親元から600㎞離れたところへ6週間の保養に行かされた。彼は現在49才だがその6週間の初めの2週間は彼にとって地獄だったと語っている。彼は牛乳は嫌いだったが、そこでは飲まなければならなかった。彼は部分的に栄養の摂取を拒否していた。=塊を消化することができないトラウマ、飢餓に関わる、消化しがたい怒り。軌跡は牛乳を飲むこと。家では彼は牛乳は全く飲まなかった。そのため彼は43年来、牛乳または乳製品を食べると下痢をしていた。=牛乳の軌跡を通してトラウマが反復。彼は五つの生体特別プログラムを知るようになり、全てを理解するとトラウマが突然解消された。それ以来彼は何の問題もなく牛乳を何リットルでも飲めるようになった。www.germanische-heilkunde.at参照)
治療	トラウマ、インプリンティング、信条を見つけ出し解消する。もし解消が不可能な場合は該当する食物を避ける。

2　ハマー博士著「Wissenschaftliche Tabelle der Germanischen Neuen Medizin®(ゲルマン新医学学術的要項一覧)」22, 27ページ参照

腸の「血栓塞栓症」、水腫を伴う腸内への出血(腸梗塞)

上記と同じ合理的生体特別プログラム(191－192ページ参照)西洋医学では腸梗塞は動脈閉塞によりもたらされる考えられている。実際私達の血管は網状になっている。体全体の血管には並行した血管があり(副行血管)、いつでも血液の供給が確保されるようになっている。西洋医学で言われていることはおそらくは間違った見解であろう。

段階　回復期における回復の山場、そのため出血がある。症候群においては大きな水腫。実際にしかし血管造影で血栓が見つかった場合、血栓症になりやすい傾向があるものと思われる。その手掛かりとなるのは過去において別の部位でも血栓症があったということである。(134ページ参照)

治療　トラウマが解消されたら回復に付き添い、再発を防ぐ。出血が激しい場合は血液検査の結果を確認し必要であれば輸血する。場合により手術。

腸の「真菌感染症」(真菌症)(例えばカンジダアルビカンス、アスペルギルス症またはムコール症

上記と同じ合理的生体特別プログラム(191－192ページ参照)

段階　回復期－真菌、真菌細菌により腺癌分解。平面状に増殖する腫瘍は広い範囲に散在するするため西洋医学では腫瘍として確認されないことが多い。

備考　真菌は健康な人の生理的寄生菌に属する。腸の回復期には真菌が増え、検便で検出される。それを西洋医学では「真菌感染」としている。砂糖を摂取すると、トラウマが無くても、真菌は増える。

治療　トラウマが解消されたら回復に付き添い、再発を防ぐ。コロイダルシルバー。203ページの腸の治療薬の項参照。

内臓葉

+－

「細菌感染」、腸の細菌性赤痢:チフス菌またはパラチフス菌(サルモネラ)、コレラ菌、大腸菌、カンピロバクター菌

トラウマが原因の場合:上記と同じ合理的生体特別プログラム(191－192ページ参照)

例えば汚れた糞尿混じりの水を飲んでも、感染症にはならず、中毒を起こす。－便が激しく下るのはそれに対する体の反応である:下痢、嘔吐、発汗。中毒は五つの生体自然法則には基本的には当てはまらない。

トラウマが原因の場合::

段階　回復期.

備考　中毒よるのか、トラウマによるのか、その違いははっきりしない場合が多い。

治療　トラウマが解消されたら、回復に付き添い、再発を防ぐ。
コロイダルシルバー、MMS.203ページの腸の治療薬の項参照。

腸の「ウイルス感染」:エコーウイルス、コクサッキーウイルス、アデノウイルス、ロタウイルス、ノーウォークウイルス 、パルボウイルス

上記と同じ合理的生体特別プログラム((191－192ページ参照)

西洋医学では殆どの病気の原因がわからないため、病原体が考え出されてる。今日に至るまでウイルスというものは一つも検出されていない。

段階　回復期

治療　トラウマが解消されたら、回復に付き添い、再発を防ぐ。203ページの腸の治療薬の項参照。

腸筋肉の合理的生体特別プログラム

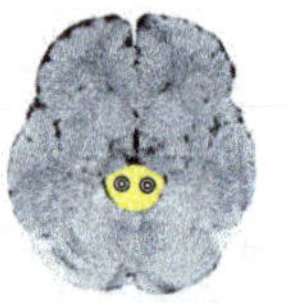

ハマー病巣中脳-局所解剖学的にはまだ不明

縦方向に伸びる腸の平滑筋[1]
（交感神経支配）
動作のトラウマ、塊を運び去ることができない。

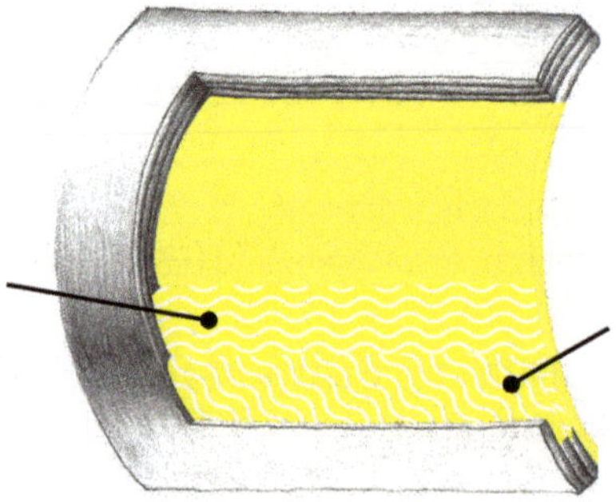

横方向に伸びる腸の平滑筋[1]
（副交感神経支配）
動作のトラウマ、塊を運び去ることができない。

1 „体内で縦方向に伸びる平滑筋の原型

1 体内の平滑（リング状の）括約筋の原型

便秘、下痢、腸の一部が他の腸の部分に入り込む（腸重積）、腸管を軸として腸がねじれる（腸軸捻転）

薬物中毒（例えば、モルヒネ、睡眠薬、利尿薬、降圧剤、抗てんかん薬など）ではない場合

トラウマ 動作のトラウマ、塊を運び去ることができない（実際に、または比喩的に）。何かを前に進めることができない。停止、停滞、または同時にやらなければならないことが多すぎる状況。便秘：事柄/問題がまだ消化されきっていない（解決/解明を待っている）。あるいは何かを手放したくない。

類推 食事は簡単であまりいろいろな種類のものがない方が腸で消化されやすい。そのため腸は「みんな私にいろいろと言いつけるけれど、同時に全部はできない。」というようなマルチタスキングのトラウマに反応するのであろう。

例 ➡先に進まない。」「先に進めることができない。」「それはもうたくさんだ。」

❁ 70才の農場主には33才の息子がいるが、その農場を継ぐかどうか決めかねていた。農場主（私の患者）は決断を先に延ばし、農場経営も家族も停滞状態だった。このような停止状態になって以来、農場主は便秘になり、よくげっぷをした。（著者資料）

❁ 45才の建築現場監督は同時にいくつもの現場に行かなければならないような状況だった。この頃から彼はお腹が太ったためにベルトを広げなければならなかった。（著者資料）

トラウマ活性期 腸縦方向の筋肉緊張が高まる>蠕動が低下、腹が前に突き出る。腹痛。便秘/下痢（203ページ参照）。事が先に進まなかったり、同時にやるべきことが多すぎると不安になり、落ち着きがなくなり、心が乱れる。

回復山場 疝痛、突然の下痢、痛み。または長い間便通がない。

回復期 横方向の筋肉緊張が高まる。腹が普通に戻る、便秘/下痢。

腸重積 腸の一部が腸の他の部分に入り込む病気である。一部が交感神経優位状態に留まり（広がる）、他の部分副交感神経優位状態に留まる（狭くなる）。健康な腸では蠕動の収縮波が腸全体で動いている（縦波と横波）。どの段階であるかは不明。場合により手術。

• 若い女性はフットケアの仕事をしていた。残念ながら彼女の上司は彼女の仕事に満足していなかった。給料の支払いはいつも遅く、そのことで口論にもなった。=トラウマ、職業が前に進まない。その頃彼女は腸重積による急性腸閉塞になったが、すぐには腸閉塞とわからなかった。手術により閉塞部分が切り取られた。（著者資料）

捻転 平滑腸筋肉が弛緩する>腸がそれ自体を軸に捻じれる。>腸閉塞、封鎖により腸組織の壊死（腸壊疽）。場合により手術。

質問 どんなことにおいて自分は停滞しているか？ 何がまだ消化されきっていないか？ 何を譲りたくないか？何故？ インプリンティング？

治療 トラウマ、インプリンティング、信条を見つけ出し解消する。203ページの腸の治療薬の項参照。

内胚葉 +−

大腸－盲腸と虫垂

盲腸は行き止まりの盲端部で、大腸の始まりの部分にある。虫垂と合わせると7cmほどの長さで、全て内胚葉由来組織から成っている。盲腸に重要な機能があることはこれまで西洋医学で分かっていなかった。そのためつい近年まで虫垂部は大胆に切除されていた。(新米の医師にとって理想的な手術の練習)
動物においては草食動物の盲腸と虫垂は特に長い。他では消化せれない植物構成要素(繊維素)がここで特別な細菌の助けを借りて消化される。
また盲腸虫垂は下痢/中毒の場合に腸内細菌のための避難所/貯蔵庫の役割も果たしている。(河川の遊水池に例えることができる。洪水時に遊水池は魚の避難場所となり、洪水が去ると魚はまたそこから川に戻る)

虫垂粘膜の合理的生体特別プログラム

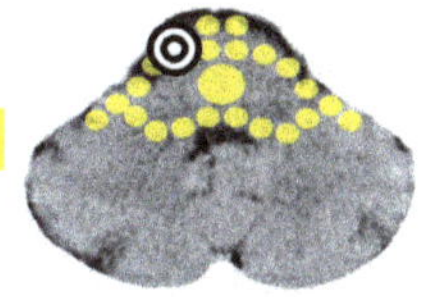

内胚葉

+−

急性盲腸炎、または虫垂炎、盲腸破裂[1]

トラウマ	塊のトラウマ-保存食に頼る-急に切り詰めて生活しなければならなくなる。蓄え/財産が危ない、貯金が無くなった。
説明	現代社会では金銭が最も重要な蓄えである。そのためこのトラウマはほとんどが金銭に関わる。子供に症状がある場合トラウマは両親からのもの(引き継がれたトラウマ)、あるいは子供自身が経験したものである。(例えば友達に背を向けられた、おもちゃまたは小遣い)
例	➡子供が小遣いを減らされる、または何かを取り去られる。「蓄えが無くなった。」 ❁ 実業家の男性は従弟を信頼し、事業の幹部として起用した。ところが従弟は卑劣なやり方で彼をだました。その争いにより大きな経済的損失がもたらされた。＝ 金銭的蓄えに関わる塊のトラウマ ＞トラウマ活性期に腫瘍発生。彼が従弟との関係を一切断ち切ると急性盲腸炎になった。＝回復期。(著者資料)
トラウマ活性期	機能亢進、カリフラワーのような分泌性質腫瘍、または平面的に増殖する吸収性質腫瘍が増殖。
生物学的意味	細菌の場を作るために粘膜貯蔵器が拡大。(蓄えが増える)
回復期	盲腸炎、発熱、寝汗、血便がある場合もある。抗酸真菌、真菌細菌による結核性乾酪壊死により腫瘍分解、またかカプセル化。
回復山場	悪寒、激しい痛み、疝痛。
備考	再発により慢性盲腸炎になり、粘液蓄積(粘液停滞嚢胞)を伴う場合もある。回復期に虫垂が破裂することもある。＝盲腸破裂。。自然はそのような場合、大網が開いた部分を覆い、腸の内容物が腹腔に出ないように働く。そのため炎症は局部的に留まる。しかし破裂の場合はリスクを最小限に抑えるために手術を施すことには意味がある。
質問	痛みは突然来たか?そうである場合＞突然にトラウマが解消された。　痛みは徐々に来たか?そうである場合＞トラウマ解消がゆっくり。　痛みはずっと前からあるか(半年以上)?そうであるならトラウマが停滞。　どんないい出来事が自分に回復をもたらしたか?(回復に先行して金銭に関わるにどんなストレスがあったか?　資産に関わることだったので自分が脅かされているように感じたか(膨大な額の支払い義務。住居、仕事を失った。補助金の減少)　金銭的に十分かどうか、不安に思ったか?　子供の場合:その子は引き継がれたトラウマを経験したのでは?(トラウマを両親に探す)。あるいは子供自身が不足を感じたか?(おもちゃ、小遣い、自分の部屋が無くなった)　どのようなインプリンティングこのようなトラウマに至らしめたのか?(子供の頃、妊娠中の両親のストレス、家族の悲劇)　どんな新しい考え方をすれば再発を防げるか?
治療	トラウマが解消されたら回復に付き添い再生を防ぐ。場合により抗生物質。破裂:場合により手術。

1　ハマー博士著「Wissenschaftliche Tabelle der Germanischen Neuen Medizin®(ゲルマン新医学学術的要項一覧)」27ページ

上行-、横行-、下行結腸

大腸は直径約6cmで、長さは1, 5m程である。小腸と違い、大腸に　は絨毛がない。ここでは栄養素と水分が摂取される。

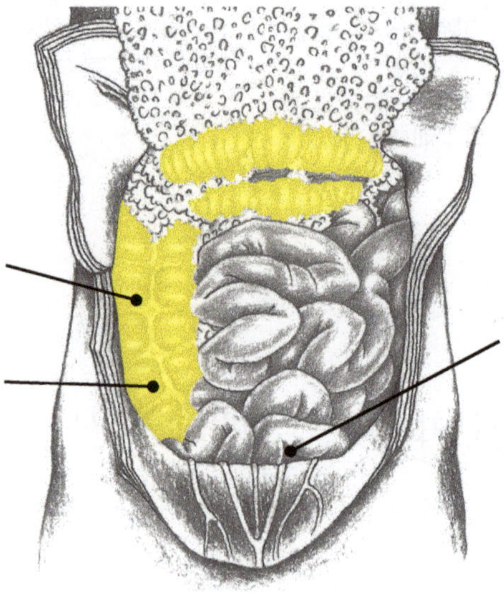

大腸粘膜の合理的生体特別プログラ

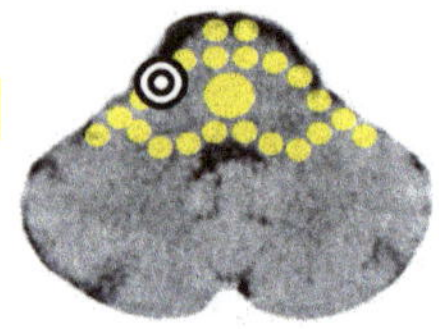

大腸がん、ポリープ[1]

内胚葉 +−

トラウマ　塊のトラウマ：消化できない怒り。乗り越えがたい嫌な状況。

例

➡嫌なこと、「糞」を取り去ることができないという場合が多い。

➡何か卑劣なこと、狡猾なこと、意地悪なことを耐えられない。

❁ 男性患者は長年、クラブの創設メンバーだった。あるとき彼はクラブの仲間と激しい口論をすることになった。レストランの持ち主だったその友人はクラブのミーティングをもう彼のレストランではやって欲しくないと言い出したのである。＝消化できない怒り。一週間後に大腸腫瘍と診断された。＝トラウマ活性期。腫瘍は切除され、その後彼は五つの生体自然法則を知るようになった。(著者資料)

❁ 43才の既婚女性は部局の長として従業員と仲良く仕事をしていた。四年前にその部局に新しい女性従業員が加わったが、その女性は最初から部局長であった彼女にに逆らってばかりいた。そして一か月ほど前にその女性が会社幹部に彼女の悪口を言っていたと聞かされた。＝消化できない怒りのトラウマと腹部への攻撃。彼女は一か月ほど経ってからそのことを信頼する二人の同僚と友人に話した。そして既に話している時に彼女は気持ちが楽になった。＝トラウマ解消。夜彼女は激しい腸疝痛を覚え(回復期)腹部が硬く腫れ、汗をかいた。そのため彼女の夫が救急医を呼んだ。病院では大腸炎、腸壁肥厚(＝平面的に増殖する吸収性質の腫瘍)と診断された。更に復水が溜まり、多くの血沈が見られた(炎症を起こしているを示す)。西洋医学ではこの炎症が腸だけから来ることはありえないと見る。＝腹膜炎―攻撃のトラウマが解消。数日後には全てまた回復した。(著者資料)

❁ 50才のスポーツマンタイプの男性は建設会社を経営し繁盛していた。しかしそれまでの幸運は突然に彼から去ってしまった：得意先の会社が破産し彼は多額の損失を負った。その直後に今度は別の客が約束していた支払額の20%を支払うことを拒んだ。＝消化できない怒りのトラウマ。それ以来彼は客との間で何か問題があると軌跡に踏み込んだ。慢性大腸炎(潰瘍性大腸炎)。定年退職後、ほぼ完全に治った。(著者資料)

1　ハマー博士著「 Wissenschaftliche Tabelle der Germanischen Neuen Medizin®(ゲルマン新医学学術的要項一覧)」28ページ参照

内胚葉

+−

トラウマ活性期	機能亢進。消化することができないという側面を持つトラウマの場合、カリフラワーのような分泌性質腺癌が増殖、または平面的に増殖する吸収性質腺癌が増殖。=なにかを自分のものにすることができないという側面を持つトラウマでは吸収性質の腫瘍性腸壁肥厚。多くの場合トラウマが繰り返す。
生物学的意味	痞えている怒りの塊が、より多くの腸細胞により、より良く消化、摂取される。
回復期	機能正常化。抗酸真菌、真菌細菌により結核性乾酪壊死により腫瘍分解。発熱、寝汗、大腸炎(潰瘍性大腸炎)。細菌がない場合はカプセル化。便に鮮色の血液と粘液。下痢。
回復山場	悪寒、激しい出血と疝痛。
質問	まず初めに活性状態のトラウマであるのか、解消されたトラウマであるのかをはっきりさせる。(症状を聞く。血液検査の炎症を示す数値を見る) 大きさからトラウマがどれほど続いているのかを推測する。 そのころ自分は何を消化できなかったか? 長期間自分は何を心配していたか? どんなテーマが自分にとって話しにくいか(孤立させる)? どんな嫌なことを取り去りたいか? トラウマの背後にどんなインプリンティングが潜んでいるか? どのような新しい考え方とどのような外的変化が自分に治癒をもたらすか?
治療	トラウマ、インプリンティング、信条を見つけ出し、まだ解消されていない場合は解消する。 心構え:「腹を立てて得るものは何もない。」「全てのことに意味がある。私はそのことを通して何かを学ぶことができる。」食物の通過が妨げられたり、ポリープ、腫瘍が大きくなりすぎる場合は手術。早期に手術したほうがいい。なぜなら今日の西洋医学では腫瘍が小さければ「良性」と診断されやすいからである。>そうすれば患者へのストレスも軽くて済む。203ページの治療薬の項参照。

腸閉塞(イレウス)

ここで取り上げるのは腫瘍による閉塞、または腸筋肉の麻痺(麻痺性腸閉塞)である。207ページの腸筋肉の合理的生体特別プログラム参照。麻痺性腸閉塞では内視鏡で腫瘍は発見されない。もし腫瘍が原因である場合は:上記と同じ合理的生体特別プログラム。(前項参照)

段階	トラウマ活性期:腫瘍が大きくなりすぎると腸閉塞になるが、回復期の初めに腫瘍の炎症による腫れで閉鎖されることもある。
治療	質問 は上記参照。トラウマ、インプリンティング、信条を見つけ出し、まだ解消されていない場合は解消する。場合により手術。

慢性腸炎(クローン病、潰瘍性大腸炎)[2]

上記と同じ合理的生体特別プログラム(196−197ページ参照)

西洋医学におけるクローン病と潰瘍性大腸炎の区別ははっきりしていない。私達は区別することは不必要と考える。

例	❁ 男性患者は妻と絶えず喧嘩をし、妻に腹を立てていた。=消化できない怒り。彼はもうずっと前から離婚したいと思っていたが、妻と共有する家があり、離婚した場合彼のものではなくなってしまうため離婚を躊躇していた。このトラウマは二十年もくすぶっていた。=トラウマの反復。彼は重いクローン病を患っている。(著者資料) ❁ 男の子は学校で教師から冷淡に扱われていると感じていた。いつも不当に評価されていると思っていたが、トラウマの再発によりクローン病と診断された。(著者資料)
段階	慢性的反復過程。活性期と回復期が交互に来る。 平面的に増殖する吸収性質の腺癌、時としてポリープも(分泌性質)。血液、粘液が便に混ざる。下痢、便秘、寝汗。
治療	質問 は上記参照。トラウマ、インプリンティング、信条を見つけ出し、まだ解消されていない場合は解消する。心構え:上記参照。長年続いた場合でも回復のチャンスは大きい。ニンジンスープ。204ページ腸の治療薬の項参照。場合により鞭虫治療(193ページ参照)。西洋医学で用いられるコルチゾン、免疫抑制剤、TNF阻害薬を長期的に服用することは薦められない。

2 ハマー博士著「Wissenschaftliche Tabelle der Germanischen Neuen Medizin®(ゲルマン新医学学術的要項一覧)」28ページ参照

S状結腸

S字の形をしたS状結腸は栄養が吸収された食物の残りを下行結腸から受け入れる。ここで糜粥は水分が抜き取られ更に固まり、小分けにされる。

S状結腸の合理的生体特別プログラム

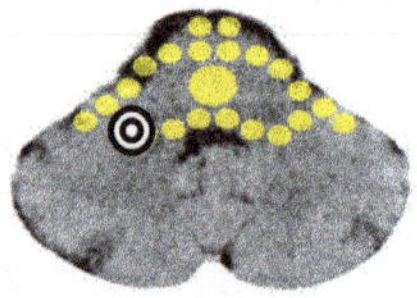

内胚葉

+−

S状結腸癌、ポリープ[1]

トラウマ	塊のトラウマ：消化できない怒り。消化できないで、重荷となっている、腹立たしいことを排泄する（取り去る）ことができない。密告、裏切り、いじめ、侮辱。
例	➡不愉快なこと「糞」（例えば非難）を取り去ることができない。‘ ➡何か陰険なことに我慢できない。 ❁ 54才の女性患者は夫婦仲がとても悪かった。二人が新しい住まいに引っ越しをしている最中に夫が突然、新しい家に一緒に住まないと言い出した。そして彼は自分のものをまた運び出し始めた。その後離婚の為に結婚証明書が必要で、妻のところに取りに来た時も激しい喧嘩になった。＝消化できない怒り。活性期にカリフラワーのような数センチの大きさの腫瘍ができ、7年後に予防検診で発見された。全く苦痛はなかたっが、彼女は化学療法を受けることにした。（著者資料） ❁ 若い事業家は依頼された仕事を終わらせたが、重要な客であるその依頼主から支払いがなかった。（ハマー博士著「Goldenes Buch 」第二巻184ページ参照 ❁ 男性患者は（15年間同じ会社に雇われて仕事をしていた。同僚といざこざがあり、上司はその同僚の側に立った。（著者資料）
組織	S状結腸粘膜－内胚葉
トラウマ活性期	機能亢進。カリフラワーのような分泌性質腺腫、または平面的に増殖する吸収性質の腺癌（西洋医学では腫瘍性腸壁肥厚）。多くの場合トラウマが反復する。
生物学的意味	痞えている怒りの塊が、より多くの腸細胞によりより良く消化、摂取される。
回復期	機能正常化。抗酸真菌。真菌細菌（マイコバクテリア）による結核性乾酪壊死により腫瘍分解。発熱、寝汗＝S状結腸炎。鮮色の血液、粘液が便に混ざる。適当なバクテリアがない場合は腫瘍のカプセル化。
回復山場	悪寒、激しい疝痛、激しい出血、下痢。
治療	トラウマ、インプリンティング、信条を見つけ出し、まだ解消されていない場合は解消する。 心構え：「私が何かを学べるようにこのような状況にある。」「自分の思いや行動がこの状況を引き寄せた。私は全てをそのごとく受け入れ、神の助けを借りて最高のものを得る。」203ページの治療薬の項参照。ポリープは更に増殖するかどうかわからないので、切除したほうがいいと思う。3cm以上の大きさになると今日の西洋医学では大腸がんであると見る。そしてあらゆる処置を施す。

腸壁の憩室

上記と同じ合理的生体特別プログラム（上記参照）

複数の腸憩室がS状結腸に見られる。

段階	回復停滞期に腫瘍が過剰に分解される（憩室炎）、または回復停滞の後（憩室）。粘膜が薄くなり外側に嚢を形成する。
治療	トラウマ、インプリンティング、信条を見つけ出し、まだ解消されていない場合は解消する、新しく憩室が形成されないようにする。憩室の炎症が繰り返す場合、手術。

1　ハマー博士著「Wissenschaftliche Tabelle der Germanischen Neuen Medizin®（ゲルマン新医学学術的要項一覧）」28ページ

直腸

人間の直腸は15−30cmほどである。その一番下の4cmが肛門である。糞を保存する役割を果たしている。
この腸の最終部分の特徴は古い腸粘膜が12cmほど外側から直腸に伸び外皮扁平上皮で覆われていることである。
表面の外肺葉由来組織層と深層部の内肺葉組織層とは二つの異なったトラウマの内容が関わると見ることができる。

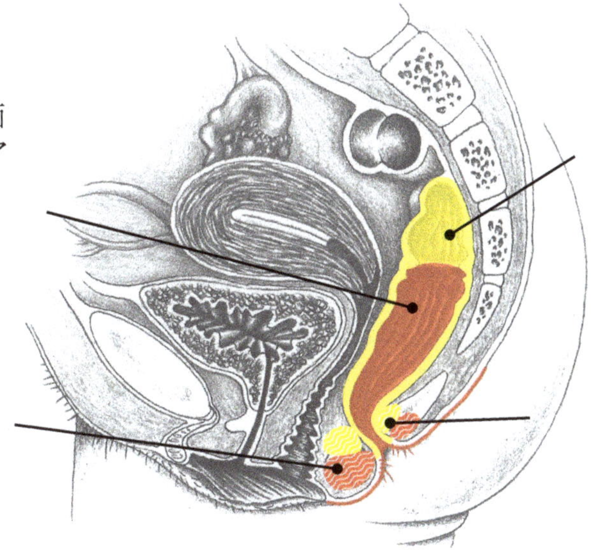

直腸粘膜深層部の合理的生体特別プログラム

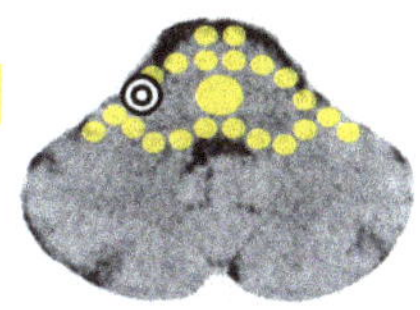

直腸がん（腺癌）

内肺葉

+−

トラウマ	塊のトラウマ：消化できない怒り。何か不愉快なこと、「糞」を取り去ることができない。
例	➡不当に罪を着せられる、またはひどく不利に扱われる。 ➡友達に騙される。 ❂ 女性患者の息子は苦しい立場に追い込まれてしまった。友人と一緒に裁判沙汰を起こしたのである。息子は罠にかかってしまい、訴えられるような羽目になったのだと女性患者は確信していた。＞活性期に直腸がんができる。＞半年後に直腸がんであると西洋医療で診断された。（著者資料）
トラウマ活性期	機能亢進。消化できないというトラウマの側面がある場合、カリフラワーのような分泌性質腫瘍、またなにかを自分のものにできないというトラウマの側面がある場合は平面的に増殖する吸収性質の腺癌ができる。
生物学的意味	痞えている怒りの塊が、より多くの腸細胞により消化、吸収されやすくなる。
回復期	直腸炎、また肛門膿瘍と診断されることもある（下記参照）。抗酸真菌、または真菌細菌による結核性乾酪壊死により腫瘍分解。発熱、寝汗。便に鮮色の血液、粘液が混ざる。下痢。細菌がない場合は：カプセル化。
治療	質問 は上記参照。トラウマ、インプリンティング、信条を見つけ出し、まだ解消されていない場合は解消する。心構え：「私は状況を受け入れ神の助けを借りて解決する。」もし腫瘍が大きくなったらできるだけ早い時期に手術する。何故なら今日の西洋医学では小さい腫瘍は「良性」と診断されやすいからである。＞患者にとってストレスが少ない。204ページ参照。

内胚葉 +−

痔（深層部）、肛門膿瘍[1]

上記と同じ合理的生体特別プログラム（上記参照）

例 ● 46才、左利きの女性は四日前から寝汗をかくようになった。トイレで大便をする時に痛みがあり、トイレットペーパーで拭くと血がついた。トラウマを受けた経緯：5週間前に彼女は夫の母親と電話で話し、最近亡くなった祖母の遺産分配のことが話題となった。（法的には彼女には相続の権利はなく、彼女の夫にあった）。夫の母親に電話で「関係するのは子供たちだけだから。」と言われ、それは話し合いに彼女を招待しないという意味であると彼女はとらえた。上記の症状が出る一日前に夫の母親が彼女を訪ねてきたが、意外に優しかった。＝トラウマ解消＞その後出血を伴い、腫瘍が分解される＝回復期（著者資料）

段階 回復期。トラウマ活性期には扁平上皮の下に小さな腫瘍ができるが自覚されないことが多い。回復期になって初めて腫瘍が開くと自覚される。＝西洋医学では「痔」「肛門膿瘍」。寝汗、膿、鮮色の血液。

備考 頻繁に見られる表面層の痔との重要な違いは回復期に熱、寝汗を伴うことである。またこの合理的生体特別プログラムは裂肛をもたらすこともある。.

治療 質問 は上記参照。トラウマが解消されたら、回復に付き添う。次項参照。

1 ハマー博士著「Wissenschaftliche Tabelle der Germanischen Neuen Medizin®（ゲルマン新医学学術的要項一覧）」28ページ参照

肛門粘膜表面の合理的生体特別プログラム

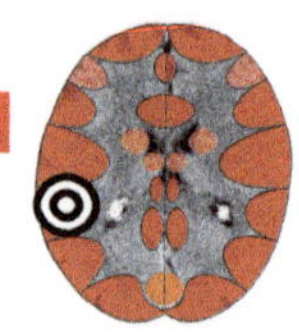

外肺葉 −+

痔（表面層の）[1]

トラウマ アイデンティティのトラウマ―自分がどこに属しているのかどう判断していいのか、この先どうすればいいのか、わからない。どの人をパートナーにすればいいのか、わからない。または勢力範囲に関わる怒りのトラウマ。（利き手、ホルモン状態、それ以前に経験したトラウマに左右される）

例 アイデンティティのトラウマの例（勢力範囲に関わる怒りのトラウマの例は185, 212ページ参照）

● 男の子は7才の時に父親を亡くした。その後母親は複数の男性と付き合い、彼らは男の子を冷たく扱い、虐待することさえあった。＝アイデンティティのトラウマ。（ハマー博士著「Das Goldene Buch 」397ページ参照）

● 69才の男性患者は前立腺癌のため化学療法を受けることにした。しかし彼はその手段が正しいのかどうか「治療を続けるべきかどうか」と不安な思いに襲われた。＝アイデンティティのトラウマ（ハマー博士著「 Celler Dokumentation」61ページ参照）

● 既婚女性が別の男性に恋をした。新しい恋人の為に夫と離婚するべきかどうか判断できない。＝アイデンティティのトラウマ。肛門扁平上皮に細胞マイナス。回復期に出血を伴い再生。（著者資料）

トラウマ活性期 感受性亢進。その後 扁平上皮分解＝潰瘍。肛門扁平上皮が切れる場合もある（裂肛）。痛み、出血なし。感覚麻痺。自分の所属すべきところを探す。決断すべきか迷う。

生物学的意味 肛門が広くなり便が排泄しやすくなる。自然界では大便、尿は縄張りを示すものである。排泄をする場所はその個体の生活圏、所在地なのである。便が多ければ所在地（立場も）より良く際立たせることができ、アイデンティティを強調できる。大便により印をつけることは、尿で印をつけることよりも強い意味を成す。

回復期 組織欠損部が再び満たされる。痛み、腫れ、鮮色の血液＝痔。症候群により重度化。トラウマが反復する場合が多い。

回復山場 激しい出血。悪寒があることもある。もし横紋肛門筋が関わっている場合、肛門痙攣（二番目の可能性。201ページ参照）、また痛みを伴う迫便感（裏急後重）を起こす場合もある。

備考 この合理的生体特別プログラムにおいては寝汗をかくことはほとんどない。

1 ハマー博士著「 Wissenschaftliche Tabelle der Germanischen Neuen Medizin®（ゲルマン新医学学術的要項一覧）」129ページ参照

外胚葉

−+

質問　痒み、出血はいつからか?(出血している場合、トラウマは解消されているはずである)　出血は初めて?(そうでない場合>初めての時の事情を調べる。　初めての場合は>今回の事情のみ調べる)　その前日、または当日にどんな問題が解決されたか?(良い話し合い、個人的決断、良い知らせ、週末、休暇)それが見つかればトラウマは自ずと分かる。　そのトラウマはいつも特定の人と関わっているか?　それとも内的ジレンマで、人とは関係ないことか?(トラウマを詳しく探る)　それに関わる幼い頃の経験は?(子供の頃)　両親もこのような問題を抱えていたか?(>この問題を家族で調べ、話し合い/瞑想/許し/祈りにより癒す)　自分にはほかにどんなインプリンティングがあるか?　どんな信条がこのトラウマを助長しているか?　新たな出発をする準備はできているか?

治療　トラウマ、インプリンティング、信条を見つけ出し、まだ解消されていない場合は解消する。

心構え:「私ははっきりと決断する。」「私はどこに所属しているか分かっている。」場合により手術。

肛門の扁平上皮が切れる(裂肛)

上記と同じ合理的生体特別プログラム。

段階　トラウマ活性期。痛みがありその後裂けた部分が治ると、回復期。

治療　トラウマまたは軌跡を見つけ出し、まだ活性状態である場合、可能であれば実際に解消する。

内側の肛門括約筋の合理的生体特別プログラ

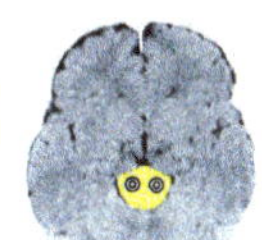

ハマー病巣は中脳、局所解剖学的にはまだ不明

肛門痙攣II(括約筋痙攣、裏急後重)

内胚葉

+−

トラウマ　塊のトラウマ:排便を十分に我慢することができない。比喩的意味で:迷惑だ/差し出がましいと思われないために必死で努力する。いつもおとなしく控えめでいる。人から嫌われるくらいなら自分の大事な関心事を犠牲にする方がいい。

例　❁ 女性患者は痔の手術のため入院していた。腸を空にするために浣腸処理を受けると、気分が悪くなり吐き気をもよおした。そしてぎりぎりで洗面所に駆け込み嘔吐した。上からは吐き出しながら同時に下からも便が出ていた。彼女は糞と水分にまみれていた。その時に医師が入ってきて、彼女に点滴をするのでベッドに入るようにと言った。どろどろに汚れた状態で彼女はベッドに横にならなければならなかった。トラウマ:排便を我慢することができなかった。それ以来彼女は激しい肛門痙攣に悩んでいた。16年後に彼女は エンジニアであるHelmut Pilhar(ヘルムット　ピルハー)のセミナーに参加し、病気と精神的ショックとの関連性を理解し、瞑想で過去に遡ることによりトラウマを解消することができた。(www.germanische-heilkunde.at/index.php/erfahrungsberichte)

トラウマ活性期　筋肉緊張が強まる(筋緊張亢進)。排便が困難。内側の括約筋が完全に開かないために、便が硬いと押し出すのが困難になる。

生物学的身　排便を抑えることができるように、筋肉緊張が高まる。

回復期　筋肉緊張が正常化。回復山場で発作的に痛みを伴う肛門痙攣。

質問　排便をしてはいけないという状況が現実にあったか?　あるいは排便中に何かストレスを感じたことはあったか?　自分はいつも遠慮がちであるか?(人に嫌われはならない)　何が自分を形成したか?

治療　トラウマまたは軌跡を見つけ出し、可能であれば実際に解消する。経皮マグネシウム。

小児における不自然な排便抑制

トラウマ　醜く恥ずかしいことなので、明らかになってはいけない、表に出してはならない。子供の場合ほとんどが受け継がれたトラウマ(両親、先祖から)。または母親が出産時/妊娠中に経験したトラウマ:「子供がまだ出てこないように抑えていなければならない。」

例　❁ 3才のドイツ人の女の子は、まるで排便することをなにか良くないことと思っているかのように、数日間も排便を抑えていた。両親はウンチ遊びなど色々と試したが効果はなかった。家族内に何か表に出せないようなことがあるかという質問に対し、母親が「夫（女の子の父親）は無意識に酷い呪いの言葉を吐き出してしまう病気を持っている」と話した。>そのために夫婦関係も危機的状況なので彼はその様なことを言わないように必死で抑えていた。>女の子は父親から、抑えなければならないという思いを受け継いだのである。その関連性がはっきりと分かり、父親の状態も良くなると女の子は普通にトイレに行くようになった（著者資料）

段階	内側肛門括約筋のトラウマ活性>常時緊張
質問	症状はいつから？　子供は何を負っているのか？（両親の為に。他の先祖のためであることは稀。）　家族内で何が表に出されてはならないか？（タブーになっていること、恥ずかしいこと、醜いこと）
治療	トラウマ、インプリンティング、信条を見つけ出し解消する。経皮マグネシウム。

小児における不随意排便（大便失禁）

3才になれば排便は自分でできるようになる。そうならない場合には下記のようなトラウマが考えられる。:

トラウマ	Frauenkron-Hoffmann女史によれば：子供が大切にされていないように感じ「臭い」で注目を引く。そうすることで母親に世話をしてもらえる。 Sabbah博士の説も考え得る：子供が先祖から受け継いだ「毒」を感じる（「毒は出さなければならない」）
段階	内側の肛門括約筋における回復の山場．
質問	症状はいつからか？（学校/家庭でのストレス、婚、喧嘩、不和）　その子は大切にされていないように感じているか？　先祖に、または両親に中毒はあったか？（麻薬/薬も考慮する）
治療	トラウマ、インプリンティング、信条を見つけ出し解消する。

痔の治療法

・お茶/座浴：フェヌグリーク、オーク、モウズイカ、トチノキの葉、西洋ノコギリソウ、ヘラオオバコ。
・ケイシー療法：体操：両腕を頭の上にあげ、かかとを上げて上にストレッチ、その後手を床に向けて前にかがむ。−毎日朝晩に2−3分。
・シュッスラー塩1、11番。
・コンフリークリーム、プロポリスクリーム外用。
・ゼオライト粉内用・コロイダルシルバー内用。
・塩化マグネシウム-足浴。

下痢

考え得る原因

・中毒：腐敗、汚染した食べ物、薬-副作用、特に抗生剤、鎮静剤、人工甘味料（アスパルテーム など）による中毒。下痢＝毒物を排泄する機能
・間違った食事：食べ物の組み合わせが良くないと下痢を起こすことがある（例えば果物−砂糖−穀類）
・交感神経優位状態、また予期不安＝ストレス-下痢（西洋医学では「下痢型過敏性腸」。世界人口のほぼ五人に一人が患っている。ストレスを予期すると（交感神経優位状態）、体中の平滑括約筋が開く：
肛門、膀胱の括約筋は不要物を排泄し、胃の括約筋は食物が速く通過するように働き、瞳孔の括約筋はよく見えるように働く、など。
痩せていて、やつれた人はどちらかと言うと交感神経優位状態にあることが多い。つまりストレス下にあることが多い。心が平静で落ち着くことがないと、脂肪があまりつかない。＝クレッチマーによるアスレチックまたはレプトソマー（leptosomer）タイプ。このタイプの人は便をたらしやすい>便が緩い、下痢。
例：16才の学生は趣味でスキーの距離競技をやっていた。競技のある日はスタートの前に下痢のため何回もトイレに行かなければならなかった。＝交感神経優位状態、予期不安。その後も何か重要な予定があると彼は下痢に悩まされた。（著者資料）
一般的にのんびりタイプ（副交感神経優位）のずんぐりした人は脂肪がついていて便秘しやすい。
・腸筋肉：消化できない怒りのトラウマの塊が腸に痞えると大抵は二つの合理的生体特別プログラムがスタートする。一つは分泌性質の合理的生体特別プログラム（カリフラワーのよな腫瘍）で、消化液で塊を溶かそうとする。もう一つは動きによる合理的生体特別プログラム（蠕動）で、塊を外に出そうとする。
（痞えている塊を取り除くことができない、または先に進めることができないトラウマ）。回復期または回復停滞期における回復山場として下痢。例えばクローン病、大腸炎、潰瘍性大腸炎。
・肝臓−胆汁：トラウマの反復。この種の下痢は脂肪不耐症から起こる。影響を受け得るのは内胚葉由来の肝臓基礎組織、または外肺葉由来の胆管である。胆汁が少なすぎると脂肪が消化されない。>かゆ状の水分の多い脂肪便。トラウマ：勢力範囲に関

わる怒りのトラウマ、アイデンティティのトラウマ、飢餓-生存のトラウマ(211ページ参照)
・膵臓(稀なケース):トラウマの反復。膵臓が何度も炎症を起こすと膵液を産生する腺が変性する。タンパク質、脂肪、デンプンを消化する酵素が足りなくなる。>かゆ状、薄い色の、悪臭を放つ、水っぽい便。トラウマ:家族との間での怒り、欲求の塊をめぐる争い、遺産相続をめぐるトラウマ(220ページ参照)。
・甲状腺(稀なケース):甲状腺ホルモン、サイロキシンは交感神経を優位状態にする。また新陳代謝を速め、排便を促す。トラウマが活性状態で起こる下痢。トラウマ:遅すぎて、塊をとらえることができない、または取り去ることができない。(117–117ページ参照)

下痢の治療
原因に相応する処置。
・太極拳、筋力トレーニングなど体の中心を軸とする運動。
・食べ物:ブルーベリー、大麦、燕麦、蜂蜜。
・お茶:アラント、クロイチゴの葉、オークの樹皮、カミツレ、チコリー、ミチヤナギ。
・ニンジンスープ。
・ヒルデガルド療法::ペパーミント、またはスペアミントで味付け。
・ゼオライト粉内用。場合によりタンナルビン錠。

鼓腸

消化の過程では常に腸ガスが発生するが、その大部分は血液循環に入り込み(放散し)、肺を通じて排出される。鼓腸とはガスが一日に0、5ℓから1、5リットル過剰に出ることを言う。

考え得る原因
・間違った食事:繊維質が多すぎるたり、食物の組み合わせが良くない(例えば、果物ー砂糖ー穀類)と鼓腸を起こす。豆類(糖分子、ラムノース、スタキオース)を食べるとガスの産生が増える。
・抗生物質とその他の化学療法薬による中毒:腸内細菌を破壊>消化不完全>発酵>鼓腸。
・全般的交感神経優位状態:下痢を伴う鼓腸:全般的交感神経優位状態を示す。食物の通過が速くなる。>消化が不完全、空気吸収が不完全。
・小腸または大腸の機能低下:腸粘膜の変性により空気吸収が悪くなる(吸収能力不全)。ハマー博士は腸ガスは腸が伸びると痞えている塊を先に送り出す助けとなると言っている。
ヒスタミン、ラクトース不耐症の場合、重度の鼓腸になることがあり、下痢を伴う場合もある。=怒りのトラウマ、消化できない怒り(小腸、大腸の項参照)
・膵臓または肝臓:膵液、胆汁が少なすぎる>消化不全>発酵>鼓腸。=家族との間での怒りのトラウマ、塊をめぐる争い、遺産相続をめぐるトラウマ、または飢餓-生存のトラウマ、勢力範囲に関わる怒りのトラウマ、アイデンティティのトラウマ。
鼓腸の治療

原因に相応する処置
・運動/体操。
・ガスが排出されるように深呼吸。
・熱いお湯で全身浴、塩、塩化マグネシウムを入れてもよい。
・お茶:アニス、フェンネル、メリッサ、パセリ、菩提樹の花。
・ヒルデガルド療法:月桂樹ビスケットパウダー-特別調合。
・Omnibiotic、Symbioflor 2、EMで腸内細菌叢を改善する。
・西洋からし菜の種を噛まずに水と一緒に飲む。
・ゼオライト粉内用。

便秘

考え得る原因
・薬による中毒:下剤、睡眠薬、鎮静剤、制酸剤(硫酸アルミニウム)、鉄分のサプリメント、利尿剤、降圧剤、抗パーキンソン病薬、抗てんかん薬、抗尿失禁薬、モルヒネ(モルヒネは腸の縦方向筋肉を持続的に収縮するため腸の働きを遅くする)
・繊維質と滋養の少ない食事:安価な加工食品>腸が不活発で緩慢になる。>蠕動低下>便秘
・活性状態の腎集合管:逃亡中、旅行中、または一人になってしまった時、生き延びることができるように水分貯蓄。糜粥、また大腸の中の便から水分が抜き取られる。>便が硬くなり、便秘になりやすくなる。=避難のトラウマ、一人ぼっちにさせられたと感じるトラウマ(223ページ参照)
・運動不足:腸の蠕動が調子よく機能するためには十分な運動が不可欠である。腸の機能だけに原因があるのではなく、第11脳神経(副神経)とも関連している。[1] 運動不足>呼吸が不足する。>横隔膜(消化を助ける筋肉)の機能低下。
・全般的副交感神経優位状態:全般的副交感神経優位状態ではおそらく体全体の括約筋、肛門括約筋も含めて、全て絞まるものと思われる。便が出ることはほぼない。
.どちらかと言うと副交感神経優位状態にあることが多い人は便秘になりやすい。太っていて丸みのあるのんびりタイプ、肥満型の人は食物養分の利用率が高い。その人の生き方のように、食べ物も楽しみながら静かにゆっくり食べる。治療:挑戦できるものを探す。
・腸筋肉:トラウマ活性期における便秘。ー西洋医学では「麻痺性腸閉塞」と診断されることもある。ほとんどの場合、分泌性質、または吸収性質の合理的生体特別プログラムと併発。193ページの説明参照。
・甲状腺:回復停滞、回復停滞後の状態。
・甲状腺ホルモンサイロキシンが少なすぎると作動が弱くなり、新陳代謝が遅くなる。>便秘=遅すぎて、塊を捕まえる、または取り払うことができないトラウマ(117–117ページ参照)
・副甲状腺:トラウマ活性期、トラウマ停滞。パラトルモン値が高すぎると便秘になることがある。
・腸閉塞、稀なケース:腫瘍、または　腸捻転による。トラウマ活性期または回復期。重い便秘、痛みを伴うこともある。便を吐く。=怒りのトラウマ、消化できない怒り。(上記参照)

便秘の治療
原因に相応する処置

1　ハマー博士著「GNM® -12 + 1 Hirnnervenтabelle der Neuen Medizin(12+1新医学脳神経要項一覧)、第1版、2004年7月/第2版、2009年、HN XI」参照

・腸を刺激するために体を動かす、スポーツをする。とくに適しているのは長距離走、その後体操。
・休む時と活動する時とをはっきり分け、交感神経優位状態と副交感神経優位状態の役割が十分に発揮されるようにする。例えば、まず運動をしてその後しっかり休む、と言うように。
・菱形筋(僧帽筋)と胸鎖乳突筋を定期的にマッサージする。これらの筋肉は第11脳神経に支配され、腸筋肉と直接に交信している。
・午前中に十分に清水を飲む。
・食事:生の植物性食物、亜麻仁、水にふやかした干し果物、イチジク、リンゴ、ニンニク、玉ねぎ、生のザウアークラウト、生のカブ、レタス。
・お茶:キンミズヒキ、シマセンブリ、ヨモギ、オオエゾデンダ、オトギリソウ。
・Tirala博士による呼吸療法・細菌叢の改善。Omnibiotic, Symbioflor 2, EM。
・浣腸/結腸洗浄療法で汚物除去し、腸を新しく起動させる。−この療法はトラウマを原因とする場合には使わない。特に子供においては注意が必要(陰部)。

腸の治療法

・不必要な薬は飲まない。
・お茶:シマセンブリ、キンミズヒキ、フェンネル、ペパーミント、西洋ノコギリソウ、その他。・衰弱している場合は肝油を毎日。・食べ物を十分に噛む。−味わいながら食べる(Jürgen Schilling著「 Kau dich gesund」, Haug 出版社、第五版、2003年、参照.
・細菌叢を改善するOmnibiotic、EM, Symbioflor 2, Kombucha。
・ケイシー療法:毎日アーモンドを一粒食べる。結腸洗浄法と浣腸でデトックス。
・ヒルデガルド療法:フェンネルの種、ペパーミントで味付け。リンドウ紛のワインまたは、ヨモギエリクシルの特別調合。サニケルエリキシルまたはサニケル粉の特別調合。
・マスタードの種を噛まずにそのまま+ヒーリングクレイ+水。亜麻仁油。
・ひまし油。
・腹部を塩水で湿らせた布で温湿布。
・断食−消化器系の不調に用いられる古い治療法。断食する場合は、動物が何も食べない時のように、直感、感覚に従って行う。無理に断食をすると新たにトラウマ、病気が生じ、それ以前よりも食べたいという欲求が強まる。
・Willfort療法:搾りたてのキャベツの汁を三週間飲む——一日に0,5−1ℓを分けて飲む。
・自然のホウ砂内用(www.institut-ernaehrung-gesundheit.com).
・ゼオライト粉内用。

横隔膜

横隔膜は厚さ3−5mmで丸屋根型の横紋筋と腱から成る膜で、胸腔と腹腔の境となっている。

.運動大脳皮質(神経支配)と大脳-半卵円中心(新陳代謝)により支配されている。

横隔膜は西洋医学では横紋筋であるとされているが、呼吸と血液循環を助ける不随意の機能は脳幹から刺激を受けている。(心臓心室の筋肉も横隔膜の筋肉に似ている:大脳皮質から支配され横紋筋により不随意のポンプ機能が働く)

<u>横隔膜の機能</u>

・横隔膜は呼吸を助ける筋肉で、大抵は不随意に働いている。しかし、例えば深呼吸をしたり、息を止めたりする場合は随意的に緊張させることもできる。

・血液循環を助ける筋肉としては横隔膜は完全に不随意で働き、右心に静脈からの血液が吸い込まれるのをサポートする(=圧力-吸引-ポンプ)。ここで左横隔膜は右横隔膜に比べ、大きな役割を果たしている。右横隔膜は下に肝臓があるために動きが制限されてしまうからである。

・出産、排便、排尿の時に横隔膜は随意的に緊張させられる=腹圧。

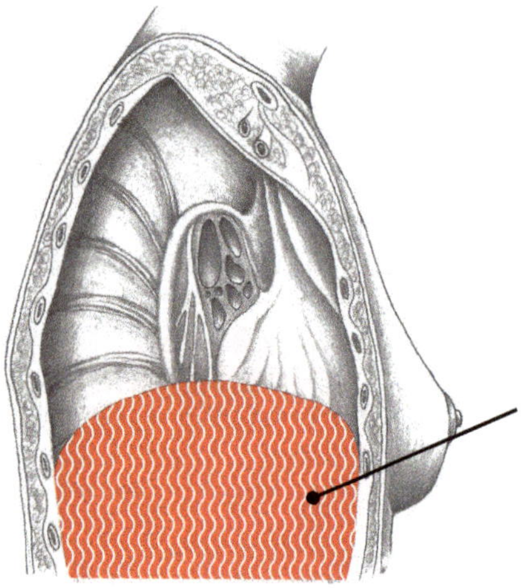

心筋と繋がっている横隔膜
過剰負担、騙されたトラウマ

心筋と繋がっていない横隔膜部分
十分空気が吸えない、呼吸できない、絞り出すことができないトラウマ。

横隔膜筋の合理的生体特別プログラム

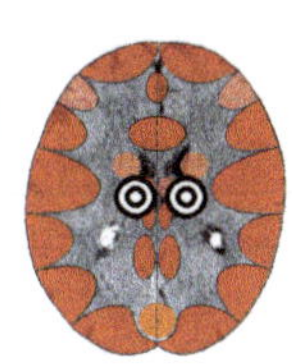

睡眠中の呼吸停止(無呼吸)[1]

外肺葉 −+

トラウマ

1. 過剰負担のトラウマ:このトラウマを受ける場合、横隔膜は機能的に心筋と連結するとハマー博士は見ている。つまり、横隔膜は心臓と一緒に反応するのである。(123ページ参照)

2. 横隔膜だけに影響するトラウマ:十分に空気を吸えない、呼吸できない、絞り出すことができない。比ゆ的な意味でも;「(びっくりして)息もつけないほどだ。」「そのことで私は息をのんだ。」「深く息をつかなければならない。」「息が切れる。」

例

a4才の男の子が遊んでいてベンチから落ちてしまった。びっくりして大声で泣きじゃくり、息ができなくなった。=トラウマ、息ができない、空気が足りない。その日の夜と翌日にその子は回復期に入った:男の子がソファーで寝ている時、両親がその子を看ていると、短時間顔色が青くなった。=横隔膜の回復山場で呼吸停止ー横隔膜痙攣。左足が引きつり全身が痙攣した=ベンチから落ちたことによる動作のトラウマの回復山場。次の日にはすっかり元気になった。(www.germanische-heilkunde.at/index.php/erfahrungs-berichte参照)

a53才、右利きの女性患者は保育士で、再婚をしていて、33才と31才の子供がいた。彼女は25年来、奇妙な症状に悩まされていたが西洋医療の医師には理解できない病気だった:静かにしている時、特に夜中に、週に数回の頻度で肋骨弓の下に痙攣のような激しい痛みがあり、お腹から胸椎にかけて痛みが走った。この発作が起きると彼女は起き上がり、いくらかでも空気を吸い込めるようにした。このような発作の後にはお腹に力を入れることができないため、排尿、排便ができなかったと彼女は話している。

トラウマの経緯:長男の出産はかなり大変だったが、経験のある医師がついていたために全てうまくいった:彼女は最後に胎児を押し出す段になって力が尽きてしまった。ーそのため医師が彼女のお腹の上部に膝をついて胎児を下に押し出してくれ、健康な男の子が生まれた。

長女が生まれた時も似たような状況だった:出産に際して彼女は弱すぎて胎児を押し出すことができなかった。赤ん坊は産道に痞えてしまった。強く押すようにと言われたが、力が尽きて諦めてしまった。「もうだめだ。赤ちゃんを押し出すことができない!」ートラウマ、赤ん坊を押し出すことができない。彼女は長男出産のときの医師にそこにいてほしいと願ったが、彼はいなかった。会陰切開が為されたが遅すぎた。赤ん坊は力ずくで引っ張り出され、障害が残るようになってしまった。それから6年経って、彼女が出産のことで気持ちの整理ができたころ、夜になると横隔膜癲癇の痙攣発作を起こすようになった。彼女は長女を見るたびに出産のとこのことを思い出した=トラウマの停滞。

25年の苦難の末、五つの生体自然法則に基づいて治療を実践する療法士が、彼女の病気と過去のトラウマとの関連性を探りだした。その治療は出産のときのことを追体験するというものだった。療法士は彼女のお腹の上部に跪き、胎児を下に押し出すように想像しながらその動作をした。そして彼女の潜在意識では全ては良好であると思うようになった。特に現在31才で軽度の障害のある長女は彼女にとって最高の宝物であると思うようになった。「こんなに可愛い娘を持ち、なんて幸せなんだろうと。ーすべては、あるがままで良好であり、出産もうまくいった。」その治療の後五日間にわたり彼女は何度も酷い痙攣の発作を起こした(回復期における回復完了期の山場)。その後、彼女は25年間にも及んだ苦難から解放された。(著者資料)

トラウマ活性期

麻痺、衰弱、神経支配低下、機能低下>張力が足りないために横隔膜の位置が高くなる。呼吸の際に横隔膜の押す力(呼吸を助ける重要な筋肉)が弱くなるため、体に負担がかかると息が切れる。大抵自覚されない。

生物学的意味

擬死反応. 肉食獣は動かず呼吸をしていない獲物には関心がない。

回復期

神経分配の再生。

回復山場

横隔膜癲癇=横隔膜痙攣。ほとんどの場合、夜または静かにしている時に発症。腹腔を横切る切られるような痛み、痙攣。横隔膜痙攣が呼吸に支障をきたす>発作的呼吸困難、酸素欠乏、青ざめる。(チアノーゼ)

備考

横隔膜は心筋(過剰負担のトラウマ)と機能的に繋がっているため、心筋の回復山場に夜間、無呼吸または呼吸困難になることがある。このことはフランスでの研究で証明された。無呼吸患者に心臓ペースメーカーを設置するとそのグループには意外にも顕著な改善が見られたのである。(出典 New England Journal of Medicine Nr.346, 2002, 444ページ)

質問

まず心臓が関与しているかどうかを見極める、ほとんどの場合関与している:平穏な状態で痛みを伴わない不整脈があるか?(ある場合>心臓の合理的生体特別プログラム,-過重負担のトラウマ、質問は124ペ

1 ハマー博士著「Wissenschaftliche Tabelle der Germanischen Neuen Medizin®(ゲルマン新医学学術的要項一覧)」61, 72ページ参照

ージ参照。 ＞そのような不整脈はない場合＞横隔膜だけの合理的生体特別プログラム）症状はいつからか？（トラウマはその直前） 呼吸、息を吸う、絞り出すということに関わる実際的経験はあるか？（驚愕、予期せぬストレス、争い） なぜ自分はその様な状況にうまく対処できなかったのか？（トラウマの核を探り出す） 自分にインプリントされている似たような経験を子供の頃にしているか？（両親に聞く、記憶を呼び起こす） 自分の両親や先祖も同じような経験をしているか？（両親や親せきに聞く） このような話し合いは家族に治癒/愛をもたらすという意図をもって行う。

治療　無呼吸または痙攣が反復する場合トラウマ、インプリンティング、信条を見つけ出し解消する。愛があるところを探せ-そこに答えがある。呼吸練習、リズミカルなスポーツ（ハイキング、ウオーキング、長距離走、ダンス）123ページも参照。

しゃっくり（吃逆）

上記と同じ合理的生体特別プログラム（上記参照）

しゃっくりが出る際、横隔膜が突然不意にに緊張する。思いがけず喉に息が吸い込まれるため声帯が閉じ、しゃっくりが出る。

例　➡がぶ飲みをして呼吸することを忘れ酸欠状態になる。

➡スポーツ仲間と走りながら話す。＝トラウマ、空気を十分に吸えない。

❁ 47才の女性は80才になる父親の誕生日パーティーを親戚一同を呼んで行う計画をした。その際には二人の兄妹とも打ち合わせたが、容易ではなかった。全ての準備が終わり、六週間後に予定されたパーティーを楽しみにしていた。ある日、彼女は電話で父親と話したが、話しながら父親はそのパーティーをやって欲しくないように思うようになった。彼女は息をのんだ－息もつけないほど驚いた。幸い彼女はそのことをすぐにパートナーに打ち明けた。二人は三十分程頑固な父親のことを笑談した後、彼女は今まで経験したこともないような激しいしゃっくりをした。（著者資料）

段階　回復期における山場－横隔膜痙攣＝しゃっくり。

治療　反復する場合はトラウマまたは軌跡を見つけ出し、可能であれば実際に解消する。

トラウマ、インプリンティング、信条を見つけ出し、まだ解消されていない場合は解消する。キュンメル小さじ一杯を噛まずに水と一緒に飲み込む。

冷水またはレモン水を数回飲み込む。スプーン一杯の砂糖を食べる。刺激のある芳香油（楠、ペパーミントその他）を吸入。この方法は自律神経を調整し、横隔膜の収縮を新しく起動させる効果がある。

脇腹の刺すような痛み

上記と同じ合理的生体特別プログラム（205－206ページ参照）

例　➡スポーツをする直前に何かを食べる。

段階　回復期における山場－横隔膜痙攣＝脇腹が刺すように痛い。

備考　主な原因はスポーツの前の食事。胃と腸は部分的に横隔膜に固定されているため、胃腸がいっぱいになっていると横隔膜は下に引き下げらえる。＞呼吸を助ける横隔膜の機能が制限される。＞横隔膜の合理的生体特別プログラムがスタートする。筋肉が弱い人、結合組織が弱い人はおそらく横隔膜も弱く、すぐに能力の限界に至るのであろう。

治療　トラウマ、インプリンティング、信条を見つけ出し、まだ解消されていない場合は解消する。

筋力トレーニング、特に胴体。姿勢に気を付ける。ヨガの呼吸法、またはTirala教授の呼吸療法。スポーツの直前に食事をしない。スポーツをしているときは静かに深く呼吸し、話をしない。

横隔膜ヘルニア（裂孔ヘルニア）

上記と同じ合理的生体特別プログラム－怪我、事故によるものとの区別ははっきりしない。横隔膜にある孔を通して胃、腸その他の臓器が胸腔に入り込むことがある。胃の場合が最も多い。（食道裂孔ヘルニア）

段階　トラウマ活性期。横紋筋の筋肉線維が分解。＞横隔膜が薄くなる。＞例えば重いものを持ち上げたり、腹部に力を入れたりするとヘルニアになりやすい。

治療　トラウマ、インプリンティング、信条を見つけ出し、まだ解消されていない場合は解消する。

呼吸練習（ヨガなど）、筋力トレーニング（特に胴体の筋肉）。必要であれば手術。

腹膜、臍、大網膜、腹壁

腹腔は腹膜で覆われている。腹膜は全て中胚葉由来の組織から成っていて、二つの層を有する。外側(体壁側)の層は体腔壁に接し、内側(内臓側)の層は臓器の外側を覆っている。これら二つの層の隙間は極めて薄いが、潤滑液が満たされていることで、臓器が動くことができるようになっている。大網膜はエプロンのような形をしていて、腹膜と同様、中胚葉由来の腸間膜であり、胃と腸に着いていて普通、小腸が絡み合う部分の前面に掛かっている。

大網はそれ自体が可動性を有し、炎症個所を保護するために、あえてその個所を覆うことができる。例えば盲腸が破裂するとその個所を覆い腸内のものが腹腔に出ることを妨げる。このような特徴があることから大網は別名「幸運の覆い)」と呼ばれている。

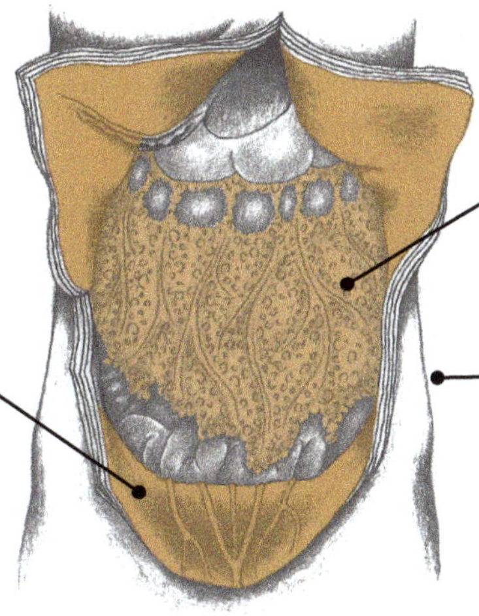

腹膜の合理的生体特別プログラム

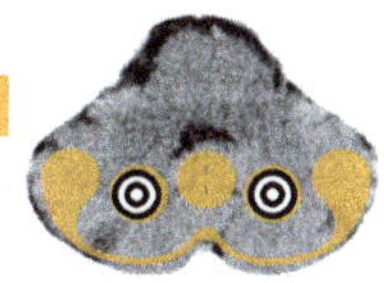

小脳 中胚葉 +−

腹膜癌(腹膜中皮腫、腹膜中皮肥厚)[1]

トラウマ	腹腔への攻撃。実際の攻撃、威嚇、または攻撃を想像。腹部(腸、胃、肝臓、すい臓)に何か異常があるという不安。
例	➡よくあるケースは、例えば「今度は肝臓に転移がんが見つかった。」「悪性の大腸がんが見つかったので、すぐに手術をしなければならない。」というような残酷な診断を受ける場合。 ➡悪意のある言葉や侮辱を受けて、打撃、傷を受けたように感じる。 ➡原因に関わらず、強い腹痛(疝痛、中毒その他)も攻撃として受け取られることがある。>活性期に細胞分裂、回復期に細胞分解。 ❁ 69才の女性に直径17cmの大腸癌が発見された。大きい癌であったために絶望的な診断を受けた。=腹部への攻撃。(お腹に大きな癌があると聞いて、心配になる。>腹膜細胞の増殖=腹膜癌。三週間後に手術を受けた時には既に腹膜に吹き出物状の中皮腫がいくつか見つかった。(著者資料)
トラウマ活性期	腹膜で細胞分裂。小さい中皮腫または平面的な中皮腫ができるが、当人が腹部全体を攻撃されたように感じるのか、または特定の部分だけ攻撃されたように感じるのかにより、その形態は違う。
生物学的意味	攻撃から身を守れるよう腹膜が強く、厚くなる。
回復期	結核性乾酪により腫瘍分解、熱、寝汗、激しい痛みを伴う。適当な細菌がない場合はカプセル化。トラウマが反復する場合もある。 特に症候群において復水が溜まる。回復完了後に石灰沈着や瘢痕が残る。
回復山場	悪寒、激しい痛み。
質問	まずトラウマが活性状態か回復期かを見極める。実際に腹部を攻撃された事があるか?(事故、衝突/打撃、手術、疝痛のような激しい痛み)　攻撃を想像したことがあるか?(診断、腸癌があるかもしれないと心

1　ハマー博士著「Wissenschaftliche Tabelle der Germanischen Neuen Medizin®(ゲルマン新医学学術的要項一覧)」48, 53ページ参照

配）　引き継がれたトラウマは？（例えば最愛の人が腹部を患い、ともに苦悩する）　なぜそんなに苦悩したのか？　家族のどんなインプリンティングが関わっているか？

治療　トラウマ、インプリンティング、信条を見つけ出し、まだ解消されていない場合は解消する。トラウマとの関連性を理解することがこの場合、特に重要。心構え：「私には恐れはない。私は守られている。」「全てはまたうまくいく。」「精神と病気の関連性を私は知っている。どのような診断を受けても私は動揺しない。」西洋医療では手術、化学療法、放射線療法を施すが、せいぜい三か月程度命を伸ばすに過ぎない。手術の後すぐに傷口に中皮腫ができるが、我々の観点から（また腹膜の観点から）見れば当然のことだと言える。手術を受けることが新たな攻撃として受け止められるからである。＞このような西洋医学で行われる治療は効果がないので薦められない。

腹膜炎

西洋医学では原発性腹膜炎（腹膜に炎症の元がある）と続発性腹膜炎（炎症が周囲の臓器、例えば腸、から来る）とに区別されている。原発性腹膜炎の場合上記の合理的生体特別プログラムと同じ。

例　❁ 36才、右利きの男性が女性の友達が運転する車の助手席に座っていた時のことだった。信号が青だったので彼女が十字路を渡ろうとすると、その軽自動車の右側、助手席側に車が激しくぶつかった。彼は腹部に側面から打撃を感じた。助手席側のエアバッグが膨らんだ。＝局所的トラウマ「腹腔に対する攻撃」。救急車で病院に運ばれ、事故から24時間後に激しい腹痛を覚えた。腹壁は板のように固くなり少しでも触ると痛かった。＝腹膜炎。

事故から48時間後（入院して二日目）、スポーツマンタイプの彼のお腹は腫れて、板のように固く、ボールのように丸くなった。まるで妊娠しているかのようだったと彼は話している。

＝回復期－復水－腹膜滲出液。二日間腹部は膨らんでいたが、その後彼は頻繁に排尿し復水をだし、痛みは弱まった。（著者資料）

+−

段階　回復期。腹膜炎、細菌により腫瘍分解。発熱、寝汗。急性腹膜炎は重い症候群である：激しい腹痛、板のように固く腹壁が緊張する、腹壁防御のための緊張。回復山場に激しい痛み。

治療　トラウマが解消されたら回復に付き添い、再発を防ぐ。

軽い炎症：冷たい塩水またはコッテージチーズで湿布。リンパドレナージュ、酵素剤、シュスラー塩3番。重い、全般的に広がった腹膜炎の場合、西洋医療では次のような措置を取る：炎症を起こしている組織と膿を切除し、その後腹腔を洗浄する（腹膜灌流）。その後集中医療による治療：人工呼吸、抗生物質、鎮痛剤。このような大がかりな治療が果たして必要なものなのか、私は分からない。＞ケースバイケースで決定する。

復水（滲出性復水）[2]

腹腔の空いている部分に水分が溜まることを復水という。

腹部の骨を含む各臓器の炎症（回復期）において、症候群を伴い、復水が溜まる（漏出性復水）。肝腫大は復水と間違えられることがある。顕著な復水は腹膜の合理的生体特別プログラムにおいて症候群と共に見られる。（滲出性復水）

上記と同じ合理的生体特別プログラム（207－208ページ参照）、症候群も加わる。

例　❁ 57才の女性は二年前に卵巣がんを患った。そのため手術を受け化学療法を施された。彼女は新医学のことは知らなかった。＝腹部器官に対する攻撃のトラウマ。このような病苦を経て、その後また普段の生活に戻り、彼女は元気だった。＝回復期の始まり。腹部が急に太くなり、汗をかき、横になると激しい痛みを覚えた。西洋医療で彼女はガン末期患者とされ、数週間後に亡くなった。（著者資料）

❁ 55才の女性は腹部の脂肪吸引をしてもらう決断をした。いつも夫からお腹が太っていると非難されていたからである。脂肪吸引の場に及んで彼女がその長い注射器を見た時、攻撃されたように感じた。＝腹部の局部的攻撃のトラウマ。吸引の針が刺さったまさにその四か所に中皮腫ができた。（Claudio Trupiano著「Danke Doktor Hamer」207ページ参照）

段階　回復期：中皮腫が分解され水分が発生。全てが復水に浮くことにより、癒着しないようにと言う意味がある。＞腹部が太くなり、体重が増える。症候群においては重度の復水。トラウマが反復する場合もある。

治療　攻撃のトラウマが解消されたら回復に付き添い再発を防ぐ。避難者のトラウマ解消。

お茶：イラクサ、スギナ、アキノキリンソウ、セージ。飲む量は普通。塩味は控える（全塩）。豚肉は食べない。

2　ハマー博士著「Wissenschaftliche Tabelle der Germanischen Neuen Medizin®（ゲルマン新医学学術的要項一覧）」48, 53ページ参照

リンパドレナージュ、塩水浴、酵素剤。Tirala博士による呼吸療法。場合により鎮痛剤。穿刺はできるだけ避ける、または穿刺の間隔を徐々に長くする。慢性復水の場合は場合により自分で操作できるカテーテルを取り付ける。穿刺またはカテーテルによりタンパク質が大量に損なわれるため>有機栽培による良質のたんぱく質を取る(例えば、卵、コッテージチーズ、Protein88)。また場合によってはアルブミン点滴。

臍の合理的生体特別プログラム

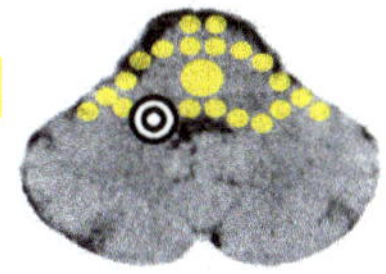

臍内側の癌[1]

内胚葉

臍の内側は個体発生論的に見ると排泄腔を起源とする。鳥類、爬虫類は、哺乳類のような便と尿が別々の排泄口を持たず、便も尿も同じ排泄口から排泄される。生殖器も排泄腔に合流する。

トラウマ	塊のトラウマ:何か良くないものを体から出せない(=排泄のトラウマ)
例	❁療養中の女性が朝方、夫と電話で話し、夫がろれつの廻らない話し方をしていることに気づいた。夫はアルコールをまだ排泄していなかった。ハマー博士著「Wissenschaftliche Tabelle der Germanischen Neuen Medizin®(ゲルマン新医学学術的要項一覧)」28ページ参照。 ❁11才の男の子には9才の妹がいた。男の子は妹がおねしょをすることで葛藤していた。=排泄できない、またはちゃんとできないというトラウマを妹の代わりに負ったのである。妹がやっとおねしょをしなくなると男の子の臍から液体が出てきた。=回復期、臍癌が分解される。(Ursula Homm著「Lebensmittelheilkunde für die Neue Medizin」44ページ参照)
トラウマ活性期	機能亢進。小さなカリフラワーのような分泌性質腫瘍または平面的に増殖する吸収性質の腫瘍ができる。
生物学的意味	排泄の改善。
回復期	真菌または真菌細菌による結核性乾酪壊死により腫瘍分解。発熱、痛み。
治療	トラウマ、インプリンティング、信条を見つけ出し解消する。場合により手術。

1 ハマー博士著「Wissenschaftliche Tabelle der Germanischen Neuen Medizin®(ゲルマン新医学学術的要項一覧)」28ページ参照

大網の合理的生体特別プログラム

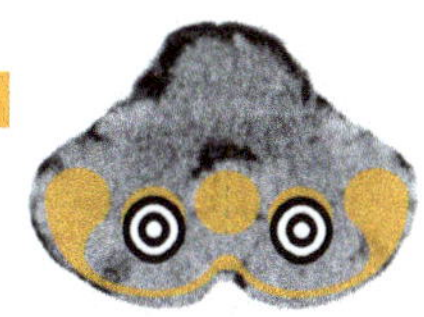

大網癌、腹腔内の冷たい膿瘍[1]

小脳 中胚葉

大網癌は西洋医学では知られていない。ここでもハマー博士は新たな発見をしている。

トラウマ	腹部に関わるトラウマ。
例	➡腹部に大きな腫瘍が発見された。
トラウマ活性期	大網で細胞増殖。中皮腫ができる。
生物学的意味	1. 腹部内臓が円滑に動くように、より多くの潤滑液供給。 2. 腹部内臓の炎症個所を可動性を有する大網が覆う。
回復期	結核性乾酪壊死により腫瘍分解。癒着を伴う場合が多い。
備考	腹腔内の炎症個所が大網により包まれることを西洋医学でも「冷たい膿瘍」という。
質問	症状を見てトラウマが活性状態か回復期かを見極める。自分自身の、またか愛する人の腹部に何が起きたか?(手術、怪我、悪い診断、心配)　自分は家族から何かを引き継いであるか?(家族の連帯)　腹部/消化に関わるまだ克服されていない出来事が家族内にあるか?
治療	トラウマ、または軌跡を見つけ出し、まだ活性状態である場合、可能であれば実際に解消する。

1 ハマー博士著「Wissenschaftliche Tabelle der Germanischen Neuen Medizin®(ゲルマン新医学学術的要項一覧)」48, 53ページ参照

腹壁の合理的生体特別プログラム

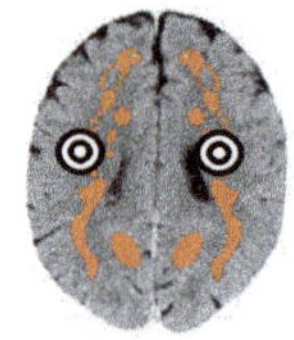

半卵円中心 中胚葉

−+

腹壁ー、鼠経ー、臍ー、大腿ヘルニア

ヘルニアの90%は男性に発症する。これは男性においては鼠経管が大きく腹壁の弱い部分となっているからである。この鼠経管がヘルニアの出口となり腸が押し出されるのである。

トラウマ	自己価値のトラウマ。おそらく過剰なプレッシャー、過剰に抵抗しなければならない場合。押す、押し出す。子供の場合、間接的にトラウマを受ける。(両親に直接のトラウマを探す)
組織	腹壁の腱板と支持組織ー半卵円中心-中胚葉。
トラウマ活性期	腱板また腹壁の結合組織で細胞分解、自覚されない。トラウマが長く続くと腹圧(腸ガスが溜まる、便を押し出す、ものを持ち上げる、咳をする)が上がり腱が横に押されヘルニアの出口、袋状のものが形成される。
回復期	ヘルニアの出口が数か月そのままの状態で開かなけれが再生される。
生物学的意味	より強い圧力に耐えられるように腹壁が強化される。
質問	ヘルニアに気づいたのはいつ?(トラウマ活性期は少なくともその数週間前)　どんな外部からの圧力に自分は耐えられないか?　あるいは自分で自分に圧力を加えていないか?　家族にヘルニアになりやすい傾向はあるか?(そうであるなら>家族の傾向を探り出す)　何故気楽さが失われてしまったのか?
治療	トラウマ、インプリンティング、信条を見つけ出し解消する。 心構え:「流れるままにしておく。その方が楽だ。」コンフリー、ウマノミツバ内用、外用。腸ガスが溜まらないよう、腸に負担がかからないように食生活を改善する。鼠経ヘルニア用のベルトを数か月着用。その間ヘルニアの袋状部分はいっぱいにならないようにする。それで効果が無ければ手術。

肝臓と胆嚢

肝臓は人体における最大の器官である。新陳代謝に関わる器官の中心であり「化学検査所」である。腸で吸収された栄養素と脾臓で分解された血球と共に静脈からの血液が門脈を通って肝臓に至る。内肺葉由来の肝臓実質組織(肝臓柔組織)は栄養素を吸収する(吸収性)機能と、胆汁を産生する(分泌性)機能を有する。胆管は肝臓の中にある部分と、肝臓の外にある部分とがある。胆汁は胆管を通り、袋小路のような胆嚢を経て十二指腸に入る。胆管と胆嚢は外肺葉由来の扁平上皮に覆われた筋肉の管である。肝臓は人体において最も再生能力の高い器官である。

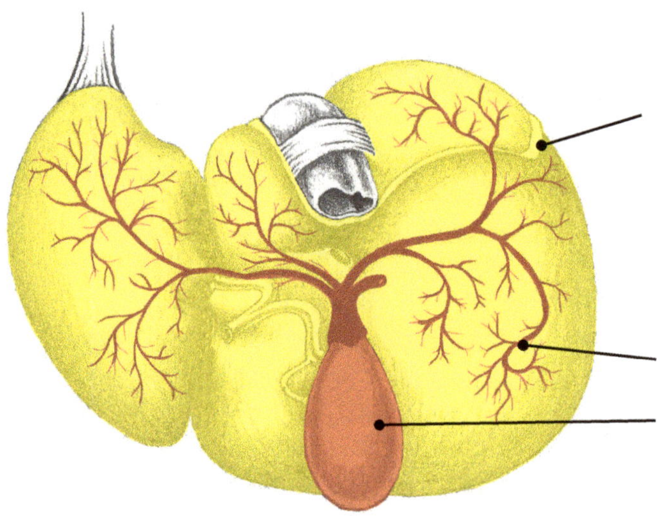

図はハマー博士著「 Wissenschaftliche Tabelle der Neuen Medizin」 Amici di Dirk 出版社、2ページ左中央より引用,

肝臓実質組織の合理的生体特別プログラム

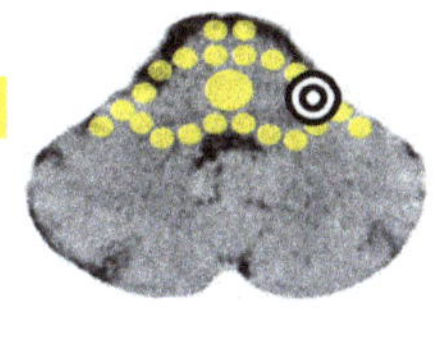

肝臓腺癌、肝結節(肝細胞癌)[1]

トラウマ
飢餓生存のトラウマ。困窮、食物不足による生存の危機に対する不安。飢餓、食物不足に対する不安(例えば農産物の不作、失業) 愛情、金銭、思うやり、認められることが生存にかかわる程足りないと感じる。

例
➡腸癌を宣告された後のトラウマである場合が多い。-多くの患者は腸癌により餓死しなければならないと思っている。>活性期に肝細胞癌増殖。回復期に結核性乾酪による腫瘍分解。

❁ 第二次世界大戦中母親が6才の娘に対して「ミルクスープを食べなさい。食べなければすぐに棺を注文しなければ。」と言った。=困窮、飢餓のトラウマ。戦時中飢餓に苦しんだ子供の多くに肝嚢胞が回復期に見られる。=トラウマが反復。(ハマー博士著「 Goldenes Buch 」第二巻314ページ参照

❁ 乳児を持つ母親は仕事のため長時間、車を運転しなければならなかった。赤ん坊を長時間一人にしておかなければならないことが良くあった。そのため赤ん坊は飢餓、生存のトラウマに苦しんでいた。(著者資料)

❁ 裕福な女性患者は家に女性の調理師を雇っていた。患者は調理師のすることにいちいち口出しをするので、調理師はやめてしまった。次に雇った調理師もすぐにやめた。ある時彼女は多くの人を招いたが、その直前にまた調理師にやめられた。-「大勢お客が来るのに、一体だれが料理するの?」=飢餓、生存のトラウマ。ハマー博士著「Goldenes Buch」第一巻254ページ参照

❁ 自営業を営む女性患者は入院中に悪い知らせを受けた。彼女が経営するレストランの貸主が契約に反して家賃を上げると言っているということだった。彼女は飢餓、生存のトラウマに苦しんだ。(ハマー博士著「 Goldenes Buch」第一巻608ページ参照)

トラウマ活性期
機能亢進、分泌性質腫瘍または吸収性質の腫瘍ができる。=肝細胞癌。肝臓の新陳代謝機能が上昇することにより血液中の酵素コリンエステラーゼ値が上がる。肝細胞癌が単独でできるのは飢餓、生存のトラウマが他の人に対する場合であり、複数でできるのはトラウマが自分自身に対する場合である。トラウマが反復する場合もある。

脂肪肝:おそらくランゲルハンス島α細胞の合理的生体特別プログラムとの関連で、肝細胞に脂肪がたまるのであろうと思われ、その場合生存の危機における生物学的意味が反映されている。しかし脂肪肝は単に糖分に対する合理的生体特別プログラムであることもあり得る。

生物学的意味
吸収性質の肝細胞が増えることで栄養がより良く吸収、活用される。分泌性肝細胞が増えることで胆汁がより多く産生され、食物がより良く消化される。>これら二種類の腫瘍は餓死しないように、また確実に生き延びれるように働いている。

回復期
機能正常化。真菌、真菌細菌による結核性乾酪により腫瘍分解。肝炎、肝腫、痛み、寝汗、発熱。細菌がない場合は:カプセル化、または新陳代謝からの隔離。

回復山場
悪寒、激しい肝臓の痛み。

備考
肝臓腺癌は今日飢餓が問題になっている地域アフリカで最も多い(現実的な飢餓に対する恐怖)。食物が豊富な西洋社会では肝臓腺癌は癌の宣告を受けた結果として発生する場合がほとんどである(医原病)。幼少期に空腹感のトラウマを受けた、その典型的な結果。:満腹感がない。
注意:癌患者においては古い肝嚢胞を「肝臓に転移したがん」と診断されることが良くある。

質問
まず最初に問題となるような肝臓の合理的生体特別プログラムが実際に進行しているのかを見極める(コリンエステラーゼ値を見る)。癌患者において肝臓に見られる何の害もない斑点(高密度/低密度部分)が転移癌であると診断されることはよくある。症状はいつから?(回復期の症状か活性期の症状かを見極める) 過去数か月間で飢餓のトラウマを経験したか? 仕事の状況を見る、経済的非常事態、離婚により金銭的問題、倒産その他は? 引き継がれたトラウマは?(例えば苦境に苦しむ子供に同情) 授乳期/子供の頃はどうだったか? 両親の生活はどうだったか? 家族に/先祖に肝臓を患った人はいるか?(原因となるインプリンティングを見つける-似たようなトラウマの状況を見つけ出す) 自分は診断にどのように対処するか? 関連性を見抜いたか?

治療
トラウマ、インプリンティング、信条を見つけ出し、まだ解消されていない場合は解消する。

心構え:「私は生きる」「私の生活は安定している。「食べるものは十分にある。」「全ての困難を通して神が私を導いている。」 217ページの肝臓治療薬の項参照。場合により手術。化学療法、放射線療法は当然しない。

1 ハマー博士著「 Wissenschaftliche Tabelle der Germanischen Neuen Medizin®(ゲルマン新医学学術的要項一覧)」22ページ参照

内胚葉

+−

肝臓結核、肝臓に膿が溜まる(肝膿瘍)

上記と同じ合理的生体特別プログラム(上記参照)

段階　回復期。肝細胞癌は細菌による結核性乾酪壊死により分解される。(肝臓結核)

備考　トラウマが再発すると結合組織によりカプセルが形成され、中に膿を含む(肝臓嚢胞)。両方のケースで肝腫大、痛み、寝汗、発熱を伴う。

結核性乾酪が終了すると石灰が残る=西洋医学では「肝臓石灰化」とされる。

治療　トラウマが解消されたら回復に付き添う。再発の場合 治療と質問は上記参照。217ページ肝臓の治療薬の項参照。場合により鎮痛剤、抗生物質。

胆管の合理的生体特別プログラム

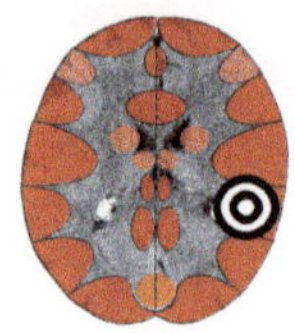

外肺葉

−+

胆嚢炎、肝炎(外肺葉由来)、急性または慢性肝炎、自己免疫性肝炎、胆管癌[1]

トラウマ　勢力範囲に関わる怒りのトラウマまたはアイデンティティのトラウマ((利き手、ホルモン状態、以前に受けたトラウマに影響される)。領域または領域の境界が尊重されないことに怒りを覚える。Frauenkron-Hoffmann女史によれば:執念深い、許すことができない、絶えず何かを非難する。

例　勢力範囲に関わる怒りのトラウマの例(アイデンティティのトラウマに関する例は202ページ)

➡よくあるケースは試合での、自分自身の、または敵方の攻撃的態度。
➡職場の同僚との、または家族とのいざこざ。隣人が境界線を侵害する、または不当に干渉する。金銭のことで争う。とても腹を立てる。
➡苛立たせられる、喧嘩を売られる、発言を促される。「胆汁が溢れ出そうだ(はらわたが煮えくり返る)。

❁ かつて警察官だった一家の主人は数年前から肝臓の具合が悪かったが、大して気にしていなかった。警察官として仕事をしていたころの腹立たしい思いが不調の元だった。法と秩序を守ることが彼にとっては最高の義務であったが、そのことが勢力範囲に関わる怒りのトラウマを生じさせることとなった。ある日、我慢の限界に至ることが起きた。
彼は妹が母親の遺産から大金を着服したということを知らされた=勢力範囲に関わる怒りの強度のトラウマ再発。妹とは縁を切ったが、それでも怒りは収まらなかった。彼は肝性脳症(肝臓、胆管における回復山場)と症候群により死亡した。Claudio Trupiano著「 Danke Doktor Hamer」333ページ参照

❁ 71才、既婚、右利きの女性には精神を病んでいる41才の娘がいた(七回の自殺未遂)。娘は真夜中に電話をしてきて、自殺すると脅すことがたびたびあった。その度に母親は車に乗り娘のところまで40km走った。=26年にわたり慢性的に勢力範囲に関わる怒りのトラウマが活性状態で、胆管に影響を及ぼしていた。一年前に彼女はやっと娘に対する態度を厳しくするようにした。娘が電話口で分別のない言い方をするときは電話をすぐに切った。=回復期が始まる:GGTは144まで、GOTは68まで上がった。吐き気、極度の肝腫大、横腹の痛み、超音波検査結果「肝臓転移癌」。神を信じ、五つの生体自然法則を理解していたため彼女は全てを乗り越えることができた。(著者資料)

トラウマ活性期　感受性亢進、その後胆嚢または胆管(肝臓内部、または肝臓外部)において細胞分解(潰瘍)。同時に平滑環状筋の弛緩。それほど強くない痛み(横腹の痛み)。腹を立てたり、喧嘩腰になったりする場合が良くある。

生物学的意味　胆嚢、胆管が拡がることにより内径が大きくなる。>胆汁が速く十二指腸に送られる。

回復期　新陳代謝がよくなることにより、胆管、胆嚢の扁平上皮が再生される。損なわれた組織修復=胆嚢炎、胆管癌。胆管が回復のため腫れる、または炎症を起こす。

胆汁の流れが一時的に遅くなったり止まったりする(胆汁うっ滞)。複数の胆管に症状がある場合黄疸になる。トラウマが反復する場合もある。

1　ハマー博士著「Wissenschaftliche Tabelle der Germanischen Neuen Medizin®(ゲルマン新医学学術的要項一覧)」116ページ参照

外肺葉

回復山場	強い痛み、悪寒、胆管筋肉が関わるため疝痛。
質問	再生の場合:自分の勢力範囲がどんな状況だと苛立つか?(同僚、上司、パートナー、隣人、兄弟) 休暇中は症状が良くなるか?(そうであれば>トラウマは日常生活にある。例えば職場) 症状はいつ始まったか? そのころ生活において何が変わったか?(居住地あるいは職場が変わった、別離、新しいパートナーその他) そのトラウマは子供の頃のどんな状況を思い出させるか?(暴力的な父親、教師。兄弟げんか。両親の喧嘩) 家族内に暴力的傾向があるか? 母方か父方か? この問題で自分が学ぶべきことはどこにあるか? 将来自分はこの問題にどう対処するか? どんな新しい考え方が治癒をもたらすか? どのような古い恨みや非難が自分を抑制しているか? どんな外的変化が助けになるか?
治療	トラウマが解消されたら回復に付き添い再発を防ぐ。トラウマ、インプリンティング、信条を見つけ出し、まだ解消されていない場合は解消する。心構え:「怒りは過去のもの。次回は最初から冷静でいる。」酵素剤、シュッスラー塩3、4、9番。場合により鎮痛剤、抗炎症剤、手術。217ページの肝臓治療薬の項参照。

黄疸

上記と同じ合理的生体特別プログラム(上記参照)

赤血球の生活環はほぼ120日で終了する。その後、骨髄、脾臓、肝臓に入り、ビリルビンが分解され、胆嚢を通り排泄される。胆汁の流れが止まると、血液中のビリルビン値が上がる。数値が2mg/dlを超えると黄疸とされる=肌が黄色くなる。

段階	回復期。胆管が回復のため腫れ、一時的に閉塞>ビリルビンが排泄されない>血液中のビリルビン値が上がる>肌、眼球が黄色くなり、尿が茶色になる。便は胆汁の色が加わらないため明色。
備考	黄疸は赤血球の分解が加速されるために起こることもある(溶血)。その原因として、輸血、毒物、薬物、大量出血(挫傷)、マラリアなどが考えられる。
治療	トラウマが解消されたら回復に付き添い再発を防ぐ。再発の場合:トラウマ、インプリンティング、信条を見つけ出し解消する。217ページの肝臓治療薬の項参照。

新生児黄疸(核黄疸)

上記と同じ合理的生体特別プログラム(212ページ参照)

新生児には最初の二週間内に肌が黄色くなることが良くある(=新生児黄疸)。西洋医学では、重度の場合(核黄疸)を除いては、正常であるとされている。西洋医学では、赤血球の寿命が短いこと(120日ではなく70日)、肝臓の働きがまだ十分でないこと、便秘中の新生児の腸でビリルビンの再吸収量が増えること、などで新生児黄疸を説明している。

自然に生きている民族における新生児黄疸の頻度をみると、興味深い。

胎児が超音波検査、羊水検査を受ける必要がなく、母子ともにストレスを軽減できれば、新生児黄疸は減少するだろう。超音波検査は好んで実施されているが、胎児にとってのリスクは大きい。超音波の音により羊水が温められ、水泡が形成される(キャビテーション)。音=危険=恐怖。このような騒ぎを障害もなく乗り越える胎児もいるが、パニックに陥り病気になる胎児もいる。

五つの生体自然法則の観点から見ると、新生児黄疸は正常ではなく、妊娠中または出産の際に胎児が経験した勢力範囲に関わる怒りのトラウマの結果であると見る。そのことはCCTで実証される。しかしCCT検査を受けると放射線被爆され、また麻酔を受ける必要があるため、乳幼児には適さない。

トラウマ	領域に関する怒りのトラウマ、またはアイデンティティのトラウマ(上記参照)
例	➡難産。 ➡超音波検査の音により胎児が自分の領域を侵害されたように感じる。 ➡羊水に穿刺する針を胎児が身近に感じる。 同時に母親は胎児の「遺伝子欠陥」を恐れる。 ➡母親が妊娠中にお腹をテーブルの角にぶつける。 ➡母親のお腹にいる子が、両親が怒鳴り合っているのを聞く。
段階	回復期:胆管が回復のため腫れて、一時的に閉塞>血中ビリルビン値が上がり、肌が黄色くなる。
治療	トラウマが解消されたら回復に付き添い、再発を防ぐ。最も大切なことは胎児が胎内で安らかで、調和と愛を感じることである。217ページの肝臓治療薬の項参照。

胆石症、胆砂(微石症)、胆石疝痛[2]

上記と同じ合理的生体特別プログラム(212-213ページ参照)

成人の10−25%には胆石がある。まず初めに小さな核が形成され、その周りに他の物質が層を重ねる。。胆石の98%はコレステロールであとはカルシウムと胆汁色素である。大抵、胆石は胆嚢内に収まっていて、自覚症状はない。しかし胆石が胆管に滑り込むと平穏な状態では居られなくなる。>激しい痛み、敏感な扁平上皮粘膜が刺激されるために疝痛。胆汁が停滞するため、血中ビリルビン値が上がる(>黄疸)。

段階	トラウマの反復:トラウマの活性期が長引くと胆管、胆嚢が瘢痕状に縮む。炎症(回復期)は多かれ少なかれ胆汁の流れが停滞していることを意味する。>胆汁の代謝回転が減る>胆汁が濃くなり、凝縮核ができる。>石が形成される。胆石はスピリチュアルな観点から見ると石になった(自由に流れない)怒りである。
回復山場	胆嚢疝痛、激しい横腹の痛み、悪寒:体は蠕動的な胆管収縮により石を外に出そうとする。
備考	低脂肪食を食べると、また食べ物に苦味質が不足すると胆汁が僅かしか必要とされないため、胆石が出来易くなる。>胆汁が濃くなる。>石ができる。(川に水が僅かしか流れないと汚物が溜まるように)症候群(腎集合管活性状態))は胆管を狭め、胆石ができやすくなる。(太っていてコレステロール値の高い人に良く見られる。おそらく飢餓-生存のトラウマの回復が停滞すると胆汁の産生が減り胆石形成が促されるのであろう。
治療	質問 は前項参照。トラウマ、軌跡を見つけ出し可能であれば実際に解消し、合理的生体特別プログラムを完了させる。 心構え:「主よ、私が変えることができることを変える力をください。私が変えることができないことを受け入れる冷静さをください。あることを他のことと区別できる知恵をください。」(孔子)。Moritz[3]氏が唱える肝臓浄化法。リソソル(ミネラル混合)で胆石溶解。必要であれば胆石を砕く、または手術。注意:胆嚢が切除されるケースが多すぎる(やりやすく、報酬が高く、初心者の外科医でもできる手術)。胆石は普通支障をきたすことはない。疝痛:鎮痛剤、抗痙攣薬。217ページ肝臓治療薬の項参照。

急性肝不全(肝性昏睡、肝性脳症)

上記と同じ合理的生体特別プログラム(212-213ページ参照)

症状は、眠気に襲われる回数が増加するという程度のものから、意識不明になるという場合もある(昏睡)。

この疾患になると西洋医学では最期の時が間近に迫っていると見る(毒素を除外する肝機能欠損)。残念なことに西洋医学では回復に山場があるということが知られていない。それが分かっていれば、肝不全は確かに危険ではあるが、回復期の一部であるということが分かる。> そのため、あまり早くあきらめてはいけない!

段階	回復山場:γ-グルタミルトランスフェラーゼ (GGT)が低下し始めると肝性昏睡になる。ハマー博士は、肝機能低下(アンモニアとその他の窒素化合物が血液に入る)だけが危険なのではなく、回復山場が脳に及ぼす影響も危険であると見ている:肝性昏睡はある種の脳昏睡である。=占拠性病変と重度の低血糖により意識不明。
備考	酵素γ-グルタミルトランスフェラーゼ値は胆管に関わる検査で最も重要な数値である。女性では約40 U/lまで、男性では約 70 U/lまでが正常値とされている。危険な状態(回復山場)になるのは γ-グルタミルトランスフェラーゼ値 が下がり始める時である。数値400まで回復山場は大抵それほど問題なく経過するが、400−800になると困難を呈し、殆どの場合症候群を伴う。
治療	トラウマが解消されたら回復に付き添い、再発を防ぐ。避難のトラウマが活性状態である場合は解消する。 回復山場の間、脳は限界状況に達しブドウ糖(グルコース)を大量に必要とする。>ブドウ糖を口から、または意識がない場合は胃ゾンデを通して摂取する。グルコースを点滴すると体中で水分結合してしまうという問題がある。重要:避難のトラウマを受けている可能性があるため、病院においては優しく看病する。56ページの頭蓋内圧の治療の項参照。

2 ハマー博士著「Wissenschaftliche Tabelle der Germanischen Neuen Medizin®(ゲルマン新医学学術的要項一覧)」116ページ参照

3 Andreas Moritz著「 Die wundersame Leber- & Gallenblasenreinigung」 vox出版社Bad Lausick 2008.注意:この本に記された胆管の清浄方法はよい方法であるが、Moritz氏が胆石と言っている集合結節は胆石ではなく石鹸化した油である。.

肝嚢胞(PCLD-多嚢胞肝、嚢胞肝)

内肺葉由来の肝実質組織同様、外肺葉由来の扁平上皮にも嚢胞はできる。これら二種類の嚢胞は両方とも数センチメーターほどの大きさになることもある。

活性状態の腎集合管は古い空洞への液体流入を促す。

・肝実質組織の嚢胞(嚢胞腺癌、単独肝嚢胞):飢餓-生存のトラウマ。関結節の後の状態。(肝腺癌の項参照)

・胆管の嚢胞(扁平上皮):領域に関する怒りのトラウマまたはアイデンティティのトラウマ。(その例と経過に関しては肝炎の項参照)。再発の後、回復停滞の後の状態:胆管が長い間、詰まると胆汁の流れの上方向に伸びる。>胆管の増殖、嚢胞形成。(胆汁の停滞により肝実質組織が破壊されることもある。(西洋医学で網膜壊死)

肝硬変

考え得る原因

・胆管:胆管は細かく枝分かれして肝臓の隅々に行きわたっている。勢力範囲に関わる怒りのトラウマが反復すると胆管が瘢痕状に縮まる。扁平上皮が徐々に低質の結合組織に替わる。=西洋医学では 原発性胆汁性胆管炎 > その結果、胆汁の移送が妨げられ肝実質組織も破壊される。>肝硬変。

・肝実質組織:飢餓-生存のトラウマが反復すると肝実質組織が結合組織に替わる、または壊死する。(肝臓柔組織壊死)。幾度もの肝臓結核の後の状態=肝硬変。注:血中コリンエステラーゼ血が下がる。

・中毒:合成ホルモン剤から鎮痛剤に至るまで、肝臓に害を与えない薬はほとんど無い。化学物質は全て肝臓で分解されなければならない。薬、麻薬、アルコールの慢性的乱用は肝臓を傷めつけ、肝硬変の末期状態のようになる。しかしハマー博士はアルコール依存者の多くは社会の下層に属し、他の層に属する人よりトラウマを受け易いということを指摘している。アルコールが癌の原因なのではなく、アルコールと癌の原因は怒りと心痛なのである。

肝硬変により門脈が鬱積し、高血圧となる場合が多い。(肝臓内門脈筋緊張亢進)

肝臓の治療法

・薬、麻薬、アルコールによる中毒を断つ。夜は少量食べ、発酵により腸内にフーゼルアルコールができないようにする。場合により断食療法。

・食べ物の組み合わせに気を付ける:デンプン(穀類、パン)と砂糖を一緒に食べない。William Howard Hay が唱えた食事法など。

.・Moritzが唱える方法(215ページ脚注3参照)のように、植物油を飲んで胆管を清浄する。

・デトックスのために毎日午前中に水をたくさん飲む。体が衰弱している場合は毎日肝油を大さじ二杯。

・バッチフラワー:ブナ、チコリー、リンドウ、ハリエニシダ、ヤナギ。

・お茶:マリアアザミ、フェンネル、ゴボウ、タンポポ、キンミズヒキ、クサノオウ、シマセンブリ、西洋ノコギリソウ、メギ、チコリー、ヨモギ、緑茶。

・タンポポ療法:春先にタンポポの茎を毎日5－6本噛む。

・調味料として:ウコン、フェンネル、サフラン、ローズマリー、ビャクシン。

・ヒルデガルド療法:栗蜂蜜、桑ワイン-特別調合。スエーデンビッター。

・胸椎とわき腹にセグメントマッサージ。針、つぼマッサージ、足つぼマッサージ。

・ケイシー療法:七日間ひまし油の湿布:30x30cmの麻布にひまし油を含ませ右わき腹にのせ、その上にプラスチックを置き熱い湯たんぽをのせる。毛布で包み一時間そのままにして効能をしみ込ませる。その後オリーブオイルを少量飲む。

・ゼオライト粉内用。・毎日黒大根を一本食べる。

・熱い湯で湿らせた布で肝臓のあたりを巻く。亜麻仁油(オメガ3脂肪酸)

膵臓

膵臓は釣り針のような形をし腹腔上部胃の後ろにある。内胚葉由来の膵臓実質組織は一日に1－1，5ℓの消化液を産生する。その消化液には膵液、脂肪とタンパク質と炭水化物を分解する酵素が含まれている。
外胚葉由来の導管は消化液を受け入れ十二指腸へ移送する（外分泌腺機能）。実質組織の中には二種類の外胚葉由来ホルモン腺がケーキの中のレーズンのように埋め込まれている。（＝膵島）

- α細胞は血糖を上昇させるホルモン、グルカゴンを産生する。
- β細胞は血糖を下げるインシュリンを産生する。これら二つのホルモンは直接血液中に放出される（＝内分泌腺機能）

下記に示されるように二つの血糖に関わる合理的生体プログラムは短期のプログラムとして自然が企てたものである。戦いや避難の準備としてであり、そのような場合のみに意味があり役に立つ。残念なことに現代社会ではその意味が失われれてしまった。トラウマを持続的に引きずることが多いためである。、

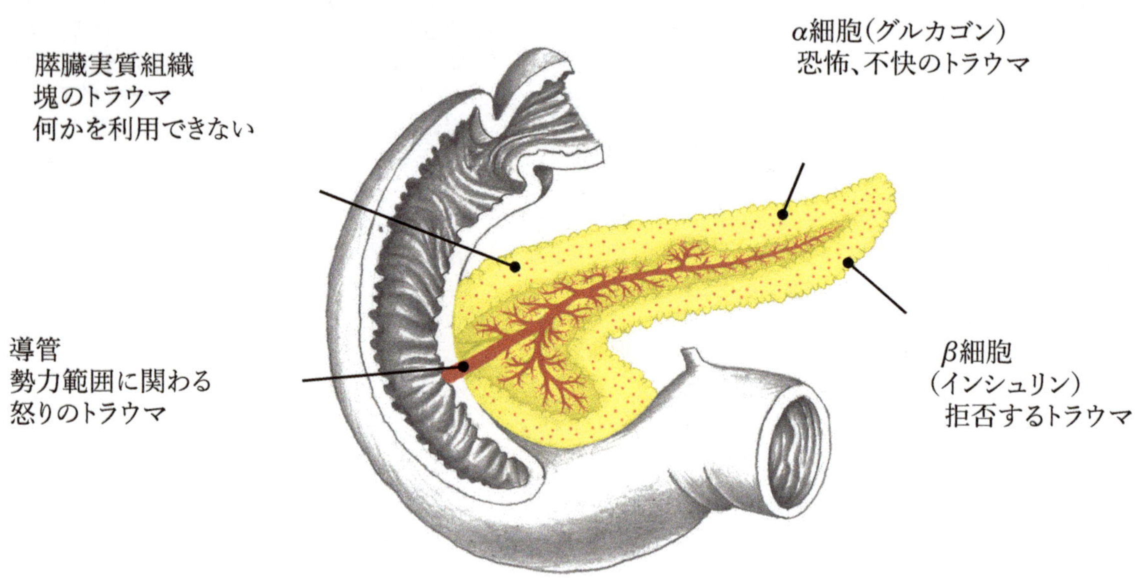

β細胞の合理的生体特別プログラム

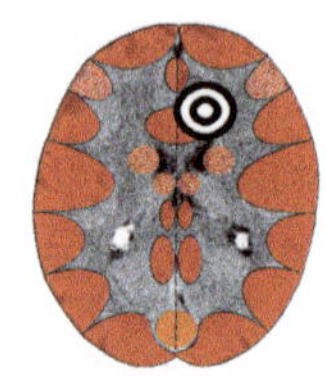

持続的高血糖（糖尿病1型または2型）[1]

インシュリンホルモンは血糖値を下げ、筋肉への糖の移入を速める。この合理的生体特別プログラムにおいてはβ細胞でのインシュリン産生が持続的に低くなり、そのため血糖値が高まる。しかし筋肉においては血糖値は低くなる。インシュリン分泌が減少するためである。血糖値が高いと糖は尿と一緒に排出される。糖尿病 Diabetes mellitus（蜂蜜のように甘い排水）と呼ばれるのはそのためである。β細胞は右側（男性側）大脳皮質により制御されている。

外胚葉

トラウマ	拒否のトラウマ。誰か、または何かから自分の身を守る。誰かを、または何かを拒絶する。恐怖、不快のトラウマ。（利き手、ホルモン状態、それ以前に受けたトラウマに影響される。） 説明：不幸な出来事に対する男性的反応は抵抗、拒否で、その後攻撃である。
例	➡何かを強制される、または脅迫される。またはそのように感じる。 ➡（恐怖などの為に）髪が逆立つ。」

－＋

1 トラウマの内容に関してはハマー博士著「Wissenschaftliche Tabelle der Germanischen Neuen Medizin®（ゲルマン新医学学術的要項一覧）」138ページ参照。段階、生物学的意味に関しては David Münnich氏のホームページ http://www.5bn.de/?s=zucker&x=0&y=0 参照

➡何かやりたくないことをやらなければならない(例えば、幼稚園、学校に行かなければならない)

❁ かつてイタリアの首相だったBettino Craxi氏はマフィアとの個人的関係が発覚し、政治家としての人生に終止符を打った。彼はあらゆる手段で抵抗したが、釈明できず窮地に陥った。＝抵抗のトラウマ。告発に対して抵抗できなかった。圧力が強すぎて彼はチュニジアに逃亡したが、そこでも頻繁にインタビュー攻めに会い、心が休まることはなかった。トラウマの活性状態が停滞：インシュリン産生が減少＞血糖値上昇＝糖尿病。故郷を失ったことにより彼は逃亡のトラウマも負っていた。糖尿病と並行し、体に多くの水分が溜まり2000年に彼は亡くなった。(Claudio Trupiano著「, Danke Doktor Hamer」430ページ)

・左利きの若い女性は離婚後二人の子供の養育費のことで怒っていた。かつての夫を訴えて脅しをかける以外に方法はないと彼女は思っていた。しかし内的には、そのような醜いやり方で事を片付けることに抵抗を感じていた。＝抵抗のトラウマ(著者資料)

トラウマ活性期　戦いの前の段階では何かに対して抵抗する＝トラウマ活性期。インシュリンを産生するβ細胞の機能低下)インシュリン分泌が減少＞血糖値上昇(高血糖症、糖尿病)。しかし糖はまだ筋肉に達していない。- エネルギー発散(戦い)の準備。医療現場ではほとんどの場合、トラウマ停滞中とみる。

生物学的意味　糖が血液中に蓄えられる(短期的に保存)のは、間近に迫る戦いへの備えである。

回復期　トラウマから解放される＝戦い、逃亡。：インシュリン分泌＞筋肉への門が開かれるため血糖値が下がる＞戦いのため糖が大量に筋肉に供給される。＞上昇した分の血糖が消費されるまで戦う。回復期の第二段階では逆に低血糖になることがある(低血糖症)。

回復山場　発作的に短期間血糖が非常に高くなる。

質問　症状はいつから?(トラウマ/きっかけはその少し前)　自分は何に抵抗していたのか?(良くない状況、叱責、強制)　やりたくないことを何かしたか?　何かを迫られた/強制されたか?(性的行為、学校、義務)　血糖値測定：どんな状況の時/の後、血糖値が高い/低いか?(トラウマ活性状態、軌跡、解消の手がかり)　家族に糖尿病患者はいるか?もしいる場合＞家族の問題を探り出す：その家族とどんな類似性があるか?(似たような運命)　幼いころのインプリンティングは何か?　このトラウマに対して自分を過敏にしているのは何か?(子供の頃、妊娠中の両親のストレス、先祖の経験)　子供の場合：引き継がれたトラウマも考慮する。(両親のストレス＞子供に症状が現れる)　子供にとって病気であるための利点/回復を妨げるものは何か?(両親が世話をする、病気であるために子供の面倒をよくみる、みんなの関心の的になる、特別扱い、学校で特別待遇)　自分は具体的に何を変えたいか?

治療　トラウマ、または軌跡を見つけ出し、まだ活性状態である場合、可能であれば実際に解消。全て効果が無ければ西洋医療で用いられるインシュリン補充療法。221ページ糖尿病治療薬の項参照。しかしあわてる必要はない。高血糖値が好ましくない結果をもたらすのは長期間続く場合のみであるからである。インシュリン治療は体のインシュリン産生を減らしてしまう。数週間にわたり空腹時の血糖値が 300 mg/dl (正常値100)であっても特に問題はない。しかし長期にわたり 200 mg/dl以上の場合は治療が必要である。

高血糖−他の原因

・ストレスの後、エネルギーが消耗されない。：ストレス下にあるとインシュリンが減少し血糖値が高くなるのは、その後、適宜に戦う、逃亡する、強い態度をとることができるようにするためである。人間、動物においてはそのように機能するのである。しかし人間と動物の違いは：動物は実際に戦い、逃亡し、準備された血糖を実際に消耗させるのに対し、文明化した人間はそのようにはしない。車に座って怒ったり、ジェスチャーで「頭がおかしいんじゃないかと」示したり、拳を上げる程度である。−それでおしまいである。ストレスを発散させるわけでもなく、エネルギーを消耗させるわけでもない。机に向かったり、家でテレビを見たりする場合も同じである。糖尿病は典型的な文明病である＞ストレスを負って、動かないと、またはスポーツをしないと血糖値は上がる。

・予防接種：予防接種を受ける過程でのストレスと予防接種による中毒。

・薬：多くの薬は交感神経優位状態を促し、間接的に血糖値を上げる。特にコルチゾン、カテコラミン、抗生物質など。

・栄養過剰：エネルギーの供給量と消耗量のバランスが取れていない。＞肥満、高血糖値。肥満の人が全て糖尿病であるというわけではないので、肥満の人は糖尿病になる傾向があるということである。

α細胞の合理的生体特別プログラ

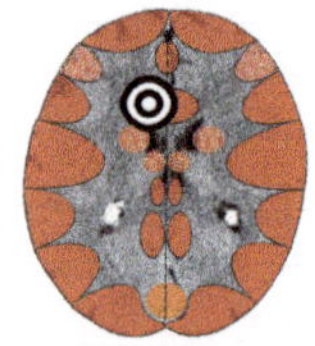

低血糖(低血糖症、高インシュリン症)[1]

グルカゴンホルモンは糖を肝臓から取り出し血液中に送り、血糖値を高める。この合理的生体特別プログラムではグルカゴン産生が減る。＞糖が肝臓から取り出されず、血液中に入らない。＞血糖値が下がる。この合理的生体特別プログラムはβ細胞の合理的生体特別プログラムと違いほとんど自覚されない。低血糖値は特に治療する必要はない。

トラウマ　誰かに、または何か特定の物に対する恐怖嫌悪のトラウマ。不快なことを経験する。または拒否のトラウマ。(利き手、ホルモン状態、以前に受けたトラウマに影響される)

説明:不幸な出来事に対する女性的反応は恐怖と嫌悪である。男性が前進的に攻撃することをえらぶのに対して、女性の反応は当面、受動的である。

α細胞は左側(女性的)大脳皮質に制御されている。女性は普通恐怖、嫌悪で反応する。

例　➡気持ち悪い、いやだと感じる、または驚愕に襲われる。

➡「驚いて身震いする。」「気持ち悪いことから離れたい。」「全く酷いことだ!」

➡化学療法、悪臭のする傷口、重度の傷を気持ち悪く思う、または自分自身の醜さを気持ち悪く感じる。(例えば事故の後)

➡特定の動物を気持ち悪く感じる。例えば、蜘蛛、甲虫、蛇、ネズミ、ドブネズミ)

➡子供がどうしても食べなければならないものを見て気持ち悪く感じる。

➡掃除婦が汚れた男性トイレの掃除をしなければならない。＝恐怖嫌悪のトラウマ。低血糖のため彼女は絶えず空腹を覚え、太る。

✪ 成人した二人の息子を持つ53才の母親は既に学校時代に夫と知り合った。16才の時、現在の夫の父親に初めて会ったが、彼女は最初からこの父親を気持ち悪く感じていた。この父親との対面の時に彼女は同時に勢力範囲に関わる怒りのトラウマを負い、胃粘膜に影響が及んだ。数年に及び彼女は拒食症に悩まされた。注:拒食症コンステレーション＝恐怖、嫌悪のトラウマ＋領域に関する怒りのトラウマ。312ページ参照。(著者資料)

トラウマ活性期　α細胞の機能低下(西洋医学ではグルカゴン分泌不全、高インシュリン症)。低血糖、甘いものが無性に食べたくなる、冷たい汗、震え、顔色蒼白、綿の上を歩いているような感覚。長く続くと:集中力障害、意識障害。頭痛を伴う事もある。防衛的態度をとったり、物、人と距離を置いたり、洗浄脅迫、掃除狂になることもある。

生物学的意味　1. トラウマ活性期に糖の摂取が増える(甘いものに対する激しい食欲)ことと、肝臓に糖が貯蔵されることにより、糖の蓄えは十分に満たされる。それがその後の活動(逃亡、退去)のためのエネルギーとして備えられる。2. 失神は受動性の極端な形態である。個体が現実から静かに身を引くのである。

回復期　恐怖、嫌悪、拒否感情が克服される＞グルカゴン産生上昇＞糖が肝臓から放出＞血糖値の正常化。

回復山場　短期的に血糖が激しく下がる。その後、長期的にトラウマ値上昇。

質問　症状はいつからか?　そのころから現在まで自分は何を気持ち悪く感じているか?(悪い生活状況、職場、パートナーからの強要)　どんな信条とインプリンティングが原因となっているか?

治療　トラウマ、インプリンティング、信条を見つけ出し、まだ解消されていない場合は解消する。重篤な場合、グルカゴン静脈注射。口から糖分をとる方が良い(ブドウ糖、果糖)。次ページの糖尿病治療薬の項参照。

激しい食欲-過食 (過食性障害 BES)

上記と同じ合理的生体特別プログラム。西洋医学では過食は単なる精神障害とされている。器官に関わる背景も私達は分かっているが、過食は内的な(認められること、愛)欠乏の表れであると見ることは正しい。

外
肺
葉
−+

1　トラウマの内容に関してはハマー博士著「Wissenschaftliche Tabelle der Germanischen Neuen Medizin®(ゲルマン新医学学術的要項一覧)」143ページ参照。段階、生物学的意味に関しては David Münnich 氏のホームページ参照。
http://www.5bn.de/?s=zucker&x=0&y=0

高血糖、変化が激しい血糖値

外肺葉

−＋

トラウマ
特定の人、物に対する恐怖、嫌悪のトラウマ、同時に拒否感情のトラウマ。誰かから、または何かから自分自身を守る。＝高血糖、低血糖が繰り返す。上記二つの合理的生体特別プログラムは活性期である。

例
❁ 男性は脳卒中のため病院のベットに縛り付けられていた。体は介護士に洗ってもらったが、この介護士が不潔だったため彼は介護士を気持ち悪く感じた。＝恐怖、嫌悪のトラウマ、拒否感情のトラウマ。血糖値が一時的に500まで上がった。（ハマー博士著「Goldenes Buch」第一巻208ページ参照。

❁ 三人兄弟の末っ子の男の子は小さいころから毎日両親が喧嘩するのを見て育った。母親の言うことが気に障り、父親はよく怒りを爆発させた。そして時々殴りかかることもあった。＝拒否感情、恐怖,嫌悪のトラウマ（CT撮影によりみられる）。現在41才の彼は12才の時糖尿病と診断された。今日でも身近な人が喧嘩をすると彼の血糖値は上がる（軌跡）。彼はインシュリン治療は頑固に拒否していた。しかし血糖が高いと傷が治りにくいということに気づいた。＝高血糖による影響。二年前から彼は運動と食生活の改善により減量し、血糖値を140から100の間に保つことに成功した。傷口の治りも今では良くなっている。（著者資料）

組織
α細胞、β細胞−外肺葉

段階
どの段階かははっきりしない。トラウマと段階が変わる。二つの合理的生体特別プログラムが組み合わさる。その時点でどちらのトラウマが強いかにより、高血糖になったり低血糖になったりする。「混合」することにより、数値が動く。

治療
トラウマ、インプリンティング、信条を見つけ出し解消する。効果が無ければ：西洋医療のインシュリン補充療法。

成人発症型糖尿病（西洋医学では糖尿病1または2型）

- 成人発症型糖尿病はα細胞の恐怖-不快感のトラウマがホルモン状態が変わることにより脳の反対側に飛びβ細胞への中継点を活性化することで発症する。（15ページ大脳皮質の図参照）　低血糖から高血糖になるのである。このことから何故太っている人が成人発症型糖尿病になるのかということも説明できる。肥満の人の多くは絶えず低血糖状態であるために絶えず空腹感を感じるのである。ホルモン状態が変化することにより継続的空腹感はなくなり、2型糖尿病と診断される。
- 成人発症型糖尿病になる二番目の可能性としては、成人してから抵抗のトラウマを経験しそれがずっと活性状態である場合である。（217ページ参照）

糖尿病のまとめ

糖尿病は大抵の場合、停滞中のトラウマ活性状態が関わっている。西洋医学では糖が血管損傷（網膜血管、糖尿病足）の原因であると主張されている。しかし実際は組織に血糖が送られないことが損傷の原因となっているのである。
西洋医学で言われているように、糖そのものが血管損傷の原因であるのか、それとも組織に糖が送られないことが原因であるのか：いずれにしても高血糖が長く続く場合、トラウマ解消、生活また食生活の改善、または薬（インシュリン）などで血糖を下げる処置が必要だと思う。しかしここで処置を始める前によく考える（次項参照）：なぜなら、インシュリン治療を長く続けると時間と共に膵島の機能が低下するため、インシュリン補充を簡単にはやめられなくなる。いずれにしても補充量はできるだけ少なくする。

糖尿病の自然療法

- 心構え：「やるべきだと確信することはやる。そうでなければやらない。」「自分の道、自分の決断」「ストレスなど自分には近づけさせない。」
- 定期的に運動。一番いいのは野外で持久力を鍛えるスポーツ。−生物学的な意味に対応し、糖を燃焼させる。しかし拒否感情のトラウマがスポーツそのものによる場合はスポーツをすることでトラウマが活性状態になり、そのため血糖が上がってしまうので、スポーツはしないほうがいい。
- デンプン、白小麦粉、砂糖、ソフトドリンクなどは避ける。
- 自然食品、特に豆類、レンズマメ、イチゴ、燕麦、ジャガイモ、ニンジン、菊芋、アスパラ、西洋わさび。
- クローム補充。・肝油。ケイシー療法：菊芋を頻繁に食べる（インシュリンが含まれている）
- お茶：フェヌグリーク、ゴボウ、ニワトコ、キジムシロ。
- 深呼吸。
- 過酸化水素（H_2O_2）、亜麻仁油。

膵臓実質組織の合理的生体特別プログラム

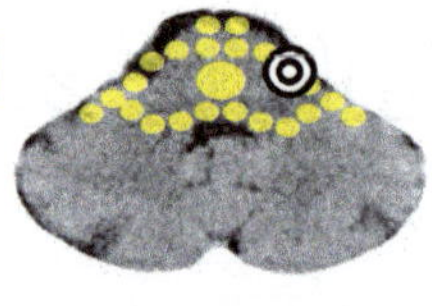

膵臓癌（膵臓腺癌、重篤な嚢胞腺腫、腺房）[1]

この癌は西洋医学で最も悪性とされている。このような絶望的な診断が為されることと、西洋医療の治療によりほとんどの患者が死亡するという事実とは密接に関わっている。多くの患者が死亡するというこの事実はしかし、必然的なことではない。

トラウマ　塊のトラウマ：なにかを活用することができない。利益、収益を実現できない。家族とのいざこざ。金銭、所有権、遺産のことで争う。Frauenkron-Hoffmannによれば：悲惨なことが身に降りかかる。自分の行動に対する他の人の憤怒、または他の人の行動に対する自分の憤怒（例えば家族の喧嘩）。

例

➡欲しいものを自分のものにすることができない。

➡何かを取り去られてしまう、または何かの意味を失ってしまう。

➡何かを予期せず活用できない、受領できない。－家族との関係における場合が多い。

❁ Johannes F. Mandt は彼の著書「was gesund macht」（引用文献参照）で彼自身が膵臓癌になった時の経験とその原因となったトラウマについて書いている。：「. . . 8年前から妻と別れて暮らしている。2002年の三月に離婚届を出し、十月に妻の弁護士から手紙が届いた。内容は全く思いもよらなかったような二つの要求であった。そんな要求を受け入れる心の準備は全くできていなかった。。…当面はそのことしか考えられなかった。－強迫観念。十一月から私の手足は冷たく、夜床に就いてからも冷たかった。食欲は減退した。」（トラウマ活性期）。その後、彼はすべてを乗り越えることができた。

❁ 美容関係の会社の女性社長は彼女の代理として女性社員を雇った。残念ながらこの女性はその仕事にはふさわしくないということが徐々に見えてきた。しゃべりすぎで、仕事はほったらかしだった。社長は彼女の席の前を通るたびに腹を立てていた。＝家族との間での怒りのトラウマ。（社長は自分の会社の従業員を家族の一員としてみていた。その女性社員が仕事をやめる直前、女性社長は「やれやれ、明日からあの人を見なくて済む。」とつぶやいた。＝トラウマ解消、回復期の始まり。嘔吐と悪寒に襲われた（＝回復山場）。幸い彼女は精神的原因との関連性を分かっていたので、乗り越えることができた。（ Gisela Hompeschによる「 Meine Heilung von Krebs durch das „Goldene“ Buch（ハマー博士著「Goldene Buch」により私の癌は治った）」参照

内胚葉

+−

トラウマ活性期　機能亢進、カリフラワーのような分泌性質腫瘍増殖。

生物学的意味　膵臓組織が増えることで、より多くの膵臓酵素が産生され、栄養がより良く分解されるようになる。塊（例えば遺産）をもらえるものと思っていたのに、もらえなかった場合、自然はより多くの細胞でそこにあるものをより良く利用できるように働く。

回復期　機能正常化、結核性乾酪により腫瘍分解＝膵臓結核。組織に空洞（膵臓空洞）、または石灰沈着が残る。痛み、発熱、寝汗。下痢をする場合もある。適当な細菌がない場合は：結合組織でカプセル化、新陳代謝から断絶。殆どの場合、トラウマが反復する。

回復山場　悪寒、激しい痛み。

質問　どんなことを自分は消化できなかった/できないか？　どこから自分は期待していた利益を得ることができなかったか？　何に対し自分は怒りを感じるか？　それに関連してどんなインプリンティングがあるか？（子供の頃、両親の考え方、先祖の体験）　このトラウマを引き起こす信条は何か？（例えば「自分には遺産請求の権利がある。」、熱狂的正義信奉）　自分の人生にとって診断はどんな意味を持つか？（方向性を変える、人生の意味について考える）新しい出発をする準備はできているか？

治療　トラウマ、インプリンティング、信条を見つけ出し解消する。可能であれば実際に解消する。結核が治るように十分休養する。愛があるところを探せ-そこの答えがある。腫瘍が大きすぎる場合、手術－もちろん化学療法、放射線療法はしない。残念ながらこの手術に自信を持つ外科医はほとんどいない。膵臓の治療薬の項も参照。

慢性膵臓炎（外分泌腺膵機能不全）

上記と同じ合理的生体特別プログラム（上記参照）

段階　トラウマの反復、または回復停滞期：実質組織が過剰に分解される。酵素の産生減少＞酵素が不足する

1　ハマー博士著「Wissenschaftliche Tabelle der Germanischen Neuen Medizin®（ゲルマン新医学学術的要項一覧）」23ページ参照

ためガスが溜まる、脂肪便が出る、下痢などの消化器系の問題が生じる。激しい腹痛、腹部の膨張。

治療　トラウマ、インプリンティング、信条を見つけ出し、まだ解消されていない場合は解消する。

低脂肪の食事、場合により膵臓酵素を補充、または酵素が多く含まれる食物を食べる。下記の膵臓治療法の項参照。

膵臓導管の合理的生体特別プログラム

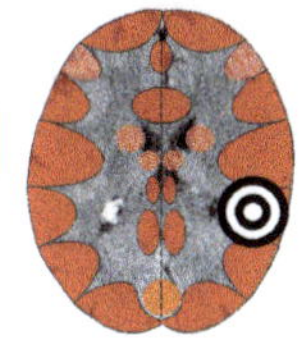

膵臓導管癌（膵管癌、膵管内乳頭粘液性腫瘍）[1]

外肺葉

−＋

トラウマ:　勢力範囲に関わる怒りのトラウマまたはアイデンティティのトラウマ（利き手、ホルモン状態、以前に受けたトラウマに影響される。領域または領域の境界が尊重されないことに怒りを覚える。

例　勢力範囲に関わる怒りのトラウマの例（アイデンティティのトラウマの関する例は200ページ参照）

➡攻撃性が作用する場合が多い。自分自身の、または敵対者から受ける攻撃性である。

➡職場の同僚と、または家族との間での憤り、境界侵犯、隣人からの不当な干渉。金銭に関わる争い。

❁ 会社を経営する50才の男性は25年前に結婚したが、妻は彼を本当は愛していず、他の男性を愛しているということを絶えずほのめかしていた。妻は現在20才になる娘の教育も彼には一切タッチさせなかった。彼は全く必要とされていないように感じていた。＝勢力範囲に関わる怒りのトラウマが膵臓導管に影響を与えた。＞活性期に導管が拡がる。二年前に彼は離婚したが、妻と娘は彼に捨てられたと言って彼を非難した。幸い彼はある女性と出会い、ずっと望んできた愛情をその女性は彼に与えてくれた。二か月前に娘が突然彼のところに来て、母親と一緒に居るのは刑務所にいるようなものだと彼に話した。＝トラウマ解消＞腹部が腫れ押されるような痛みを覚えた＝膵臓導管の再生による膵臓導管炎。ある週末に彼は疝痛のため病院に運ばれた。＝回復山場。アミラーゼ値、リパーゼ値が極度に高まった。必要もないのに胆嚢が切除された。（著者資料）

トラウマ活性期　感受性亢進、そして太い膵臓導管（膵管）またはその枝別れした部分で細胞分解（潰瘍）が起こり、実質組織の深部まで至る。それほど激しくない痛み。同時に平滑環状筋が弛緩。

生物学的意味　導管が拡がる（内径が拡がる）ことにより膵液がより良く、早く十二指腸に送られるようになる。

回復期　新陳代謝が良くなり薄くなった導管が再生される＝炎症。組織が失われた部分の修復＝膵炎。発熱がある場合もある。トラウマが反復する場合がほとんど。

回復のための腫れにより一時的に膵液の流れが止まることもある。＞膵臓酵素（アミラーゼ、リパーゼ）の血中値が上がる。膵臓酵素が小腸にほとんど行かなくなるため便には消化されていない食物が見られる。症候群により症状悪化。
回復期の終わりになると管がまた開く＞数値が正常化。再発により導管は瘢痕状に変化した状態に留まる。＞湾曲する、または狭くなる。膵石を伴う事もある。

回復山場　膵臓疝痛＝導管の痙攣発作、悪寒。

質問　まず症状を手掛かりにこの合理的生体特別プログラムが回復期にあるのか、活性期にあるのか、再発であるのかを見極める。回復の症状が始まったのはいつか？（大抵はトラウマ解消時）　その前に自分が克服できなかったことは何か？　勢力範囲に関わるどんなストレスがあったか？　どんなことが自分を圧迫しているか？　トラウマの深い原因は何か？（子供の頃のインプリンティング、両親の体験）　どんな信条を自分は捨て去るべきか？

治療　トラウマが解消されたら回復に付き添い再発を防ぐ。トラウマ、インプリンティング、信条を見つけ出し、まだ解消されていない場合は解消する。場合により抗炎症剤、解熱剤、鎮痛剤使用。場合により手術。膵臓の治療法の項参照。

1　ハマー博士著「Wissenschaftliche Tabelle der Germanischen Neuen Medizin®（ゲルマン新医学学術的要項一覧）」117ページ参照

急性膵臓炎

考え得る原因

・膵臓実質組織炎症－回復期：結核性乾酪壊死により腫瘍組織分解(膵臓結核)。ベルト状に腹痛。腫れと押されるような痛みを伴うゴム腹。ガスが溜まる、吐き気、嘔吐。血中、尿中の膵臓酵素アミラーゼとリパーゼの数値が上がる。発熱、寝汗（220ページ参照）

・導管の炎症
回復期：扁平上皮の修復。回復山場に疝痛（221ページ参照）
原因を見極めるための特徴

膵臓の治療法

・有機の混合食、特に菊芋を食べる。
・お茶：ヤドリギ、シマセンブリ、フェンネル、ペパーミント。
・ケイシー療法：療法としてひまし油湿布（215ページ参照）
・バッチフラワー：チコリー、ヘザー。
・慢性の場合必要であれば膵臓酵素補充。
・肝油。。・ゼオライト粉内用。

腎臓と尿管

豆のような形をした腎臓は二つあり、一つの重さは120－200gほどで、腹膜の後方、脊椎の右側と左側に位置している。腎臓の役割は濾過により血漿を取り除き尿にすることである。また体内の水の需要供給、酸とアルカリのバランスを調整している。
実際の濾過作用は中胚葉由来の腎臓実質組織で成される。糸球体で一日にできる原尿は180－200ℓでその80－90％は腎臓実質組織に属する腎臓細管に再吸収される。内肺葉由来の腎集合管で更に水分が取り除かれ原尿の僅か1％が最終尿として残る。その量は一日およそ1，5ℓである。この最終尿が外肺葉由来の腎盂から尿管、膀胱を通り排出される。

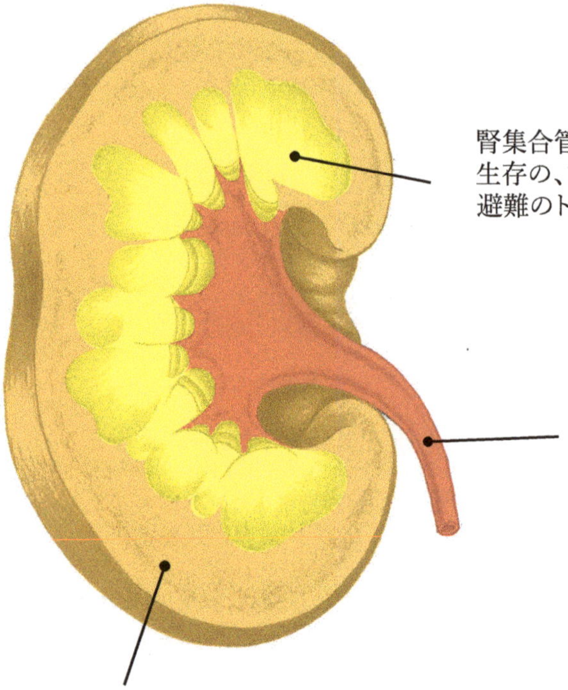

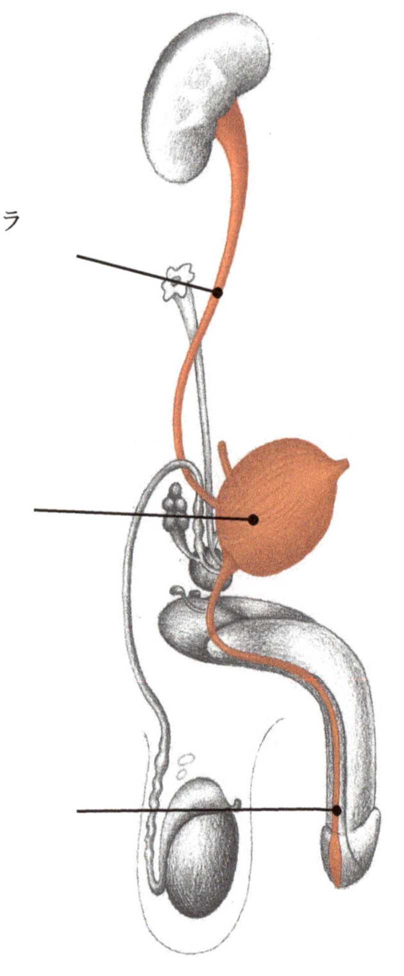

腎集合管の合理的生体特別プログラム

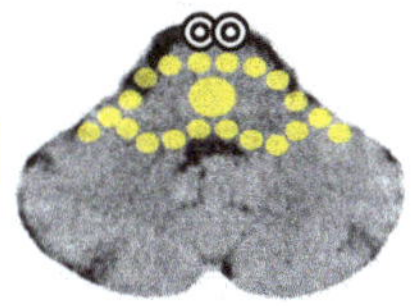

体内に水分蓄積、「尿毒症」、腎集合管腫瘍、腎細胞癌（腺癌）[1]

どの合理的生体プログラムもその決定的瞬間には重視されなければならない。しかしどの合理的生体プログラムが一番重要であるかを挙げるとすれば、腎集合管の合理的生体プログラムが挙げられるだろう。

ベテラン療法士が患者の脳のCTを見る場合、まず最初に腎集合管を検査する、つまりハマー病巣を調べる。

この小さな腎臓の管は腎臓のみでなく更に広い範囲に重要な意味を持つ。体の他の部分の合理的生体特別プログラムは活性状態の腎集合管合理的生体特別プログラムからマイナス的影響を受ける。このことは治療に於いて極めて重要な意味を持つ。

全ての合理的生体特別プログラムの回復期はトラウマ活性状態の腎集合管により、水分蓄積するため悪化する。例えば心臓の回復山場、心筋梗塞で深刻な結果を招いたり、骨の合理的生体特別プログラム（例えば脊椎）で極度の痛みを生じさせたりする。また回復しつつあるハマー病巣が活性状態の集合管により膨張すると、その圧力は脳にも支障を与える。

症候群という意味：ハマー博士は活性状態の腎集合管と他の合理的生体特別プログラムの回復期が同時にある状態を症候群と呼んでいる。例えば腰痛（核心的自己価値のトラウマの回復期）＋活性状態の腎集合管合理的生体特別プログラム＝激しい腰痛、椎間板性ヘルニアになることもある。

症候群の治療では避難のトラウマを解消することが最優先である。

トラウマ　　生存または避難のトラウマ（例えば住居を失う）。水が足りないというトラウマ。十分に飲食物がないというトラウマ。全く孤独だと感じる。

例

❁ ある女性が病院に送られたが、誰も彼女を看る時間がなかった。医師もほとんど彼女を放っておいた。＝避難のトラウマ。注：入院しなければならないという場合が多い。＞腎集合管腫瘍ができる。活性期に水分蓄積。回復期に結核性分解。（著者資料）

❁ ある男性は前立腺癌を宣告された。＝生存のトラウマ。（著者資料）

❁ 15才の女の子は寄宿舎に入りたくなかったが、親はその子を寄宿舎に入れた。両親はその方がいいと判断し、苦手な勉強も良くできるようになると期待した。しかし女の子は見知らぬ土地でとても寂しく感じた。＝全く孤独であると感じるトラウマ。その年に女の子は肥満になった。（著者資料）

❁ 10才の男の子は両親と一緒に700km離れたところへ引っ越した。それまでの友達、慣れた生活環境から離れてとても寂しく感じた。新しい学校ではあまりうまくいかなかった。その子は二か月の内に太った。たくさん水分を取るにもかかわらず排尿は一日に2−3回だった。学校が休みの時に故郷に帰ると排尿の回数が増え、体重が目に見えて減った。（ gnm-forum.eu参照））

❁ 銀行のクレジットを利用していた人が、信用に欠けるからという理由で、返済を請求された。＝生存のトラウマ−流動的でないというトラウマ。（著者資料）

❁ 現在42才の男性患者は母親から愛されていないと感じていた。母親は三番目の子供として女の子を望んでいた。既に女の子の名前を準備していたが、男の子が生まれてがっかりした。そのうえ彼は赤い髪の毛をしていた。母親は彼の頭を三回も丸坊主に刈った。そうすれば茶色の髪の毛が生えてくると期待していたのである。両親はいつも喧嘩をしていたので心が休まらなかった。後々、父親といる時は安心できたが。＝孤独であると感じるトラウマ。その後、中間的回復期のため彼は体重が110kgまで増え、また減り、度々寝汗をかいた。（著者資料）

❁ 年老いた猫が動物保護センターから優しい飼い主のもとにもらわれてきた。ある日その家に子猫がもらわれてきた。年老いた猫は自分がまた追い出されると思った。そしてわずか数日のうちに500gも太った。＝生存のトラウマ。（著者資料）

❁ 二人の子供を持つ58才の母親は夫が浮気をしていることに気づいた。三年経っても夫は浮気相手と別れないので離婚の届けを出した。一年間で彼女は10kg太った。＝活性状態の避難のトラウマ。（著者資料）

トラウマ活性期　　機能亢進。カリフラワーのような分泌性質腺癌、または平面的に増殖する吸収性質腺癌ができる（西洋医学では：腎細胞癌）。＞余分に水分吸収。トラウマが反復する場合がほとんど。水、尿素その他が排出されずに体内に残る。これらの物質は「良い時」には排出されるが生存のトラウマを負っている時「悪い時」には利用できるものはリサイクルされる。＞尿酸値、クレアチニン値が上がる。＞尿の量が減り、濃度が強くなる（色が濃くなる）。

1　ハマー博士著「Wissenschaftliche Tabelle der Germanischen Neuen Medizin®（ゲルマン新医学学術的要項一覧）」25ページ参照

一日の排尿量が最低150－200ml（乏尿、無尿）あれば、尿と一緒に排出されるべきものは排出される。その場合クレアチニン値は12－14mgまで上がる（西洋医学：尿毒症）。片方の、または両方の腎臓の腎杯三段目まで影響を受ける。

クレアチニン値が12mg/dlである場合、両方の腎臓の全ての腎杯が影響を受けていることを意味する。五つの生体自然法則から見ると、人工透析はこの数値を超えてから施すことで意味を成す。西洋医療では既に数値4mg/dlから人工透析をすることが稀ではない。

活性状態の腎集合管を示す、診断上重要な症状：体に水分蓄積、例えば朝方、眼の下に水腫。くるぶしが腫れるクレアチニン値、尿素、尿酸の血中値が上がる（多くの場合、しかしいつもというわけではない）。

説明がつかない体重増加（急性トラウマ活性）または肥満（慢性トラウマ活性）で体がまん丸としている。時として痩せている人の場合もある。

食べることが好きな性分。所有したがる、集めたがる、片づけられない傾向。安物買い。利益、所有思考。備蓄（例えば食べ物、金銭）。何かに執着する傾向。座ることが好き。体液バランス：24時間内に摂取した水分（水、飲み物、スープ）と排尿の量を計量カップで正確に測る。排尿量が摂取した水分量よりも明らかに少ない場合>腎集合管がトラウマ活性状態。排尿量が摂取した水分量よりの明らかに多い場合>腎集合管の回復期、または他の合理的生体特別プログラムにおける排尿期（回復山場の後）

生物学的意味

水分と尿素その他の利用できる物質が体内に残ることで、生存の危機、孤独な時、避難時により長く生き延びることができる。

回復期

機能低下、または正常化。。トラウマ活性期が長く続いた後の場合：乾酪壊死による腫瘍分解＝腎臓結核、腎炎>水分排泄が多くなる。血尿、タンパク尿。多量の寝汗。発熱。回復期の終わりにクレアチニン値が下がる、

真菌、真菌細菌がない場合、トラウマが解消されたとしても腎盤出口が詰まることがある（西洋医学では：無症状腎 ）

回復山場

悪寒、激しい腎臓の痛み。

備考

太古より月は水分と関連している。腎集合管が活性状態の人はそうでない人に比べて月の影響を感じやすい。>上弦の月また満月の時、水分蓄積が増える。また天気の変化（雨が降る直前）も敏感に感じ取る。

再発の後、腎杯の凝固が多少見られる（西洋医学では：海綿腎）。または尿細管に石灰蓄積が見られる（西洋医学では： 腎石灰沈着症）

質問

症状（体重増加、クレアチニン、その他）はいつからか？　どんなことが起きたか？（パートナーが離れて行った、身内の死、争い、職場を失った、引っ越し、金銭的問題、痛み、子供のことでの心配）　ここでトラウマは見つかるはずだが、元のトラウマ、またインプリンティングはそのずっと前に起きている。このことに関わり子供の頃自分には何がインプリントされているか？（両親からあまり愛されなかった、困窮、離婚、引っ越し、家族の死）　父親または母親にも同じ合理的生体特別プログラムが進行しているか？（もしそうであるならば>家族のインプリンティングを探し出す：先祖はどんな体験をしたか？）　先祖の経験は自分の経験と同一視できる。　インプリンティングは家系の何代前に起きたか？　祖父母に聞く：この話し合いは情報収集のためであるが、治療の一部でもある。特に愛を探す場合。どんな瞑想が自分と家族の助けになるか？　どんな新しい考えを自分は毎日抱くべきか？

治療

・もし腎集合管が関わっている場合、そのトラウマを解消することが、ほとんどすべての病気において最も重要な処置である。
・トラウマ、または軌跡を見つけ出し、まだ活性状態であれば実際に解消する。
・心構え：「「私は必要なものは全て十分にある。」「私は守られていて、安全だ。」「私は孤独だと思っていても、いつも誰かがいてくれる。」「神様、私を守ってください。」
・アルカリ性の食物、できれば豚肉は避ける（水と結合する）。.
・0、9%以上の塩水で全身浴（海は生命の故郷）。濃度0、9%というのは生理食塩水の濃度であるが、血漿における濃度が0、9%だからである。0、9%以上の濃度の塩水で全身浴するのもよい。この処置の目的は体から水分を抜き取ることであるが、濃度が高ければそれだけ体から水分を抜き出す事ができるからである。
・種々の水療法、例えば休暇に海水浴に行く。温泉浴など。・ホメオパシー療法の　Aalserum
・定期的に汗をかく。サウナ。赤外線キャビン。蒸し風呂。汗をかくスポーツ。
・清い生きた水を十分に飲む。量は：本能に従う。
・コルチゾンを与えると腎集合管が交感神経優位になることを促されるため、より水分が蓄積され、症

状が悪化するため、与えない。(ムーンフェイス)
・心地よい住まいにする(素敵な家具)
・羊毛の下着。寝心地のよいふかふかのベット、羊毛のシーツを敷くのもよい。
・食事には未精製塩を使う。塩味は控えめにする。
・水分排泄を促すためにリンパドレナージュ。・Tirala教授による呼吸療法。
・コロイダルシルバー内用。銀と腎臓と月はお互いに共鳴し合う。
・Kopp教授による治療法[2]:Kopp教授は急性腎不全のため生死をさまよっていた患者にうっかり 過量の炭酸水素ナトリウムを投与した。すると驚いたことに患者の症状は目に見えて良くなった。生き延びるチャンスはないとされていた患者だったにもかかわらず。その後数年にわたりKopp教授(1935年生)は炭酸水素ナトリウム療法を用い、300人以上の患者が人工透析を受ける必要がなくなった。治療のための目安となるのは尿のph値である。第一ステップ−尿のph値を測定:一日数回リトマス試験紙を放尿中の尿に当てる。私はそれに加えてMadaus社の試験紙Uralyt-Uを使用している。腎臓の排泄機能にとって理想的な尿ph値は6、5−7、5であり、腎集合管患者が目指す目標数値である。第二ステップ−治療:ph目標数値に至るまで炭酸水素ナトリウム(重曹、例えばKaiser Natron、Bullrich錠1gまたは0、8g)を服用する。まず一日に1gを三回で始め、ph値に応じて量を増やしたり減らしたりする。この療法で望んだ量の排尿がない場合は、Kopp教授の利尿薬、正確に言えばループ利尿薬(処方箋必要、例えばLasix)を服用する。Kopp教授の利尿薬は、尿のph値をみながら、炭酸水素ナトリウムと併用し、長年使用してもその効果は持続する。ここで血中カリウム値を定期的にチェックすることが必要である。重要な禁忌症:代謝性また呼吸性アルカローシス、心肺不全。

腎小体の炎症(ネフローゼ症候群、糸球体腎炎、IgA腎症)、複数の空洞(嚢胞腎)

上記と同じ生体特別プログラム(上記参照)

西洋医学でこのように診断される疾患の主な症状は尿中にタンパク質が多すぎ、血液中にタンパク質が少なすぎるという事(低蛋白血症)と水分蓄積(水腫)である。西洋医学ではネフローゼ症候群は腎小体の濾過機能が損なわれているために血液中のタンパク質が欠乏し、尿中にタンパク質が検出されるのであると考えられている。しかし実際この疾患は腎小体の炎症が関わっているのではなく、腎集合管(腎小体の流れに沿う細い管)の回復期における炎症が関わっているのである。

段階	回復期または回復停滞期。慢性の場合、結核性分解が繰り返しなされるため腎臓にたくさんの小さな空洞ができる(嚢胞腎)。
備考	尿にタンパク質:回復期において腎集合管の腫瘍が結核性分解される。分解されたタンパク質は尿により洗い流される膀胱、尿道へ入る>尿にタンパク質(タンパク尿)。 血液中にタンパク質欠乏:トラウマが再発すると集合管で細胞増殖期と細胞分裂期が繰り返す。腫瘍形成の為に血液中からタンパク質(主にアルブミン)が吸収される。そして回復期には腫瘍分解により生じたタンパク質が排泄される。寝汗には大量のタンパク質が含まれる。>血液中のタンパク質値が下がる(低蛋白血症>血液中のタンパク質値が下がると 膠質浸透圧が減り水腫形成が促される。
治療	質問は前項参照。トラウマまたは軌跡を見つけ出し、、可能であれば実際に解消する。タンパク質豊富な食物。アルブミン点滴。前項の治療の項参照。西洋医療で用いられる血圧降下剤、免役抑制剤、コルチゾンは治療の目的にかなうものではない。

急性腎不全、ショック腎(急性虚血性細尿管症)

上記と同じ合理的生体特別プログラム(223–225ページ参照)

段階	突然の激しい生存のトラウマ:>水、尿素が極端に多量に備蓄される。>クレアチニン値と尿素値が顕著に上昇、尿がほとんど出ない。(乏尿症、無尿症)
備考	極度の痛み、医師からの診断によるショック、強制収容による場合が多い。
治療	トラウマ、インプリンティング、信条を見つけ出し解消する。治療法に関しては前項、治療の項参照。

2 雑誌 Raum & Zeit 2011年170号の記事「Dialyse ade(人工透析よさようなら)」参照

腎盤の合理的生体特別プログラム

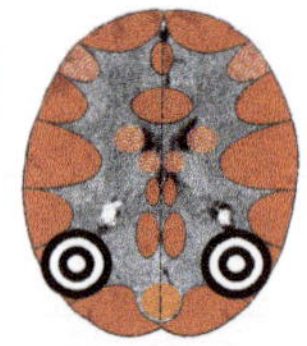

腎盤炎、腎盤癌[1]

外肺葉

−+

トラウマ
勢力範囲の境界に関わるトラウマ。領域の境界が尊重されない。境界線を引けない。説明：自分自身、または自分の領域に境界を定めることができない。自分の領域（場）がどこかわからない。どう決断していいか分からない。あることを自分ひとりで決定してはならない。

自然界ではオスのオオカミは縄張りの外側の境界に印をつけ、メスは内側に印をつける。

男性にとっては外的な勢力範囲（職場、車、協会など）が重要である。

女性にとっては内的な勢力範囲（パートナー、子供、友達、住居など）が重要である。

Horst Köhler氏はその著書「Lexikon der Neuen Medizin」で女性にとって最も近い領域は自分の体であると説いている。女性は男性に比べ尿道疾患にかかることが多いが、それは産婦人科での診察、自分の意に反する、または我慢しての性交にその理由がある。＝勢力範囲侵害。

右側腎盤、尿管＝「女性的」側＝内的な勢力範囲境界をはっきりさせることができないというトラウマ。

左側腎盤、尿管＝「男性的」側＝外的な勢力範囲境界をはっきりさせることができないというトラウマ。

例
➡どこに境界線を引けばいいのかわからない。どの様に距離を置けばいいのかわからない。
➡子供が自分の部屋、または自分の勢力範囲をもっていない。
✿ 女性がパートナーに騙された。＝勢力範囲境界のトラウマ＞気付かないうちに腎盤で細胞分解。彼女がパートナーと別れる決意をした時、回復が始まった。＞腎盤の扁平上皮再生。＝腎盤炎症。（著者資料）
✿ 女性は夫の家に嫁いできたが、心地よい環境ではなかった。自分の場所がどこなのかわからない。自分自身の領域がない。＝勢力範囲境界のトラウマ。（著者資料）
✿ あるセールスマンは売り上げが少なすぎるために、彼の担当エリアを取り上げられた。＝勢力範囲境界のトラウマ（著者資料）

トラウマ活性期
感受性亢進、その後腎盤、腎杯、尿管の粘膜で細胞分解（潰瘍）。尿意が強まる。同時に尿管の感情平滑筋が弛緩。痛みが無いため、ほとんどの場合自覚されない。

生物学的意味
環状筋が緩むことにより断面が拡大＞尿が流出しやすくなり、勢力範囲に境界線を引きやすくなる。

回復期
尿路上皮再生。大きなトラウマが回復期にある場合、腎盤癌と診断されることもある。尿意、腫れ、痛み、血尿。症候群においては、回復のための腫れにより尿流出が妨げられることがある。場合によりトラウマの再発。

回復山場
痙攣、腎疝痛、強い尿意、激しい痛み、悪寒、血尿。腎臓結石または腎杯結石がある場合、疝痛時（尿管筋肉収縮）、腎臓結石または腎杯結石は腎杯頸部により腎盤に、または尿管により押される。

質問
炎症/痛みはいつからか？（トラウマ解消はその少し前）　その前に自分はどの勢力範囲を画することができなかったか？　誰かがその境界線を越えたか？（パートナー、家族、職場、上司）　自分の勢力範囲に誰かを入れることができなかったか？（女性の場合はほとんどの場合パートナーに関わる）　「ノー」と言ったのに無視されたか/自分は無視されたか？　なぜ自分は敏感に反応するのか？（詳しくインプリンティングを探す）　自分は先祖と似たような反応をするか？　どんな新しい考え方が助けになるか？

治療
トラウマが解消されたら回復に付き添う。トラウマ、インプリンティング、信条を見つけ出し、まだ解消されていない場合は解消する。心構え（反復する場合）：「私は決めた。自分が何をしたいか分かっている。」「自分が生きている世界が自分の勢力範囲だ。」「私は自分の勢力範囲境界をはっきりさせ、その境界は尊重される。」

お茶：セージ、コケモモの葉、ローズヒップ、ラベージ、スギナ。たくさん飲む、特にビール。

コロイダルシルバー内用。回復期の症状が重篤な場合は抗生物質。
231ページ腎臓の治療法の項参照。

腎盤の拡張、嚢状腎（腎盂拡張、水腎症）

上記と同じ合理的生体特別プログラム（上記参照）

段階
回復の停滞期：腎盤または尿管が拡張、腎臓結石を伴う場合が多い。＞尿の停滞により腎実質組織壊死（実質組織の縁が狭まる）。

1　ハマー博士著「Wissenschaftliche Tabelle der Germanischen Neuen Medizin®（ゲルマン新医学学術的要項一覧）117,130ページ参照

治療	トラウマまたは軌跡を見つけ出し、可能であれば実際に解消し、合理的生体特別プログラムを完了させる。腎臓治療法の項参照。

腎臓実質細胞の合理的生体特別プログラム

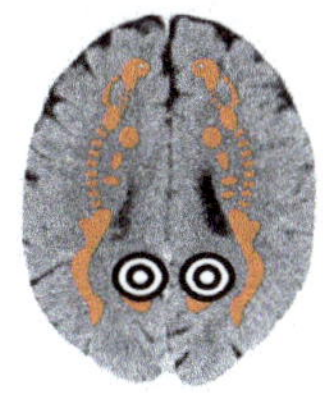

腎臓腫瘍(ウィルムス腫瘍、腎芽細胞腫 、腎臓空洞(腎臓嚢胞)[1]

半卵円中心　中胚葉

−+

トラウマ　液体によるトラウマ、過剰な水、液体によるトラウマ。液体、または水が危険なものとなる。「泳げない人の海中でのトラウマ。」

例

❁ 男性が家に帰ってくると地下室が水浸しになっていることに気づきびっくりした。洗濯機の給水管が破裂したのである。=液体によるトラウマ>活性期に腎臓実質組織で細胞マイナス。回復期に再生、嚢胞形成。(著者資料)

❁ 女性が可愛がっていた猫がプールで溺れてしまった。彼女が猫を見つけた時にはすでに死んでプールに浮いていた。=液体によるトラウマ。三年後、彼女に腎芽腫が発見された。すぐに化学療法を受けるようにと言われて、女性は死亡した。(著者資料)

❁ オリビアの場合」:オリビアは伯母と一緒にゴムボートに乗って湖の沖に出た。突然、伯母はゴムボートの空気が漏れていることに気づき、甲高い声で「助けた!溺れてしまう!」と叫んだ。「オリビアはその時、溺れてしまうと思った。=液体に関わるトラウマ。>活性期に細胞壊死、回復期に細胞増殖。ウィルムス腫瘍と診断された。(Helmut Pilhar著「Olivia – Tagebuch eines Schicksals」564ページ参照

❁ 女性が重度の失禁に悩まされていた。=過剰な液体によるトラウマ(著者資料)

❁ 現在40才の女性は5才の時に液体によるトラウマを経験した:川岸で友達と一緒に遊んでいた時、滑って川に落ち流れに飲まれてしまった。幸い、一緒に遊んでいた年上の男の子が彼女を岸に引き上げてくれた。怖かったその時のことを彼女は今でも思い出す。活性期に腎臓に穴が開き、その後回復期に10cmの嚢胞が形成されたが、40年間にわたって支障はなかった注:彼女は液体によるトラウマには敏感だった。何故なら彼女がまだ母親のお腹にいた時に洪水による危険な状況を経験した。妊娠中だった彼女の母親は洪水の時に屋根裏に避難した。下の階は既に水につかっていたからである。=液体によるトラウマ(Claudio Trupiano著「 Danke Doktor Hamer」420ページ参照

トラウマ活性期　一か所または複数の箇所で細胞分解(壊死)>腎臓濾過細胞欠損>それでも濾過能力は保たれるため腎臓の血圧が上がる(代償性筋緊張亢進)。そうでなければ壊死は自覚されない。

回復期　細胞分解により生じた穴に液体が溜まり一つまたは複数の腎嚢胞ができる(西洋医学: 多嚢胞性腎症、腎形成異常)。嚢胞は時間とともに腎実質組織で満たされる。9か月後には腎臓自体の動脈、静脈その他から補足的腎臓が形成される。嚢胞それ自体の血液系形成が完了すると、それまで隣接する器官へ粘着(西洋医学で「浸潤性増殖」)することで血液系に連結していたが、その粘着が解かれる。この補足的腎臓でも他の腎実質組織と同じように血液が濾過される。

そのため血圧が上昇する必要がなくなる。>回復期の終わりごろ血圧正常化。

生物学的意味　濾過能力、尿形成能力が高まる。将来過剰な液体をうまく受け流すことができるようになる。(贅沢グループ)

備考　母子関係の側とパートナーとの関係の側の区別はない(利き手がどちらでも関係ない)

治療　トラウマ解消。再発を防ぐ以外には特に治療は必要ない。

腎芽細胞腫が大きすぎる場合は手術。できれば9か月後、腫瘍がそれ自体の血管系を形成し、隣接器官との粘着が解けてからの方が良い。トラウマが疑う余地なく解消されている場合に限り、ただ回復を待つ。

1　ハマー博士著「 Wissenschaftliche Tabelle der Germanischen Neuen Medizin®(ゲルマン新医学学術的要項一覧)」69, 81ページ参照

腎動脈の合理的生体特別プログラム

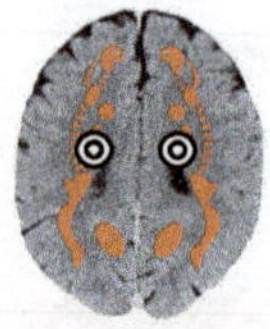

半卵円中心　中胚葉

−+

腎動脈硬化症による血圧上昇

腎臓に血液を供給する主要血管が狭まることで腎臓に入る血液量が減る。>腎臓の血圧受容器が間違って低血圧と感知する>血液上昇のインパルス(レニン・アンジオテンシン・アルドステロン系 RAAS)>血圧上昇(場合により発作的に)、めまい、朝の頭痛、場合により肺浮腫(呼吸が短くなる)

トラウマ	Sabbah博士によれば:内的に怒りではらわたが煮えくり返り、蒸気を放出できない。
段階	トラウマの停滞。腎動脈の分解と再生が繰り返されることにより脂肪-タンパク質増殖>西洋医学の「腎臓アテローム性動脈硬化または腎動脈狭窄」
生物学的意味	腎動脈の強化。トラウマが停滞しその結果動脈が狭くなることにはもちろん何も意味はない-自然はトラウマがすぐに解消されるということを前提にしている。
質問	なぜ自分は怒っているのか?　なぜその怒りを解き離せないのか?　どんなインプリンティングのせいか?
治療	トラウマ、インプリンティング、信条を見つけ出し解消する。場合により手術。

腎臓結石、腎砂

考え得る原因

・腎集合管−トラウマが反復:結核性乾酪のミネラル残物が結石=腎結石では最も多いケース。

・尿管または腎盤粘膜−トラウマの反復:尿酸結石その他の結石。尿管が回復のため腫れる。>閉鎖、または排出に支障。>尿が停滞するために沈殿物が溜まり石が形成される。

回復の山場において尿管、尿道を通して石が排出される。

治療

・トラウマを解消し、新たに石が形成されないようにする。
・場合により石を手術により取り出すまたは、粉砕する。
・リソゾル(ミネラル、処方箋必要なし)により溶かす。
・きれいな軟水を十分に飲む。
・下記、腎臓治療法の項参照。

萎縮腎

考え得る原因

・活性状態停滞中の腎実質組織、または再発後の状態:腎実質組織の壊死、結合組織により改変(線維症)>濾過面が減少することに反応し血圧が上がる。
・腎集合管−トラウマ反復−ネフローゼ症候群>瘢痕状萎縮。
・腎盤−トラウマが反復>慢性腎盤炎>瘢痕状萎縮

腎臓中毒症(急性中毒性細尿管症)

トラウマによるものではなく、溶剤、金属(アルミニウム、例えば予防接種に含まれる水銀)、薬(抗生物質、鎮痛剤、降圧剤、造影剤、化学療法剤など)による中毒である。>腎小体または尿細管に障害。治療中毒の原因を断つ。

腎臓治療法

腎疝痛:温める。体を動かす。筋肉緩和剤、鎮痛剤。きれいな軟水を十分に飲む。
・食事:塩基性の食物、特にセロリ、ニンジン、キュウリ、カボチャ、アスパラガス、イチゴ、豆。
・お茶:イラクサ、アキノキリンソウ、白樺の葉、フェンネル、クワガタソウ、ラズベリーの葉、ニワトコ、ヤエムグラ、キンミズヒキ。
・クナイプのビャクシンの実療法:最初の日にビャクシンの実を4個食べ、九日間1個ずつ増やし、また4個に戻る。
・ヒルデガルド療法:ヨモギエリクシール。
・樟脳油で腎臓のあたりをマッサージ。
・足をいつも暖かくしておく。熱い足湯。
・熱い風呂に入る。サウナ。
・自然のホウ砂。
・慢性の場合、MMS(抗生剤より効果がある抗生剤代替薬)。
・腎臓治療をする最適な時間17-19時。

膀胱と尿道

西洋医学では膀胱は平滑筋から成る中空組織であるとしている。ハマー博士は横紋筋から成ると見ている。
私自身、この件では西洋医学の見解に従う。
幸い、平滑筋であるか、横紋筋であるかは膀胱の疾患にはそれほど大きな意味はない。
腎臓でできた尿は二本の尿管を通り膀胱に入り、尿道を通り、排尿されるまで膀胱に溜まる。膀胱の大部分は外胚葉由来の尿管上皮で覆われている。そしてその下には内胚葉由来の膀胱粘膜がある。膀胱三角の部分においてのみ、小さな島状に内胚葉由来粘膜が尿管上皮の下に突き出ている。
膀胱と尿道の間には二つの閉鎖筋がある：内側の筋肉（膀胱括約筋）は平滑不随意筋で、外側（尿道括約筋）は横紋随意筋である。（ここでは西洋医学の見解とハマー博士の見解は一致する）
排尿と言うのはおそらく膀胱筋肉の回復山場としての現象なのであろう。（自然の基本的機能としての回復山場）

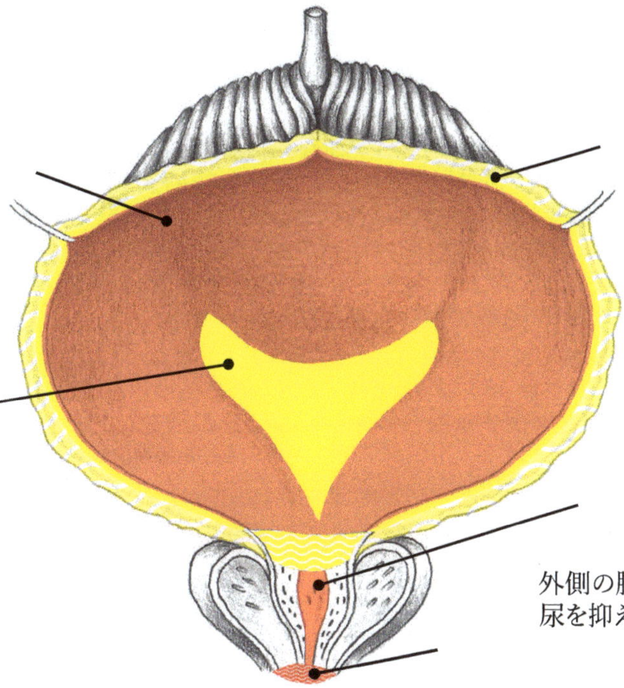

膀胱粘膜表面の合理的生体特別プログラム

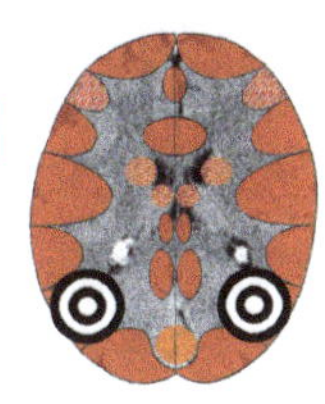

膀胱炎、膀胱移行上皮癌（尿路上皮癌、尿路上皮パピローマ、逆性乳頭腫）[1]

外胚葉

－＋

トラウマ　勢力範囲の境界に関わるトラウマ、勢力範囲の境界が尊重されない、勢力範囲を画することができない。トラウマの内容に関しては230ページ、腎盤の合理的生体特別プログラムの項参照。（またその例も参照）

例　❁ 女性患者は今でも13才の時のことを鮮明に思い出す：彼女は父親のことを「暴虐なサディスト」だと言っているが、その父親が彼女が可愛がっていたウサギを何の理由もなく殺したのである。彼女は気が狂いそうになった。父親は他のことでも限度を超えるようなことを何度も繰り返した。－彼女は自分の境界線を守ることができない、画することができない。＝勢力範囲境界に関

1　ハマー博士著「Wissenschaftliche Tabelle der Germanischen Neuen Medizin®（ゲルマン新医学学術的要項一覧）」117, 130ページ参照

わるトラウマ。回復期において彼女は膀胱炎になった。それ以来彼女はイライラすると尿意に悩まされるようになった（過活動膀胱）。（著者資料）

❁ 夕方、娘が余りにも長く電話で話しているので母親が娘の部屋に飛び込んできた。娘は母親が自分の領域にずかずかと入ってきたことが理解できなかった。＞活性期に膀胱粘膜細胞分解、回復期に再生。母親が娘に干渉するたびに娘は膀胱炎になった（回復期）。＝軌跡。（www.germanische-heilkunde.at参照）

・ハネームーン嚢胞（新婚旅行中の膀胱炎）：女性がそれまで負っていた勢力範囲の境界に関わるトラウマが、男性と共に過ごす幸福感により、解消される。

外胚葉

−＋

トラウマ活性期 感受性亢進、その後 膀胱粘膜、尿管粘膜、尿道粘膜において細胞分解。尿意をもよおすが痛みはない。 同時に膀胱環状筋、括約筋が弛緩。 他との境界線を引きたいという欲求。勢力範囲の境界が気になる。いらいらする。過敏。

生物学的意味 環状筋、括約筋が緩むことにより勢力範囲に十分印をつけることができる。

回復期 粘膜の再生＝膀胱、尿管、または尿道に炎症＝膀胱がん。粘膜の腫れ、痛み、排尿時ひりひりする痛み。頻繁に尿意を感じる（頻尿症）。血尿が見られる場合もある。場合により尿が減る。特に症候群の場合、回復による腫れの為に尿の流出が妨げられることもある。尿閉、残尿。

回復山場 頻繁に尿意、痛み、血尿。膀胱の肌肉が関わるため膀胱痙攣。悪寒を感じることもある。放心状態。

寝小便 上記と同じ合理的生体特別プログラム―膀胱筋の関与を伴う勢力範囲境界のトラウマ―回復山場。良くある状況：弟、妹が生まれる。両親が離婚する。自分の部屋がない。子供の欲求が顧みられない。極端な場合性的暴行。時として逆の状況：勢力範囲の境界がない（抗権威主義教育）。子供に勢力範囲が無いため、いつもある勢力範囲-ベットに印をつける。

備考 膀胱癌の90％は尿路上皮癌である。慢性的膀胱炎：トラウマの反復＞粘膜が瘢痕状に厚くなる（尿路異形成）＞過敏膀胱

治療 質問は244ページの腎盂の合理的生体特別プログラム参照。トラウマが解消されたら、回復に付き添う。トラウマ、インプリンティング、信条を見つけ出し、まだ解消されていない場合は解消する。心構え（反復する場合の）：「私は自分が何をしたいか分かっている。」「私の勢力範囲は私の勢力範囲である。」「私は自分の勢力範囲 の境界をはっきりさせる。その境界は尊重される。」下記、膀胱の治療法の項参照。

膀胱粘膜深層部の合理的生体特別プログラム

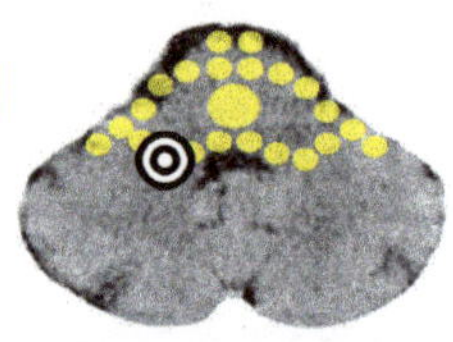

化膿性膀胱炎、膀胱癌（腺癌）[1]

内胚葉

＋−

トラウマ 消化することが困難な不愉快な状況

例 ❁ ある企業の人事部長だった45才の女性は社員集会で、彼女はその後人事部のアシスタントとなるように、そして彼女の事務所（その日まで彼女の居間が事務所だった）を新しい部長に引き渡すようにと言われた。その後数年たってからも彼女はその時のことを思い出し「卑劣なやり方だった」と話していた。その後すぐに彼女は膀胱癌だとの診断を受け、癌は掻爬された。しかし彼女がその職場でのことを乗り越えていなかったので、癌は再発した。（Antje Scherretの資料より）

❁ 公務員の男性は次の年からある部署の長として働くようにと言われていた。彼はそのための準備をしていたが、ある日突然、そのポジションに彼が大嫌いな女性社員がつくことになったと知らされた。＝不愉快な状況＞活性期に膀胱粘膜の深層部で細胞分裂。回復期に化膿性膀胱炎。（著者資料）

組織 膀胱粘膜の深層部―内胚葉。殆どの場合膀胱三角（尿管が膀胱に合流する部分と尿道が始まる部分の間）の部分に炎症が出るが、尿道上皮表面の下の部分（粘膜下組織）のこともある。

1 ハマー博士著「Wissenschaftliche Tabelle der Germanischen Neuen Medizin®（ゲルマン新医学学術的要項一覧）」29ページ参照

トラウマ活性期　機能亢進。カリフラワーのような分泌性質腫瘍、または平面的に増殖する吸収性質腫瘍増殖＝内胚葉膀胱癌。

生物学的意味　分泌性質型：「不愉快な状況を消化する。」吸収性質型：腎集合管と同じように尿を吸収する。「不愉快な状況を吸収する。」

回復期　腫瘍分解。尿中に膿、血液。痛み。寝汗。

回復山場　絶えず尿意をもよおす。悪寒。激しい痛み。血尿。

備考　膀胱腫瘍の約10％はこのタイプである。

質問　どんな嫌なことを自分は克服できなかったか？（喧嘩、詐欺、失望、パートナーの/職場での/家族の裏切り）何故そのことを未だに悩んでいるのか？　子供の頃のどんなことを思い出すか？　ほかにどんなインプリンティングがあるか？　両親も自分と同じような考え方をするか？　どんな信条を捨て去るべきか？（例えば期待が多過ぎる）　どんな新しい内的姿勢が助けになるか？（例えば、完全に赦す、関わった人たちの良いところを見る）

治療　炎症がある場合：トラウマが解消されたら回復に付き添う。トラウマ、インプリンティング、信条を見つけ出し、まだ解消されていない場合は解消する。コロイダルシルバー内用。

炎症がない腫瘍の場合：トラウマまたは軌跡を見つけ出し可能であれば実際に解消する。場合によりMMS(抗生物質より効果がある)。慢性の場合は抗生物質。腫瘍が大きすぎる場合は手術。236ページ膀胱の治療法参照。

内側膀胱括約筋の合理的生体特別プログラム

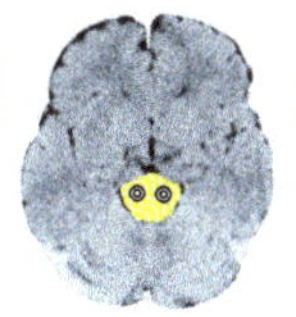

ハマー病巣中脳-局所解剖学的にはまだ不明

残尿－内側膀胱括約筋

トラウマ　排尿を思うように抑えることができない。

例　➡前立腺手術の後にトラウマを受けるケースが多い。

・現在64才の男性患者は8年前にまだ五つの自然法則をを知らなかったが、前立腺の手術を受けた。その後彼は性交不能、失禁になった。何か重いものを持ち上げると尿が漏れた。＝尿を抑えることができないというトラウマ。＞内側の膀胱括約筋強化。トラウマ活性期が数年続きその後排尿のときの尿の吹き出しがとても弱くなり、何度も押し出さなければならなかった。

❁ 現在62才の男性患者は今日でも3歳の時の恐ろしい経験を鮮明に思い出す。母親は子供を押さえつける人だったが、ある時買い物に行くからと言って、彼を家に一人にしておいた。出かける前に母親は彼に「おしっこを垂れたらただじゃ置かないから！」と脅した。おしっこを抑えられなくなり、母親からの罰が怖くて、彼はおしっこを漏らしながら部屋中を飛び回った。＝排尿を抑えることができないというトラウマ。＞内側膀胱括約筋が緊張。それ以来彼は排尿の時は一人でなければならなかった。そしていつも残尿があった。（著者資料）

トラウマ活性期　筋肉緊張が高まる（筋緊張亢進）。排尿困難。尿の吹き出しが弱い、残尿、内側膀胱括約筋が完全に開かないため。

生物学的意味　内側括約筋が強化されることにより尿がより良く抑えられるようになる。

回復期　筋肉緊張の正常化。頻繁に尿意。発作的失禁と痙攣。

質問　最初にその症状が前立腺から来るものかどうかを見極める。もしそうでないなら：残尿はいつから？（手術、麻酔、事故、恥ずかしい状況）　引き継がれたトラウマか？（他の人に同情）　どんなインプリンティングが関わっているか？（両親、出産時、妊娠中、幼いころ）　どのような考えが解決をもたらすか？　自分が受け継いだどのような信条を捨て去りたいか？

治療　トラウマ、インプリンティング、信条を見つけ出し解消する。PC筋肉トレーニング（緊張、弛緩）。カルシウム補充。

平滑膀胱筋の合理的生体特別プログラ

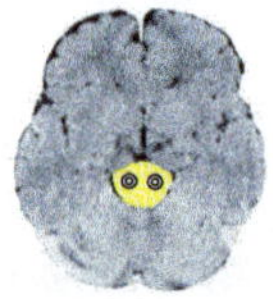

ハマー病巣中脳-局所解剖学的にはまだ不明

過活動膀胱（「切迫性」膀胱神経症）、寝小便（夜尿症）、膀胱炎を伴わない

絶えず尿意をもよおし、頻繁に排尿するがわずかな量しか出ないこと（頻尿）を過活動膀胱と言う。

トラウマ　境界をつけることが弱すぎるために、境界線が他の人から尊重されない。プレッシャーを感じる、または圧力下にある。自分が決めたことに自信がなく影響されやすい。

例

- 男性は息子の家族と住居を共にしていた。彼はその住居が散らかっているのが嫌でたまらなかった。その上、彼が自分の部屋に行くには毎回他の家族の領域を通らなければならなかった。彼は自分の領域をはっきりと画することができないという「切迫的」トラウマを負った。彼は自分の領域をはっきりさせたいけれど、できない。家族との平和を保ちたいからである。（著者資料）
- 64才、離婚歴のある男性年金生活者は夜中に7回も起きてトイレに行くのだが、わずかな量しか出なかった。医師の診断によれば前立腺には異常はなかった。彼は結婚に一度失敗しているので、再婚することは考えられなかった。しかし長年付き合っている女性は指輪と証書でその絆を確かなものにしたかった。勢力範囲の境界に関わるトラウマが平滑膀胱筋に影響を及ぼす。彼女は毎晩仕事から帰ってくるとそのことでうるさく彼に迫った。＝再発。夕方から夜にかけて家にいる時が彼にとっては軌跡となった。（夕方から夜にかけてトラウマ活性状態、そのため重度の不眠症にもなった。）休暇で旅行に行っているときは症状は顕著に良くなった。（著者資料）
- 8才の女の子は部屋を妹と共有していた。ある日、妹と大喧嘩をし、その後おねしょをするようになった。＝領域の境界に関わるトラウマ。（著者資料）

内胚葉 +−

トラウマ活性期　膀胱筋肉の筋肉緊張が高まる（筋緊張亢進）。筋肉が厚くなる（肥厚）。膀胱壁肥大。切迫性。トラウマの反復による回復山場に夜尿症。

生物学的意味　膀胱筋肉が強化されることにより尿がより勢いよく吹き出るようになり、より良く勢力範囲に境界を付けることができる。

回復期　緊張が正常化、その後も膀胱筋は肥大したままの状態。

回復山場　強直間代膀胱痙攣、その後すぐに尿意＝切迫感、またはおねしょ（夜尿症）。

備考　膀胱粘膜炎症の反復と症状は似ている。区別することは難しく、おそらく関連しあっているのだろう。－トラウマの内容も似通っている。

質問　切迫感を感じるのはどんな状況で？（原因を見つける手がかり）　なぜ自分を圧力下に置くのか？　どのような人格的構造がそのようなことを可能にしているのか？　是が非でもすべての人とうまくやっていきたいか？　権威とどのように向き合うか？　権威の前に自分自身を弱く感じるか？　何が自分を形成しているのか？（子供の頃、妊娠時、両親の性格、先祖）　どんな新しい考え方を身に付けたいか？　おねしょ：子供に両親の何かが反映されているか？　母親/父親が重圧を受けているか？（夫婦喧嘩、離婚、職場で過度の負担、経済的重圧）　その子は自分の場を持っているか？（部屋、幼稚園）　妹か弟の故に喧嘩/嫉妬？　そうすることでその子は気を引こうとしているか？

治療　トラウマ、軌跡を見つけ出し実際に解消し、膀胱の緊張が緩むようにする。

心構え：「自分のことは自分自身で決定する。」「他から圧力を受けない。」子供の場合、目に見える形で解消する。236ページの膀胱治療法参照。骨盤底筋トレーニング。PC筋トレーニングー意識的に緊張と弛緩を練習する。カリウム補充。

外側膀胱括約筋の合理的生体特別プログラム

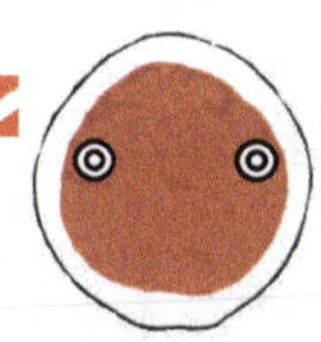

外胚葉

−＋

尿失禁-腹圧性尿失禁

重いものを持ち上げる、咳をする、くしゃみをする、笑う時に尿が漏れる。

トラウマ	自己価値-勢力範囲の境界に関わるトラウマ、排尿を我慢することができない、または我慢したくない。
例	➡高齢女性が膀胱炎になり尿意を抑えることができない。＝自己価値のトラウマ：「私は失禁になってしまったらしい。」
	➡ある男性は姑に自制するようにと言いたいけれど言えない。家庭内での喧嘩はしたくないからである。＞勢力範囲に境界を付けたいけれど、家族のことを思うとできない。＝自己価値のトラウマ。
トラウマ活性期	細胞分解、神経支配低下。＞排尿を意識的に抑えることができない。＝失禁、腹圧性失禁、トラウマが反復する場合が多い。
回復期	再生（括約筋過形成）、神経支配の再生。残尿があることもある。
回復山場	括約筋が意志的にコントロールできず開閉するため尿が漏れる＞失禁。
生物学的意味	外側の括約筋が強化されることにより尿をより良く抑えられる。
備考	高齢の場合トラウマが原因でないこともある：体、筋肉の緊張が弱まり、括約筋が弛緩する。
治療	トラウマ、軌跡を見つけ出し、可能であれば実際に解消する。骨盤底筋トレーニング、呼吸トレーニング。引き締まりのある体を作る。体重を調整。カリウム補充。場合により膀胱靭帯手術。膀胱が垂れさがっている場合は膀胱を上げる。236ページの膀胱治療法参照。

残尿－その他考えられる原因

・前立腺導管、前立腺が回復期にある：前立腺導管が腫れることにより、尿が膀胱に停留。おそらく男性では残尿の原因はこのケースが一番多いと思われる（250–252ページ参照）。

・尿道の炎症：炎症が続く間だけの一時的な残尿。＞尿道扁平上皮が腫れることで排尿が妨げられ、尿が残る。（232ページ膀胱炎の項参照）

・外側の膀胱括約筋が回復期（停滞中の）にある：回復期に膀胱括約筋の緊張が高まる＞残尿（235ページ腹圧性尿失禁の項参照）

膀胱結石、尿路結石（尿石）

・原発性膀胱結石は膀胱で形成される。ここでは上記の二つの合理的生体特別プログラムが関わる。（上記参照）

・続発性膀胱結石は腎臓から落ちたもので、腎集合管の合理的生体特別プログラムまたは腎盤の合理的生体特別プログラムによるものである。

治療

トラウマまたは軌跡を見つけ出し、新たに結石が起こらないようにする。

十分に飲む、できれば軟水。タンパク質の少ない食事。場合により結石を切除。

膀胱の治療法

・お茶：セージ（ヒルデガルドも推奨）、フェンネル、ヒカゲノカズラ、カミツレ、スギナ、ヒナギク、クワガタソウ、オーク、その他。.

・急性炎症の場合、たくさん飲む、特にビール。

・仙骨、血管、足のマッサージ。

・足つぼ、つぼマッサージ。

・足を暖かくするよう気を付ける。熱い足湯。熱い湯に全身つかる。入浴剤としてお茶を入れてもいい。

・MMS、抗生物質は膀胱、腎臓の痛みには効果がある。回復停滞中に効果がある。

・骨盤底筋トレーニング、PC筋肉トレーニングは膀胱筋肉を強めバイタリティーを高める効果がある。

・体のこの部分は生命エネルギーの基盤となる（根チャクラ）。

・これらの療法を施す内蔵時計に基づく最適な時間：15－17時。

卵巣

卵巣は大きさ、形ともプラムの様で、小骨盤の子宮の両側に位置する。卵巣は中胚葉由来の黄体を除いては中胚葉由来の組織から成っている。
未熟な卵細胞（卵胞）のうち限られた数だけが用いられ、そのうち僅かなものだけが卵細胞になる。卵巣実質組織では主に女性ホルモン、エストロゲンが、黄体からは妊娠ホルモン、ゲスターゲンが産生される。
更年期を過ぎると卵巣は顕著に小さくなる。

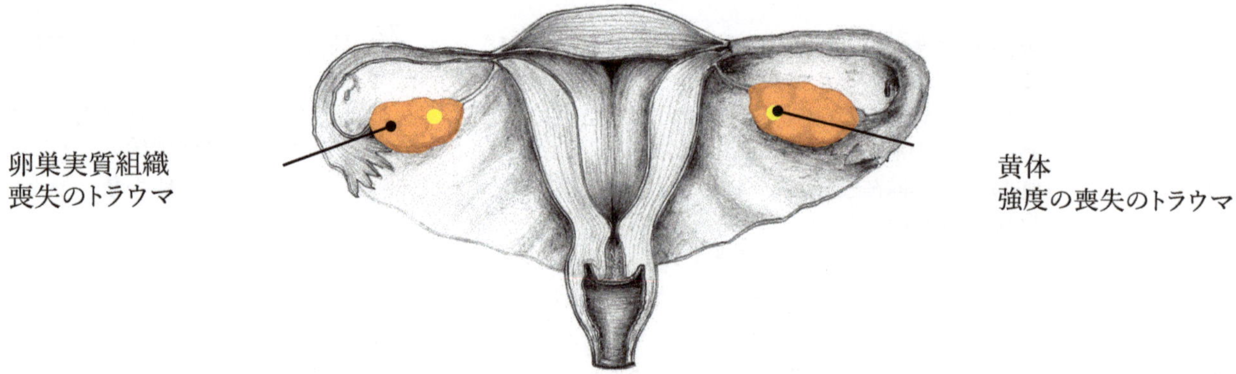

卵巣の合理的生体特別プログラム

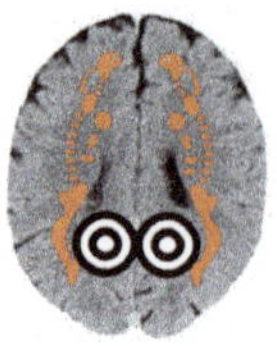

卵巣嚢胞、卵巣腫瘍[1]

半卵円中心　中胚葉

−＋

トラウマ	自分の近くの人または動物を失うこと、または失うことへの恐れ。私の経験から、子供が欲しいのにできなかった場合もある（自分自身の場合、または娘、孫に対して同情する）。子供の面倒を看るような状態ではないと感じる。生殖能力があるかどうか疑う（自分自身、または誰かに代わって感じる）
例	➡子供、夫、パートナー、友達、ペットが死亡する、またはいなくなる。 ➡子供が遠い町に引っ越す。パートナーが亡くなる、またはパートナーに見捨てられる。 ❁ 26才、右利きの女性は超音波検査の結果、左（母子関係）の卵巣に7x6cmの嚢胞があると診断された。トラウマの経緯：10か月ほど前に彼女は母親が浮気をしているということを知った。理想的な夫婦像を抱いている彼女にとって母親の浮気はショックだった。彼女は喪失のトラウマに苦しんだ。なぜならその浮気の件で母親が精神的には自分から遠く離れた人になってしまったからである。6か月ほど前にその浮気は終わり、彼女は母親をすぐに赦すことができた。また母親と仲良くなり、彼女は母親が二度と浮気などしないと確信できた。＝回復期の始まり。嚢胞ができる。産婦人科医からは切除を勧められたが彼女は子供が欲しかったので嚢胞はそのままにしておいた。（著者資料） ❁ 70才で年金生活を送る女性はとても尊敬できる男性と親しくなった。初めて二人で日時を決めて会った時、挨拶をすると彼女は発作を起こしで倒れてしまった。＝喪失のトラウマが右側のパートナー側の卵巣に影響を及ぼした。回復期に700gの重さの卵巣腫瘍が形成された。西洋医学で大腸転移癌。（著者資料）
トラウマ活性期	細胞分解（卵巣壊死）。＝卵巣実質組織に穴－ほとんどの場合自覚なし>エストロゲン値が下がる。>生理不順、無月経または突発的出血。思春期前の喪失のトラウマの場合、初潮が来なくなることがある。
回復期	再生、卵巣炎症、腫れ、痛み。孔に単数または複数の嚢胞ができ実質組織と共に増殖する＝卵巣癌>エストロゲンの産生が増える。回復期の初めに嚢胞が隣接する臓器に癒着増殖するが、これは浸潤性増殖と誤診されることが良くある。ほぼ9か月後に嚢胞がそれ自体で血液供給が出来るようになると、この隣接器官への癒着は解かれる。それまで手術による切除は待った方がいい。トラウマが反復する場合がよくある。
生物学的意味	卵巣組織が増える（腫瘍）ことによりエストロゲン産生が増える。>そのため女性の性的欲望が増進。外見も若く見えるようになり、排卵もよくなる。>妊娠する可能性が高まる。>喪失感を埋め合わせる。
備考	卵巣嚢胞によりエストロゲン産生が増え、女性は若く見える。どちらの側であるか、利き手はどちら側である

1　ハマー博士著「Wissenschaftliche Tabelle der Germanischen Neuen Medizin®（ゲルマン新医学学術的要項一覧）」68, 80ページ参照

半卵円中心 中胚葉

−＋

かを考慮する。

質問	診断を受けたのはいつ？　最近の検査で卵巣は正常だったか？(そうであれば>トラウマ解消はその後、嚢胞は回復期に入ってからできるからである)　その頃自分は何を失ったか？(愛する人、またはペットの死、別れ)　自分自身が、または誰かほかの人のために子供が欲しいと感じるか？　生殖能力がないのではないか不安か？(自分自身が、他の人が)　子供の頃、誰かが亡くなりとても悲しく感じた、または悲劇的に感じたことはあるか？(インプリンティングを探す)　妊娠前/妊娠中に家族の誰かが亡くなったか？(インプリンティングを探す)　自分自身の死をどう思うか？　そのことで心の整理はついているか？　両親はそのことをどう思っているか？　先祖は困難な死に方をしたか？　どんな新しい考え方が治癒をもたらすか？
治療	トラウマが解消されたら、再発を防ぐ。大きくなる続ける場合は：トラウマ、インプリンティング、信条を見つけ出し解消する。死と世の無常ということについて瞑想する。魂は不死であり肉体の死は別の美しい世界へ移ることであると認識する。 卵巣腫瘍が大きくなりすぎたら、または大きくなる続ける場合手術 。

先天性女性発育不全（ターナー症候群）

ターナー症候群は西洋医学では先天性遺伝病とされ、主に次のような症状を伴う：発育不全、機能を有しない卵巣、乳房がない/小さい、低身長。平均寿命は特に短くはない。遺伝病においてはいつもそうであるが、先祖に注目してみる。-この場合はもちろん女性の先祖である。

トラウマ	Frauenkron-Hoffmann女史によれば: 女性であることは危険だ。発育した/成熟した女性であることを誰にも見られてはならない。
例	➡女の子の曾祖母は戦争中まだ子供だったが、悲惨な状況で暴行された。
トラウマ活性期	女性独特の性的発育と肉体的発育全般に障害。複数の器官、複数の種類の組織に影響が及ぶ。
生物学的意味	発育不全は性的暴行から身を守る。子供のままであれば安全だ。
回復期	実際にある程度の後熟が見られる。
質問	先祖の女性は完全に発育したか？　家族内に悲劇は？(暴行、侮辱、和解されていないこと、男性に関わることで辛い思いをした女性)　自分が女性であることをどう思うか？
治療	トラウマ とインプリンティングを見つけ出し、解消を試みる。祖父母、伯母達と話す。自分の人生をふり返ってみる-家族内の女性のためにヒーリング瞑想。トラウマをもう一度見つめ、尊敬の念をもって認め、愛で照らす。253ページの卵巣治療法も参照。

卵巣の中胚葉由来部分の合理的生体特別プログラム

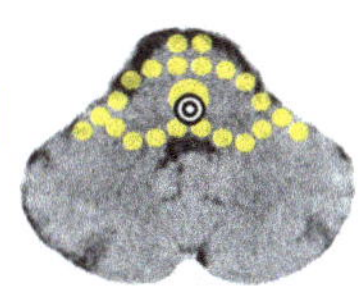

内胚葉

＋−

胚細胞腫瘍（奇形腫）、卵巣膿瘍、類皮嚢胞[1]

この特殊な腫瘍は内胚葉由来の組織だけでなく時として皮膚と毛が見られる。そのため怪物腫瘍などとも呼ばれる。この腫瘍は女性の黄体からくるものであるとハマー博士は見ている。奇形腫は複製の原始的試みである。この種の増殖はバクテリアなどの最も簡単な生物に見られる。ここでの細胞分裂は交感神経優位旧脳パターンによる。

トラウマ	人またはペットを失った悲痛。
例	➡愛する人またはペットを失う。近しい親族、友人、パートナーを失う（死去、引っ越し、喧嘩、昏睡状態、結婚）。
トラウマ活性期	奇形腫増殖。
生物学的意味	複製により増殖し、喪失が早く埋め合わせられる。
回復期	胚が急成長するため、成長停止が遅い。卵巣嚢胞：真菌、真菌細菌により腫瘍分解。類皮嚢胞：回復完了後に空洞。
治療	質問235ページ参照トラウマ、軌跡を見つけ出し可能であれば実際に解消する。場合により手術。

1　ハマー博士著「Wissenschaftliche Tabelle der Germanischen Neuen Medizin®（ゲルマン新医学学術的要項一覧）」24ページ参照

不妊症、無月経、生理不順、性欲減退

考え得る原因

- 化学療法、放射線、予防接種、遺伝子組み換えなどによる中毒。
- 全般的交感神経優位状態:動物も人間も「性的欲求」を持つのはリラックスした状態の時のみである。受胎とストレスは相いれないものである。受胎する者は平安な状態でなければならない。それに対し、父親となるものは活動的でなければならない。雌鹿は森が静かな時にのみ受精できるということを猟師は知っている。道路、自転車に乗る人、犬などが多すぎると、雌鹿はなかなか妊娠できない。
- 女性的性的勢力範囲喪失のトラウマ活性期>左「女性的」側の勢力範囲喪失のトラウマが「女性的」勢力範囲の部分をブロックする。>脳の右側に変わったため、脳は「女性的」が「男性的」になる。>男性的になる(ダイナマイゼイション、同性愛などになることもある。)>エストロゲン値が下がる>排卵がなくなる(=続発性無月経)>不妊症(ハマー博士の文献参照)
- 卵巣機能低下ー活性期:卵巣組織の分解(卵巣壊死)>実質組織に穴、卵巣縮小>エストロゲン値が下がる>生理不順、無月経(原発性無月経)>妊娠不能、妊娠能力低下。
- 体脂肪が少なすぎる:エストロゲンは体脂肪でも産生される。。太った女性、男性はエストロゲン値が高い。妊娠に必要な最低限の体脂肪は24%で、16%以下では排卵がなくなる。
- 卵管閉鎖:トラウマの反復により卵管が粘着、くびれ、瘢痕化。>妊娠不能(238ページ参照)
- 脳下垂体ー活性期:プロラクチン産生増加(110ページ参照)

治療は原因に応じておこなう。

無性欲(不感症)

若くあることを過大評価する時代は既に終わりつつあるが、そのような時代においては無性欲は病気とされている。生物学的観点から見れば繁殖可能な年齢においては無性欲は病気と言えるかもしれないが、それ以後の年齢では病気とは言えない。性的欲求がなくなるのは自然の意図なのであろう。

エストロゲンとテストステロンのバランスにより、女性は年齢とともに男性的になり、男性は女性的になる。このことを私達は喜んで受け入れ、性的欲求、エロスの年齢が過ぎ去った事を喜ぶべきだろう。性欲への依存から解放されことで新しい世界への道が開かれることだろう。更年期以前に既に性欲が無くなった男女は早い時期に自由を手にしたのだからそのことを嬉しく思うべきだ。何かが異常だなどと人に言わせることはない。

それでもパートナーとの関係に支障をきたすなどの理由で原因を知りたいという場合、上述の原因(卵管閉鎖以外の)が考えられる。

更年期障害(更年期症候群)

女性は45歳ごろから55歳ごろまでが更年期であり、エストロゲン産生が減り排卵がなくなり月経が止まる。全てではないが、多くの女性はこの時期、ほてり、発汗、情緒不安定、睡眠障害、めまい、骨粗鬆症などの症状を訴える。

更年期における脳の変化は私達の観点から見てとても重要な意味を持つ:右利きの女性は普通左側(女性的)の脳により行動している。エストロゲン値が下がるということはエストロゲンとテストステロン値のバランスにおいてテストステロンが上がるということと同じ意味を持つ。>右側(男性的)脳に変わることにより男性的になる。>特に女性的トラウマは意味を持たなくなる。「男性」として感受するようになるからである。女性的側の脳の活性状態ハマー病巣(トラウマ未解消)は意味のないものになる、つまりホルモンの変動により解消されたのである(=ホルモン的には男性)。女性はまた左側(女性的)のトラウマにより早い時期に更年期になることがある。(=トラウマ男性的)。その結果女性の感じ方が男性的になり、性格が男性的になる。

- 発汗:回復期の症状ーホルモン状態が変わることにより女性特有のトラウマが解消される。
- 骨粗鬆症:女性は自分が魅力的でなくなることを受け入れられないことが良くある。=全般的自己価値のトラウマ>骨質分解。

思春期に性ホルモンの分泌により新たな世界に足を踏み入れるのと同様、更年期の女性も新たな世界に踏み入るのである。脳の側が変わることにより情緒不安定、鬱、睡眠障害。何年も活性状態だったトラウマが解消されることにより、肺塞栓症、心筋梗塞、脳梗塞が発症することが良くある。

男性パートナーにとっては女性が急に男性になるのだから厄介である。かつてのあの女性ではなくなったのである。

男性は女性よりも遅く更年期(テストステロン値低下)を迎える。>女性的になる。男性が「変わる」までのこの時期パートナー関係においては難しい時期である(離婚)。

更年期が過ぎると精神的にも、健康面でも安定する。(熟年の落ち着き)

治療

- 生涯における新たな段階に至ったことを喜んで受け入れる。
- 心構え:「私のトラウマは今解消しつつある。更年期障害は終わる。人生における新しい時期が始まった。」
- 例えばLee博士、Platt博士、Lenart博士、Rimkus博士による自然のホルモン。。西洋医学も新医学も今まで男性と女性におけるプロゲステロンの重要な役割を忘れていた。
- 自然のホウ砂。
- 毎日肝油を大さじ2杯・Tirala教授による呼吸療法。

卵巣治療法

- 例えばLee博士、Platt博士、Lenard博士、Rimkus博士による自然のホルモン。
- 山芋、マカ、ビール(ホップ)、花粉。
- 泥土、外用、内用(飲用泥土)ー泥土には高密度の自然エストロゲンが含まれている。
- お茶:ホップの花、西洋ノコギリソウ、セイヨウニンジンボク の種。
- セグメントマッサージ、足つぼマッサージ、腰部-腸骨-関節モビライゼーション。 ・自然ホウ砂内用。

卵管と子宮

子宮は洋ナシのような形をした中空筋肉(子宮筋)で、子宮体と、膣に向かい突起している子宮頸部から成っている。
子宮と卵管の内側は中胚葉由来の粘膜(子宮内膜)で覆われている。子宮頸部の部分のみは外側から外胚葉由来の扁平上皮で覆われている。
卵管は卵巣から卵を受けとり、子宮へ送る。卵は子宮粘膜に着床し様々な段階を経て胎児になる。

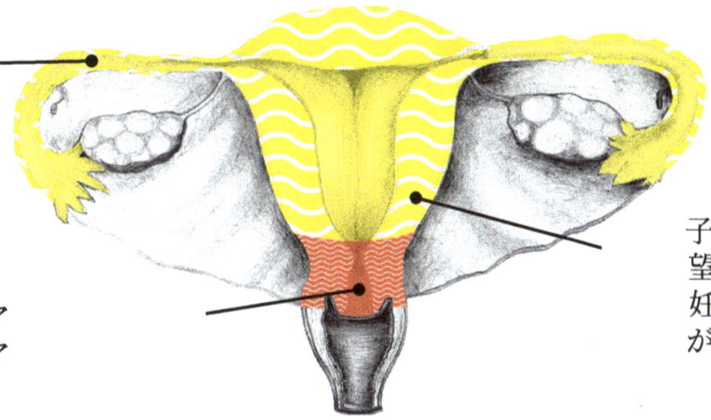

子宮と卵管の粘膜深層部の合理的生体特別プログラム

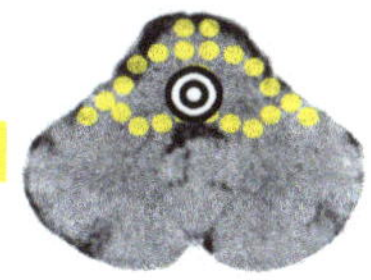

内胚葉 +−

子宮粘膜癌(子宮腺癌、子宮体癌)、子宮粘膜肥厚(子宮内膜肥厚)

トラウマ
性的トラウマ。女性として無視された、侮辱された、感情を害された、汚されたと感じる。女性らしさに関わるトラウマ。テーマ:繁殖、パートナーとの関係、男性、性。ハマー博士による「半ば性器愛的な醜いトラウマ」。女性の役割(男性を満足させる、子供を儲ける、など)に関わるトラウマ。

例
- 52才の女性は数年前から性的欲求が減少しつつあった。しかし夫の方はまだ強い欲求を持っていて彼女と頻繁に寝たがった。彼はそれほど強く要求はしなかったが、彼女はそれでも性的トラウマを負い、子宮粘膜に影響が及んだ。回復期:彼女は夏に二人の友人と一緒に休暇を過ごした。三人はお互い気が合って話が弾んだ。その後突然に原因不明の大量の帯下が二週間続き寝汗をかいた。(著者資料)
- 41才の女性は12年前からパートナーと一緒に住んでいた。彼は結婚したいとは思っていなかったので彼女は辛い思いをしていた。彼の家族がある記念日を祝う際に家系図を見せ家族史を発表したが、そこに彼女の名前はなかった。彼女はショックを受け、自分がないがしろにされていると感じた。=性的トラウマ>細胞分裂により粘膜肥厚。彼にプロポーズされたことを機に回復が始まった。>激しい生理の出血と共に粘膜の肥厚は取れた。彼女は寝汗をかき体が衰弱した。(著者資料)
- 60才の年金生活を送る女性はアルコール依存症の夫と別れた後、優しい男性と知り合った。しかし彼は何も言わずに彼女から去ってしまった。=性的トラウマ。そのことを忘れたころ彼女に出血があった。既にもう何年も前から生理出血はなかったのに。=回復期。産婦人科医は掻爬し、組織検査の結果「悪性」細胞が見つかった。そのためまた手術をし、子宮、卵巣を切除した。(著者資料)
- 36才の女性は10年前から夫とともに生活していた。ある日突然、夫は別の女性といなくなってしまった。=性的トラウマ。(ハマー博士著「Goldenes Buch」第二巻122ページ参照)

トラウマ活性期
機能亢進。子宮腔内にカリフラワーのような分泌性質腫瘍、または平面的に増殖する吸収性質の腫瘍ができる。=粘膜肥厚(子宮内膜肥厚)。トラウマ反復の場合もある。

生物学的意味
粘膜が厚くなることで卵がより良く着床できるようになる(平面的に増殖する腫瘍)。分泌液がより多く産生されることにより、汚い問題を早く排出してしまうことができるようになる(カリフラワーのような腫瘍)

回復期
子宮炎。月経出血の時に分解:大量の出血、血液中の粘膜断片(脱落膜)と共に肥厚した粘膜、腫瘍分解。または月経以外の時に分解：悪臭を伴う帯下、軽い出血を伴う事もある。両方の場合とも、寝汗、痛み。その後機能正常化。

回復山場　悪寒、寒気、下腹の激しい痛み、激しい出血。

質問　まず回復期であるのか、活性期であるのかを見極める。（寝汗、出血、痛みは回復期の症候）まだ活性期である場合：思い当たる時期に何があったか？　女性として自分は何に悩んでいるか？（失望、別離、暴行、子供が欲しいのに授からない）　なぜ自分の人生にはこのような問題があるのか？（深いところにある原因を見つける）　先祖の女性にも似たような症状があったか？（家族の問題を知る手がかり）　その先祖と自分は精神的に似ているところがあるか？　先祖の女性は女性としてどのように生きたか？　どんな古い信条を捨て去りたいか？　新しい出発をする準備ができているか？　外的には何を変えたいか？

治療　トラウマ、軌跡を見つけ出し、まだ活性状態の場合可能であれば実際に解消する。.

心構え：「私が経験したことは良くないことだったけれど、それでも私は悲嘆せず前を見る。」「起きたことには意味がある。—いま新しい出発をし、過去のことは全て忘れる。」

入浴などの形で清めの儀式を行う。自然のホルモン（プロゲステロン、エストラジオールなど）。場合により手術。246ページ子宮の治療法参照。

卵管癌、卵管炎

経過は上記の合理的生体特別プログラムと同じ（上記参照）
卵管内では胚細胞が解かされる。そこからさらに次のようなことが結果として生じるとDaniel Stoicaは言っている：受精しなかったというトラウマ>そこから更に発展して、妊娠しない、子供ができないというトラウマ。

例　✿三人の男の子を持つ母親はもう一人可愛い女の子が欲しいと願っていた。しかし三人目の子が生まれた後、医師に勧められて卵管結紮をした。＝もう子供ができないというトラウマが何年も続いた。そして彼女の父親が介護を必要とするようになったとき、介護と同時にもう一人子供を育てることは無理だと思い、その時から回復が始まった。卵管の嚢胞が炎症を起こし手術しなければならなかった。（著者資料）

トラウマ活性期　機能亢進。卵管粘膜で細胞分裂>粘膜肥厚、またはトラウマが長く続くと卵管癌。分泌液産生が増える。

生物学的意味　粘液が増えることで精子が卵管を上りやすくなり、膨大部で受精しやすくなる。そしてそこから子宮へ移送されやすくなる。

回復期　卵管炎—粘膜肥厚部が真菌、真菌細菌による結核性乾酪で分解される。回復期の初めは回復のための腫れにより卵管が閉ざされる（特に症候群では）。膣から膿の混ざった帯下、または腹腔に帯下。発熱、痛み、寝汗。

備考　何度も再発すると瘢痕組織により卵管の通りが妨げられることもある>不妊症になることも。

治療　質問は前項参照。トラウマが解消されたら回復に付き添う。再発を防ぐ。コロイダルシルバー内用。回復期の症状が重篤な場合は抗生物質、手術。246ページの子宮治療法参照。

卵管卵巣に膿が溜まる（卵管卵巣膿瘍）

上記と同じ合理的生体特別プログラム（上記参照）

例　✿18才、クロアチア人の女の子が魅力的な男性に恋をした。—彼女にとっての初恋だった。しかしこの男性は突然彼女から離れて行った。かつての彼女とは別れたと言っていたが実際は別れていなかったのである。彼はまた昔の彼女のところへ行ったのである。女の子は女性として侮辱されたように感じた。>卵管粘膜で細胞増殖。女の子がその件を乗り越えたころ発熱があった（＝回復期＝卵管炎）。下腹部全体に膿が溜まっていたため、医師はすぐに手術をすることにした。その後またその男性と関係があったが、また不幸な終わり方をし、再発に苦しんだ。数週間後、彼女はまた体の調子が悪くなった。（＝回復期）。卵管癒着だと診断された。（著者資料）

段階　トラウマの反復、または回復の停滞。卵管と卵巣の間（卵管采）に化膿性組織溶解。再発の結果カプセル化と癒着。その結果不妊症になることもある。

治療　質問は前項参照。,トラウマ、軌跡を探し出し可能であれば実際に解消し、回復を完了させる。上記、子宮粘膜癌の項、247ページ子宮治療法参照。コロイダルシルバー内用。回復期の症状が重篤な場合は抗生物質、手術。

内胚葉

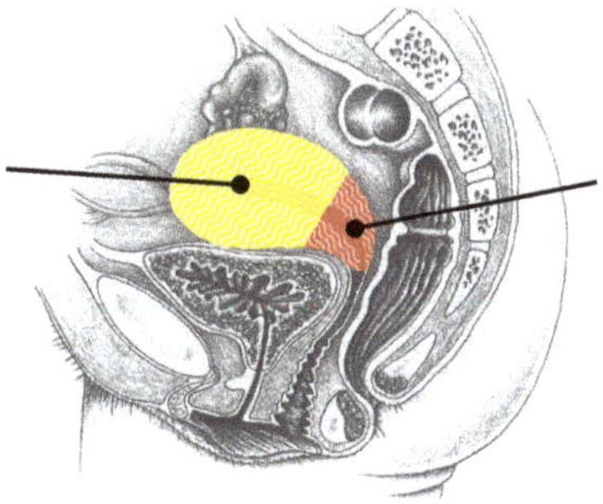

卵管妊娠(子宮外妊娠)

上記と同じ合理的生体特別プログラム(237–238ページ参照)。月経がない、妊娠テストの結果がポジティブ、下腹部の異常な痛み、出血がある場合卵管妊娠が考えられる。

段階	トラウマの再発により、卵管に癒着、狭窄、膨隆が生じる。炎症するとその後に瘢痕組織が残る。>卵が子宮に降りていくのが妨げられる、遅くなる。卵細胞は受精してから6−7日後にあるところに着床する。>卵管妊娠。
治療	手術により妊娠を中断。僅かな期間、肉体に宿った魂に別れを告げ、祝福する。

子宮体筋の合理的生体特別プログラム

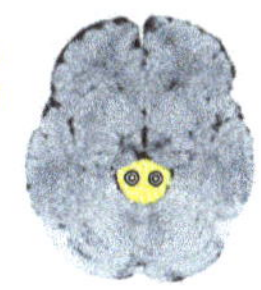

ハマー病巣中脳-局所解剖学的にはまだ不明

子宮体筋腫(筋腫、平滑筋腫)[1]

子宮体筋は三つの層から成っている。内側の層は腸と同じように線維が横方向に走り、外側の二層は縦方向である。女性の四人に一人の割合で筋腫は見られる。

トラウマ	望まない妊娠をしてしまった、妊娠することができない、子供を産むことができない、受精卵を保持することができないというトラウマーさらには子供が欲しかったのにできなかったというトラウマ。子供を儲けることが不可能。例えば娘など、他の人の身になってトラウマをうける。
例	❁ 女性は子供が欲しいのに。パートナーは子供は欲しくない。=妊娠しないというトラウマ。>活性期に子宮筋腫ができたが、特に支障はなかった。(著者資料)i ❁ 女性にはすでに二人子供がいて三人目を妊娠したとき中絶した。子宮筋腫ができた。(著者資料)
トラウマ活性期	筋腫ができる。平滑筋の緊張が部分的に高まる。
生物学的意味	筋肉が強化されることにより受精卵をしっかり保持することができ、子供をしっかり分娩出来るようになる。
回復期	筋肉緊張が正常化。筋腫はそのまま残るが、大抵は支障がない。激しい出血などある場合は問題>場合により手術。
質問	筋腫はいつから? 子供を望んであるか、中絶は、早産または流産は、障害を持つ子供は?(場合により娘と共に感じることも) 子供を持つということに関して家族はどんな考え方をしているか? それは義務か? 子供がいれば価値が認められるか? 先祖の女性に出産に関わる悲劇はあったか?(中絶、出血多量)
治療	筋腫が更に増殖する場合は、トラウマ、軌跡を見つけ出し可能であれば実際に解消する。更に増殖しなければトラウマは解消されている。最も単純な治療は妊娠することであろう。心構え:「私の将来をどのようにするのか神様はよく知っている。」「子供のいない人生をチャンスととらえて活かす。」「私の精神を別のことに向ける。」「私を必要とする人に愛情を注ぐ。」筋腫が大きくなりすぎたら手術。小さな筋腫がある状態で妊娠することには特に問題はない。

内胚葉

1 ハマー博士著「Wissenschaftliche Tabelle der Germanischen Neuen Medizin®(ゲルマン新医学学術的要項一覧)」37、38ページ

子宮頚粘膜の合理的生体特別プログラム

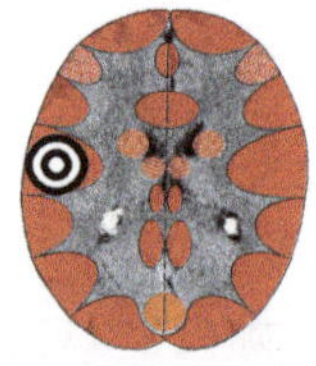

子宮頚がん[1]

子宮頚と冠状静脈を制御する脳の部分は大脳左側で密に接している。そのため子宮頚と冠状静脈の合理的生体特別プログラムは大抵同時に起こる。この脳の部分は女性的勢力範囲の中心であり重要な意味を持つ。(161ページ参照)

外肺葉 −+

トラウマ　女性的性的欲求不満、勢力範囲喪失、男性的勢力範囲喪失のトラウマ(利き手、ホルモン状態、以前のトラウマに左右される。)

例　➡性交されない、放っておかれる、追い返される。

➡意に反して、または時ならぬ時に性交する(強制的に、または暴行)

● 27才の女性の夫は子供が生まれた後、浮気をした。彼女はそのことを比較的楽に甘受した。しかしその後彼がまた浮気をし、彼女は性的欲求不満のトラウマに苦しんだ。>生理の出血が無くなった(トラウマ活性期)。その後の産婦人科での診察の結果PAP値が高いと診断された。それ以前はいつも正常値だった。(著者資料)

● 女の子は幼稚園で同じ年の男の子から性的いじめを受けた。=性的勢力範囲のトラウマ。活性期に子宮頚粘膜で細胞分解、回復期に再生。(著者資料)。お医者さんごっこでトラウマを受けることが良くある。

● 助産婦の女性は離婚し一人で住んでいた。ある日彼女は、この人こそ自分にふさわしいと思う男性に会った。そしてすぐに二人は一緒に住むことに決めた。しかし引っ越しの数日前に男性は突然、理由も言わずいなくなってしまった。=女性的性的勢力範囲の喪失。6か月後に彼女はまた別の男性と知り合い安定的な関係を築くことができた。=女性的性的勢力範囲喪失のトラウマの回復。その後すぐに彼女は出血していることに気づいた。産婦人科医は子宮頚がんと診断し円錐切除術または子宮完全切除の手術予定日を決めた。しかし彼女は考えを変え、ハマー博士の発見に関心を持つようになった。彼女は回復山場の軽い肺塞栓を乗り越え、その後はすっかり元気になった。(Claudio Trupiano著「 Danke Doktor Hamer」325ページ参照)

トラウマ活性期　感受性亢進、その後局所的細胞分解、ほとんどの場合自覚されない。生理の出血が無くなったり、生理不順になることもある。冠状静脈も関わるため軽い狭心症を伴うこともある。性欲が強まる。嫉妬。ヒステリーを起こしやすい(子宮はギリシャ語でHystera)

生物学的意味　感受性亢進により女性が感じやすくなる。子宮頚が緩み陰茎が挿入されやすくなる。
>受精に有利>性的欲求不満のトラウマ解消。

回復期　細胞プラスにより粘膜再生=子宮頚がん。痛み、炎症(子宮頚管炎)、粘膜が一時的に回復のため腫れる。月経の時以外に出血。激しい、または長い生理出血。トラウマ反復の場合もある。

回復山場　回復期が始まってから3−6週間後:パニック。激しい出血と下腹部の痙攣。肺塞栓(呼吸困難になって気づく場合が多い。安静時と負担下での脈拍が上がる。悪寒。

パップテスト　男性の前立腺特異抗原(PAP)検査に相当するのが女性の場合パップテスト(PAP test)である。これは不必要で、人々を恐怖に陥れる癌発見のテストであるが、致命的な精神的ダメージと治療によるダメージを招く結果となることが多い。

PAP値が高いということは五つの生体自然法則の観点から見れば、子宮頚で合理的生体特別プログラムが進行しつつあるということを意味している。PAP値はトラウマ活性期、回復期において高くなる。トラウマが再発する場合または回復期における場合が多い。妊娠中、授乳中、インフルエンザの場合パップテストの結果は普段より悪い。私達の観点から見れば当然のことである。何故なら副交感神経優位状態だからである。

質問　診断を受けたのはいつ?　先回の所見は良かったか?(トラウマの出来事、または回復のきっかけとなる出来事がその間にあったことを示す)　生理がなかった/周期が短かった/不定期的だったか?(トラウマ活性状態であることを示す)　生理が普通より激しいか?(回復を示す)　回復の、あるいは活性状態の一般的症候は?　パートナー:別れた/別れようと思っている、喧嘩?　失恋?　押しつけがましさ/強要?　セックスが多すぎる/少なすぎるか?　それは初恋だったか?(元のトラウマを探す)　母親または先祖の女性にも同じ症状は見られたか?(家族の問題)　思い出せる一番早い時期のセックスの経験は?　どんなインプリンティングがかかわっているか?(両親の離婚、母親/

1　ハマー博士著「 Wissenschaftliche Tabelle der Germanischen Neuen Medizin®(ゲルマン新医学学術的要項一覧)」128ページ参照

外肺葉

	祖母に似ているところ、先祖の女性にあった悲劇）　内的に何を変えるべきか？　外的には？
治療	トラウマ、インプリンティング、信条を見つけ出し、まだ解消されていない場合は解消する。
	心構え：「うまくいかなかったとしても私は私自身を愛し、完全に受け入れる。」「私は女性として愛されるべき存在であり、勇気があり、強い。」西洋医学で行われている円錐切除術は新医学の観点から見ると、本当に施術が必要なケースは少ない。注意：肺塞栓は西洋医療で抗凝血薬を用いて治療する。その結果子宮頸からの出血が極度に激しくなる。＞抗凝血薬は使用しない。
	HPVワクチン（子宮頸癌ワクチン ）は他の予防接種と同様、有害であり効果はない、つまり予防の効果はない。子宮または卵巣の手術をした後、足りないホルモンを補充し、「女性」 であり続けるようにする。＞例えば Lee博士、Platt博士、Lenard博士、Rimkus博士による自然なホルモン。246ページ子宮治療法参照。

子宮頸粘膜肥厚（扁平上皮化生）、子宮頸の尖圭コンジローマ

上記と同じ合理的生体特別プログラム（上記参照）

段階	回復の停滞—扁平上皮が過剰に再生される＞粘膜肥厚または局部的にいぼ（コンジローマ）ができる。
治療	トラウマ、インプリンティング、信条を見つけ出し、まだ解消されていない場合は解消する。尖圭コンジローマは場合により手術。246ページの子宮治療法参照。

子宮支持装置の合理的生体特別プログラム

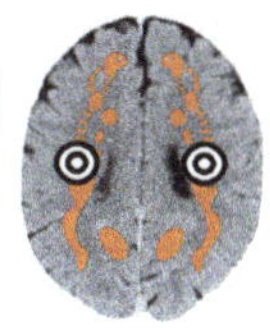

半卵円中心　中胚葉

子宮下垂、骨盤底下垂（子宮脱）

トラウマ	自己価値のトラウマ：重荷を背負うことが苦しい（子供、パートナー、親）。負担が重すぎる（Frauenkron-Hoffmannによる）。基本的感情は受け身的忍耐、忍苦。
例	➡母親は子供のことで心配をし、全部自分で負わなければならないと思う。
	➡女性が男性に従属していた。辛かったが、彼女はそうし続けた。
トラウマ活性期	靭帯、筋肉の膠原質線維が弱まる＞子宮が垂れ下がる。
回復期	トラウマが若いうちに解消されれば靭帯装置が再生される。
備考	高齢になると僅かしか再生されない。膀胱下垂の場合とトラウマは似ている。
治療	トラウマ、インプリンティング、信条を見つけ出し解消する。筋肉トレーニング、骨盤底筋肉（PC筋肉トレーニングを徹底してやる。歩くとき、座るとき姿勢に気を付ける。深く横隔膜呼吸。食生活改善。ケイ酸（スギナ、キビ、良質タンパク質）場合により手術。

出血または激しい月経出血（月経過多）

考え得る原因

- 子宮粘膜が回復期にある：肥厚した粘膜（＝平面的に増殖する腫瘍）が分解、そのため激しい、場合により悪臭も伴う出血、血液中に粘膜の断片脱落膜）。痛み、寝汗。月経出血が毎月激しい場合：トラウマが反復し毎月回復が始まる（軌跡）。
- 子宮頸粘膜が回復期にある：扁平上皮の再生。痛み、炎症（子宮頸管炎）。月経出血が激しく長く続く。生理の時以外にも出血、ほとんどの場合脈拍数が上がり、呼吸困難を伴う（244ページ）
- 回復期の後の卵巣嚢胞 （234ページ参照）。
- 子宮内膜症（238ページ参照）
- 子宮筋腫：回復期、回復山場に出血（239ページ参照）備考症候群または副交感神経優位状態により出血が増える、例えば自己価値のトラウマが解消（運動器系に痛み）

治療

場合により Lee博士、Platt博士、Lenard博士、Rimkus博士による自然のホルモン。自然のホウ砂。224ページの腎集合管治療法。子宮治療法参照。

腎集合管の合理的生体特別プログラム

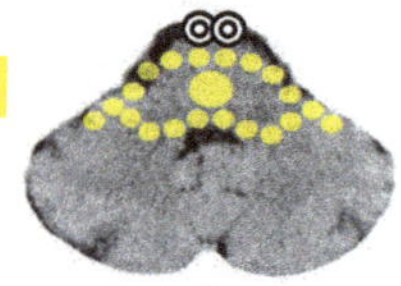

妊娠中毒症(子癇前症、子癇)

内胚葉

症状はタンパク排出、尿の量減少、水が溜まる、頭痛、めまい、視覚障害である。

トラウマ	生存の、または避難のトラウマ。水が足りないというトラウマ。生活していくのに不足があると感じる。孤独であると感じる(223ページ参照)。おそらく他のトラウマの回復と一緒になっている=症候群。
例	➡子供がいたら経済的にどうなってしまうのだろう? 誰が私達を養ってくれるんだろう? ❁ 33才の女性は妊娠していたが、男性から中絶するようにと脅迫された。しかし彼女は子供を産むと固く決意していた。=生活していくのに不足があると感じる生存のトラウマが腎集合管に影響を及ぼし、妊娠四か月後から体に水がたくさん溜まり30kg以上も体重が増えた。彼女は分娩後も生存の恐れの軌跡にあったため体重はほとんど減らなかった。かかりつけの医師がカリウムを処方し、それで体の水分が減り、彼女はやっと以前の靴が履けるようになった。(著者資料)
段階	トラウマ活性期
備考	興味深いことに、太っていてとても若く、初産の女性の場合が多い。=生存、避難のトラウマ活性状態にあることをを示唆。
治療	トラウマ、インプリンティング、信条を見つけ出し解消する。再発を防ぐ。場合により抗痙攣薬。重篤の場合中絶。247ページ治療法参照。

流産、早産

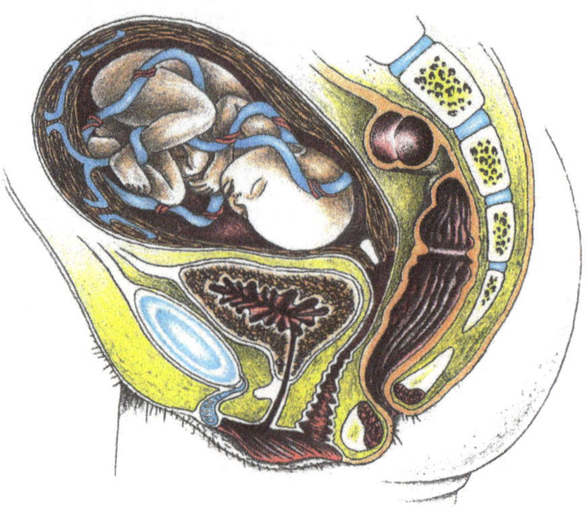

流産早産の原因はいろいろあるが、まず精神的、カルマ的原因が考えられる。生命というものの背後に一体何があるのか、普段目を向けることはない。そのため流産早産の原因も明らかにならないことが多い。

五つの生体自然法則により、妊娠中に経験する精神的トラウマは胎児に悪影響を及ぼすということは理解できる。最悪の場合は流産という結果をもたらす。

妊娠して最初の三か月は母子ともに軽い交感神経優位状態(ストレス下)にある。この時期、樽の水が最後の一滴で溢れ出るように、ちょとした精神的トラウマが大きな打撃となる。>大きなトラウマ>臍帯が硬直>栄養、酸素の供給が断たれる。

その後の妊娠期六か月は「幸せな時期」と呼ばれ、上記のような危険性はそれほど大きくない。母子ともに副交感神経優位状態にある。この時期、母子ともに平安な状態にあり、よほど激しいトラウマを受けない限りその状態に留まる。最初の三か月は妊娠が振出しに戻ってしまう可能性があるのに対して、あとの六か月は妊娠をどうしても完了させようとする自然の意図がある。

胎児は、例えば激しい騒音、叫び、振動、超音波検査、羊水検査などのトラウマを自分ひとりで経験し、または母親の恐れ、パートナーに対する怒り、パートナーとの喧嘩などのトラウマを母親と一緒に経験するのである。

興味深いことに帝王切開による出産の頻度は超音波検査、羊水検査などの数とともに上昇している。帝王切開で生まれた子供は自然分娩で生まれた子供の四倍の頻度で、呼吸器系の疾患を患っている。[1](出産時の勢力範囲に関わる恐怖のトラウマ、驚愕のトラウマ)

逆子:赤ん坊はまだ胎内にいたい、胎内に戻ろうとする。

段階	流産の前にトラウマの活性期がある。回復山場として死亡した胎児が排出される。
治療	妊娠している女性をトラウマ、ストレスから守る。仲良く和やかに生活する。 母親、父親は自分たちの精神構造や感じ方が子供の精神的な基礎となるということを心得ておかなければならない。その観点から見ると両親になるものにはある程度、精神的に成熟していることが望まれる。しかし、だからと言って成熟した親が運命の打撃を受けないということではない。

1 「faktor-L Neue Medizin7」Monika Berger-Lenz & Christopher Ray,著 Faktuell 出版 Görlitz 2009

生理痛(月経困難症、月経前症候群)

月経前の数日、エストロゲンが減少し、プロゲステロンが働きやすくなる。ちょうどその時に月経の困難な症状が出る:下腹部痙攣、圧痛、吐き気、頭痛。明らかに回復山場の症状。影響が出るのは横紋子宮頚筋肉と平滑子宮体筋肉である。トラウマの内容は女性らしさ、性、女性であることと関わる(239, 240ページ参照)。

女性であることを示す生物化学的な尺度はエストロゲン値である。そのためエストロゲン値が下がるとトラウマが解消されるというのは不思議なことではない。

それほど女性的でなくなると、女性であるために起こるトラウマから解放される。その制御はもちろん脳で行われる:その変化が大脳の側を変える。月経困難症のある女性はそのためコンステレーションにあり(307–312ページ参照)、毎月生理の時に脳の側を変えるのである。このことで精神的な変化も説明がつく(鬱または躁になる傾向を持つ情緒不安定)。このように見ると、月経前症候群というのは更年期障害の妹のようなものである。

- 最もよくあるトラウマの例:若い女性が性的関係を持ち、妊娠することを恐れる。たとえ避妊具を付けていたとしても、毎回性関係の後、彼女は妊娠することを恐れる。また排卵のたびに軌跡に乗り込んでしまう。そしてエストロゲン値が下がると回復が始まる。>月経困難症

治療

トラウマを見つけ出し解消する。妊娠、また母親になることを通してトラウマが解消されるケースはよくある。

塩化マグネシウム ($MgCl_2$)-足湯(www.salz-schwarzmann.de)。腎集合管の合理的生体特別プログラムが同時に進行する場合が多い>治療法224ページ参照(塩水浴など)。Tirala教授の呼吸療法。亜麻仁油。

243ページ、子宮治療法参照。

子宮治療法

- 泥土療法:泥土には非常に高濃度の自然エストロゲンが含まれている。
- 例えば Sonnenmoor社の Trinkmoor(飲む泥土)。
- 例えば Lee博士、Platt博士、Lenard博士、Rimkus博士による自然のホルモン 。
- 肝油・下腹部、足を暖かくしておく。
- 花粉、ロイヤルゼリー。バッチフラワー:野生リンゴ、モチノキ。
- お茶:メリッサ、西洋ノコギリソウ、ハゴロモグサ、ウマノミツバ、フェンネル。
- ホルモン調整の為に自然ホウ砂内用。

外陰部

外陰部は外側の大陰唇と内側の小陰唇、陰裂、陰核、膣前庭、膣から成っている。外側の陰唇は外皮に属し扁平上皮の下に真皮がある。

内側の陰唇は尿生殖洞に属し、膣と同じように表面の粘膜の下に内胚葉由来の粘膜を有する。

膣は10cmほどの筋肉管で外側の生殖器と子宮をつないでいる。

膣前庭には膣前庭腺(バルトリン腺 とも呼ばれる)があり、性的に興奮すると潤滑分泌物を出す。

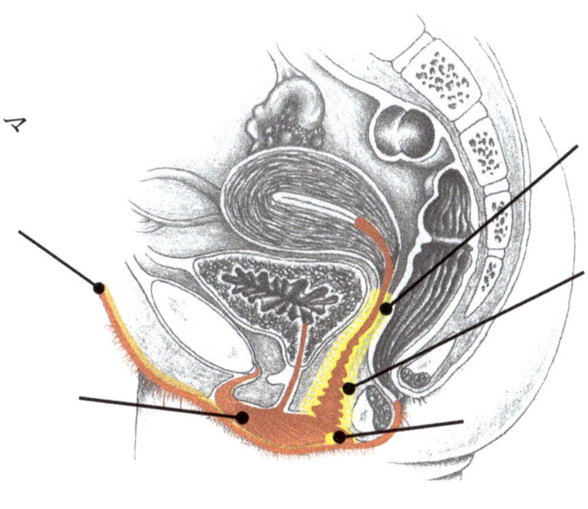

膣粘膜の表皮または表面の合理的生体特別プログラム

外肺葉

−+

外陰部炎症、膣炎、膣扁平上皮癌（扁平上皮悪性腫瘍、扁平上皮パピローマ）、尖圭、尖圭コンジローマ、（HPV関連分芽増殖）

トラウマ	別離のトラウマ。陰唇を触ってほしい、または触って欲しくない。性的関係を持ちたい、または持ちたくない
例 持ちたくない	➡女性は体を寄せ合っていたいだけなのに、夫はセックスをしたがる。＝トラウマ、性交を
	❁ 二度の苦い失恋を経験した女性は、単にセックスだけを欲する男性ではなく、　本当に彼女を愛してくれる男性を望んだ。＝望むような肌の接触を得られないトラウマ。＞活性期に扁平上皮分解。彼女がやっと望み通りのパートナーに出会えると、一年間にわたって外陰部に強いかゆみがあった。＝回復期。失われた組織の再生。西洋医学では「膣真菌症」と誤診される。（著者資料）
	❁ 女性は少女時代に男性から暴行された。それ以来、彼女にはセックスの軌跡ができ、毎回セックスをすると回復期に外陰部が炎症を起こし、かゆみがあった。（著者資料）
トラウマ活性期	陰唇、膣、陰茎の扁平上皮細胞分解、ほとんど自覚されない。（＝潰瘍性癌）。痛みなし。感覚麻痺することもある。
生物学的意味	感覚が麻痺（＝敏感さ減少）することで、不十分な、または望まない肌の接触を忘れる、感じない。
回復期	外皮の再生ー陰唇、膣、陰核の炎症（＝扁平上皮癌）。かゆみ、痛み、発赤、腫れ。西洋医学では真感染、ヘルペス外陰部炎と診断される事が多い。トラウマが反復することも。回復停滞期 の尖圭、尖圭コンジローマ：局所的に過剰な扁平上皮の修復。
質問	炎症はいつから？（その直前にトラウマが解消されたはず-性愛を楽しんだ、そっと一人にさせられた）　初めての炎症か？（そうでないなら＞元のトラウマを探す。最初のパートナーが決定的意味を持つ場合が多い。　教育または宗教的教義が関わっているか？（性交は何か悪いことである）　母親にもこのような症状はあったか？（母親の感情世界によるインプリンティング）　どのような（家族の）信条が関わっているか？（例えば、「セックスは何か汚いもの」「性欲なネガティブなもの」「男が欲しているのはいつもあれだけ。」「男運が悪い。」「いつも男の言いなりにさせられる。」）　どのような新しい考え方で性という問題に対処したいか？　どのような古い考え方を捨て去りたいか？　どんな瞑想が助けになるか？
治療	トラウマが解消されたら回復に付き添う。再発の場合はトラウマまたは軌跡を見つけ出し、可能であれば実際に解消する。例えば、性的な面で相性が良く、自分の要求にこたえてくれるパートナーを選ぶ。心構え：「気が向かない時はしなくていい。」「欲求があるときにはやる。」「性愛は素晴らしい。しかし真の喜びと満足は肉体的な次元を超えるものである。」コロイダルシルバー。回復期に症状が重篤な場合のみ、西洋医学の抗生物質、コルチゾンを用いる。過酸化水素（H_2O_2）で湿らせる。場合により手術。251ページ下参照。

女性の「軟性下疳」

上記と同じ合理的生体特別プログラム（上記参照）女性も男性も軟性下疳にかかる。

症状	外陰部に小さな潰瘍、痛みを伴う場合もある。
段階	活性期ー痛みのない扁平上皮分解：局部的組織損失＝潰瘍。
回復期	痛みを伴う扁平上皮の再生。
治療	トラウマ、インプリンティング、信条を見つけ出し、まだ解消されていない場合は解消する。回復期に症状が重篤な場合は西洋医学の抗生物質。246ページ参照

深層部粘膜の合理的生体特別プログラム

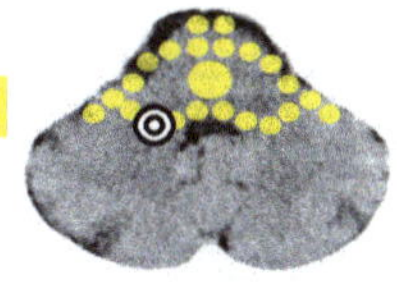

内側陰唇または膣の真菌感染（鵞口瘡外陰部炎）

生殖器の炎症、かゆみは多くの場合真菌感染と診断される。

このような診断はほとんどが間違いであると思われる。なぜなら、ここでは大抵、別離のトラウマが関わっているからである。鵞口瘡は口腔にできるが、生殖器部分にもできる。内側陰唇と膣の粘膜表層の下には内胚葉由来の（腸）粘膜があるからである。

内胚葉

+−

トラウマ	塊のトラウマ：陰茎を得ることができない、または取り払うことができない。 簡単に言うと：性的接触を持ちたい、または持ちたくない。
例	➡女性がパートナーと性交をしたくない。 ➡女性が愛するパートナーと一体となりたいと願う。
トラウマ	機能亢進。扁平上皮下の粘膜肥厚。
生物学的意味	粘液産生が増えることにより陰茎をより良く受け入れることができる、または取り払うことができる。
回復期	結核性乾酪 – 白い嚢胞。強いかゆみ。白っぽい悪臭を伴う帯下。
備考	腸における合理的生体特別プログラムで回復期に腸内細菌と共に、膣粘膜、陰唇粘膜の下層が反応することが良くある。>膣それ自体のトラウマによらない膣真菌症。
治療	トラウマが解消されたら回復に付き添う。再発の場合、トラウマ、インプリンティング、信条を見つけ出し解消する。質問 は244ページ参照。コロイダルシルバー。過酸化水素（H_2O_2）外用。回復期の症状が重篤な場合は西洋医学の抗生物質。

膣前庭腺の合理的生体特別プログラム

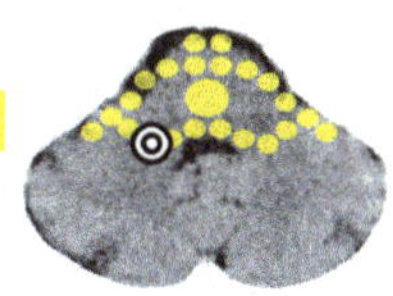

膣前庭腺炎（バルトリン腺嚢胞、バルトリン膿瘍）

内胚葉

+−

トラウマ	塊のトラウマ：膣の乾燥。性交の際に十分な膣粘液を産生できない。性に関わるトラウマ。
例	➡男性はとても荒々しく、女性の方がまだ準備ができていないのに陰茎を挿入したがる。 ➡女性は膣が乾いているために性交の際、痛く感じる。 ➡厳格な宗教的教育を受けた女の子が結婚していないのに男性と性的関係を持つ。そして罪を犯したと感じる。
トラウマ活性期	膣前庭腺で細胞増殖＝膣前庭腺腫瘍（腺癌）、粘液分泌が増える。
生物学的意味	粘液産生が増えることにより男性性器が挿入されやすくなる。
回復期	結核性乾酪による腫瘍分解>悪臭のする膿の帯下、軽い寝汗をかく場合もある。トラウマ再発：バルトリン腺嚢胞。
備考	腺が腫れて閉じてしまう（症候群）と、鶏の卵ぐらいに大きさにまでなる膿の貯留（バルロリン膿瘍、バルトリン蓄膿症）ができるが、自然に消える。
治療	トラウマが解消されたら回復に付き添う。トラウマ、インプリンティング、信条を見つけ出し、まだ解消されていない場合は解消する。欲求のある時のみ性交をする、または潤滑剤を用いる。コロイダルシルバー、過酸化水素（H_2O_2）外用。回復期の症状が重篤な場合は西洋医学の抗生物質。場合により膿瘍手術。下記治療法参照。

膣筋肉の合理的生体特別プログラム

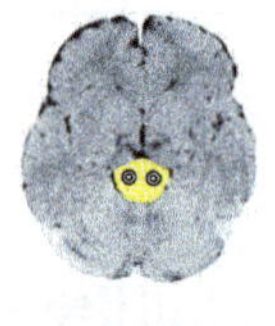

ハマー病巣中脳-局所解剖学的にはまだ不明

膣痙攣

内胚葉

+−

膣は平滑筋から成る筋肉管であり、腸と同じく縦方向に走る筋肉と環状の筋肉から成っている。膣痙攣では環状の筋肉が収縮し、挿入できなくなる、または困難になる。

トラウマ	塊のトラウマ：挿入を妨げることができない、または陰茎をしっかり押さえておくことができない。
例	➡女性が一緒に寝ることを強制される。または女性はそうしたいけれど、できない。.
トラウマ	膣環状平滑筋肉の緊張。膣筋肉強化。膣が狭くなる。膣緊張。
生物学的意味	膣環状筋が緊張することにより望まないペニス挿入を防ぐことができ、挿入してほしい場合はそれをしっかり押さえることができる。
回復期	緊張が緩む。
回復山場	膣痙攣(間代性-硬直性痙攣)。
備考	親からの影響で性というものをネガティブなものと思っている場合、例えば初めての性的接触においてのちょっとした出来事または失敗が発端となり合理的生体特別プログラムが始動する。
治療	トラウマ、インプリンティング、信条を見つけ出し解消する。。外陰部治療法参照。

真皮の合理的生体特別プログラム

ハマー病巣小脳に-局部解剖学的にはまだ不明

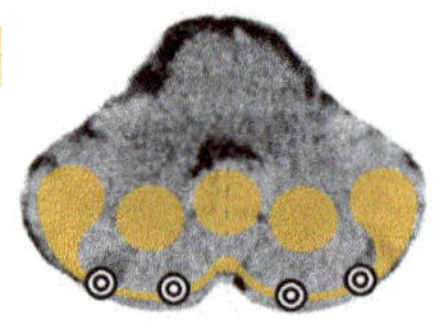

外側陰唇とその周りの真菌感染(鵞口瘡外陰部炎)

小脳 中胚葉

+−

外側陰唇の扁平上皮の下には真皮がある。

トラウマ	生殖器の部分を汚されたと感じる。健全さが損なわれた。
例	➡ 乱暴な、望まざる行為。罵詈雑言。望まない性関係。.
トラウマ活性期	真皮で局所的細胞分裂>肥厚。
生物学的意味	真皮が強化されることにより、汚れ、完璧性が損なわれたという観念からより良く保護される。
回復期	真菌または真菌細菌による結核性乾酪により分解。腫れ、発赤、かゆみ。トラウマ反復する場合も。
治療	トラウマが解消されたら回復に付き添う。再発を防ぐ。再発の場合,トラウマ、インプリンティング、信条を見つけ出し解消する。質問は244ページ参照。コロイダルシルバー外用。回復期の症状が重篤の場合西洋医学の抗生物質。246ページ参照。

帯下(膣分泌物)、淋病

生殖可能な年齢にある女性では、濁りのない帯下が少量出るのは正常である。黄色がかっている、白っぽい、悪臭を伴う帯下の場合は次のような原因が考えられる。

- 回復期における子宮または卵管粘膜の炎症。粘膜の化膿性分解。(237–238ページ参照)
- 回復期におけるバルトリン腺の炎症。腺組織が結核菌により分解、悪臭を伴う。(上記参照)
- 膣粘膜の表面または深層部の炎症：回復期(上記参照)
- 回復期において膀胱炎症：膀胱三角の部分からの、内胚葉由来膀胱粘膜が結核性乾酪により分解>帯下と言うよりは、悪臭を伴う濁った尿(230–231ページ参照)。

外陰部の治療法

- バッチフラワー：野生リンゴ、セラトー。
- お茶：メリッサ、西洋ノコギリソウ、ハゴロモグサ、菩提樹の花、ウマノミツバ、フェンネル。
- 過酸化水素、クレイ、EM、MMS、または西洋ノコギリソウ、カミレツの煎じ汁をお湯に入れ腰湯または全身浴。
- ヒルデガード療法：タチキジムシロエリキシールまたはコタニワタリエリキシールの特別調合
- コロイダルシルバー内用

精巣

二つの精巣はその上端部で吊られ陰嚢の中に下垂している。その役割は男性ホルモンテストステロンの産生と、男性性細胞(精子)の産生である。

精子が通る管には精巣上体、輸精管があるが、その役割は精子の熟成と中間貯留である。

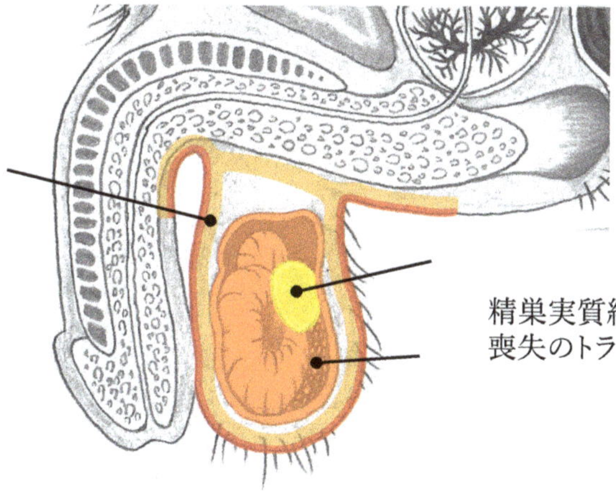

精巣の合理的生体特別プログラム

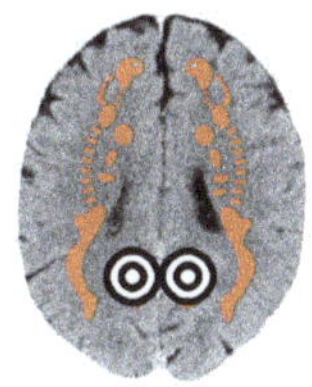

半卵円中心　中胚葉

−+

精巣腫瘍(精巣癌、精上皮腫、ライディッヒ細胞腫、その他)[1]

トラウマ	近しい人または動物を失う、または失うことへの恐怖。男らしさに関わるトラウマ。
例	➡愛する親族または忠実なペットが死ぬ。➡パートナーに捨てられる。 ➡離婚後、突然一人になる。➡子供が家から出る。 ❁ 3才の時、男性は母親を亡くした。=喪失のトラウマ。58才の時、妻を亡くし、彼はまた古い喪失のトラウマの軌跡に至る。彼がその悲しみを克服した頃、精巣の中が引っ張られるような感覚を覚えた。=回復期−精巣細胞の再生。CTで脳を見ると元の古いトラウマ(母親の死)が長い歳月をさかのぼるものであることが分かる。(著者資料) ❁ 現在60才の右利き男性は38才の時に耐え難い喪失のトラウマを経験した。年下の彼女が突然彼から離れて行ったのである。そのショックを乗り越えることができたのは、二年後に彼が新しい彼女と知り合った時のことだった。そのころ精巣炎と診断された。(=回復期)。注意:精巣癌と診断される可能性も十分あった。(著者資料) ❁ 男性患者のパートナーは酷い癲癇発作を起こし、窒息しそうになった。彼は彼女がその場で死んでしまうと思った。=喪失のトラウマ(フォルムでの報告)。 • 男性は可愛がっていた猫が採光用吹き抜けのところで死んでいるのを見つけた。=喪失のトラウマ。(著者資料)
トラウマ活性期	精巣実質組織分解(孔=精巣壊死)>生殖腺機能低下(下記参照)>テストステロン値が下がる、ほとんどの場合自覚されない。再発の場合が良くある。
回復期	組織再生。精巣炎、腫れ、痛み。孔に嚢胞ができ、徐々に実質組織と混じり合う。=西洋医学では精巣腫瘍。
生物学的意味	精巣組織が増えることにより、テストステロンと精子の産生が増える。>性的衝動が強化され、生殖能力が向上することにより、悲痛な喪失のトラウマが早く埋め合わせられるようになる。また男らしさが示される。
備考	母子関係の側か、パートナーの側か配慮する。
治療	トラウマが解消されたら回復に付き添う。再発を防ぐ。トラウマ、インプリンティング、信条を見つ

1　ハマー博士著「Wissenschaftliche Tabelle der Germanischen Neuen Medizin®(ゲルマン新医学学術的要項一覧)」69, 80ページ参照

け出し、まだ解消されていない場合は解消する。蒸したスギナで湿布(Trebenによる療法)。蒸した玉ねぎで湿布。キンミズヒキ内用、外用。腫瘍が大きくなりすぎて支障がある場合は手術。

生殖腺機能低下、クラインフェルター症候群

上記と同じ合理的生体特別プログラム(上記参照)

段階　トラウマ活性期:精巣組織の分解(精巣壊死)。>テストステロン値低下>生殖機能低下－性細胞減少(精子減少症)。精巣が小さくなる(精巣低形成)を伴う場合が多い。=トラウマ活性状態が停滞。

備考　回復期に小さな、または大きな精巣腫瘍ができることある。生殖腺機能低下は他のホルモンが欠乏しているため、または過剰であるために起こることもある。例えば、ゴナドトロピンまたはエストロゲン、プロラクチンの不足、コルチゾール過剰などである。(血液中ホルモン検査を受ける)

質問　トラウマ再発の場合: 精巣が大きくなったのはいつから?(その前にトラウマが解消されたはず)。手をたたいて検査:母子の側か、パートナーの側か。何を失ったことに自分は苦しんでいたか?(死、遠くへ引っ越す、事故、愛する人または動物との別れ、子供/孫に代わってトラウマを感じる)　自分の男らしさは疑わしい(性交不能、父親であること)　このことに関連して子供の頃/妊娠中に何がインプリントされたか?(幼い時に喪失、兄弟が亡くなった、死産そして両親の悲しみ、双子の兄弟の死)　どんな信条が時代遅れか?(例えば、男はいつでもできなければならない、定期的にセックスすることは大事だ。)　自分は内的に、また外的に何を変えたいか?

治療　トラウマ、軌跡を見つけ出し、可能であれば実際に解消する。

質問は前項参照。心構え:「失ったことは自分にとって意味のあることだった。」「失ったことを通して最善を成し、去った人が安らかであるよう祈り、前を向いて生きる。」筋力スポーツ、格闘スポーツ。喫煙をやめる。高質のタンパク質、例えば卵、蜂蜜、花粉、ゼリーロイヤル。テストステロンが不足する場合は自然のプロゲステロン、テストステロンを一時的に補充することを検討。若い患者の場合注意:体が自らホルモン産生できるよう刺激を与えることが目的である。ホルモン補充に依存するようになるのは良くない。例えば Lee博士、Platt博士、Lenard博士、Rimkus博士の自然なテストステロン。朝鮮人参に含まれる自然なテストステロン、ダミアナ(お茶、錠剤)、マカいも(粉末)、ヨヒンデの皮。自然のホウ砂内用。(www.institut-ernaehrung-gesundheit.com)。肝油。これらの治療法はテストステロン不足による無気力状態にも効果がある。

半卵円中心　中胚葉

−+

停留睾丸(精巣下降)、睾丸転位症、移動精巣、

精巣は胎児期に腹腔内で形成され普通妊娠七か月目に陰嚢に収まる。そのように陰嚢に入らない場合のことを停留睾丸と言う。そのうち75%は生後一年内に自然に下がり陰嚢に入る。停留睾丸は例えば肺が完全に形成されていないなどの症状と同じく、乳児が未熟であることを示すものである。精巣が一年以上たっても下がらず、しかし他の発育は正常であるという場合、次のようなトラウマが考えられる。

トラウマ　Frauenkron-Hoffmannによれば家族の誰かに代わって受けるトラウマ: 男性的に生きてはいけない、男らしさを見せてはいけない。(包茎の場合と似ている)

例　➡先祖の女性が暴行され、それ以来男性を憎んでいた。

➡家族の一員である男性が彼自身の性全般に関して、また性的な傾向に関して明確でない。(例えば同性愛が禁止されている、タブー視されている)

生物学的意味　性(精巣)が隠されていて外から見えない。生殖機能低下。「どうせ男性でいるのなら少なくとも生殖不能でいる。」

質問　子供に誰が反映されているか?　誰が男性でありたくない/あってはならないか?(大抵の場合男性の先祖)　何故この子がそれを負うのか?　停留睾丸、包茎は先祖にもあったか?(世代にわたる問題であることを示す)　具体的にどんな変化に取り組みたいか?(内的または外的に)

治療　誰が子供に反映されているのかを見つけ出す。そして家庭内でその件を回復する。率直な話し合い、過去を振り返る瞑想、祈りにより。　子供がその症状を負ってくれたことに感謝し、問題が解決されたのでもうその必要はなくなったと説明する。場合により上記治療方法。場合により西洋医学のホルモン療法、または手術。

腹膜の合理的生体特別プログラム

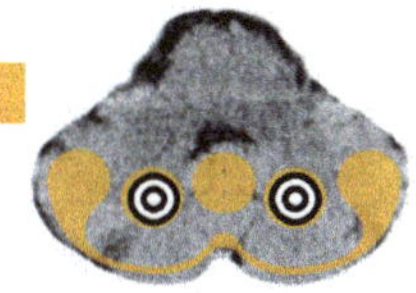

鼠経管が閉鎖している場合の陰嚢水腫

分娩の前後に精巣は鼠経管を通して腹腔から陰嚢へと移動する。その後鼠経管は普通閉じる。その状態でも陰嚢水腫ができるとすれば、次のような場合が考えられる：

トラウマ　精巣への攻撃＋症候群。攻撃と感じるケース：避妊手術（精管切除）または手術。

例

➡男の子が精巣を殴られる。

➡言葉による攻撃、または攻撃と感じられること：「金玉を蹴ってやる！」「金玉を引っこ抜いてやる！」

❁既婚の男性が避妊手術（精管切除）を受け、そのすぐ後に後悔した（昼も夜もそのことばかり考えた）。妻と喧嘩をするたびに避妊手術のこと、精巣のことが問題なのだと考えた。数年後、拳ほどの大きさの陰嚢水腫がパートナーの側にできた＝慢性的に停滞しているトラウマ。（著者資料）

❁4才の男の子は陰嚢水腫だと診断され-医師は手術を勧めた。数か月前からその子の両親の間にいざこざがあることが分かった。母親は夫が不妊手術をする事を望んでいたのである。=引き継がれた、精巣に対する攻撃のトラウマ。治療として両親は和解し、男の子に感謝し、両親の為にそのことを男の子が負う必要はないと説明した。そのように男の子に説明し感謝した二日後に男の子の精巣は炎症を起こし更に腫れた。（=回復期）。両親は再度手術を断った。10日後には手術なしで男の子の陰嚢水腫は完全に消えた。（著者資料）

小脳　中胚葉

+−

トラウマ活性期　細胞増殖（中皮腫）

生物学的意味　精巣が攻撃から守られるように精巣の腹膜が厚くなる。

回復期　乾酪による結核性腫瘍分解。水分発生＝陰嚢水腫。慢性的トラウマにおいても陰嚢水腫はできるが、症候群を伴う場合のみである。

備考　利き手、どちらの側かを考慮する。一時的に陰嚢に水が溜まるのは怪我、打撃、挫傷によるものである＝実際的トラウマ、炎症。（回復期）

治療　精巣を攻撃されるトラウマを解消する。また避難のトラウマを解消する。穿刺は新たなトラウマを与えることになる場合が多いので、できるだけ避ける。腎集合管の治療法（224ページ参照）。リンパドレナージュ。場合により手術。

鼠経管が開いている場合の陰嚢水腫

鼠経管が完全に閉まっていないと腹腔の水分が陰嚢に流れ込む。

考え得る原因

- 腹膜が回復期にある：復水が溜まり陰嚢に流れ込む。－腹腔が攻撃されるトラウマ。（207ページ参照）
- 陰嚢腹膜が回復期にある：陰嚢それ自体の中で水分が発生する。－精巣が攻撃されるトラウマ。（上記参照）
- 腹部の器官、例えば腸、肝臓、すい臓などが回復期にある：炎症を起こすと水分が発生する。鼠経管が開いていると水分が精巣に流れ込む。

備考　この疾患はほとんど乳児に見られるので西洋医学では「生まれつきの陰嚢水腫」と呼ばれる。必ず症候群を伴う。

治療　トラウマが解消されたら回復に付き添い再発を防ぐ。避難のトラウマを解消する。リンパドレナージュ。殆どの場合陰嚢水腫は自然になくなる。そのため手術をする場合はしばらく待ってからにする。

奇形腫

トラウマ　人またはペットを失った極度に悲痛なトラウマ。卵巣奇形腫に類似。（235ページ参照）.

前立腺

前立腺は部分的に膀胱底部と癒着し、筋肉の複合体を形成している。その中に内胚葉由来の腺がある。そこでアルカリ性の前立腺分泌物が産生される。この栗ほどの大きさの器官、前立腺の中に尿道が通っている。そして前立腺の中で輸精管が尿道に合流する。

外胚葉由来で、尿路上皮に覆われた前立腺管は前立腺液を前立腺から尿道へ送る。精液の40％は前立腺液である。

射精の際に精子は前立腺液と混ざり尿精道を通り、平滑筋の助けを借り放出される。

前立腺液により精子細胞は動き出し、成熟が促される。（卵細胞へと！）

また前立腺液は精液に独特の栗の花のようなにおいを加えるが、その匂いは性的欲求を刺激する（媚薬効果）。

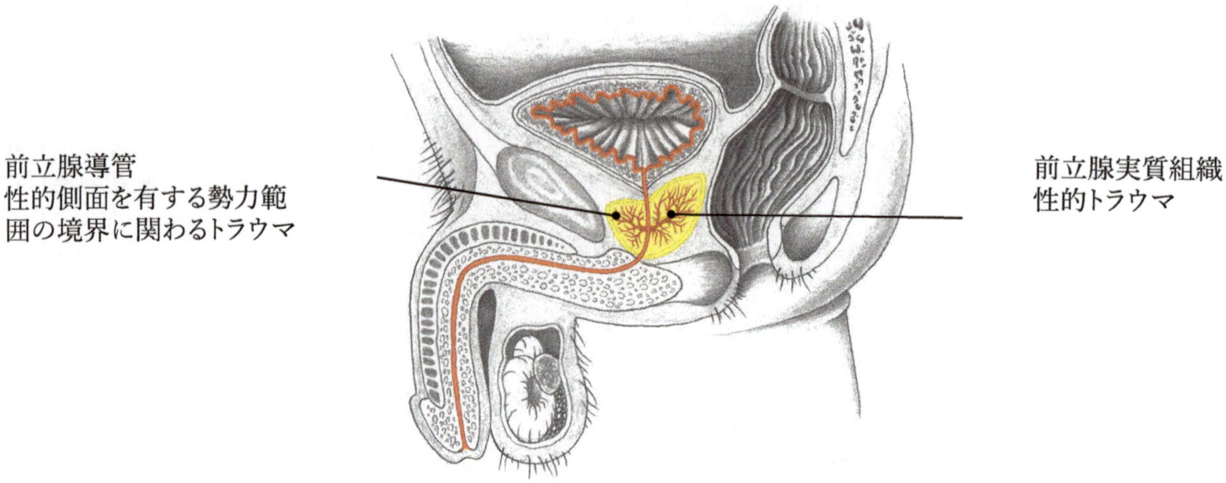

前立腺実質組織の合理的生体特別プログラム

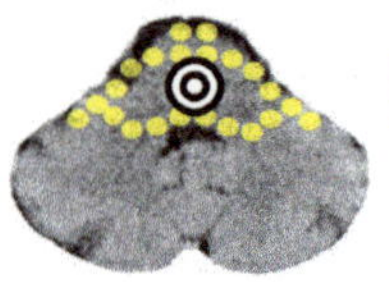

前立腺肥大、前立腺癌[1]

トラウマ

1.性的トラウマ。生殖することができない、またはしてはならない。十分に男性的である（生殖能力がある）と感じられない。勃起できないのではないか、男性的でないのではないかと不安に思う。高齢で、勢力範囲に関わるトラウマには既に反応しなくなった男性の場合が多い。（ハマー博士：醜い性的トラウマ）2.「男性としての役割」（女性を満足させる、子供を儲けるなど）に関わるトラウマ。

3. Frauenkron-Hoffmannによれば：自分の子供に正しい刺激、人としての円熟さを与えられなかったと思う。（例えば、後ろ押し、ちゃんとした教育、作法）

例

➡したいけれど、できない（生殖能力の問題）、またはしてはいけない（女性の方がしたくない、またはそれほど頻繁にしたくない。または女性が別の男性を望む）

❁ 離婚手続き進行中に男性は若い女性と知り合い、彼女は性的な面で彼を満足させてくれた。しかし離婚手続き中に、彼の元妻の弁護士にその若い女性が重要な情報を伝えていたことが分かった。－彼女は彼を裏切ったのである。＝性的トラウマ。トラウマ活性期にPSA値が上がり、4をわずかに超えた。特に体調が悪かったわけでもないのに、試験穿刺を受けた。18本目の穿刺で僅かな増殖中細胞が見つかり、癌と診断された。前立腺切除の後、彼は生殖不能となり、部分的失禁となった。彼が化学療法を勧められた時、代替医療に目を向け、五つの生体自然法則に出会った。生殖不能ということは彼にとって初めは性的トラウマであった。>括約筋で細胞分裂>尿停滞>手術>放射線治療．．．．（著者資料））

❁ 現在46才になる指導的立場にある会社員男性は三年前に浮気をした。彼がその関係を終わらせたいと思っていた時、愛人は彼の家庭を破壊したいと告げた。＝性的トラウマ。活性期にはPSA値が46まで上がった。彼は五つの生体自然法則を知っていたので西洋医療の治療を断った。彼は妻に告白し、妻はそれを赦してくれた。＝トラウマ解消。回復期に彼は酷い尿停滞に苦しんだ。その後PSA値は下が

内胚葉
＋－

1 ハマー博士著「Wissenschaftliche Tabelle der Germanischen Neuen Medizin®（ゲルマン新医学学術的要項一覧）」24, 35ページ参照

りまた2になった。浮気の結果として彼は歯茎萎縮を患った。(続きは177ページ)

❁ 男性患者は彼の妻が浮気をしていることに気づいた。その状況を忘れることができなかったため15年間トラウマ活性期が続いた。(著者資料)

❁ 成人した娘を持つ父親が、娘がパートナーから時々セックスを強制されていると知った。=娘に代わって性的トラウマを感じる。(著者資料)i

トラウマ活性期　機能亢進、前立腺液の産生が増える。カリフラワーのような前立腺腫瘍増殖。=前立腺細胞の増殖、PSA値上昇。トラウマが長引くと場所占拠>流動に支障>排尿困難。

生物学的意味　前立腺液の産生が増える。>尿、精液の性的臭いが強くなることにより、生殖能力があり生殖の準備ができているということを女性に感じさせる。また、精液が増えることで男性らしさを誇示できる。>高齢男性は自分がまだ老人ではないことを女性に見せることができる。前立腺液が増えるということは、精子の動き、成熟を促すと言うことである。

回復期　機能正常化、結核性乾酪壊死による腫瘍分解。悪臭のする濁った、場合により血の混じった尿。炎症。腫れ。寝汗。細菌がない場合は無症状の腫瘍カプセル化。

いつもというわけではないが、尿停滞(尿閉)が起こることが良くある。前立腺が外側に拡大するのに十分な余地があるからである。ほとんどの場合トラウマの反復。

PSA値　酵素PSAは主に前立腺で産生され前立腺、また腫瘍の大きさを示す大まかなパラメーターである。残念なことに、PSA値を頻繁に測定すればするほど実際健康な男性が前立腺癌で死んでしまうことになる。早期発見のためのPSA値測定また試験穿刺は五つの生体自然法則の観点から見ると意味のないことである。

トラウマとの関連性を知らない患者にとっては、前立腺がどうも正常ではない、という診断を受けること自体が、更なるトラウマを生み出すこととなってしまう。殆どは試験穿刺の結果を根拠として下される「前立腺癌」という診断がかえって悪い結果をもたらすのである。

内臓葉

+−

質問　症状はいつから?(大抵は症状が出るまで数か月/数年かかる)　男らしさ、性交、性愛に関わるどんなトラウマがあるか?　妻を欲しない?　自分はできない?　自分がとても年を取ったように感じる?　自分は変態だと思う?　自分は良い男/ちゃんとした男ではないと思う?　自分の性的癖を自責する?　子供の成長のことで心配がある?　子供の教育に失敗したのではないかと疑う?　何が自分を形成しているか?　(例えばカトリック的教育、父親の女性/性に対する態度)　先祖も前立腺の問題を抱えていたか?(>そうであるなら家族の問題を見つけ出す)　自分というものをあまりにも自分の性別と結び付けていないか?　自分は何者か?　人生の意味は何?

治療　トラウマ、軌跡を見つけ出し可能であれば実際に解消する。西洋医療により行われている 経尿道的前立腺切除術および前立腺手術(前立腺切除)により生殖不能、失禁になることがよくある。=新たな前立腺のトラウマとなり悪循環となる危険性がある:局部的自己価値のトラウマが骨盤に影響を及ぼす>西洋医学では骨転移。

新医学:経尿道的前立腺切除または前立腺手術はPSA値上昇、試験穿刺の結果を理由に行われるべきではなく、症状から見て必要な場合に行う(尿閉が長く続く場合)。その前にトラウマ解消、自然の治療法、西洋医学のα遮断薬を試してみる。化学療法、放射線療法、ホルモン遮断療法は薦められない。

男性の淋疾

上記と同じ合理的生体特別プログラム(上記参照)

主な症状は膿状液体の流出である。朝一番の尿に少し膿が混ざる。

段階　回復期または回復停滞期:前立腺腫瘍組織の分解。尿に膿が含まれ、悪臭を放ち、濁っている。血液が混ざることもある。寝汗。

備考　今日、淋疾と診断されるケースはほとんどない。前立腺腫瘍はすぐに手術されるので、当然である。>膿状流出物を伴う前立腺炎症になることはまずない。何故なら微生物の外科医(真菌、心筋細胞)が来る前に人間の外科医が先に処置してしまうからである。勢力範囲の境界に関わるトラウマの活性期が長く続き、粘膜の下の結合組織にも影響が及んでいる場合は回復期にやはり膿がでる。しかしこの場合寝汗はかかない。

治療　トラウマが解消されたら回復に付き添う。.トラウマ、インプリンティング、信条を見つけ出し、まだ解消されていない場合は解消する。コロイダルシルバー内用。回復期の症状が重篤な場合、MMS、抗生物質。258ページ前立腺治療法参照。

前立腺導管の合理的生体特別プログラム

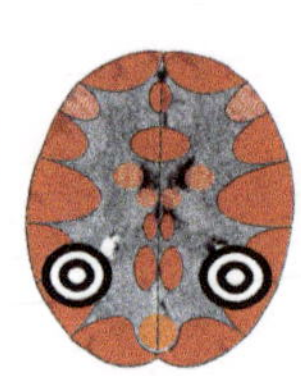

顕著なPSA値上昇のない尿停滞(尿閉)(前立腺管内癌、前立腺上皮内腫瘍=PIN)

外肺葉

トラウマ	性的側面を有する、勢力範囲の境界に関わるトラウマ(=前立腺のトラウマと膀胱のトラウマの組み合わせ)
例	❁ 60才の会社員男性の妻はずっと前からセックスには関心を示さなかった。2番目の子供が生まれて以来彼女は全くセックスをしたがらなくなった。=性的側面を有する、勢力範囲の境界に関わるトラウマ。数年のうちに排尿が良くできなくなる。=回復停滞期にトラウマ反復。>前立腺導管が回復のために慢性的に腫れる。(著者資料)
	❁ 男性患者の娘は結婚していたが、その相手の男性が彼は気に入らなかった。娘夫婦には子供が一人いて彼はその子をとても可愛く思っていた。ところが毎回彼が妻と一緒にその孫を訪ねていくと、娘婿はその子を連れてどこかへ行ってしまい、妻の両親がその子に会えないようにした。それ以来男性患者は尿停滞に苦しむようになった。=性的側面を有する、勢力範囲の境界に関わるトラウマ。(著者資料)
	❁ 農場主の男性の妻は10歳ほど年下だった。彼は妻が家の中でタバコを吸うことを嫌ったので妻は時々、隣の家に行き、タバコを吸い、コーヒーを御馳走になった。ある日、彼が隣の内に様子を見に行くと隣の家の主人の腕が妻の肩に掛けられていて、もう一方の腕は隣の家の娘に掛けられていた。隣の主人は単に友達としてそのようにしていただけだったが、それ以来男性患者は妻が一体どこにいるのか気にするようになった。排尿時に問題が生ずるようになった。 その問題の原因について夫婦が説明を受け、妻は隣の家に行くことをやめた。=性的側面を有する、勢力範囲に関わるトラウマ(Berger-Lenz、Ray著「 Faktor-L, Neue Medizin」第一巻 1)
トラウマ活性期	平滑環状筋が弛緩、導管で細胞分解、ほとんどの場合気づかれない>内径拡大。
生物学的意味	環状筋が拡がる>勢力範囲に境界を付けることができるように、また求婚の為に、前立腺液の産生が増える。>性的臭いが生殖能力があることを女性に知らせる。
回復期	移行上皮の再生。回復のために腫れが生じ、そのため尿停滞、残尿。西洋医学の前立腺上皮内腫瘍(PIN)。移行上皮の過剰増殖。重要な特徴:PSA値はほとんど上昇しない。多くの場合トラウマの反復。
治療	トラウマが解消されたら回復に付き添い、再発を防ぐ。改善が見られない場合は: 質問前項参照。256, 258ページの治療法参照。.

前立腺治療法

- 心構え:「セックスや肉体的生殖能力よりも大切なことがある。」「セックス、生殖能力などで自分を決めるようなことはもうしない。」「性に依存することはもうやめる。」「私は自由とライフクオリティーを謳歌する。」
- 強く閉鎖され尿が停滞する場合は腫れが引くまでカテーテルを付ける。トラウマが解消されその状態が続けば尿停滞はなくなる。
- 山芋(天然プロゲステロン)、亜麻仁油、ザクロ、ノコギリヤシのみ、乳香、イラクサ剤。
- 炎症の場合酵素剤((Wobenzymなど)、シュッスラー塩1、3番。天然ホウ砂内用。亜麻仁油。
- カルシウム補充。(カルシウムは括約筋を開く)
- セレニウム、亜鉛、補酵素Q10。ビタミンB6、C、E。• 肝油。
- ケイシー療法:定期的にピーナッツオイルとオリーブオイルで骨盤、足を均等にマッサージする。サイロプラクティック。
- アルカリ性食品を食べる、特にかぼちゃ、カボチャの種、アスパラガス、カキ、大豆、トマト(リコペンが多く含まれる)。
- お茶: イチヤクソウ、アカバナ、クマコケモモ、イラクサの葉と根、緑茶。
- 必要であれば、抗炎症剤、筋弛緩薬(αブロッカー)
- 経尿道的前立腺切除術は尿道の通りがずっと妨げられる場合(膀胱、腎盂に残尿)には効果がある。=トラウマの反復、回復停滞。
- 西洋医学で行われるホルモン遮断療法(テストステロン抑制)の効果は手術後のPSA値に関してのみであり、しかも副作用が多い。この遮断療法は、高テストステロン値は癌を助長するという間違った仮定に基づくものである。PSA値は実際テストステロン値と相互関連しているのみなのである。手術から一週間後に血液中のホルモンを検査し、不足している場合は自然のプロゲステロンと場合によりテストステロンを補充する。Lee博士、Platt博士、Lenard博士、Rimkus博士の自然ホルモン。

陰茎

陰茎は大まかに陰茎根、陰茎体、陰茎鬼頭に分けられる。中胚葉由来の海綿体（二つの陰茎海綿体と一つの尿道海綿体）により勃起が起こされる。
包皮は陰茎体皮が二重になったものである。内側の包皮の中には中胚葉由来の腺があり、そこから獣脂のような潤滑剤（恥垢）が分泌される。
陰茎体皮と亀頭は外肺葉由来の扁平上皮で覆われている。尿道も同様である（尿路上皮）。

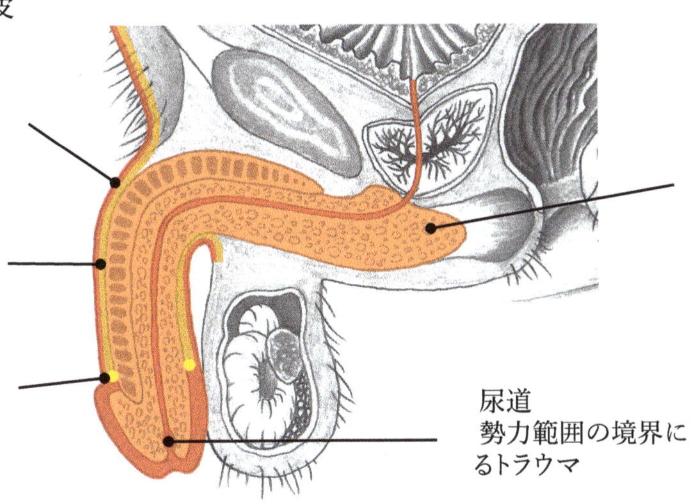

陰茎表皮の合理的生体特別プログラム

外肺葉

−+

性器ヘルペス（陰茎または精巣のヘルペス）、陰茎かゆみ、包皮炎I、亀頭炎、尖圭コンジローマ、亀頭の縁に真珠様陰茎小丘疹

トラウマ	別離のトラウマ–陰茎に触ってほしい、または触って欲しくない。
例	➡男性は週に何回もセックスをしたいのに、女性は相手をしてくれない。＝別離のトラウマ、肌の接触を欲しているのに得られない。 ➡男性は女性からオーラルセックスで欲求を満たしてほしいのに、女性はそれを受け入れない。＝別離のトラウマ。 ➡男性はセックスをしたくない。または別のやり方でセックスをしたい。＝別離のトラウマ－陰茎に肌の接触を欲しない。
トラウマ活性期	包皮または亀頭の扁平上皮が局部的に分解。肌が青白くなり、場合により感覚が麻痺することもある（大抵は自覚されない）。
生物学的意味	感覚が鈍くなることにより、肌に接触してもらえないこと、接触して欲しくないことを一時的に忘れる。
回復期	外皮組織の再生＝陰茎扁平上皮に性器ヘルペス。包皮、亀頭炎。痛み。発赤。腫れ。 回復停滞：陰茎体または包皮に尖圭コンジローマ。または亀頭の縁に 真珠様陰茎小丘疹。＝局部的に扁平上皮が過剰増殖。
質問	炎症-症状はいつからか？（その前にトラウマが解消されたはず） いぼはいつから？（トラウマはその前にあり、現在まで続いている、停滞している）　どんなことに性的不満足を感じているか？（接触が少なすぎる、接触が多すぎる、別の女性、別のやり方）　初めての性関係はどうだった

外胚葉

−＋

か？　ちゃんと機能したか、しなかったか？　そのほかにはどんなインプリンティングがあるか？（先祖の性的欲求を理解する/聞く）宗教的教育が関係しているか？（性をネガティブなものと思っている）　そのことを自分はパートナーの女性と話したか？（タブーを話すことにより解消）

治療　炎症の場合：トラウマが解消されたら回復に付き添い、再発を防ぐ。.トラウマ、インプリンティング、信条を見つけ出し、まだ解消されていない場合は解消する。

尖圭コンジローマ、真珠様陰茎小丘疹：トラウマ、軌跡を見つけ出し、可能であれば実際に解消し、停滞している回復を完了させる。場合により切除。

男性における軟性下疳

上記と同じ合理的生体特別プログラム（上記参照）

症状　陰茎に小さな、部分的に痛みを伴う潰瘍。

段階　トラウマ活性期－扁平上皮の分解、局部的に組織欠損、痛みなし＝潰瘍 。

回復期 –扁平上皮の再生、痛みを伴う。ほとんどはトラウマの再発。

治療　トラウマ、軌跡を見つけ出し、まだ活性状態である場合可能であれば実際に解消する。

硬性下疳（梅毒）

上記と同じ合理的生体特別プログラム（上記参照）

西洋医学では梅毒は進行した感染症（梅毒I－III）であるとしている。実際はそれぞれの梅毒の段階は様々な特別プログラムが混ざったものなのである：頭痛、関節痛、リンパ節腫れ、発疹、脱毛。胃、肝臓、脾臓、腎臓、神経などの疾患。

梅毒ステージ1の症状：性器外部に潰瘍、痛みなし。組織の欠損部が瘢痕状に固くなり回復する。そのため硬性下疳と呼ばれる。

段階　トラウマの反復、そのため硬い瘢痕。

治療　トラウマ、軌跡を見つけ出し可能であれば実際に解消し、回復を完了させる。

陰茎真皮の合理的生体特別プログラム

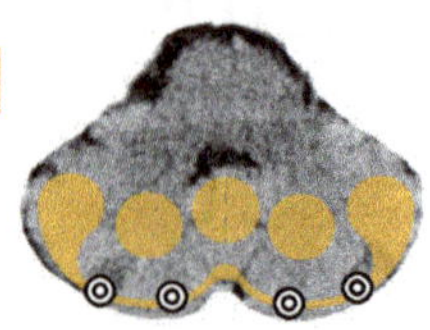

ハマー病巣小脳に-局部解剖学的にはまだ不明

小脳　中胚葉

陰茎黒色腫

トラウマ　醜悪のトラウマ。陰茎に関わる完璧さが損なわれる。

例　➡セックス、また特別な性行為を男性が気持ち悪いものと感じる。

➡誰かの代わりにトラウマを受けることもある。：同性愛者の息子を持つ父親が息子の性行為を想像しぞっとする。

➡陰茎に対し、または男性の愛人の資質に関して口で攻撃される。.

＋−

トラウマ活性期　局部的真皮細胞増殖。黒色腫ができる。

生物学的意味　真皮が強化され、厚くなることにより、汚れから身を守ることができる。

回復期　黒色腫が出血を伴い乾酪分解。炎症。痛み。もし黒色腫が出血している場合、トラウマは部分的に、または一時的に解消されている。黒色種が密かに大きくなる場合、トラウマは活性状態である。

治療　トラウマ、インプリンティング、信条を見つけ出し解消する。過酸化水素 (H_2O_2)外用。場合により黒軟膏または手術。276ページ皮膚の章参照。

陰茎結合組織の合理的生体特別プログラム

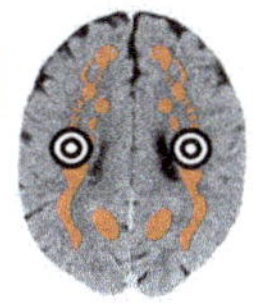

半卵円中心　中胚葉

−+

包茎、包皮小帯短縮

トラウマ　包皮または陰茎に関わる自己価値のトラウマ。更に深い原因：この症状は子供が家族の誰かに代わって負うという場合が多い：男らしく生きてはいけない、男らしさを見せてはいけない。男であってはならない、またはありたくない。（例えば家族内で認められない、または悪く言われる。）停留精巣の場合のトラウマに似ている>そのため両方の症状が同時に現れることが良くある。Frauenkron-Hoffmannによれば：「セックスが楽しいものであってはならない」または女性が望んでいないのに妊娠するという場合のトラウマ。

例　❁ 男の子の祖母と母親はシングルマザーで男性を拒絶していた。悪いのはいつも男性だ．．．一人息子が包茎になる。＝誰かの代わりにトラウマを負う：可愛がられたいために男の子は男らしさを抑えていた。（著者資料）

❁ 包茎患者の男児の父親は家庭で女性に主導権を握られていた。彼の父親は早くなくなり、母親、姉は支配的な性格だった。＝男の子は父親の為に「僕は男性であってはならない」と思っていた。（著者資料）

組織　包皮、包皮小帯 –コラーゲンと伸縮性のある繊維－半卵円中心-中胚葉。

トラウマ活性k　コラーゲンと伸縮性線維の細胞分裂。

生物学的意味　家族エネルギーが外側に反映し、その問題が家族の意識に上る。

回復期　トラウマ解消により手術なしで包皮が再生される、拡がるということは実際にあり得る。

質問　家族内で男性であるということはどんな意味を持つか？　女性が主導権を握っているか？　男はどこにいるか？　男性は家族生活に影響を与えているか？（時間、関心）　決定的影響を与える意欲がないか？

治療　家庭内でのトラウマを見つけ出し、可能であれば実際に解消する。前に出て！　火星瞑想。子供の場合、手術をするのはできるだけ長く待ってからにする（後で受ける方が手術に耐えられる）しかも、トラウマの解消により包茎が治るチャンスが高まる。

陰茎内部硬直（ペーロニ病、陰茎形成性硬結症）、陰茎変形

トラウマ　陰茎に関わる自己価値のトラウマ。

例　➡発育の遅い男の子が陰茎が小さいと馬鹿にされた。

➡男性の生殖能力に問題がある。

➡性行為の際に男性の陰茎が屈曲し、痛く恥ずかしかった。

トラウマ活性期　海綿体または陰茎の他の中胚葉由来の部分において細胞分解。

回復期　回復停滞または回復の後の状態：失われた組織の再生、組織が過剰に再生されることもある。隆起、平らで長いプラークができる。縮小、硬結、砂時計のような形に締めつけられる。海綿体の部分がビンのような形に細くなる、また陰茎変形。

生物学的意味　影響が及んだ組織の強化。

備考　この疾患を持つ患者は前立腺癌になるリスクが高いと文献に記されている。

五つの生体自然法則の観点から見るともっともなことである。陰茎が醜いと生殖器醜悪のトラウマを生じさせることになるからである。

質問　性交の際に何か起こったか？　軽蔑的な言葉？　自分に対する疑念？　自分自身一部として何故陰茎にそれほどまでにこだわるのか？（実際は：女性にとっては陰茎は重要ではない．大切なことは良いパートナーであることだ。）　その背後に不安はあるか？　自分の先祖はどんな考え方をしていたか？

治療　トラウマ、軌跡を見つけ出し、まだ活性状態である場合、可能であれば実際に解消する。場合により手術。

恥垢産生腺の合理的生体特別プログラム

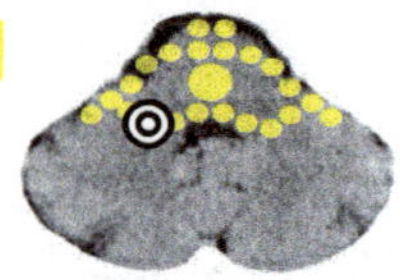

包皮炎II（恥垢産生腺の炎症）[1]

恥垢産生腺は包皮の内側にあり、白っぽい黄色の皮脂（潤滑剤、香料）を分泌する。

トラウマ	塊のトラウマ、膣に陰茎を挿入したいのに膣が乾きすぎている。性交の際の問題。
例	➡女性の膣が乾いているために男性がセックスを楽しむことができない。[2] ➡セックスをしたい、女の子をひっかけたい、しかししてはいけない。
トラウマ活性期	機能亢進、包皮腺が大きくなり恥垢産生が増える。
生物学的意味	潤滑剤が増えることで膣により良く挿入できる。
回復期	結核性乾酪により過剰な細胞組織が分解。包皮腺炎、痛み、腫れ、発赤。包皮炎と診断される場合が多い。
質問	炎症はいつから？（その前にこれに関連するストレスが解消されたはず）　初めての症状？（そうでないなら＞最初のトラウマを見つけ出す）　初めての性的接触はどうだったか？（トラブル、失望）　性と言うものをネガティブに思っているか？（何かいかがわしいこと、禁じられたこと）　子供の場合：父親は性交において困難なことはあるか、または性に関連して何か問題を抱えているか？＞治療は父親に行う。
治療	トラウマ解消。回復に付き添う。トラウマが反復する場合は軌跡を見つけ出し解消する。女性の欲求を配慮し双方が欲するようにする。場合により潤滑剤使用。コロイダルシルバー、過酸化水素（H_2O_2）外用。場合によりMMSまたは抗生物質。

内胚葉

1　ハマー博士著「Wissenschaftliche Tabelle der Germanischen Neuen Medizin®（ゲルマン新医学学術的要項一覧）」29ページ参照

勃起不全、性的欲求低下、男性不妊症

考え得る原因

- 薬物による中毒：降圧剤、精神科の薬、コレステロールを下げる薬、その他多数は交感神経と副交感神経の正常な相互作用を妨げる＞勃起不全。
- ストレスにより継続的に交感神経優位状態にある（一つの、または複数のトラウマ、軌跡が活性状態）。勃起する前提として性的欲求が必要である。性的欲求は平穏な静かな時（副交感神経優位状態）に生じる。＞リラックスして、平穏に生活する。
- 勢力範囲に関わるトラウマ、コンステレーション：大脳の「男性的」右側半分から「女性的」左側半分に代わることにより「女性化」する＞勃起不全、場合により同性愛（307–309ページ参照）
- 精巣がトラウマ活性状態の停滞期にある＞テストステロンの分泌減少＞性的衝動低下＞勃起不全（247–248ページ参照）
- 自己価値のトラウマ活性期：自己価値が下がる、エネルギーレベルが下がる＞勃起不全（280ページ参照）
- 脳下垂体がトラウマ活性期にある。プロラクチン産生が増加＞勃起不全（110ページ参照）

小陰茎症

考えられる原因（思い込みでない場合の）

- 成長期における陰茎に関する自己価値のトラウマ（西洋医学では特発性小陰茎）。
  例えば、外見または陰茎の大きさに関して侮辱された。誰かに代わって感じることもある。局部的自己価値のトラウマ：「ここでは僕は価値がない」＞トラウマの活性状態が停滞：間葉系陰茎組織で細胞分解、成長停止。
- 成長期における大脳-コンステレーション＞全般的発達遅延、生殖器形成が遅れ、また不完全。（307ページ参照）
- 精巣が成長期においてトラウマ活性状態の停滞期にある＞テストステロン分泌減少＞男性生殖器の発育不全。（247ページ参照）
- 成長期において成長ホルモン（ソマトトロピン）の分泌が少なすぎる。（110ページ参照）
- 子供の場合はその家族のことを考慮する：家庭内で男性が大切にされていない、または悪く言われている。そのような場合、家族に代わって子供が症状を負う。「男性であるのなら、小さなチンチンさえ付けていればいい。」＞大人が変わり、その件で和解すれば、子供がトラウマを負う必要がなくなり、回復する。

乳房

女性の乳房は胸筋を覆う肌の隆起である。脂肪組織の中に小脳-中胚葉由来の乳腺があるが、これは個体発生論的には汗腺から発達したものである。

乳腺導管は外肺葉由来の扁平上皮で覆われている。この上皮は外皮が乳管に移行したものである。乳管は乳を乳腺から乳頭へと移送する。

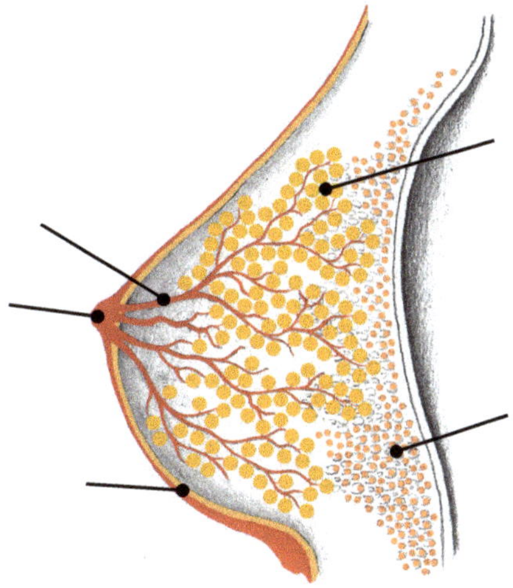

乳がん（炎症性乳がん＝IBC）

乳がんには二種類ある。乳がんと言っただけでは、そのどちらの癌を意味しているのかは分からない。経験から言うと、全体の80%は導管に、20%は乳腺に生じる癌である。

乳腺の合理的生体特別プログラム

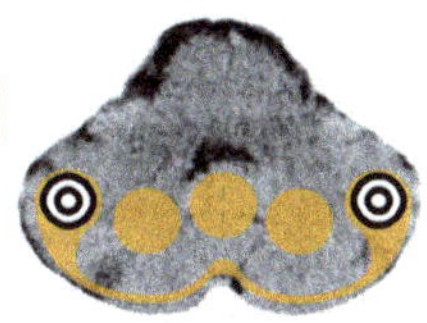

小脳 中胚葉

+−

乳腺癌（非浸潤性乳がん＝LCIS）[1]

トラウマ

右利き女性、左乳房の場合：母親、子供に関わる心配、または争いのトラウマ。右乳房の場合：パートナーに関わる心配、争いのトラウマ。左利き女性の場合は逆。

住まいのトラウマとは：住まいが危険にさらされている。家、住居のことを心配する。家または住居で、または家または住居のことで争う。

例

❁ 43才の左利き女性は娘に「自分たちの夫婦関係を破壊したのはお母さんだ」と責められた。＝母と子の争いのトラウマ。右乳房の乳腺に腫瘍ができた。（著者資料）

❁ 44才の女性患者は夏の休暇でトルコの友人のところへ行った。その間、軽度の障害を持った娘はかつての夫が見てくれることになっていた。しかし既に初日に彼女に家から電話がかかってきた。娘が癲癇の発作を起こし入院していると、かつての夫から知らせがあったのである。かつての夫はそれを彼女のせいにした。彼女はすぐに娘のところに帰りたかったが、飛行機の席が取れなかった。＝母子の心配のトラウマ－一週間にわたり極度のトラウマ活性状態が続いた。

左の母子の側に乳腺腫瘍ができた。その後数年、彼女はいつ娘が癲癇の発作を起こすかわからない状態だったため、軽いトラウマの活性期にあった。そして娘の状態が何年も安定し、やっと彼女に回復が始まった。彼女は寝汗をかき、乳房が赤くなり、腫れて、六週間後には開いてしまった＝開いた乳房結核。二年間にわたり乳房は開いた状態で、臭い膿を出していた。そして

1 ハマー博士著「Wissenschaftliche Tabelle der Germanischen Neuen Medizin®（ゲルマン新医学学術的要項一覧）」45, 50ページ参照
2 ハマー博士著「 Brustkrebs – Der häufigste Krebs bei Frauen」Amici-di-Dirk 出版、23ページ参照、引用文献参照

やっと傷口は閉じたが、醜い跡が残った。乳房が開いていたために彼女は醜悪のトラウマに苦しんでいた（＞母斑）また自己価値のトラウマ。（著者資料）

❁ スペイン人の女性が大学に行くためにドイツの大都市に引っ越し、やむなく暗い裏庭の住居に住んでいた。南の国から来た彼女にとってその部屋は心地よいところではなかった。彼女は生命力の源である太陽の光が恋しかった。「ドイツは暗い」と彼女は話していた。＝住まいのトラウマ。少しでも光を受けることができるようにと彼女はベットを窓の傍に置いた。そのすぐ後に彼女は乳腺がんだと診断された。（Antje Scherretの資料より）

❁ 44才の女性患者には思春期の娘がいたが、彼女はこの子にとても悩まされた。絶えず腹の立つことばかりで、時としてお互いに避け合うことさえあった。＝母子の争いのトラウマ。彼女に乳腺腫瘍ができたが、二人の関係が急に良くなった時、腫瘍は回復し始めた。（著者資料）

❁ 65才、右利きの女性患者は孫娘を時々、預かっていた。夏に彼女は庭で子供たちのパーティーを開き、そこに彼女の大きな犬もいた。子供たちがはしゃいで、その犬に乗ろうとしたとき、犬は嫌がって子供の手を噛んだ。傷は大したことなかったが、病院でこの犬の持ち主に対する告発状が出された。彼女は可愛がっていた犬を手放さなければならないのではと心配した。＝彼女の犬の為に母子の心配のトラウマ乳腺腫瘍ができる。その訴訟が中止されると彼女に回復が始まり、乳腺癌と診断された（著者資料）。

トラウマ活性期
乳腺細胞で細胞分裂。一つまたは複数の結節（＝腺癌）。トラウマが長ければ長いほど、強ければ強いほど腫瘍は大きくなる。

腫瘍増殖中に生検が行われた場合、西洋医学の医師は「悪性癌」だと言う。しかし顕微鏡で見て通常以上の細胞分裂が見られないと（＝トラウマ解消）「良性」だと診断するのである。この時期、母親は過保護になったり、子供を甘やかす傾向がある。トラウマが反復することもある。

生物学的意味
乳腺細胞が増えることによりより多くの乳が産生される。より多くの栄養が与えられることにより子供、またはパートナーが速く元気になる。全般的により良く養い、より多く与えることができる。

回復期
真菌細菌がある場合、結核性乾酪により分解。細胞の残りはリンパ腺を通して排出される。回復期初期に腫瘍がもう増殖しなくなっても、新陳代謝が盛んになるために乳房が腫れる。痛み、寝汗、軽い熱が出ることもある。その後の過程で初めて結節、乳房が小さくなる。症候群では特に乳房が大きくなる。＞パニック状態になる恐れ。真菌細菌がない場合：腫瘍カプセル化、代謝から隔離（西洋医学では良性とされる）、腫瘍は残るが支障にはならない。

回復山場
悪寒、寒気、強い痛み。

備考
腫瘍または穿刺により患者が醜悪のトラウマを負い、それが真皮に影響を及ぼすと、または表面にある腫瘍の圧力に肌が耐えられないと、腫瘍が外側に開いてしまうこともある（開いた乳房結核）。悪循環を繰り返す恐れ。母子の側は、パートナーの側かを考慮する。

質問
まず症状が出ているのは乳腺であるのか、乳管であるのかを見極める。（既往病歴、触診、目視検査、レントゲン、CT、生検）　検査結果を調べる、しかし西洋医学の所見は的外れである場合が多いことを考慮する。（乳管乳腺乳がんと言うようなバカげた診断を下されることは稀ではない）　乳首は陥没していた/しているか？（そうであるなら>明らかに乳管に症状があることを示す。そうでないなら>乳腺に症状があることを示す）　微小石灰が見つかったか？（乳管であることを示す）　しこりが乳首に近ければ近いほど、乳管である可能性が強い。　皮膚、または乳首が赤くなっているか？（そうであれば>乳管であることを示す）　しこりは痛むか、熱を持っているか、赤くなっているか？（そうであるなら>両方の合理的生体特別プログラムにおける回復期）　一番最近の診察はいつだったか？（トラウマの期間を限定するよい方法）　乳房に傷口は開いているか？（そうであれば>トラウマ停滞、両方の合理的生体特別プログラムが考えられる）　しこりが触って分かる程になったのはいつか？（トラウマは明らかにその前-しこりになるまでの期間を考慮）　しこりが大きくなりつつあるときにトラウマ活性を示す一般的な症候があったか？（早朝に目が覚める、よく眠れない、体重減少、ストレスを感じる、寝汗はない）>そうであれば乳腺である。

しこりが大きくなりつつあるときに治癒を示す症候があったか？（よく眠れる、精神的にすっきりしている、食欲、軽い寝汗。そうであるなら>乳管であることを示す。）乳腺の合理的生体特別プログラムであることが分かったら：手を打つテストをする。どのような心配、争いごと、住居のトラウマがあったか？　誰を養うことができなかったか？　何がストレスになっているか？　何を自分は絶え間なく考えざるを得なかったか？　何故そのことにうまく対処できないのか？何が自分を形成しているか？　先祖は乳がんで苦しんだか？（そうであるなら>性格の似ているところ/家族の問題を探し出す。どのような信条が人を病気にし、トラウマを肥やしているのか？　ことを明ら

小脳　中胚葉

+−

小脳 中胚葉 +−

かにする話し合いは助けになるか?(例えば関わっている当人と)　どのような内的な新しい姿勢が回復をもたらすか?　外的に自分は何を変えられるか?

治療　トラウマ、軌跡を見つけ出し、まだ活性状態の場合、可能であれば実際に解消する。

心構え:「心配するな、生きよ。」「心配は何の役にも立たない。」「全ての人を束縛から自由にする。何が最善なのか、運命が知っている。」「小さなことで争っていては時間がもったいない。」

手術はするべきか、しないべきか?:腫瘍が大きすぎて、長期の乳房結核に患者が耐えられるかどうかわからない場合は手術。そのため、良い医師がついている場合は手術は意味がある。>腫瘍を小さく切除し、リンパ節に委ねる。

注意:手術の後に、腫瘍により負った乳房-自己価値トラウマの回復が始まることが多い。>乳リンパ結節(テニスボールほどの大きさにまでなる)ができることが良くある。>精神面との関連性を理解していない場合、悪循環を繰り返す危険性。ここでも、場合により手術。

場合により、手術の代わりに黒軟膏(それほど痛みに敏感でない人、神経の太い人には適している－購入は www.cernamast.eu)

西洋医学で行われる化学療法、抗ホルモン治療(抗エストロゲン、または アロマターゼ阻害薬)は副作用が多いため薦められない。268ページの乳房治療法参照。

乳腺の癒着(硬化性腺症、線維腺腫)

上記と同じ合理的生体特別プログラム(上記参照)

段階　回復期、または再発の後の状態。＝瘢痕状に回復した乳腺癌の残り。

治療　トラウマが解消されたら回復に付き添い、再発を防ぐ。乳房が更に変化を続ける場合、トラウマがはっきりと解消されていないことを意味する>治療が必要:質問、トラウマ解消(上記参照)、場合により手術、組織がまたしなやかになるようにキンセンカ軟膏で柔らかくマッサージ、またはリンパドレナージュ。Anton Stygerによる朝の儀式を毎日行う。(65ページ参照)

乳腺導管の合理的生体特別プログラム　感覚野は大脳皮質の上部

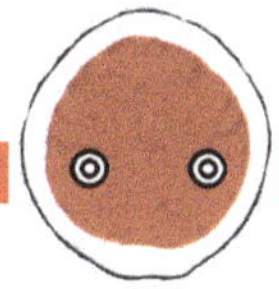

乳腺導管癌(非浸潤性乳がん＝LCIS 、浸潤性小葉癌、乳管過形成、乳頭状腺腫、パジェット病)[1]

外胚葉 −+

トラウマ　1. 右利き女性(左利き女性の場合逆)左乳房:母子または住居に関わる別離のトラウマ。

右乳房:パートナーに関わる別離のトラウマ。

説明:母/子またはパートナーが乳房から、または住まい(住居、家、故郷)から引き離された。

2.「吸い取られた」ように感じる。母子またはパートナーは要求するためにいる―自分のエネルギーが無駄になる。もうこれ以上できない。注意:このトラウマは接触されたくない(誰かがいなくなって欲しい)という別離のトラウマに相当する。

例　➡娘が母親の元を離れて遠い町に引っ越した。

➡女性はパートナーが浮気していることに気づいた。

❁ 幸せな夫婦生活を送っていた左利き女性には息子がいて、彼女はこの息子が可愛くて仕方がなかった。この息子は大学に行き始めても親元に住んでいたが、ある日一人でアパートに住みたいと話した。それは彼女にとってはまさに青天の霹靂だった。息子が自分の元をこんなにも突然、離れていくとは夢にも思っていなかった。彼女にとって息子はまだ小さな男の子なのである。＝息子が乳房から切り離されるというトラウマ>活性期に乳腺で細胞分裂、自覚なし。その後、息子が親元を離れることは年齢的に

1　ハマー博士著「Wissenschaftliche Tabelle der Germanischen Neuen Medizin®(ゲルマン新医学学術的要項一覧)」120,133ページ参照

外肺葉

−+

見て普通のことであり、息子にとって良いことであると思えるようになった.。その頃シャワーを浴びている時、母子の側である右側の乳房にしこりがあることに気づいた。(Claudio Trupiano著「 Danke Doktor Hamer」298ページ参照))

❁ 39才、右利き女性患者は何度も夫と激しい喧嘩をした。夫の先妻のことが元だった。夫が先妻に対して優しすぎて、近くによりすぎると彼女は言うのだった。＝パートナーとの別離のトラウマが右側導管に影響を及ぼす＞活性期に細胞分解。回復期に再生(導管癌)。(著者資料)

❁ 41才で子供のいない右利きの女性患者はベニという犬を飼っていて、とても可愛がっていた。彼女の母親は農家に住んでいた。彼女は母親にネズミ捕りの毒はベニが食べると大変だから、その辺にまかないでほしいと頼んだ。−しかし母親はそれを無視し、ベニは毒を食べて死んでしまった。−ペット-子供が乳房から引き離された。そのことを彼女は誰にも話さなかった。「たかが犬のこと」だからである。＞活性期に細胞分解。そして一年ほどたったころ彼女はやっとそのことを忘れられるようになった。回復期に左の乳首のあたりに白っぽいかさぶたができていることに気づいた。2x2x4cmほどの大きさの結節が乳管にできた。精神的原因との関連性が分かると彼女は安心し、西洋医学的治療は受けなかった。結節は一年の内にほぼ完全になくなった。(著者資料)

❁ 42才右利き女性は既婚で二人の子供がいた。彼女の夫は母親の影響をとても強く受ける人だった。彼の母親は二人の孫たちを自分の味方に付けたがっていた。そのために女性患者の夫婦関係は既に壊れていた。12月24日に夫は二人の子供を連れて彼の両親の家に行った。女性患者は家に残りクリスマスイブのプレゼント交換の準備をしていた。しかし夫と子供たちは戻らず姑のところでクリスマスを祝ったのである。＝母子の別離のトラウマ−子供が彼女の乳房から引き離された。(著者資料)

❁ 稀に見られる、望まない肌の接触のトラウマの例：繊細な右利き女性は生まれつき活力があまりなかった。彼女としては精一杯息子に与えていたにもかかわらず、思春期の息子は何かと彼女に要求ばかりした。夫からもサポートされているようには思えなかった。＝別離のトラウマ−吸い取られたように感じる。母子の側に乳管癌があると診断された。

トラウマ活性期 感受性低下＝感覚麻痺(ほとんどの場合自覚なし)。乳管で扁平上皮細胞分解(潰瘍)＞内径が拡がる。トラウマ活性期が長く続くと乳管が引っ張られるような痛みを伴い収縮する。乳首、患部が内側に引きこむ。(陥没乳頭、西洋医学で硬化性乳頭潰瘍)。トラウマ活性期が長く続き多くの乳管に症状が出ると乳房が全体的に小さくなる。トラウマが反復することもある。

生物学的意味 1.感覚が麻痺することにより別離のトラウマを簡単に忘れることができる。そんなに多くを感じなくなる。2.子供、パートナーが離れてしまい乳を吸い取ることができなくなったため、乳管が拡がり乳がひとりでに滴るようになる。

回復期 扁平上皮粘膜の再生((西洋医学では乳管内癌、管周囲乳腺炎)。腫れ、かゆみ、痛み。この合理的生体特別プログラムでは表皮もともに反応することが多い。＞回復期に乳房が発赤。代謝が良くなり、乳管に分泌液(血液が混ざっている、または透明)が生じる。乳管が腫れて塞いでいるため液体が乳頭の裏に停留する、特に腎集合管活性状態の場合＝症候群。回復が完了すると乳房はでこぼこの状態で縮む。硬化、石灰化(微小石灰化)が残ることもある。たいていの場合乳頭は引っ込む。トラウマ再発の場合が多い。

回復山場 寒気、悪寒、痛み。

備考 乳頭の癌は西洋医学ではパジェット癌とされている。乳頭は組織としては導管に属する。−同じ合理的生体特別プログラム。母子の側であるのか、パートナーの側であるのか、局部的トラウマであるのかを考慮する。トラウマ、インプリンティング、信条を見つけ出し解消する。

質問 乳房におけるどの合理的生体特別プログラムであるのかを見極める。275ページ以降参照。　乳首は陥没しているか?(そうであれば＞トラウマの活性状態が長く続いていることを示す。)　しこりはいつからか?(=回復期の始まり、または慢性的プロセスの始まり)　乳房は醜く変化しているか?(=トラウマが繰り返していることを示す)手をたたくテスト/利き手は?　自分の乳房から誰が引き離されたか?　または吸い取られたように感じたか?(例えば子供、パートナーから)　なぜ自分はこんなに敏感に反応するのか?　別離/隔たりと言うことに関連して自分には誰が/何がインプリントされているか?(例えば両親の離婚、兄弟の死)　自分が生まれるときはどうだったか?　母親の傍にいたか?　自分は望まれて生まれて来たか?　自分は父親か母親に似ているか?(家族の問題を探し出す)　家族に乳がんになった人はいるか?　どのような瞑想/どのような心構えが助けになるか?　ほかにはどんなことを内的に変えたいか?　外的には?

治療 トラウマが解消されたら回復に付き添う。.トラウマ、インプリンティング、信条を見つけ出し、まだ解消されていない場合は解消する。乳房の症状が治まらない場合は、トラウマ、インプリンティング、信条を見つけ出し解消する。心構え：「私はあなたを愛している。だからあなたを手放す。」「あなたに自由を与える。

外肺葉

」液体が停留している場合：誰か（パートナー、子供）が乳児のように分泌物を口で吸い取る。

再発により腫瘍が大きくなりすぎた場合は手術。小さく切り取り健康な組織まで切らないようにする。

注意：手術の後、乳房-自己価値のトラウマの回復が始まる。>乳房リンパ結節ができる（卓球ボールの大きさにまでなる）>精神的原因との関連が分からないと悪循環を繰り返す恐れがある。抗ホルモン治療（抗エストロゲン薬またはアロマターゼ阻害薬）は副作用が多いため薦められない。268ページの乳房治療法参照。

−+

乳房内における小さな石灰化（微小石灰化）

上記と同じ合理的生体特別プログラム（上記参照）

多くは針ほどの大きさで、マンモグラフィー撮影で見つかることがあるが、その場合「癌の疑いがある」とされる。

段階	回復期の後の状態。乳管の合理的生体特別プログラムが完了、または反復。−回復の腫れ、瘢痕により乳管に残った石灰化した乳が乾燥したものである。
備考	乳腺結核の後にも石灰化が残るが、これは普通微小石灰化とは診断されない。
治療	トラウマが解消されれば、再発を防ぐ以外に特に治療は必要ない。

乳房真皮の合理的生体特別プログラム

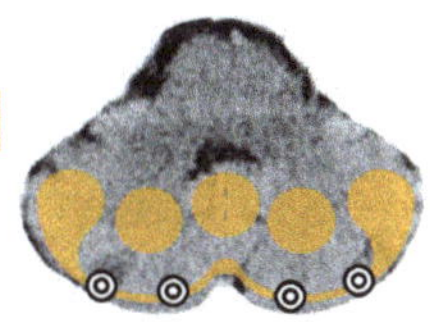

ハマー病巣小脳に-局部解剖学的にはまだ不明

乳房の黒色腫

小脳 中胚葉

トラウマ	乳房が醜いと感じる。完全性が損なわれた。
例	❁ 乳がんの患者は腫瘍のために乳房が醜くなったと感じた。大きな黒色腫ができる。注意：副次的トラウマを西洋医学では「転移」と理解している。>悪循環の危険性。（著者資料） ❁ 三人の子供を持つ母親が末っ子の授乳をやめた頃、ある日ベットに座り、自分の垂れ下がった乳房をみていた。そして「私の乳房、なんてみっともないのかしら！」と思った。=醜悪のトラウマ、真皮に影響。彼女が特に醜いと思った、まさにその個所に5mmの黒色腫ができた。トラウマ活性期に増殖（著者資料）
トラウマ活性期	真皮で細胞分裂、黒色腫増殖=乳がんの副次的トラウマである場合が多い。
生物学的意味	醜さ、不完全さからの保護として補強。
回復期	真菌細菌または細菌により乾酪分解。
質問	小さな黒色腫では原因が見つからないことがある（最小値）。　黒色腫はいつからあるか？（トラウマの期間）　黒色腫は出血し朽ちつつあるか？（そうでないなら>トラウマが活性状態であることを示す）　どんなことを通して自分は攻撃された/傷つけられたと感じたか？（乳がん、実際の殴打、痴漢行為、傷つける言葉）　そのため自分は不安なのか？（そうであるなら>手術）　どんな新しい姿勢が治癒をもたらすか？（健康的たくましさを身に付ける）
治療	トラウマ、または軌跡を見つけ出し実際に解消する。場合により黒軟膏、または手術。262ページ参照

+−

微小血管筋の合理的生体特別プログラ

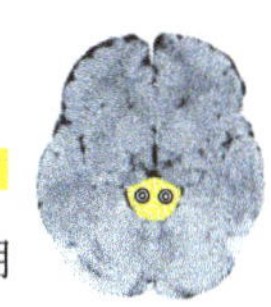

ハマー病巣中脳-局所解剖学的にはまだ不明

乳頭-血管痙攣（乳首のレイノー症候群）

症状：乳頭に引っ張られるような-刺されるような激しい痛み、多くの場合授乳中の母親に見られるが、授乳期を過ぎても続くことがよくある。乳頭が青白く/青くなり冷たさに敏感になる。多くの場合他の体の部位にもレイノー症候群が見られる（138ページ参照）。病気の初期は乳首炎症（乳頭炎、乳腺炎）との区別がはっきりしない。

内胚葉 (+−)

トラウマ	死、死体を感じたくない、寄せつけたくない。トラウマの出来事は生殖、妊娠、授乳、子供、家族に関わる。
例	❁ 授乳中の女性がレイノー症候群を病んでいた。彼女が妊娠中に近しい親戚の女性が亡くなったが、彼女はそのことを知りたくなかった。亡くなったという事実を受け入れず、葬式にもいかなかった。死に触れたくないというトラウマである。(著者資料)
段階	トラウマの活性状態が停滞中。血管筋が緊張＞乳頭に酸素不足＞白くなる。交感神経遊離状態で痛み。
質問	症状はいつから？　妊娠前に人/動物の死を経験したか？　そのことに自分はどう対処したか？　その経験は自分の中で整理されたか？　先祖は死体に関わる経験を排斥したか？　(両親に聞く、インプリンティングを探す)　死/死ぬことに関わる信条は？(例えば、「死は恐ろしいもの。」)
治療	トラウマ、インプリンティング、信条を見つけ出し解消する。温熱療法(熱いシャワー/風呂、湯たんぽ、温湿布)　心構え：「起きたことを認め、そのことと完全に和解する。」治癒をもたらす言葉、別れの儀式。死との関係を回復する。

乳腺炎、乳頭炎

乳房における二つの合理的生体特別プログラムである。

この疾患は殆どの場合産後に発症する(産褥性乳腺炎)。

乳腺の炎症、また乳頭、導管の炎症を西洋医学では乳腺炎と言っている。

例	➡赤ん坊が健康で生まれ、母親の胸に抱かれ、全て良好である。妊娠中の心配はもう忘れた。＝回復期の始まり＞乳頭炎。
段階	二つの合理的生体特別プログラムの回復期。
備考	乳児があまり激しく乳房にかぶりつくと物理的原因で乳頭炎が起こることもある。
治療	トラウマが解消されたら回復に付き添い再発を防ぐ。268ページ乳房の治療法参照。

乳房変形

結節

- 乳腺が活性期または回復期にある。
- 導管が回復期にある。
- 活性状態の腎集合管により古い結節が膨張し、進行中の乳房の合理的生体特別プログラムと間違えられる。皮膚のでこぼこ、乳頭の引っ込み。
- 導管が活性状態にある、または再発の後の状態。

垂れ下がった乳房

- 結合組織が全般的に弱い女性はコラーゲン線維が細くなっているために若いうちから乳房が垂れ下がる。＝自信に乏しいことを示す(軽度の全般的自己価値のトラウマ)。自信が欠乏すると、数世代を経て結合組織が弱くなる。
  ＞Stygerによる朝の儀式で自信を強くする。(65ページ参照)
- 結合組織が普通の女性においては乳腺の合理的生体特別プログラムのため乳房が垂れ下がることがある。かつて場を占拠していた結節が分解し、しぼむ場合である。
- 避難のトラウマの活性期に乳房が膨らんでいた女性はそのトラウマが解消されると乳房が垂れ下がる＝良い兆候。症状：水分排泄、体重減少、寝汗。

膨らんだ乳房

- 活性状態の腎集合管はきれいに膨らんだ乳房をもたらす。好ましくない側面：多くの場合、肥満、避難のトラウマにより水分、脂肪がたまる。トラウマが解消されると乳房は美しくなくなる。

乳房の治療法

- バッチフラワー：西洋トチノキ、ヤナギ。
- お茶/お茶で湿布：菩提樹の花、西洋ノコギリソウ、フェンネル、カミレツ、コンフリー、シナガワハギ。
- サボイキャベツの葉をかるく叩いて乳房にのせる。
- 蜂蜜を塗り、布で巻き長時間浸透させる。
- ヒルデガルド療法：太陽の光で温めた金貨で腫瘍の部分を撫でる。
- クマツヅラを煮て暖かい状態で布に包み湿布。
- シュッスラー塩：3、11、12番。
- 乳房炎の場合は酵素剤。
- リンパドレナージュ、柔らかくマッサージ。
- 乳房が開いている場合：蜂蜜を塗り、傷口に当てた湿布を時々取り換える。サボイキャベツ、またはキャベツの葉をかるく叩きのせる。過酸化水素 (H_2O_2) 3%内用、外用。嫌な結核の臭いがする場合は Silber-Aktivkohle-Verband(シルバー活性炭包帯)を用いる。

皮膚、毛、爪

皮膚で私達は外の環境に接し、同時に皮膚は環境から私達を守っている。毛髪を含む外肺葉由来の表皮には接触の機能があり、小脳-中胚葉由来の真皮には保護の機能がある。真皮の下には半卵円中心に制御される中胚葉由来の皮下組織=結合組織、脂肪層がある。

五つの生体自然法則の観点から見ると、正常に機能すれば皮膚は実にありがたい組織である。
皮膚に何かの症状が現れる場所はいつも何かを意味している。偶然にそこに現れるというようなことはないのである。－まさにその場所でいったい何が起きたのかということを探し出す必要がある。

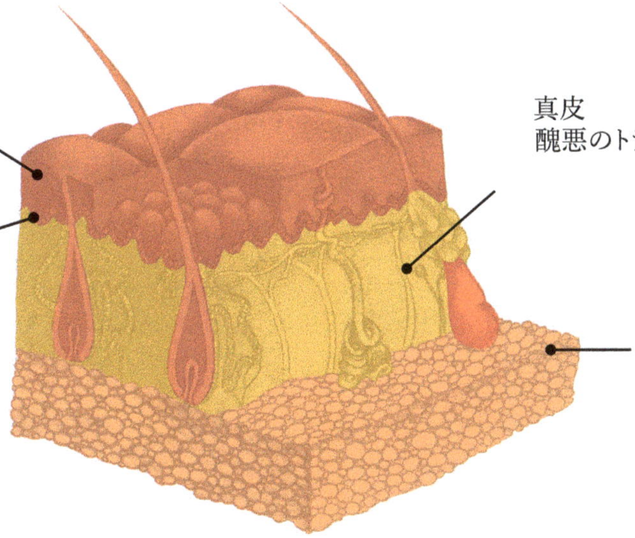

表皮の合理的生体特別プログラム

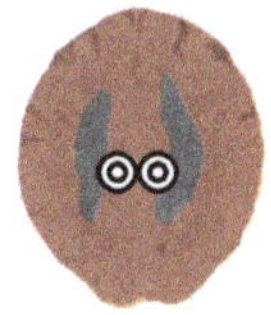

発疹、表皮炎症(アトピー性皮膚炎)、痒疹(湿疹)、皮疹(紅斑)、紅斑、蕁麻疹、扁平苔癬、尋常性天疱瘡、丹毒、皮膚自己免疫疾患(全身性エリテマトーデス)、扁平上皮癌、白皮膚がん(基底細胞癌)[1]

外肺葉 −+

トラウマ

別離のトラウマ–肌の触れ合いを欲する、または欲しない。

説明:「肌を触れ合いたい」という別離のトラウマ:体の触れ合いが引き離される。愛する人、ペットとの接触を失う。一人ぼっちにさせられる。。危険に気づかない、何かを感じることができないという場合もある。

影響が及ぶのは体の内側(陰の経絡):腹部、胸、腕と足の内側。何故なら、愛する人を腕、足の内側で抱き、腹部と胸で肌の触れ合いをするからである。

「肌を触れ合いたくない」という別離のトラウマ:近づいて欲しくないのに、近づいて来る。近くに付きまとう。影響が出るのは体の外側(陽の経絡):背中、臀部。腕と足の外側。肘、手関節、膝関節、足関節の外側。肘、拳、脛、膝で近づいて欲しくない人から身を守る。

頭、顔に症状の出る別離のトラウマは多くの場合外見に関わることである。子供の場合母親または父親から愛撫してほしいのにしてもらえないということに関わる。(親子の接触)局部的トラウマも考慮する:皮膚疾患の多くは母子やパートナー関係に関わるものではなく、その症状が見られる部分に関してトラウマを受けた、なにか嫌なことがあった、という場合が多い。(例えば、嫌なゴム手袋をはめなければならなかった)。

1　ハマー博士著「Wissenschaftliche Tabelle der Germanischen Neuen Medizin®(ゲルマン新医学学術的要項一覧)」118,131ページ参照。

例

❁ 今日53才の女性患者は19才の時に人生の伴侶だと思っていた人と別れた。音楽家だった彼は外国に就職することになった。姉弟に対して責任感が強い彼女は家にとどまった。重病の母親が三人の小さい子供を見るのは大変なことだと思ったからである。＝別離のトラウマ＞活性期に表皮で細胞マイナス。数年たってからようやく回復が始まった。全身にアトピー性皮膚炎が出た。（表皮の再生）＝体の内側に影響を及ぼした別離のトラウマは愛するボーイフレンドを遠くに行かせたためのもので、体の外側に影響を及ぼしたのは、ボーイフレンドについて行くために三人の姉弟がいなければいいと思う別離のトラウマだった。（著者資料）

❁ シングルマザーと一緒に暮らす男の子は、母親にパートナーができたために、それまでのように母親と一緒に寝れなくなった。（著者資料）

❁ 男性患者の会社では同僚が握手をして挨拶をするのが普通だった。しかし新しく入ってきた同僚はあまり清潔な感じではなく、彼はその同僚と握手をすることに抵抗があった。彼は嫌な気持ちを抑えて毎回手を差し出していた。＝接触したくないという別離のトラウマ（局部的トラウマ）。彼が職場を変えて、もう握手をする必要が無くなると彼に回復が始まった。（湿疹）。症状が出たのは右手の裏側だった。（ www.germanische-heilkunde.at参照）

❁ 4才になる女の子の母親は半年の育児休暇を終えてまた働き始めた。－仕事は週に僅か20時間だったが、女の子は丸二日と半日祖母のところに預けられた。－女の子は母親がいなくて寂しく思った。＝別離のトラウマ。それ以来女の子はアトピー性皮膚炎を患うようになった。二年前に祖母も一緒に家族でクロアチアに行き休暇を過ごした。－最初の二、三日目はアトピーがそれまでにないほど悪化した。＝回復期。休暇の終わりごろには肌はすっかり良くなった。＝回復完了。残念ながらそれで話が終わったわけではない。休暇の後母親はまた仕事に行くようになったからである。（著者資料）

❁ 16才、右利きで理性的な女子生徒は三週間前に左側のかかとに湿疹ができ、そのすぐ後に右側にもできた。母親との、またはペットの二匹の猫との、またはその他の誰かとの別離のトラウマを経験したか、と聞いたところ、そのようなことはなかったとのことだった。では三週間前に靴、あるいは足に関して何か解消されたことはなかったかと聞いたところ彼女はすぐに次の事を思い出した。この年頃の女の子は普通出かけることが好きだが、彼女もそうだった。三週間前に彼女はずっと履いていなかったハイヒールを履いて夕方出かけた。そのハイヒールのお陰もあって、とても楽しい晩だったと彼女は話した。＝別離のトラウマの回復。治療法：靴をそれほど重要なものと思わないようにする。それでもだめなら、履きたいときにだけ履くようにする。（著者資料）

❁ 39才で子供のいない右利き女性は子供の頃母親から殴られた。25歳の時自分を守るために母親との関係を断った。三年前に母親が彼女にまた近づき、二人は久しぶりに再会した。彼女は仲直りを考えながら、内的には強く拒絶する思いがあった。＝別離のトラウマ－接触を持ちたくない。ある日彼女が公園のベンチに座っていると母親が偶然そこを通りかかった。－彼女は母親から気付かれないように、また話しかけられないように顔を隠した。回復停滞中の一年間に足の膝上、ひざ下と上腕の外側に扁平上皮癌（西洋医学の 表在拡大型黒色腫 ）ができた。＞手術、健康な組織も含めて大きく切除。彼女は五つの生体自然法則を知り安心し、黒色腫は単にいぼであり、大した病気ではないこと、手術では不必要に大きく切除されたことを知ったのである。彼女は回復を完了させるために母親との関係をまた断つことに決めた。（著者資料）

トラウマ活性期

外肺葉由来表皮‐扁平上皮で細胞分裂（潰瘍）―ほとんどの場合自覚なし。症状のある皮膚の部分は幾分冷たく、ざらざらして、青白く、血行が悪いように感じられる場合がある。

感受性が多少低下する（感覚麻痺）
私自身の経験から、短期記憶障害、記憶障害になるのは肌の接触の別離ではなく、悲痛な別離の思い出による場合が多いようである。＞悲痛な別離の記憶が長期続くと、認知症、アルツハイマーの病像のコンステレーションを招く場合がある（312ページ参照）。例えば：未亡人が「亡くなった夫のことを毎日思い出す。一緒に暮らした月日は本当に幸せだった。」と言うような場合。

また、多発性硬化症で感覚が麻痺するのは、別離のトラウマの活性期にあるためである。別離のトラウマにより人は他の人への依存性が高まり（子供が母親が来るまで、泣き続ける）、いつもだれかと一緒に居たがるようになる。一人でいることが困難になる、または殻に閉じこもる（傷つけられないように身を守る）。

生物学的意味

感覚が麻痺することで失った肌の接触、望まない肌の接触を一時的に忘れることができる。

記憶力が低下することにより、悩まなくて済むようになる。

回復期　表皮の再生。新陳代謝が盛んになる。炎症、発赤、腫れ、かゆみ。場合によりひりひりするような痛み。皮膚はこの時期病気であるかのように見えるが、実は修復中なのである。−「病気」なのはむしろ活性期なのである。最もよくある診断：湿疹、アトピー性皮膚炎。

回復山場　寒気、場合により悪寒、痛み、放心状態。

備考　母子の側であるのか、パートナーの側であるのか、局部的トラウマであるのかを考慮する。

症候群により症状が重くなる。

別離のトラウマの原因となるのは必ずしも人や動物に限らない。時として小さすぎてきつい靴。着心地の悪い、嫌いな服。酷い寒さ。太陽、暑さ、汗などが原因となることもある。

丹毒：症候群を伴う回復期＞強度の発赤と腫れ。

質問　症状は初めて？（そうであるなら＞初めての別離のトラウマが解消されつつある＞今回の事情だけを明らかにする。もし症状が初めてでないなら＞今回の事情を明らかにし、最初の時の事情も明らかにする。）症状が初めて出たのは体のどの部分？　内側か？（肌の接触を欲しているということを示す）　外側か？（距離を置きたいことを示している）　顔に？（見られたいことを示す、または外見）　どのような別れがあったか？（例えばパートナーと喧嘩、離婚、職場、子供、孫が遠くへ行った）　子供の頃のどんな状況がこのことを思い出させるか？（インプリンティングを見つける）　最も早い時期のインプリンティングを探す：自分は望まれて生まれて来たか？（もしそうでないなら＞治療において必ず取り組むべき重要な最初のインプリンティング）　出産はどうだったか？（難産であった場合、初めての別離を経験する可能性がある）　出産後すぐに母親のもとにいることができたか？（最もよくある初めての別離にトラウマ）　十分長い間、母乳を飲んでいたか？　いつから託児所／幼稚園に？　そこに預けられる時に泣いたか？　両親はよく喧嘩をしたか？　別居／離婚？　子供の頃辛い別れを伴う引っ越し？　似たような症状を家族のだれかにも見られるか？（そうであるなら＞家族の問題であることを示す＞先祖の家族状況は自分の家族状況と似ているか？（別離の状況を探し出す）　どのような内的回復の第一歩を踏み出したいか？（例えば、瞑想‐回想、儀式）　どのような外的方法が役に立つか？（例えば、話し合い、きっぱりと別れる）

治療　トラウマを解消。回復に付き添い、再発を防ぐ。トラウマ、インプリンティング、信条を見つけ出し、まだ解消されていない場合は解消する。心構え：「私は別離を受け入れ、前を向く。」「私は神と結ばれている。この繋がりが引き裂かれることはない。」

子供が母親または父親との別離のトラウマを抱いている場合はミサンガ：母親は子供の為に、子供は母親の為に一緒にミサンガを編む。そして、厳かな儀式としてお互いの手首にミサンガを結びつける。子供はそのミサンガを見るだけで母親と繋がっているということが分かる。

たくさん肌に触り、また触らせるようにする。例えば、愛撫。スキンシップの目的でマッサージしてもらう。キャベツの葉をかるく叩いてのせる。石油外用。ヒルデガルド療法：桑の葉の煎じ汁で入浴、または洗浄。284ページの皮膚の治療法参照。

アレルギー性接触皮膚炎、日光アレルギー

上記と同じ合理的生体特別プログラム（上記参照）アレルギーは全身性疾患ではなく自然からの警報なのである。アレルギーは必ず軌跡に基づいて反応する。その軌跡を見つけ出すためには正確な「探偵の仕事」が必要とされる。元となるトラウマはアレルギー反応を起こす物質と必ず関わっている。その物質と接触があった時に、なにか劇的な、不快なことがあったのである。

例

- 女の子がパン屋の実習生として働いていた。彼女が機械の傍に立っていた時に、彼女の師匠が近づいてきて彼女のスカートの下に手を伸ばした。それ以来、彼女は小麦粉のアレルギーに苦しむことになった。（フォルム www.neue-mediz.in）
- 夏休みの休暇中に5歳の女の子が砂浜で日傘の下で眠っていた。目を覚ました時、母親がそばにいなかったのでその子はパニックに陥ってしまった。＝全般的別離のトラウマ。

軌跡：日光、海岸、海。40年来彼女は日光アレルギーに苦しんでいたが、アレルギー反応を起こすのは夏に砂浜にいる時だけだった。（Claudio Trupiano著「Danke Dr. Hamer」371ページ参照）

段階	回復期ー軌跡を通して反復するトラウマ。
質問	アレルギーはいつから?(トラウマはその直前) 一番悪化するのはいつ? 一番良好なのはいつ?(トラウマの手がかり) 当時何が起きたか? 生活で何が変わったか?(家族、パートナー関係、職場-全て詳しく見てみる) なぜ自分はそのことにうまく対処できなかったのか?(インプリンティングを探す)
治療	トラウマ、軌跡を見つけ出し、可能であれば実際に解消し、合理的生体特別プログラムを完了させる。ビタミンD3 。コロイダルゴールド。 それでもダメな場合はアレルゲンを避ける。284ページの皮膚治療法参照。

全身性エリテマトーデス

上記の合理的生体特別プログラムに似ているが、眼に見える皮膚の症状はない。最もよくある症状は手足の指の痺れであるが、体の他の部分(例えば背中、足、腕)に症状が見られることもある。

トラウマ	別離のトラウマ(詳しくは263ページ参照)。 誰かにあまり接触したくない(例えば、不幸なパートナー関係、職場でのトラブル)、または接触がないことを寂しく思う。(例えば離婚、子供の転居により)。
例	❁ 55才、既婚男性の妻はとても支配欲の強い人であったため、彼は幸せではなかった。それでも彼は離婚はしたくなかった。仕事が余り忙しくない時期になるとそのジレンマは痛いほどに感じられた。パートナーの側である右の足の複数の指がを痺れた。 注釈: 指がしびれることで彼が妻をそれほど身近に感じなくて済むように自然は働いているのである。(著者資料) ❁ 無口な農場主は自分の妻が別の男性と浮気をしていることを苦にしていた。数週間後に彼の唇が痺れるようになった。注釈:唇は話す、キスをする、食べることのためにある。痺れることで彼の苦しみ(キス、話し合いの欠乏)は和らげられた。残念ながらこの夫婦がよりを戻すことはなかった。(著者資料)
段階	トラウマ活性状態:求心性線維の感受性低下。痺れ、感覚障害。西洋医学では「神経障害」、場合により「多発性硬化症の疑いがある」とされる。(運動面での症状がある場合)
生物学的意味	余り感じなくなることにより-嫌な接触をあまり感じなくて済む、または接触できない寂しい思いが消される。
その他の原因	薬の副作用(精神科の薬、抗生物質、化学療法剤、その他) 椎間板ヘルニア:回復期における神経経路の圧搾。(289ページ参照)
質問	症状はいつから?(トラウマはその時から現在まで続いている) 他の原因(薬の副作用、椎間板性ヘルニア)ではないか確認する。 症状は体の内側にあるか外側にあるか?(内側:誰かがいなくて寂しく思っている。外側:誰かを遠くにやってしまいたい。足の親指、足裏:居場所のトラウマ) どのような出来事が自分を過敏にしたか?(インプリンティングを探す-子供の頃、妊娠中、先祖) どのように意識を変えれば助けになるか? その他のどのような方法に効果があると思うか?(例えば話し合い)
治療	その他の質問は278ページ参照。トラウマ、インプリンティング、信条を見つけ出し解消する。

基底細胞癌

上記と同じ生体特別プログラム、表皮最下層に影響。基底細胞癌は多くの場合、治りにくい痒みを伴うじくじくした赤い皮疹を呈する。円錐形の癌が深いところほど拡がっているため、実際の大きさよりは小さく見てることが多い。

例	❁ 右利き男性が右側の頬を殴られた。右側の頬に基底細胞癌ができる。=局部的別離のトラウマーこの場合望まない肌の接触。(著者資料)
段階	トラウマの再発、回復の停滞。
治療	質問 は前項参照。トラウマ、インプリンティング、信条を見つけ出し解消し、合理的生体特別プログラムを完了させる。患者が不安を抱いていなければ基底細胞癌はそのままにしておいて問題はない。もしそのことばかり考えてしまうようであれば、リスクを最小限にするために手術する。ビタミンD3内用。コロイダルゴールド、DSMO外用。場合により黒軟膏、または手術。297ページの皮膚治療法参照。

外肺葉

外胚葉 −+

乾癬[2]

上記と同じ合理的生体特別プログラム(263－266ページ参照)。赤くくっきりとしたあざを呈する慢性皮膚疾患。

例　❁子供のころからの乾癬。(faktor-l-forumにおける若い女性からの報告)

私は妊娠七か月目で生まれた。まだ本当に小さくて体重が軽かった。それでも私は頑張って特に障害は残らなかった。私は肉体的に障害があるわけでもないし、精神的に未発達でもない。でも「生れて来るのが早すぎた。生まれてすぐに母の胸で抱かれて守られることなく長い間一人で生き延びた」と何かが私に言っているような気がする。その時、傍には誰もいなかった。

半年ほどたって、母は私を養護施設に入れた。その前に、私は姉に押されてソファーから落ちて腕を折っていた。それ以前には姉はクッションで私を窒息死させようとしたこともある。

養護施設にはそれほど長くはいなかった。すぐに養子としてもらわれることになった。父親はとても優しい人で、母親はどちらかというと理性的な人だった。この夫婦は5－6年後に破たんした。そして私は母親と一緒に住むことになった。全てが母親を中心に動いていた。私に気を配る人はいなかった。祖父母は母のことしか考えていなかった。シングルマザーなんてありえないと。私の心はボロボロだったけれど、そんなことには誰も関心がなかった。私はまた一人ぼっちになった。その後すぐに母は新しい男性と知り合った。二人は一年一緒に居て結婚する予定だったが、結婚式の一日前に男性はいなくなった。その当時私はその男性をパパと呼んでいた(そう呼ぶことに葛藤はあったが)。そして三人目の男性が現れた。その男性を私は今日父と呼んでいる。父親として一番長く一緒に居た人だからである。しかしこの夫婦も案の定、破たんした。その時私はすでに家を出て自立していた。それでもやはりそのことは私に影響しているようだ。三か月前に私は妊娠10週目で流産してしまった。生まれてすぐに始まった別離のトラウマの例である。あるときは活性期、またあるときは回復期の。(www.faktor-l.de/viewtopic.php?f=18&t=2251)

❁64才の右利き男性患者には離婚歴があり、成人した娘がいた。娘とはとても仲が良かった。ところが娘はある男性と知り合ったが、この男性のことを父親は気に入らなかった。そのため娘は父親から距離を置くようになった。＝別離のトラウマ－娘のボーイフレンドを追い払いたい。＞再発により酷い乾癬が両脛の外側にできた。(著者資料)

段階　二つのトラウマが皮膚の同じところで重なり合っている。一つは回復期にあり(＝皮膚が赤い)、もう一つはトラウマ活性期にある(＝鱗屑)全体的にはトラウマ活性状態が停滞していると言える。

備考　母子の側かパートナーの側か局部的トラウマであるかを考慮する。皮膚が醜くなった部分は醜悪のトラウマを招くことがある。＞鏡を片付ける、乾癬をあまり気にしないようにする。

治療　質問278ページ参照。トラウマ、軌跡を見つけ出し可能であれば実際に解消する。284ページの皮膚の治療法参照。

はしか、風疹、水疱瘡(水痘)

上記と同じ合理的生体特別プログラム(263－266ページ参照)

トラウマ　全体的別離のトラウマ－肌の接触が欲しい、または欲しくない。

例　➡小学校の生徒たちは担任の先生が大好きだった。ところがこの先生は学年の中途で産休に入ってしまった。＝集団別離のトラウマ。生徒たちが新しい先生になつくと、生徒たちに一斉に回復が始まった。＞回復期のはしか。

➡入園時に同じ年の子供でも中には幼稚園に入るのが早すぎる子供が何人かいる。母親と一緒にうちに居たいのである。やっと他の子供たちと友達になり、幼稚園の先生を母親代わりとして受け入れられるようになったころ、子供たちは一緒に水疱瘡、はしかになる。＝別離のトラウマの回復。

❁それぞれ二歳ほどしか年の離れていない三人姉弟は、学校に行かなければならないために、母親と父親との肌の接触を断たなければならないことが苦痛になっていた。学校が休み

2　ハマー博士著「Wissenschaftliche Tabelle der Germanischen Neuen Medizin®(ゲルマン新医学学術的要項一覧)」118、131ページ参照

になると子供たちは家で両親と一緒に肌を寄せ合い、遊べることをとても喜んだ。三人は同時に水疱瘡になった。＝回復期（著者資料）

段階　回復期：表皮が小さく再生、赤いあざ（はしか発疹）、水疱瘡では小さな疱瘡。

備考　何故、家庭内または学校のクラス内で同時に複数の子供が病気になるのか？

同じグループに属するメンバーは同じ状況を一緒に経験し、感情を抱く。＞グループの感情、思いの場（Rupert Sheldrake による形態形成場、モルフォジェネティク・フィールド ）が形成される。グループのメンバーが同種であればある程、その感情もより同種のものとなる。類似した感情は類似したトラウマを生じさせる。

今日、昔のようにはしかが大流行することはなくなった。なぜなら家族の連帯、学級内の連帯が無くなってしまったからである（個別化）。

多くの場合、同じトラウマを原因として複数の器官で同時に回復が始まる。＞喉、鼻、結膜、リンパ節の炎症。

子供の病気においてみられる急激な成長は一般に言われているように「病気」によるものではなく、その前に既に起きているのである。急激な成長＝トラウマ解消＝回復期が始まる兆候。私たち大人も病気になる前に急激な成長をする。でなければ病気にはならないであろう。

この急激成長をハマー博士の言う、勢力範囲に関わるトラウマにおける成長ストップと混同しないで欲しい。皮膚の別離のトラウマは勢力範囲のトラウマとは違うので、成長ストップはない。

治療　質問278ページ参照。トラウマが解消されたら回復に付き添い、再発を防ぐ。他に処置法がない場合はコルチゾンを短期間だけ用いる。はしか予防接種ははしかを予防するものではない。しかも予防接種には種々の毒物が含まれていて後に持続的に残る害を与える。284ページ皮膚の治療法参照。

いぼ、足底疣贅 、尖圭コンジローマ、伝染性軟属腫

上記と同じ合理的生体特別プログラム（263－266ページ参照）

トラウマ　局部的別離のトラウマ。子供の場合、Frauenkron-Hoffmann女史によれば：軽蔑的な目で見られたために症状のある部分を劣っていると感じる。例えば母親、教師がその子の容姿を見て。

例　➡子供が勉強している時に、字を書いている手に母親が厳しい視線を向けていると感じる。

❁ 女の子は乗用馬のネプトゥンをとても可愛がっていた。ある日女の子が母親と一緒に馬のファームに来てみると馬小屋は空だった。－ネプトゥンは死んでしまった。馬の背中に座るということに関わるパートナーとの別離のトラウマ。右臀部に複数の伝染性軟属腫ができる。馬は彼女にとってパートナーと思われていた。次から次へと新しいいぼができた。彼女が母親と度々そのファームを訪れたため、再発したのである。五つの生体自然法則を知り、精神的原因との関係がわかり、別のファームに行くことにした。そこで女の子はすぐに別の馬が大好きになった。＞いぼは消えた。（Vgl. www.germanische-heilkunde.at）

❁ 21才の男の子がいやいやながら郵便配達の職業訓練を受けていた。手のひらのちょうど彼が手紙に触るところにいぼができた。その仕事をやめるといぼはなくなった。（ www.gnm-forum.eu参照）

段階　回復の停滞期 –表皮の局部的過剰再生。

質問　いぼはいつから？　その部分に何が起きたか？（望まない/望んでいる肌の接触、視線）　それに関連して自分にはどんなインプリンティングがあるか？（幼いころの別離、完璧主義の両親）　回復をもたらす手段は何？

治療　トラウマ、軌跡を実際に解消し、合理的生体特別プログラムを完了させる。子供に強さと自信を与える。（例えば遊び、何かに熱中することを通して）

背を向ける：満月の夜に半分に切った玉ねぎでいぼを摩り、その後玉ねぎを後ろに投げ、振り返らず、いぼに別れを告げる。その後トラウマ（もし分かっていれば）またはいぼのことを考えない。

クサノオウの汁、レモンの汁、酢、刻んだばかりの玉ねぎ、またはティーツリーオイルで軽く叩く。ヒルデガルド療法：クサノオウの汁。手術でいぼを取り除いても、効果はあまりない。またいぼは出てくるからである。しかも跡が残る。いずれにせよ、いぼはひとりでになくなる。

外肺葉 −+

外胚葉

老人性角化腫

上記と同じ合理的生体特別プログラム(263−266ページ参照)

段階	回復停滞中−扁平上皮の局部的過剰再生。
備考	自然医療では 老人性角化腫は老齢による排泄機能低下のため、老廃物が茶色いいぼとなって肌の表面に現れるのであるとしている。それは部分的には正しいかもしれないが、おそらく上記のトラウマとも関連しているものと思われる。もし美観を損ねる事が気になるようであれば＞手術。

過剰な足の角質層(角化症)

裸足で屋外を歩くと自然の地面がどれだけ足に痛いか気づかされる。このような物理的な刺激に対する適応として足裏の角質層は厚くなる。(例えば夏場、休暇中)。しかしその様なことが無くても角質層が厚くなりひび割れする場合は下のようなトラウマが考えられる。

トラウマ	厳しい社会(硬い地面に似ている)から自分を守らなければならない。インプリンティング:子供の頃あまり愛されなかった、既に早い時期に困難な環境、一人でなんとか暮らしていかなければならなかった(いばらの道)。
例	❂ 会社経営者の娘は既に子供の頃から父親の事業を手伝わなければならなかった。彼女の青春時代に会社は破産し、気まずい銀行とのやり取りも彼女が対処した。かかとと親指の部分がに硬くなりひび割れした。(著者資料)
段階	回復が停滞—足の裏の扁平上皮が過剰に角質化。
生物学的意味	困難な生活から守るために角質化した皮膚が厚くなる。
治療	トラウマ、インプリンティング、信条を見つけ出し解消する。軽石/角質やすりを定期的に使う。ひび割れしないように足裏に鹿の皮脂、キンセンカのクリームを塗る。

表皮裏側の合理的生体特別プログラム

外胚葉

白斑、尋常性白斑 [1]

トラウマ	強烈な、残酷な別離のトラウマ。辛い、不当だ、嫌だと感じる別離。Frauenkron-Hoffmann女史によれば:自分を汚れていると思うので外に対して清さ、つまり白いベスト(やましいところがない)を見せる。問題のある異種族間結婚の親を持つ子供によく見られる:「色がない方がいい」
例	❂ 45才の右利き女性はとても繊細な人で、夫から距離を置かれているように感じていた。キスしてもらえないことを彼女はとても寂しく思っていた。上唇の右側上にコインの大きさ程の白斑ができた(著者資料) ❂ 女性患者は体中に白斑があった。そのため彼女は日の当たるところにはいかなかった。そうすれば白斑はほとんど見えないからである。ほぼ体全体にメラニン色素が欠乏していた。トラウマを受けるようになった経緯:彼女は麻薬依存症の男性と結婚していた。子供が生まれてからも夫は依存症から立ち直ることはできなかった。。問題解決の為にいろいろなことを試みたが、それでも依存症を克服することができなかった。女性患者は長い間忍耐し夫が立ち直る日を待ったが、子供のためを思い、夫と離婚することにした。そのような一歩を踏み出さざるを得ない無力感と理不尽な思いに彼女は打ちのめされた。(Claudio Trupiano著「Danke Dr. Hamer」283ページ) ❂ 既婚の女性が両腕と両足の内側にそれぞれ三つの白斑があり、療法士を訪ねた。夫と別れたのかと療法士が尋ねると彼女は強く否定した。何か理不尽な別れを経験したのではないかと療法士が更に尋ねると彼女は話し始めた。一年前に彼女は別の町に住む男性を好きになった。彼はしかし彼女のところまで訪ねてくる事をそれほど大切なこととは思っていなかったので、彼女がいつも彼のところまで訪ねて

1 ハマー博士著「Wissenschaftliche Tabelle der Germanischen Neuen Medizin®(ゲルマン新医学学術的要項一覧)」120,132ページ参照

	行った。そのため二人の関係は終わった。それでもお互いにSMSのやり取りを続けていたために別離のトラウマはずっと活性状態だったのである。(Claudio Trupiano著「Danke Doktor Hamer」282ページ参照)
トラウマ活性期	表皮最下層で組織分解(潰瘍)。この層には茶色の色素(メラニン)が含まれる。>メラニンが無くなるため、白斑。多くの場合トラウマが反復。
生物学的意味	色素層が無くなることで感受性が高まる。色素層が無いため日光が通りやすい。>より多くの光、宇宙の情報、温かさが入り込む。>それにより別離のトラウマが回復する。「太陽の光による慰め」
回復期	メラニン細胞層の再生>白斑が消える、殆どの場合外側から。
備考	母子の側であるのか、パートナーの側であるのか、局部的トラウマであるのかを考慮。
治療	質問278ページ参照。トラウマ、軌跡を見つけ出し、まだ活性状態の場合、可能であれば実際に解消。284ページの皮膚の治療法参照。

猩紅熱

外胚葉 −+

猩紅熱には複数の症状があり、それぞれに注意を払わなければならない。主な症状=イチゴ舌(167–169ページ参照)

猩紅熱発疹:上記と同じ合理的生体特別プログラム(上記参照)

例	❁ 4才の男の子の兄の誕生日に家族でおもちゃ屋に行った。この日、兄は自分の好きなおもちゃを選んで買ってもらえることになっていて、ペダルカーを買ってもらうことにきまった。4歳の男の子もそのペダルカーを見ると走り寄り、乗りたがった。その時母親がその子を止めて「それはお兄ちゃんの誕生日プレゼントよ!」と言った。その子は泣き出した=母親と兄からの別離のトラウマ。その後、回復期に猩紅熱発疹が出た。表皮の再生。(www.germanische-heilkunde.at/index.php/erfahrungsberichte)
段階	回復期−広範囲に及ぶ表皮最下層の再生=猩紅熱発疹
治療	トラウマが解消されたら回復に付き添い、再発を防ぐ。トラウマ、インプリンティング、信条を見つけ出し、まだ解消されていない場合は解消する。284ページの皮膚の治療法参照。

真皮の合理的生体特別プログラム　ハマー病巣小脳に-局部解剖学的にはまだ不明

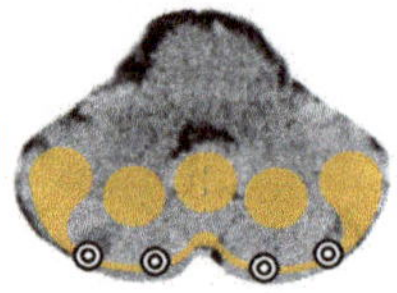

皮膚がん(黒色腫、無色素性メラノーマ、結節型悪性黒色腫、その他)[1]

小脳 中胚葉 +−

トラウマ	醜悪のトラウマ。傷ついた、汚された、醜くされた、攻撃されたと感じる。完全性が傷つけられた。 説明:実際的な負傷(打撃、衝突、びんた)、汚れ(汚物、糞、尿など)、または言葉により傷つけられる、汚される。口論、罵言、医師の診断による場合が多い。
例	❁ 骨がんのため女性患者は上腕の手術を受けた。放射線治療の後、茶色い火傷の跡が残った。=局部的醜悪のトラウマ。瘢痕が残ったことを忘れればいいものを、彼女はいつもその瘢痕をいじっていた。そのためトラウマは活性状態のままだった。黒色種ができた=活性期における増殖(著者資料) ❁ 右利きの実業家男性は大きなサッカークラブの代表になった。彼がその地位に就くとすぐにそのチームは負け続けた。スポーツ紙はそれを彼のせいにした。マスコミは彼に激しい批判を浴びせかけた。=完全性が傷つけられた。活性期に腹部右側(パートナーの側)のベルトが当たるあたりに大きな黒色腫ができた。チームが勝つと、やっと黒色腫は出血を伴い溶解した=回復期。西洋医学では良性腫。(著者資料) ❁ 男性患者は妻とよく喧嘩をした。妻は喧嘩をすると「相棒. . . 。!」と言って爪で彼の胸を刺す癖があった。彼にとっては全く不愉快なことだった。=完全性が局部的に傷つき、その個所の真皮細胞増殖。(www.germanische-heilkunde.at/erfahrungsberichte)
トラウマ活性期	真皮で局所的に細胞分裂。黒色腫ができる。トラウマが反復する場合が多い。

1　ハマー博士著「Wissenschaftliche Tabelle der Germanischen Neuen Medizin®(ゲルマン新医学学術的要項一覧)」44, 49ページ参照

生物学的意味　真皮が強化されることにより、汚れ、醜さ、完全性の欠損からより良く保護されるようになる。

回復期　真菌、真菌細菌、細菌による結核性乾酪分解。

黒色種が破れると「開いた皮膚結核」と言われる。－今日そのような状態を見ることはめったにない。なぜなら黒色腫は即座に、健康な部分まで一緒に大きく切除されてしまうからである。

備考　母子の側か、パートナーの側か、局部的トラウマであるかを考慮する。醜悪のトラウマの結果として良くあることは：不安であるために、外に対して良く見せたがる（>化粧）

質問　黒色種ができたのはいつ？（トラウマ はその少し前）　体のその部分に何が起きたか？（手術、蹴られた、怪我）　またはその部分に関連した言葉による攻撃？　手をたたくテストは？　なぜ自分はそのことに対しては敏感に反応するのか？　手術により損傷を受けたことはあるか？（手術の失敗）　家庭内のどんなことが自分を形成したか？　先祖にも似たようなトラウマがあったか？　診断に対して自分はどう対処するか？（知ることで不安を取り除く）

治療　トラウマ、軌跡を見つけ出し、活性状態である場合、可能であれば実際に解消する。

心構え：「私は強い。しっかり守られている。」「私は水晶の防壁に囲まれている。」

「私にとって良いことだけを自分に寄せる。」バッチフラワー：野生リンゴ。

手術（小さく切り取る）、もし黒色種が物理的に、または外観上支障となる場合、心配性の患者の場合。

黒軟膏 (Black Salve):手術をせずに、細胞分裂が活発な黒色腫（悪性）を即座に取り除く効果的軟膏。痛みにあまり敏感でなく、神経の太い人にのみ適している。購入は www.cernamast.eu. 284ページの皮膚の治療法参照。

帯状疱疹

帯状疱疹はおそらく真皮の合理的生体特別プログラム（醜悪のトラウマの回復期）と表皮の合理的生体特別プログラム（別離のトラウマの回復期）が組み合わさったもので、末梢神経系が関与しているものであろう。

例　❁ 母親は娘がレズであることを知った。娘を抱擁することで母親は汚されたように感じた。>活性期に真皮細胞分裂。回復期に帯状疱疹が出る。（ハマー博士著「Wissenschaftliche Tabelle der Germanischen Neuen Medizin®（ゲルマン新医学学術的要項一覧）」49ページ参照）

❁ 12才の右利きの女の子の父親はとても抑圧的な人だった。ある晩、父親は思春期にある娘の胸を触った。単なる普通の肌の接触ではないことを女の子は感じていた。＝完全性が傷つけられた。その後40年経ってからも、父親に大声で怒鳴られたり、批判されたりすると彼女は軌跡に乗り込んだ。>回復期に左側の胸に帯状疱疹ができた。（著者資料）

トラウマ活性期　一つ一つの神経セグメントに沿って小さな真皮腫ができる。

生物学的意味　保護の為に真皮が強化される。

回復期　痛みを伴う結核性乾酪腫瘍分解。開いている帯状疱疹ではひりひりするような痛みを伴う水泡ができ、徐々にかさぶたになる。

備考　症候群により重篤化 母子の側であるのか、パートナーの側であるのか、局部的トラウマであるのかを考慮。

治療　トラウマが解消されたら、回復に付き添い再発をぐ。塩基性食物。酵素剤。キャベツの葉をかるく叩いて上にのせる。コロイダルシルバー内用、外用。過酸化水素(H_2O_2) 3%内用、外用。コッテージチーズで湿布。オトギリソウの花のオイル外用。284ページの皮膚の治療法参照。西洋医療で用いられる抗ウイルス薬は有害であるため薦められない。痛みが激しい場合はステロイド性でない抗リウマチ薬（NSAR）、例えばアスピリンは効果的である。

皮脂腺、汗腺の炎症（ニキビ）

上記と同じ合理的生体特別プログラム（270–271ページ参照）

ニキビは思春期における皮膚の病気である。思春期前の子供は自分の外見、自分がどんな風に見られているか、ほとんど気にしないが、思春期になるとそのことが非常に重要に思われるようになる。「私は良く思われているか？」私は魅力的か？」－思春期の時期このようなことに思いが集中するため醜悪のトラウマを受けやすい。

自分の外見よりも大切なものがある、あるいは外見はどうあれ自分は愛されていると気づくとニキビの時期は終わる。

例　➡少年は耳が立っているため、からかわれた。

❁ 旧ユーゴスラビアか来た女の子はドイツ語が一言も話せないのにオーストリアの小学校に入れられた。その子は外国人であり、ドイツ語ができないために彼女の後ろで他の生徒が自分を馬鹿にし、陰口を言っていると思い、悩んだ。＝後方からくる局部的醜悪のトラウマ。＞活性期に真皮細胞増殖。繰り返して再発が起きた。回復期の間に背中にニキビができた。その子は同時に道徳的理性的自己価値のトラウマに悩み、頸椎に影響が及んだ。（著者資料）

❁ 15才のかわいらしいギムナジウムの女子生徒はダンスコースで友達のグループから仲間外れにされたように感じた。彼女が思いを寄せていた年上の男の子がそのグループの別の女の子と付き合い始め、とても悲しかった。＝顔、外見に関わる局部的醜悪のトラウマ。彼女がそのことを忘れられるようになると（回復期）顔にニキビができた二年間にわたる悪循環が始まった。（著者資料）

段階　回復期。多くの場合トラウマの反復。結核性乾酪により分解＝ニキビ。ニキビによりはじめて自分が本当に醜くなったと感じる＝悪循環 、多くの場合トラウマの再発。

質問　両親のどちらかもニキビがあるか（そうであるなら＞家族の問題＞当時どんな状況で立ち往生したか、何に苦しんだか、探し出す。　ニキビのある人同士の類似性を見つける。　青少年に対しては、トラウマを引き継いでいること、それを捨て去ることができるということを説明する。

治療　トラウマ、軌跡を見つけ出し可能であれば実際に解消し、合理的生体特別プログラムを完了させる。心構え：「人が自分のことをどう言っているか、どう思っているかはどうでもいいことだ。私の外見は悪くない。」「私はありのままでいいのだ。」

家の中にある鏡を取り去る。日光浴、冬はサンルームも。

バッチフラワー：野生リンゴ。ケイシー療法：腸の排泄を促す。過酸化水素H_2O_2 を上に垂らす。

塩基性食物。肌の洗浄、手入れ（オリーブオイル、ソーダ石鹸）284ページの皮膚の治療法参照。

水虫、爪白癬（白癬、爪真菌症、皮膚真菌症）

上記と同じ合理的生体特別プログラム（270–271ページ参照）

小脳　中胚葉　+−

例　❁ 靴が小さすぎたために足の爪が青くなった。＝実際の醜悪のトラウマ＞体は爪床、爪を強化し、将来またそのような圧力を受けた時、それに耐えられるようにする。回復期に水虫ができる。＝爪床‐細胞分解。（著者資料）

❁ とてもきれい好きな男性が三日間電車で旅行をし、ずっと同じ靴下をはいていた。彼は自分の汗のしみ込んだ靴下の匂いを気持ち悪く感じ、恥ずかしく思った。＝局部的醜悪のトラウマ＞活性期に真皮細胞分裂。家に帰ると、足の指の間に水虫ができた。＝回復期に真皮細胞分解。彼は同じ靴下を一日以上履いていると、軌跡に至った。靴下を毎日変えていれば問題はなかった。（著者資料）i

➡ 子供は両親から「公共浴場のシャワーに落ちている髪の毛は汚いものだから、触れないように」と聞かされていた。その子はあるとき公共浴場のシャワーで髪の毛の塊を踏んでしまった＝局部的醜悪のトラウマ。

トラウマ活性期　爪床または足の真皮が強く、厚くなる。ほとんどの場合、自覚なし。

生物学的意味　厚くなることで汚れ、醜さからよりよく守られる。

回復期　真菌、真菌細菌による、悪臭を伴う乾酪分解＝爪真菌症、または水虫。そのため本当に汚くなったように感じる。＞一生涯悪循環を繰り返すことが良くある。

治療　トラウマ、軌跡を見つけ出し、実際に解消し合理的生体特別プログラムを完了させる。

足の手入れ。足を清潔に保ち、自分の足を愛すべきものにする。

水虫そのものは気にしない。悪循環を断つ。

苔のエキスで入浴、または肌に塗る。バッチフラワー：野生リンゴ。コロイダルシルバー、MMS、過酸化水素（H_2O_2）3%を内用、外用。

西洋医学で用いられる抗真菌薬は結果的には何の効果もない。抗真菌剤を内服することは全く薦められない。

爪床化膿（ひょうそ）

上記と同じ合理的生体特別プログラム（270–271ページ参照）

例　❁ 2才右利き女性の母親は彼女の息子の教育に関して絶えず干渉したがった。その言い方は実に執拗だった。ある時、母親が彼女の我慢の限界を超えるようなことを言ったために激

小脳 中胚葉

しい争いになった。彼女は母親に足の指を踏みつけられたように感じた。＝完全性の損傷、活性期に爪床に細胞増殖。回復期に左の母子の側の爪床が化膿した。＝厚くなった爪床が結核性乾酪により分解される。(著者資料)。

段階　回復期:真菌、真菌細菌による化膿-乾酪により爪床分解

治療　トラウマが解消されたら回復に付き添い再発を防ぐ。つま先が開いた靴を履く。つま先を冷やす。酢酸アルミニウム、クレイ、コッテージチーズで湿布。コロイダルシルバー内用、外用。過酸化水素 (H_2O_2) 3%を内用、外用。キャベツの葉をかるく叩いて、つま先を包み靴下をはく。場合により Zugsalbeを塗る。化膿している個所を突き刺して開く。

レプラ、腺ペスト

上記と同じ合理的生体特別プログラム(270–271ページ参照)

中世の、または発展途上国(アフリカ)の貧しい人々の病気＞衛生面で悲惨な環境(尿、糞、汗、悪臭)。みるに堪えない傷。野蛮、粗野な態度＝醜悪のトラウマが生じる「理想的」環境„

レプラマイコバクテリア、レプラによる結核性乾酪により真皮分解 ＝回復期.

＋－

ペスト　悪臭のする腺ペストの患者に直接触れたり、あるいはただ見るだけで、自分自身が汚されたように感じてしまう。感染すると信じること、また感染に対する恐怖が作用し、発症する。＞さらに多くの人々が病気になる(結核性真皮分解)－汚されたと思うことにより悪循環を繰り返す＞反復するトラウマ。生活条件が良くなると、この病気はなくなった。

過度の発汗(多汗症)

夜中に汗をかくのは回復期にあることを示すものである。暑い時に汗をかくのは体を冷やすためである。ストレス下にあるときにでるきつい臭いのする脇の下の汗は勢力範囲に関わるものである。冷や汗は低血糖の場合に出る。また抗うつ薬、抗生物質、コルチゾンなどの薬により発汗が促されることもある。

ストレス下にあるとき体は発汗する。醜悪のトラウマの一つの症状である。

トラウマ　攻撃された、傷つけられた、笑いものにされたように感じる。または不安。

段階　トラウマ活性期に真皮内汗腺の機能亢進。

生物学的意味　汗をかくことで肌がウナギのように滑りやすく、つるつるになり、攻撃者、不愉快な状況から逃れやすくなる。捕まえられなくなる（ Münnich氏による)。

質問　何故攻撃されている、または笑いものにされていると感じやすいのか?　自信がない?　追跡妄想?　家族のだれが似たような傾向を持つか?(その人と率直に話すことは意義深い。理解のため、また回復のために)　自分はそのことを捨て去る準備ができているか?　真の自信は何を源とするのか?(自分の内なる神的部分)　この源を呼び覚ましたいか?

治療　トラウマ、軌跡を見つけ出し。可能であれば実際に解消する。落ち着きを身に付ける。セージ。

皮膚の「真菌感染」(皮膚真菌症、カンジダ症、表皮真菌症)

これらの病気だと診断される場合、多くは誤った診断であると見なければならない。何故なら殆どの場合実際に菌は確認されていないのである。大抵の場合、原因は症候群を伴う別離のトラウマである(表皮炎症の項参照)。もし検査の結果、これらの診断が正しいことが証明され、真菌が確認される場合は、真皮における合理的生体特別プログラムである。

上記と同じ合理的生体特別プログラム(上記参照)

段階　回復期: 真菌による真皮細胞の乾酪分解

治療　トラウマが解消されたら回復に付き添う。コロイダルシルバー内用、外用。再発の場合:: トラウマ、インプリンティング、信条を見つけ出し解消する。284ページの皮膚の治療法参照。

皮下結合組織の合理的生体特別プログラム

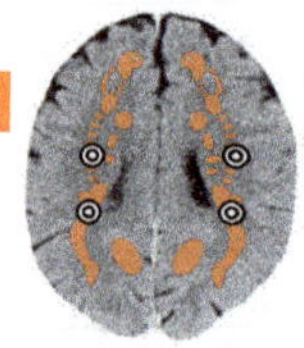

肉割れ線、妊娠線（線状皮膚萎縮）[1]

トラウマ　自己価値のトラウマ、体のその部分の見た目が良くないと感じる。

例　❁ 美人で痩せていて食べ物に関して意識の高い40才の女性は胸が平らであることに悩んでいた＝局部的自己価値のトラウマ、見た目が良くないと感じる。>活性期に細胞分解、回復期に再生（赤い線）。乳房に肉割れ線がたくさんできる。（著者資料）

❁ 趣味でボディービルディングをしている男性は上腕に筋肉を付けることに一生懸命だった。しかし上腕は彼が思うようにはならず、か細いままだった。＝上腕に関わる自己価値のトラウマ>肉割れ線ができる。（著者資料）

トラウマ　抗原質、伸縮性線維の分解（萎縮）>皮下結合組織の網状線維が弱化、萎縮>膨張。

回復期　線維の再生。膨張した部分は膨張したまま。割れた線が結合組織性物質で修復される。>肉割れ線は初めは赤くなっている。修復が完了すると青白くなる。＝回復期の後の状態。トラウマが反復する場合が良くある。

生物学的意味　結合組織の強化。

備考　母子の側か、パートナーの側か、局部的トラウマかを考慮する。

質問　先祖にも肉割れ線、セルライト、脂肪腫は見られたか？（そうであるなら>家族の問題）　なぜ自分は外見に不満なのか？　両親の影響を受けているか？（母親が太っていることに不満を抱いている、父親がそのことで母親を非難する）　母親は妊娠中に体重が増えることで問題があったか？　両親は身体志向/スポーツに熱狂的？（競技選手、いつも好調）　自分はまだ美容業界に惑わされているか？　体は魂を宿す器に過ぎないのでは？　自分の人生の意味は何か？　どのような人生の総決算をもっていつかこの世を去りたいか？

治療　トラウマ、軌跡を見つけ出し、まだ活性状態の場合、可能であれば実際に解消する。
心構え：「私は自分の皮膚に包まれていて心地よい。私は自分の外見に満足している。」「私の肉体はいつか朽ち果てる器に過ぎない。しかし私の魂は不滅である！」
Anton Stygerによる朝の儀式（65ページ参照）塩基性食物。体操、運動。寒暖療法（サウナ、冷潅水）カンフル、ローズマリー、シナモンオイルで強くマッサージ。ブラッシング。バッチフラワー：カラマツ。

半卵円中心　中胚葉

−＋

脂肪腫

トラウマ　自己価値のトラウマ、体のその部分の見た目が良くない、醜いと感じる。体に十分な肉がついていない、保護されていないと感じるトラウマ。（例えば洞窟学者が洞窟によくぶつかる場合など）

例　❁ 45才、右利き男性は、いつも体を鍛えることを心がけていた。定期的に走ったり、ジムに通ったりしていた。ところが仕事で、あるプロジェクトが始まると。彼はスポーツをする時間が無くなってしまい、二年間にわたり体を鍛えることがおろそかになってしまった。彼はなまってしまって筋肉の落ちた自分の腕を見て絶望的な気分になった。＝容貌が良くないと感じるトラウマ。仕事のプロジェクトが終わりに近づいたころ、彼はまたしっかり体を鍛えようと決意した。その後の二週間に、豆ほどの大きさの脂肪腫が前腕にできた＝回復期（著者資料）

段階　回復停滞―局部的に脂肪組織、結合組織が過剰に形成される。脂肪腫または線維腫発生。

治療　トラウマが解消されたら、再発を防ぐ以外に特に処置は必要ない。

もし新たに発生する場合は、トラウマ、軌跡を見つけ出し、解消する。美観を損ねることが気になるようであれば手術。

皮下硬結（限局性強皮症、斑状強皮症）

これら二つの疾病では、皮下結合組織（コラーゲン）が硬化することにより皮膚が硬くなり、柔軟性が無くなる。大抵の場合、とても小さい範囲。場合によってはコインの大きさ程の部分に症状が見られる。例えば関節などに大きなものができた場合は

1　ハマー博士著「Wissenschaftliche Tabelle der Germanischen Neuen Medizin®（ゲルマン新医学学術的要項一覧）」60、71ページ参照

体の動きに支障をきたす。皮膚が「鎧」のようになり、機能しなくなる。筋肉の結合組織、血管、内臓までも硬化する場合、全身性強皮症と呼ばれる。

トラウマ　自己価値のトラウマ：生活、状況が耐えられなおほど厳しい。保護されていない、見放されたと感じる。

例　❁ 50才のギリシャ人男性は解雇された。他の仕事は見つからず、崩壊しつつある社会制度からは何の補助も出ない。＝耐え難い厳しい状況（著者資料）

段階　トラウマの活性状態が反復、停滞。結合組織が硬化、強化、また瘢痕状に萎縮。

生物学的意味　困難な状況を耐え抜くには、真皮の保護だけでは足りないため、結合組織の鎧が必要となる。

質問　いつから硬くなり始めたか？（トラウマはその前）　どのような困難に自分は耐えられなかった/耐えられないか？　生活で何が変わったか？　何がストレスになっているか？　最初に症状が出たのは体のどの部分？（トラウマを見つける手がかり）　自分はその体の部分と何を結び付けて考えるか？　その部分は何のためにあるか？　手をたたくテスト？　その状況に対して自分に責任があるか？（そうであるなら>具体的な解決措置を講じる）　それを神の手に委ねることはできるか？　自分を許せるか？　自分のこのような傾向は何によって形成されたのか？　先祖はどんな考え方をしていたか？　どのような内的変化が助けになるか？　何を実際的/現実に変えることができるか？　そのことに関して誰と話せる/話すべきか？

治療　トラウマを見つけ出し、実際に解消し、合理的生体特別プログラムを完了させる。完全な退縮、回復はおそらく最初の一か月以内においてのみであろう。愛があるところを探せ、そこに答えがある。284ページの皮膚の治療法参照。

−＋

セルライト、脂肪性浮腫

トラウマ　美的自己価値のトラウマ（275ページ参照）と同時に避難のトラウマ（＝症候群）
腰回りの脂肪に関わる女性におけるその他のトラウマの側面：女性らしさを見せなければならない/強調しなければならない、例えば男性に裏切られた後。

例　➡女性が足が太いために悩む。
➡男性は腹が出ているために、サウナで笑われているように感じる。

トラウマ活性期　脂肪組織の分解（脂肪組織壊死）

回復期　脂肪組織の再生。回復停滞期に過剰に新しい組織ができる。
同時に「背景で」活性期の腎集合管合理的生体特別プログラムが進行（症候群）＞水分、脂肪蓄積＝セルライトまたは脂肪性浮腫。ほとんどの場合トラウマの反復。全体としては慢性のトラウマが関わっている。

生物学的意味　太いことは良いことであるため、脂肪組織が増え、脂肪層が強化される。太っている個体は美しい。豊富に食物を獲得していることの証である。痩せることは、動物はひとりでに成せる。

治療　質問,治療法は前項参照。自己価値のトラウマと避難のトラウマを見つけ出し解消し、合理的生体特別プログラムを完了させる。Anton Stygerによる朝の儀式（ 65ページ参照）。バッチフラワー：カラマツ、野生ロンゴ。（275ページの治療の項参照）

瘢痕増殖、引きつり（ケロイド）

トラウマ　怪我をした、または手術をした個所に関わる自己価値のトラウマ。手術に対する恐怖。

例　❁ 腹部の手術をしなければならず、女性はそのことを悲しんだ。＝局部的自己価値のトラウマ。醜い瘢痕増殖が生じた。回復停滞。（著者資料）

トラウマ活性期　瘢痕のあたりで細胞分裂。

回復期　再生。瘢痕結合組織が新たに過剰に形成され、ケロイドが残る。

生物学的意味　瘢痕の強化。

治療　トラウマを解消―起きた事をすっきり解決する。コロイドができないようにするには：手術、怪我を完全に受け入れる。運命を不満に思わない。起きたことを受け入れる。治るということを疑わない。
カンフル、シナモンオイルで傷跡に付ける。力強くつぼマッサージをし、障害を取り除く。ケイシー療法：ピーナッツオイルとカンフルオイルで同じ個所をマッサージ。

皮膚がんの前段階(前がん状態):ほくろ(メラノサイト母斑、母斑細胞性母斑、悪性黒子)、「光によりダメージを受けた表皮」(日光角化症)

これらの合理的生体特別プログラムが表皮におけるものか、真皮におけるものか、それぞれのケースで明らかにする必要がある。両方の可能性を考え、それが表面にあるものか(=別離のトラウマ)、深いところからくるものか(醜悪のトラウマ)観なければならない。

日焼け－紫外線による皮膚がん

ここ数十年、西洋医学では太陽を攻撃的で有害なものとして見ている。このような見方は間違いである。日光は生命に不可欠であり、精神と肉体の回復の源である。精神的観点から見ると太陽は太陽系における最大の意識である。私達は太陽の光を聖なる贈り物として受け止めるべきである。日焼けはもちろん肌に良くない(皮膚老化を招く)が、皮膚がんの原因ではない。

黒色腫は殆ど日光に当たらない部分(尻、胸など)にできる場合が多いが、興味深いことである。

日光に当たることが好きな人が良く皮膚がんと診断されるが、何故なら特別に皮膚がんを探されるからである。

もし太陽は危険なものだと確信すれば、太陽は危険なものとなる＝自己実現的予言＞攻撃されるように感じるトラウマ＞真皮で細胞分裂＞黒色腫。

魚の目

魚の目は表皮が局部的に厚くなったもので、中心を有し、皮膚の深いところにまで及ぶ円錐状のものである。

大抵は靴により圧力がかかる部分にできる。

考え得る原因

- 靴が足に合わないために起こる表皮の適応反応＞角質層の肥厚
- 回復停滞中の別離のトラウマ–きつい靴から別れたい。

「ハンセン病」

「ハンセン病」(ドイツ語で Aussatz 遺棄という意味)は病名ではなく、惨めな人々が中世の町や村から追放された、つまり遺棄(Aussatz)されたことからそう呼ばれるようになった。。11世紀からドイツ国民の神聖ローマ帝国には「健康法廷」があった。「隙間風による鳥肌」というようなことから「発熱」に至る項目が記された症状の目録をもとにして病人が街に留まるべきか遺棄されるべきかを聖職者が決定した。

病人に刺青をして町の防壁の外に遺棄したのである。それは当時、死刑にされるのと同じことだった。彼らが物質面での惨めさに加え、あらゆるトラウマを余儀なくされたことは言うまでもない。例えば:家族を失ってしまったために勢力範囲のトラウマ。

その後どう生き延びて行けばいいかわからないために飢餓、生存のトラウマ。愛する人たちとの肌の触れ合いが断たれてしまうために別離のトラウマ。自分がけがれていると感じるために汚染のトラウマ(悲惨な体の不潔さ)

皮膚膿瘍、毛嚢炎(フルンケル、癰)

膿瘍、または毛嚢炎はたいてい真皮にできるが、皮下にできることもある。

トラウマ	醜悪のトラウマ－深い傷、または局部に関わる自己価値のトラウマ。
例	• スーパーマーケットのレジで仕事をしている女性は臀部と腿の内側に腫れものが繰り返しできた。軽い失禁があり、ナプキンを付けていた。客の多い時間帯にはナプキンを替えたいときに替えることができないこともあった。そのため自分が汚れていると彼女は感じた＝局所的醜悪のトラウマ、回復期＞フルンケル(著者資料)
組織	毛嚢 – 半卵円中心‐中胚葉、または真皮。
段階	回復期
治療	トラウマが解消されたら回復に付き添い、再発を防ぐ。 刻んだ玉ねぎをのせる。必要なら、化膿しているところを開き、圧迫されないようにする。

表皮の合理的生体特別プログラム

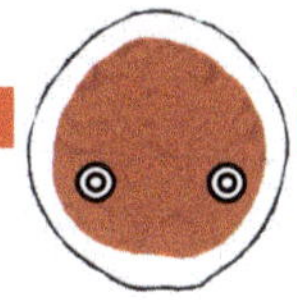

鱗屑、脱毛（完全脱毛症）、円形脱毛症[1]

西洋医学では、男性の脱毛はテストステロン値が高いために起こるとされている。もしそうであるなら若い男性（テストステロン値が高い）に多く見られるはずである。しかし五つの生体自然法則の観点から見ても、明確でないのは：何故、男性だけが別離のトラウマの影響を頭に受け、女性は受けないのか、ということである。脱毛の原因となる薬品は数多くある：細胞増殖阻害薬、避妊薬、鎮痛剤、抗リウマチ薬、抗凝固剤、降圧剤、コレステロール低下薬など。もし薬品が原因ではない場合、円形脱毛症や突然の脱毛はトラウマが原因であることは疑いの余地がない。

外肺葉

−＋

トラウマ　症状の出る個所（頭）に関わる別離のトラウマ。受け入れられなかったと感じる。Frauenkron-Hoffmannによれば：男性は頭（知性）があることを見せなければならない。現代社会では多くの男性は知性によって自分自身を価値づけている。－現代社会の苦悩。女性にはその必要はあまりない。

例　❁ 今日20才、既婚の右利き女性が、初めて別離のトラウマを受けたのは8才の時だった。大好きだった祖母が突然亡くなったのである。祖母は彼女の頭をお腹のところで抱きしめる癖があった。彼女はそうされることがとても嬉しかった。二回目に別離のトラウマを味わったのは一年前のことだった。二人の親友が突然、彼女を傷つけ、去っていったのである。またコンタクトを取ろうとあらゆる努力をしたが無駄だった。－円形脱毛症になり頭のほぼ70%は剥げてしまった＝トラウマ活性期。（著者資料）

❁ 6才の女の子は両親のベットから追い払われた。そして頭に関わる別離のトラウマに悩み、髪の毛が抜けた。（著者資料）

トラウマ活性期　代謝低下。脱毛、頭皮が乾燥し血行が悪い。ふけが出る（＝トラウマ活性期を意味する）。大抵はトラウマの反復。

生物学的意味　感受性が低下することにより、失われてしまった、または望まない肌の接触を一時的に忘れる。

回復期　頭皮の代謝が良くなる。腫れ。発赤。かゆみ。三か月ほど遅れて新しい髪の毛が生える。残りのふけが落ちるが新しいふけはできない。

質問　脱毛はいつから？（トラウマはその前）　別れ、酷い拒絶、その他のショックなことがあったか？　なぜ自分はそのことと頭を関連させるのか？（例えば、撫でられた、マッサージされた、愛撫された、または逆に殴られた、傷つけられた）　あるいは賢いところを見せて自分の能力を示さなければならないか？（例え、職業訓練で）　家族内で知性はどう価値づけられているか？　自分の存在証明において知性は大きな価値を持つか？　自分がもし賢くなければ、いったい何なのか？　心を動かした頭/髪の毛に関わる出来事はあったか？　どのような意識転換が必要か？　どのような新しい内的姿勢を身に付けたいか？

治療　トラウマ、軌跡を見つけ出し、まだ活性状態の場合、可能であれば実際に解消する。
最低四週間の療治：キャベツの葉をかるく叩いて、患部にのせる。新鮮なジュースを飲む。キャベツを絞り、搾りかすは患部にのせ、搾り汁は飲む。（S. R. Knaak著「Der kreisrunde Haarausfall（円形脱毛症）」Ennsthaer社2010参照）。ヨモギ、イラクサ、ゴボウ、西洋つげの根をお茶にして患部にぬる。ごま油、タイム、ローズマリー、杉、の芳香油で頭のマッサージ。
ケイシー療法：原油（石油）で頭をマッサージ。体操。塩基性食物で体内部を浄化。全粒きびを定期的に食べる。洗腸浴。
ヒルデガルド療法：キンセンカ軟膏（特別調合）。

1　ハマー博士著「Wissenschaftliche Tabelle der Germanischen Neuen Medizin®（ゲルマン新医学学術的要項一覧）」119,131ページ参照

表皮裏側の合理的生体特別プログラム

白髪

外肺葉

−+

色素(メラニン)産生が低下し、髪の毛が白くなる—おそらく正常な老化現象。しかし、非常に若くして、または突然に白髪になる場合は、トラウマが関わっている。

トラウマ	強度の別離のトラウマ、大抵は世代的側面を有する。(家族、子孫に関わる)
例	❁ 49才で、三人の子供を持つシングルマザーは手術のため入院した。手術が終わったらすぐに家に電話すると彼女は子供たちに話していた。麻酔から覚めると彼女はまた集中治療室にいた。何時かと看護師に聞くと、手術は既に一日前に終わったと答えた。＝強度の子供との別離のトラウマ。三日以内に彼女の髪の毛は真っ白になった。＝活性期。(著者資料) ❁ 40才の女性は子供を欲しがっていたが、婦人科の診察で医師は冷たく彼女には子供はできないと言った。＝世代的側面を有する残酷な別離のトラウマ。彼女の髪の毛は一晩で真っ白になった。(著者資料)
組織	表皮下層(黒色細胞層) – 二次感覚野-外肺葉。
トラウマ活性期	代謝が低下し、メラニン層分解＞髪の毛が白くなる。
生物学的意味	日光が通りやすくなり光(暖かさ、情報、知識、知恵)が入りやすくなる。＞「太陽の光による慰めと知恵」「熟年者の知恵」。
回復期	黒色細胞層の再生。毛髪に再び色素沈着。
質問	髪の毛が突然灰色になった時、何が起きたか?　家族内でストレスがあったか?(例えば子供/親戚と争いごと、遺産のことで非難)　解決のために内的また外的に何を変えなければならないか?
治療	トラウマ、軌跡を見つけ出し、まだ活性状態の場合、可能であれば実際に解消する。玉ねぎの汁。

皮膚の治療法

- 光(適度の日光浴)、水、雨、風邪などの自然の刺激。
- 酵母食品(ビール酵母など)に含まれるビタミンB複合体。
- 低温圧搾植物油に含まれるビタミンEとA,特に亜麻仁油。ビタミンD3。• 肝油 •コロイダルゴールド。
- ケイシー療法:塩基性食物、排せつ(腸)、血液循環(体操)に留意する。毎日アーモンドを二つ食べる。マッサージ、オリーブオイルをぬる。オリーブオイルの石鹸で体を洗う。
- 皮膚に良いお茶(内用、外用):メギ、白樺の葉、ブラックベリーの葉、セージ、モウズイカ、カミレツ、クワガタソウ、チコリその他)
- 有用微生物を入れ入浴、または肌に塗る(EM。57ページ参照)。過酸化水素 (H_2O_2) 3%
- 海塩で全身浴、またはアルカリ性浴。
- ヒルデガルド療法:タイム(薬味)、マルメロ、赤かぶ。
- 炎症の場合:コロイダルシルバー外用。カミレツ、ヒーリングアース、クレイ、酢酸酸化アルミニウムで湿布。ゆでたジャガイモで湿布。シュッスラー塩1、3、11番。Jim Humble (ジム・ハンブル)のミラクル・ミネラル・サプリメント(MMS)。
- 傷口が 開いていて、なかなか治らない場合:蜂蜜を塗る。キャベツの葉をのせる。キンセンカ、コンフリー、またはプロポリスの軟膏。
- 黒軟膏 (Black Salve):細胞分裂が活発な(悪性)皮膚腫瘍を即座に手術をせずに取り除く効果的軟膏。あまり痛みに敏感でなく、神経の太い人のみに適す。購入はwww.cernamast.eu。
- 自然のホウ砂、場合により石油内用、外用。
- 肌の手入れ:化学混合物、石油を原料とする高価な化粧品の代わりに、オリーブオイルその他の食用油に芳香油を混ぜたものを使う。オリーブオイルは最適だが、独特の匂いがあり、保存があまり効かないことが問題である。それに代わるものとして、ひまわりオイルが挙げられる。安価な低温圧搾ではないオイルは高価な低温圧搾のオイルに比べて、保存がきき、すぐに腐らないという長所がある。

骨と関節

人間の体のはおよそ206個の骨で構成されている。骨の主要部分は骨皮質と骨髄から成っている。その外側は骨膜で覆われている。外胚葉由来の骨膜以外の運動器系、例えば靱帯、腱、筋肉、椎間円盤、半月板、滑液包は中胚葉由来組織である。トラウマを見つけ出し、分類するのに、運動器系は最も分かりやすい体の部分である。初心者であっても注意深く行えば、正しい結果を得ることができる。運動器系に関わるトラウマは自己価値のトラウマである。しかし運動器系のそれぞれの部分により、微妙な差がある。

自信は精神の要を成すもので、主要な要素である。その自信に相当するのが、体では運動器系である。
強度の自己価値のトラウマは最も固い組織である骨に現れる。
軽度の自己価値のトラウマは軟骨、忍耐などの柔らかい組織に現れる。
筋肉と腱に症状がある場合の自己価値のトラウマは動作に関わるものである。
運動器系は大脳-半卵円中心により制御されている。脳のこの部分はぶよぶよしているため、ハマー病巣がはっきりしないことがある。
このことに関してハマー博士は、自己価値のトラウマは例外的に、劇的なショックという形であるとは限らない、と言っている。つまり、自己価値の特別プログラムは劇的にではなく、ゆっくり忍び寄るようなトラウマから始動することもあり得るのである。例えば、自分は悪いパートナーだと思い込むこと、何かに耐えられないと確信すること、不能だと感じること、などである。
しかし、運動器系の不調が全てトラウマによるものであるとは私は思わない。食生活、生活習慣、運動が原因となることもあり得る。
ことわざ：「少なすぎと多すぎは愚か者の望むところ」
多すぎ（例えば過度のスポーツ）、偏った運動、または運動不足（例えば、日中は事務所で仕事、夕方はテレビ、その間は車の運転）は体に害を与える。
とくに関節は運動により機能するが、度を超えてはならない。事務所で何時間も座っていることは体に良くないし、何年も膝をついて仕事をする（例えばタイル張り職人）もよくない。
その結果：局部的に筋肉が縮小、退化。筋肉の鎧>脊椎、関節の緊張が不均衡>間接における新陳代謝に支障>怪我しやすくなる。トラウマ無しの痛み。しかし副次的トラウマを招く可能性がある：「私の膝はもう壊れてしまった。」＝局部的自己価値のトラウマ。

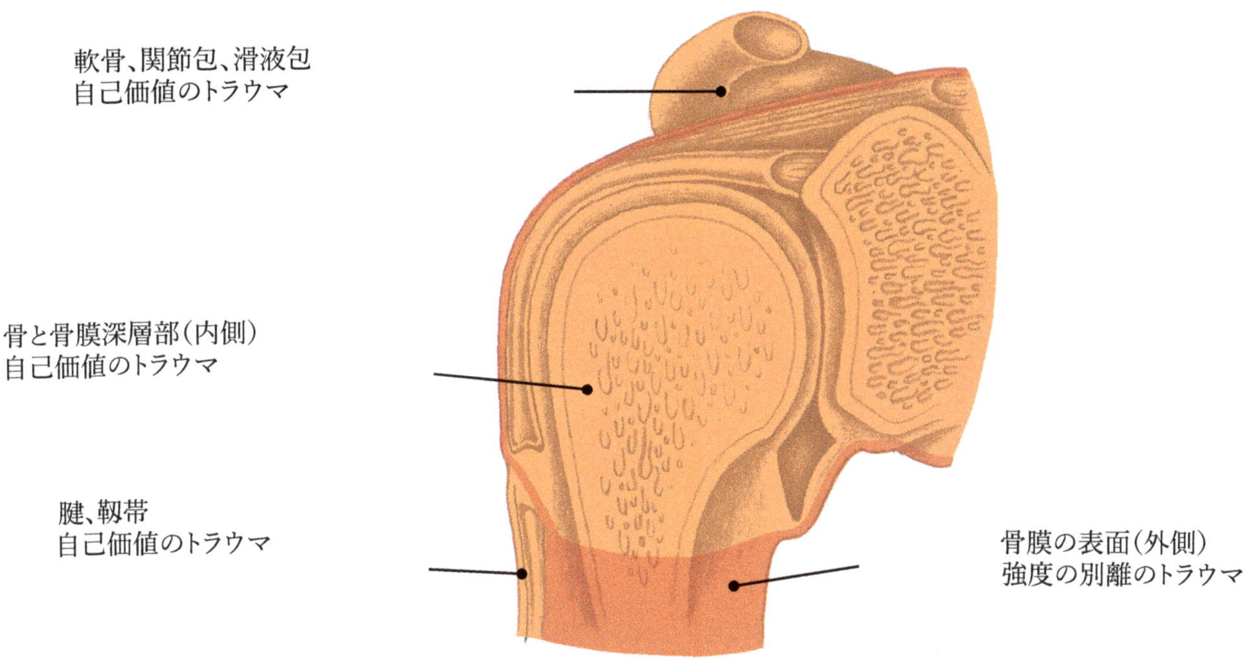

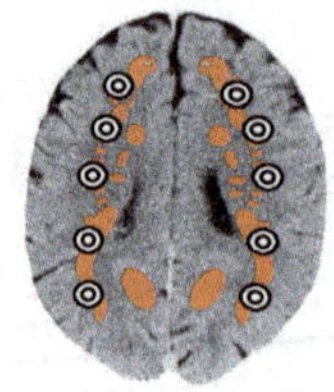

自己価値のトラウマ、それぞれの場合[1]

半卵円中心　中胚葉

−＋

頭蓋骨、頸椎、首

道徳的-理性的自己価値のトラウマ。不公平、不和、不自由、不誠実、恩知らず、ぶしつけ、不実、不寛容と感じる。自分が馬鹿、頭が悪いと感じる。慣用句:「何かのことで頭が痛い!」

眼窩

目に関わる自己価値のトラウマ。

上顎、下顎

どうしても噛みつくことができない自己価値のトラウマ。または、顎に関わる局部的自己価値のトラウマ。

肩

いい母親ではない、いい子供ではないと感じる(右利きの場合、左肩)、または良いパートナーではないと感じる(右利きの場合右肩)。

肘

どうしても抱きしめることができない、抑えることができない、投げることができない、突くことができない、防御することができな、殴ることができない、などの自己価値のトラウマ。肘=膝と同等>名誉欲が満たされなかったトラウマ(例えばテニス、ハンドボールの選手。職人)

手と指

不器用さの自己価値のトラウマ。誰かを間違って扱ってしまった、何かを誤って処理してしまった。何かを誤ってしてしまった。何かを手で失敗した。(完璧主義者によくある。)例えば舟状骨が折れて手に力をかけられないという局部的自己価値のトラウマ。

胸椎

打ちのめされたように感じる自己価値のトラウマ。侮辱された、または自分が劣っていると感じる。脅されたと感じる自己価値のトラウマ。胸郭のあたりが正常でないと感じる局所的自己価値のトラウマ。

胸骨、肋骨

例えば乳がんによる局部的自己価値のトラウマ。

腰椎

圧力に耐えることができないと思う核心的自己価値のトラウマ。例えば、腸癌、痔の診断を受けたための局部的自己価値のトラウマ。

尾てい骨、恥骨、骨盤

局所的自己価値のトラウマ、性、生殖能力に関わる場合が多い。

座骨

どうしても何かを所有できない、耐え抜くことができないという自己価値のトラウマ。または局部的自己価値のトラウマ。

腰、大腿骨頸部

どうしても何かを耐え抜くことができない自己価値のトラウマ。または局部的トラウマ。

膝

スポーツ・運動能力が不足しているという自己価値のトラウマ。認めてもらえない、名誉欲が満たされないトラウマ。または走れない、飛べない、蹴れないという局部的自己価値のトラウマ。

足関節、足、つま先

どうしても誰かを、またはある状態を我慢できない。走ることができない、飛ぶことがない、蹴ることができない、止まることができないという自己価値のトラウマ。「所在地、立場」に関わる場合もよくある。

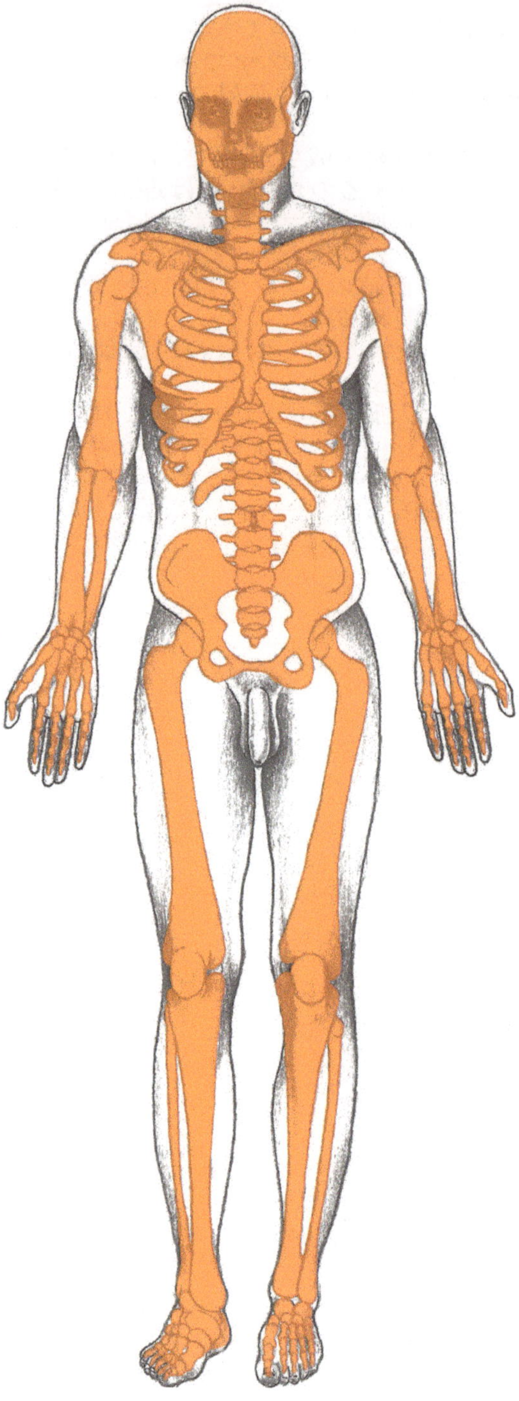

1　ハマー博士著「Wissenschaftliche Tabelle der Germanischen Neuen Medizin®(ゲルマン新医学学術的要項一覧)」63, 75ページ参照

骨、軟骨、靱帯の合理的生体特別プログラム

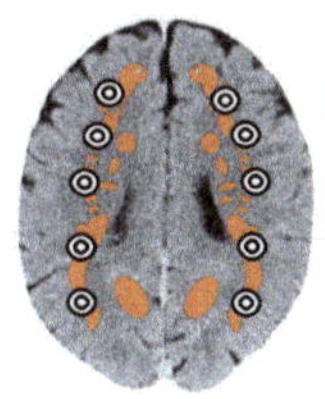

半卵円中心　中胚葉

−+

基本的経過[1]

トラウマ　症状のある箇所に相応する自己価値のトラウマ。下記参照。

組織　骨、軟骨、筋肉、腱―半卵円中心-中胚葉。

トラウマ活性期　細胞分解、骨（骨溶解症）、関節、筋肉。痛みなし。代謝が衰える。寒気を覚える場合もある。骨膜が包帯の役割を果たすため、突発性骨折が生じることは稀である。骨髄における血液産生低下＞貧血（130ページ参照）。

回復期　新陳代謝活発化＝炎症。細菌の助けを借りて組織再生。腫れ、発赤、痛み（首筋、腰、関節など）。骨膜膨張＞骨癌、血液細胞の過剰産生＝西洋医学の血液癌（白血病、132ページ参照）。安静にしている時、夜中に症状悪化。鎮痛剤は効果がある。

生物学的意味　継続的トラウマ活性状態：影響の及ぶ関節または骨が溶ける/不用になる。>個体は自分が必要とされる新しい活動分野（例えば別の職業）を探す。極端な場合：その「群れ」にとって役に立たなくなったので、内側から解ける。それで群れ全体の生存が確実になる。

安静時の痛みは修復のためである。

生物学的意味まとめ：骨、軟骨、靱帯、腱、筋肉の強化。合理的生体特別プログラムの完了後、患部はそれ以前よりも強化され（骨折が治った後のように）、幾分太くなる（贅沢グループ）。

備考　関節が痛む場合、それが骨の合理的生体特別プログラムなのか、他の部分（軟骨、靱帯）の合理的生体特別プログラムなのか分からないことが多い。しかし、痛みがあるということは原則的に、トラウマが解消され、回復期にあるということを意味している。例外は残酷な別離のトラウマが骨膜の感覚に影響する場合で、トラウマの活性期に痛みがある（リウマチの項参照）。自己価値のトラウマの結果としてありうることは：絶えず自分が一番でありたがる。人と比較したがる。何か大きなことを成し遂げたがる（非常に大きな成功の原動力）＞バーンアウトになる危険性。

これ以降はまず疾病全般を病気の段階により、その後、頭から足に至る体の部位により整理している：

関節摩耗（関節症）

トラウマ　症状のある箇所に相応する自己価値のトラウマ。（280ページ参照）

組織　軟骨、靱帯、半月板―半卵円中心-中胚葉。

段階　トラウマ活性状態の停滞、またはトラウマの反復。長いトラウマ活性期と短い回復期が交互に来る場合が多い。＞低質でもろい瘢痕組織が実質組織に代わる。＞弾力、耐久性の低下。

質問　まず利き手はどちらかを確認する（手を打つテストなどで）。　どちら側の、どの関節に症状があるのか？　最初に不調を感じたのはいつか？（トラウマはその時以来）　現在痛みはどちらかというと日中か、それとも夜間か？（<u>日中の場合</u>：慢性、エネルギーが空、炎症無し=多かれ少なかれトラウマ活性段階＞温める処置が必要、次の項参照。<u>夜間の場合</u>：現在急性の段階、エネルギー充満、炎症=回復期の合間＞冷やす処置が必要、302ページの関節治療法の項参照）　痛みが夜間の場合：夜の痛みが始まる直前にどんなトラウマが解消されたか？（元のトラウマの手がかり）　これでトラウマが母子関係の関わることか、パートナーとの関係に関わることか、そしてトラウマが解消に至ったのかどうかが分かった。元のトラウマを探す：痛みが始まったころ、どんな状況で自分は蔑視されたように感じたか？　その頃の生活はどんな状態だったか？（家族関係、学校）　何がストレスになっていたか、どんな感情が強かったか？　今の感情の状態と類似するところはあるか？　妊娠中/出産時/乳児期はどうだったか？（インプリンティングを探す）　自分は望まれて生まれて来たか？　自分は先祖の誰かに似ているか？　（母親/父親、祖父母、曽祖父母）　その人から自分はどんな傾向を受け継いでいるか？　その傾向を持つ先祖まで家系を何代遡るか？　回復をもたらすどのような思いを先祖に送りたいか？

1　ハマー博士著「Wissenschaftliche Tabelle der Germanischen Neuen Medizin®（ゲルマン新医学学術的要項一覧）」63, 75ページ参照

（家族が回復すること自分の回復をもたらす）　どのような姿勢を身に付けたいか？　自分は家族の秩序と調和しているか？（46ページ参照）

備考　　関節の痛みが自己価値のトラウマを招くと、悪循環を繰り返す危険性がある。

「私はもう長距離を歩くことができない。腰が耐えられない。」「私の膝はもうだめだ。」

母子の側か、パートナーの側か、局部的トラウマであるか、考慮する。

治療　　トラウマ、軌跡を見つけ出し、可能であれば実際に解消し、再発を防ぐ。

心構え：「痛みは回復を意味している。」「私は自信に満ち、将来に自信がある。」「神様が導いてくださることを信じている。」

Anton Styger による朝の儀式（65ページ参照）

滋養のある塩基性食物、全粒キビ、ビタミンD3,亜麻仁油（オメガ3）。
週三回、牛、魚、鳥の骨を煮込んだスープを食べる。毎日大さじ一杯の肝油。自然のホウ砂内用、また場合により外用。（www.institut-ernaehrung-gesundheit.com）。場合により石油療治（http://petroleum_de.lorincz-veger.hu）。バッチフラワー：カラマツ、ニレ、シマセンブリ。物理的処置は全て基本的にはエネルギーを補充するためのものである。

暖かい風呂、サウナ、蒸し風呂、赤色光線、赤外線、ブラッシング（乾いた、またはぬれたブラシで）。日光浴、場合によりサンルーム。ローズマリー、マヨラナ、タイム、コリアンダー、シナモン、カンフルなど、血行を良くするオイルで力強くマッサージ。

つぼマッサージ、結合組織マッサージ、熱いマッシュポテトまたはマスタードで湿布。

吸引療法（ドライ）、Cantharidenpflaster。医療体操。適度の運動、筋肉トレーニング。高齢の患者には自然のホルモン（Lee博士、Platt博士、Lenard博士、Rimkus博士による）が効果がある。若返りの効果があり、関節も若返らせる）。

骨粗鬆症

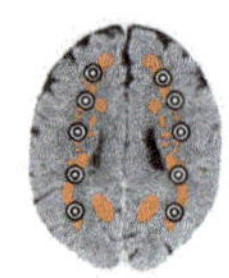

高齢者に見られ、骨量が低下することにより、骨強度が低下し骨折しやすくなる疾患である。
70歳以上の人のほぼ半数は骨粗鬆症で、女性における頻度は男性の二倍である。

トラウマ　　全般的自己価値のトラウマ。

例　　➡「私はもう必要とされていない。家族の負担になっているだけだ。」

➡退職させられて、急に年を取ったように感じる。「自分は古い鉄くずだ。」

✿ 母親にとって最も大切な子供が親元を離れた。「私はいったい何の役に立つのかしら。」自己価値のトラウマ＞活性期に骨組織の分解＝骨粗鬆症。回復に至ると痛みを伴い再生。（著者資料）

段階　　トラウマ活性期。骨質分解。短い回復期を挟んで、しかし骨組織の分解が進んでいく場合が多い。＞骨粗鬆症。

備考　　面白いことに、高齢者が大切にされ、社会から尊敬されているアジアにおいては骨粗鬆症はあまり知られていない。アジアの大家族における高齢者は確固とした立場にあり、決定権を有する高齢者も多い。高齢になり、自己価値、自信を持って生きる事ができるようにすることは社会的、個人的課題である。

考え得る骨粗鬆症のその他の原因

- 運動不足：骨は使われないと劣化し必要最小限のものだけが残る。骨の密度は定期的にトレーニングで改善することができる（筋肉トレーニングと同じようなものである）。

成果を出そうというプレッシャーを自分に与えず、気楽にスポーツをすることは自己価値を高める効果をもたらす。

- コルチゾンの長期服用：ステロイドは組織形成を妨げ、骨の劣化を招く。
- 栄養不良：特に糖分の摂りすぎは骨の新陳代謝を妨げる。
- 副甲状腺の合理的生体特別プログラム（稀なケース）

質問　　年を取るということをどうとらえているか？　自分を重要な存在だと思うか？　自分の家族内で年寄りはどのように思われているか？　自分はまだどんな目標を持っているか？　自分は内的に何を新しく築くことができるか（新しい責任、内的目標）

治療　　トラウマ、軌跡を見つけ出し可能であれば実際に解消し、再発を防ぐ。

心構え：「若さに執着することはやめる。」「大切なのは内的価値である。私は知恵と内的強さを求め努力する。」「私は強く、勇ましい。」

運動、特に筋力トレーニング、筋肉増強。

温める効果のあるオイルでマッサージ。コンフリー、またはセージを用いる。

塩基性食物。精白小麦、砂糖、ソフトドリンク、コカ・コーラ（リン酸塩）は避ける。
自然のビタミンD（低温圧搾植物油、魚油、卵、乳製品）、カルシウム（胡麻、キビ、野菜、イラクサの種、乳製品、その他）、亜麻仁油。

お茶：スギナ、グリーンオート麦、ヨモギ。

自然のホウ砂内用（www.institut-ernaehrung-gesundheit.com）。Schindele´s Mineralien。

西洋医療の ビスホスホネート は五つの生体自然法則の観点から見て、無意味であり、有害であるため服用しない。他の治療法は上記、変形性関節症の項参照。

骨髄壊死、結合組織による骨髄の改変（骨髄線維症）

トラウマ	患部の位置に相応する自己価値のトラウマ。（280ページ参照）
段階	トラウマ活性期（骨髄壊死）、トラウマの反復（線維症）。骨髄線維の分解、結合組織による補充。
治療	トラウマ、軌跡を見つけ出し、活性状態である場合、可能であれば実際に解消する。再発を防ぐ。上記、変形性関節症の項参照。

怪我の後の関節痛症候群（ズデック筋委縮、複合性局所疼痛症候群）

事故の後、骨折が治らないと、慢性的に痛むようになり、関節が委縮することもある。そのような場合 複合性局所疼痛症候群 と診断される。

トラウマ	局部的自己価値のトラウマ。詳しく言うと、怪我により、また制限されることにより自己価値低下。
例	➡「私の足関節が折れてしまった。私は完全に競争から外された。また治るのだろうか？」
段階	トラウマ活性期、またはトラウマの反復：骨組織の分解。癒合組織はほとんど形成されない。合間の楽観的時期には骨形成（癒合組織形成）、痛み。
質問	怪我をしたことが何故それほどまでに打撃だったのか？　自分の先祖は事故/負傷をどのように乗り越えたか？　何もできないということから学ぶべきことは？（例えば忍耐すること、人生の課題、自分が目標とするものの背後に何があるのかを自問する）　どのようなポジティブな結果が見られるか？（例えば、またゆっくり生活できる、家族と過ごす時間が増える）
治療	確固としたプラス思考で悪循環から脱却する。自分自身の体に対する認識を問い直す。>方向転換、他のことを優先する。処置法は282ページ参照。

半卵円中心　中胚葉

−＋

骨形成不全症

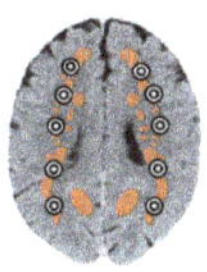

西洋医学では「遺伝性疾患」とされている。骨の形成が不完全であり、極端に折れやすい。

トラウマ	全般的自己価値のトラウマ。
段階	トラウマ活性期 –細胞分裂が低下、骨組織の劣化。
備考	生まれる前の、また両親から受け継いだ自己価値のトラウマを考慮する。
治療	トラウマ、インプリンティング、信条を見つけ出し解消する。質問に関しては変形性関節症の項参照。

骨の炎症性肥厚、変形（ページェット病）

この慢性疾患の始まる前には骨を破壊する細胞（破骨細胞）が活性化する。その後、骨が変形し、肥厚する。

トラウマ	自己価値のトラウマ、患部の位置に相応する。（280ページ参照）

段階　まずトラウマ活性期の停滞（細胞マイナス、骨軟化）。その後、回復期（細胞プラス、変形した骨の硬化）とトラウマ活性期が交互にくる。

治療　トラウマ、軌跡を見つけ出し可能であれば実際に解消し、合理的生体特別プログラムを完了させる。変形性関節症の項参照。

関節炎[2]

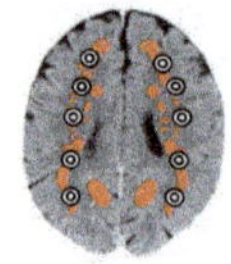

トラウマ　患部の位置に相応する自己価値のトラウマ。（280ページ参照）

組織　骨、軟骨、椎間円盤または半月板―半卵円中心‐中胚葉。

段階　回復期 –新陳代謝が良くなることで組織再生：痛み、腫れ、発赤。症候群により重篤化。

備考　母子の側か、パートナーの側か、局部的トラウマかを考慮する。

質問　炎症は突然始まったか？（そうであるなら＞予期せぬ良いことがありトラウマ解消）このトラウマ解消の出来事はトラウマとは直接に関係ない事である場合が多い。例えば誰かに恋をする、休暇に入る、定年退職する、楽しいパーティーで打ち解けた話をする）炎症はゆっくりと始まったか？（そうであるなら＞トラウマ解消はゆっくり少しずつ、例えば回復をもたらす展望、パートナーとの関係が良くなることにより）その前何がストレスになっていたか？　どのような新しい姿勢で再発を防ぎたいか？

治療　トラウマ解消。回復に付き添う。再発を防ぐ。

養生、患部を上にする、痛みのない範囲内で適度な運動。

物理的処置の基本的目的はエネルギーを引き出すことである。

冷たいシャワー、冷たい湿布、冷たい布を巻く、冷たい塩水で湿らせた布を巻く。氷、氷袋（直接肌に、最高二分まで。それ以上冷やすと反応性充血により、温かくなる）

コッテージチーズ、クレイまたは酢酸アルミニウム（ 例えばPasta Cool）、ヘイフラワーで湿布。

コロイダルシルバー内用、患部に外用。シンデレのミネラル内用。

自然のホウ砂内用、場合により外用も（www.institut-ernaehrung-gesundheit.com）。

場合により石油療治（http://petroleum_de.lorincz-veger.hu）。キャベツの葉をかるく叩いて、あてる。

スウェディッシュビター 、フランツブラントワイン、メリッセンガイストなどのアルコールを擦り込む。香、没薬で療治。芳香油を薄めて軽く塗る：ラベンダー、ミンツ、メリッサ、カミレツ。リンパドレナージュ、つぼマッサージ。

ケイシー療法：ピーナッツオイルと没薬、またはひまし油を擦り込む。

塩基性食物。豚肉を食べない。その他の肉も食べないほうが良い。ビタミンD3。亜麻仁油、酵素剤（例えば Wobenzym）、Traumeel-Salbe（ Heel社）。シュッスラー塩3、4、9番。青色光線。場合によりチスイビルを用いる。

もし必要であれば西洋医療の抗リウマチ薬（60ページ参照）。

強い回復痛がある場合は大麻油。コルチゾン（長期使用は薦められない）。

強い痛みが治まったら、運動、筋力トレーニング、筋肉形成。炎症を抑える処置は回復の症状を和らげるが、回復を遅らせることもある。

滑液包炎

滑液包は関節の近く、筋肉、腱が骨に接する部分にあり、中間貯蔵、またクッションの役割を果たしている。

トラウマ　患部の位置に相応する自己価値のトラウマ（280ページ参照）

組織　滑液包―半卵円中心‐中胚葉。

段階　回復期。滑液包の炎症、腫れ、痛み、発赤。

備考　症候群により重篤化。。利き手、または局部的トラウマであるかどうかを考慮する。

治療　トラウマ解消。回復に付き添う。再発を防ぐ。

2　ハマー博士著「Wissenschaftliche Tabelle der Germanischen Neuen Medizin®（ゲルマン新医学学術的要項一覧）」63, 75ページ参照

骨髄炎

西洋医学ではブドウ球菌による感染症とされている。新医学の観点から見れば当然感染症ではない。

トラウマ	患部の位置に相応する自己価値のトラウマ（280ページ参照）
組織	骨髄 –半卵円中心 - 中胚葉。
段階	集中的回復期＞急性骨髄炎。骨髄からの浸出液が骨膜を拡げる＞痛み。細菌が回復を助ける。
備考	症候群により重篤化。慢性的骨髄炎（トラウマ反復）では嚢胞、膿瘍ができる。 母子の側か、パートナーの側か、局部的トラウマであるを考慮する。
治療	トラウマ解消。回復に付き添う。再発を防ぐ。関節炎の項参照。

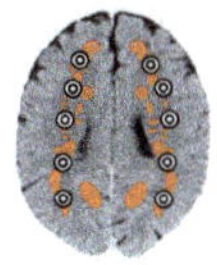

骨髄腫瘍（多発性骨髄腫）

トラウマ	患部の位置に相応する自己価値のトラウマ（280ページ参照）
段階	回復期。細胞分裂、骨髄の再生。
備考	腫瘍が形成される前には必ず骨髄壊死が起こる。。扁平骨に症状が出る場合＞白血病（血液過剰産生）。場合によりトラウマが反復。 母子の側か、パートナーの側か、局部的トラウマであるか、考慮する。
治療	トラウマ、インプリンティング、信条を見つけ出し、まだ解消されていない場合は解消する。私達は造血幹細胞移植に意味があるとは見ていない。（効果がないからである）。

骨腫瘍（骨芽細胞腫、骨腫、ユーイング肉腫 、骨肉腫、その他）

トラウマ	患部の位置に相応する自己価値のトラウマ（280ページ参照）
トラウマ活性期	骨で細胞分解（骨溶解症）、痛みなし。
回復期	骨質の再生＝西洋医学では骨腫瘍。大抵はトラウマの反復。
生物学的意味	骨の強化。合理的生体特別プログラムが完了すると患部はそれ以前よりも強くなる。
備考	殆どの骨腫瘍は西洋医学では転移であるとされている（＝副次的腫瘍）。それは、例えば癌だと診断されたり、破壊的な治療（手術、化学療法）を受けたりすることで、局部的自己価値のトラウマが生じるためである。例えば乳がんだと診断され「私はもう、まともな女性じゃない！」と感じる。＝胸郭、肋骨に細胞分裂をもたらす自己価値のトラウマ＝西洋医学では「骨腫瘍」 がん検診が頻繁に行われるようになり、また機械の性能が良くなったことにより画像の質もよくなり、そのため腫瘍が発見される頻度も高まった。 いわゆる「原発性骨腫瘍」が発見されることが良くあるが、患者が痛みを訴えるからである。そのような場合、昔なら患者を家に帰し寝ているようにと指示するだけだった。ところが今日、何かを見つけ出すまで検査を続ける。 CT画像で見られる組織の厚くなった部分（高密度）だけが癌と疑われるのではなく、薄くなっている部分（低密度）にも癌の疑いがあるとされる。＝西洋医学の「骨巨細胞腫」
骨肉腫	残念なことに癌と疑われると穿刺による検査が行われる＞まだ液状の骨組織（癒合組織）が穴から骨膜に流れ出し周辺の組織と一緒に硬化する。＝骨肉腫＝西洋医学では「悪性」を示すとされる。＞骨肉腫はほとんどの場合、医療ミス（穿刺）により発生する。稀に、骨の回復期に怪我をすることで発生する場合がある。もし穴がひとりでに閉じない場合は、癒合組織の流出を照射療法または手術でとめることができる。
治療	トラウマ解消。回復に付き添う。再発を防ぐ。痛みが6か月以上続く場合トラウマは停滞している＞解決策を探す（質問は281ページ参照）。 問題は痛みであるため、西洋医療の抗リウマチ薬をふんだんに使用する。場合により大麻油。もちろん化学療法はしない。痛みが耐えられない場合は照射治療。関節炎の項参照。

軟骨腫瘍（軟骨肉腫、軟骨芽細胞腫芽、内軟骨腫、軟骨腫、骨軟骨腫、その他）

軟骨腫と診断されることは稀である。経過は上記と似ている。

トラウマ 患部の位置に相応する自己価値のトラウマ（280ページ参照）

例 ❁ 40才、既婚の左利き女性には11才と13才の娘がいた。長女は2才位になるまで泣いてばかりいた。そのため母親はすっかり疲弊してしまった。母親として愛情深くあることは難しく、子供がいなければどんなに楽だろうと思っていた。＝核心的自己価値のトラウマ。三年前にイタリアで休暇を過ごしたとき、彼女は初めて子供たちはかなり自立したと感じられるようになった。例えば、一人で泳がれるようになったのである。＝トラウマ解消。すると右側骨盤から激しい痛みが、母子の側である右側の足にまで及んだ。＝再生期。家に帰ってからも痛みは止まらなかったので、神経外科に行き、針生検で詳しく調べることになった。「悪性」と診断され、手術を受けることにより更に悪化した。二度、穴をあけられそこから癒合液が小骨盤に流れ出し、そこに大きさ10,5 x 5,5 x 9 cmの軟骨肉腫ができた。医師は彼女に経口抗がん剤を死ぬまで投与することにした。（著者資料）

段階 回復期、軟骨質の再生、または反復したトラウマの回復期。

治療 トラウマ、インプリンティング、信条を見つけ出し、まだ解消されていない場合は解消する。 私達は造血幹細胞移植に意味があるとは見ていない。（効果がないからである）。290ページの骨腫瘍の治療の項、また289ページ関節炎の項参照。

脊椎石灰化（強直性脊椎炎 ）

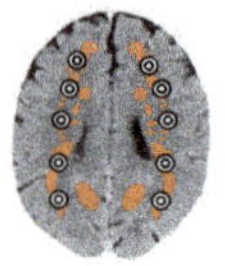

脊椎のリウマチ性疾患とされる（リウマチIの項参照）。石灰化により徐々に動きが制限されるようになる。＞椎体溶解。

トラウマ 脊椎に影響を及ぼす自己価値のトラウマ（280ページ参照）。

例 ❁ 今日52才の男性患者は父親がとても支配欲の強い人であったためずっと苦しんできた。既に彼が子供のころから父親は彼を酷く批判した。彼は過去にあった悲惨な出来事をまるで昨日のことのように思い出す。少年時代に自転車で歩行障害のある男性にぶつかった。その男性はそのために死亡してしまった。＝自己価値のトラウマ、人生に屈してしまう、核心的自己価値のトラウマ。＞トラウマ再発＞椎体の分解期と形成期が交互に来る。＞石灰化＞強直性脊椎炎と診断される。（著者資料）

段階 回復の停滞：回復期には必ず骨組織が追加的に形成される（贅沢グループ）＞脊椎が過剰に石灰化、硬化する。

備考 母子の側か、パートナーの側か、局部的トラウマであるか、考慮する。

質問 誰に、またはどんな状況に自分は耐えられないか？　先祖にもこのような症状はあったか？（そうであるなら＞家族の問題）何が自分を形成しているか。（子供の頃、両親と似た感情、妊娠中）

治療 トラウマ、軌跡を見つけ出し、実際に解消す回復を完了させる。

ヒルデガルド療法： Kupferwein-特別調合。症状が重篤な段階での処置法は289ページ関節炎の項参照、慢性、緩解段階の処置法は287ページ変形性関節症の項参照。

痛風

痛風は西洋医学でも、新医学でも体内酸性度が高すぎるために起きるものと見られる。。関節に蓄積した尿酸結晶が炎症を起こす。尿酸過剰には腎集合管が関与していると私達は見る。ハマー博士は痛風は、二つの同時進行する合理的生体特別プログラムの、それぞれ違った段階が組み合わさった現象であると言っている。

トラウマ 解消された自己価値のトラウマ。患部の位置に相応する自己価値のトラウマ（トラウマ286ページ参照）＋活性状態の避難のトラウマ（腎集合管）＝症候群

組織 骨、軟骨 – 半卵円中心-中胚葉 ＋腎集合管－内肺葉。

備考　腎集合管の合理的生体特別プログラムで水分だけが蓄積されるのではなく、尿酸という形でタンパク質が蓄積されるため、尿酸値が高くなる。水分蓄積＞腫れ。激しい痛み＝急性痛風。母子の側か、パートナーの側か、局部的トラウマであるか、考慮する。

治療　自己価値のトラウマ解消。避難のトラウマを見つけ出し解消する（223ページ参照））再発を防ぐ。

塩基性食物。新鮮な空気の中でたくさん動く。汗をかくスポーツ、またはサウナ。

ヒルデガルド療法：チョウジの種を毎日3個噛む。シマセンブリ茶を飲む。パセリ-ヘンルーダ-オイルで湿布。コロイダルシルバー内用、外用。289ページ関節炎の項参照。尿酸が多すぎる場合は西洋医療の薬（Urikosurika 、Urikostatika ）使用。これらの薬はトラウマの解消、生活習慣改善をする気がない人に適している。

リウマチI（リウマチ性疾患、慢性多発性関節炎）[3]

リウマチは西洋医学では自己免疫疾患とされている。体の細胞が不明の原因により自らの組織に向かって攻撃し、破壊するというのである。その判断の基準とされているのは「リウマチ因子」と赤血球沈降速度の上昇である。リウマチ因子は西洋医学では体自身の組織に対して作用する抗体であると理解されている。試験管の中、またはテストパネルの上で血清が他のタンパク質とどう反応するかを見て、判断される。更にの別の様々なテスト、例えば ワーラー・ローズ試験 や ELISA試験などが西洋医療では行われている。

これらの検査数値は私達にとっては意味を有しない。

「抗体」とは悪に対して戦うものと思われている。この間違った考えのもとに「免疫グロブリン」「抗体」「抗原」という概念が生まれた。

実際にはそのような戦いが体内で起こっていることはどこにも確認されていない。

「免疫系」という言葉は新医学では用いられない。そのようなものはないからである。同様に 「免疫グロブリン」「抗体」「抗原」 も存在しない。

その代わり、グロブリンをテーマにした方が良いようだ。グロブリンは中毒（予防接種、抗生剤、麻薬、アルコール）、怪我（挫傷、捻挫）の後、またいずれかの器官の回復期に血液中に増加する。

半卵円中心　中胚葉

トラウマ　患部位置に相応する自己価値のトラウマ（280ページ参照）

例　❁ リウマチ再燃」：36才、右利き、痩せていてきれいな女性患者は教師をしていた。彼女はここ数年、腕と足に慢性多発性関節炎を患っていた。彼女は自分の結婚式の準備に励んでいた。ところが嫌なことに、彼女の母親がその準備に干渉するのだった。花嫁の花束を母親が自分で見立てたいというのである。娘がいつまでたっても自分で準備をしないからと。－そのことが女性患者にとって嫌でたまらなかった。他ならぬ、彼女自身の結婚式なのである。＝母親に関わる、自己価値-運動不能力-トラウマ-軌跡。彼女は自分で花束を見立て、自分で結婚式の音楽も決めることにした。＝トラウマ解消、回復期が始まる＞左側の母子の側の膝にリウマチ再燃。（著者資料）

－＋

組織　骨、軟骨、筋肉―半卵円中心-中胚葉。

段階　「急性再燃」＝回復期。合間に痛みがない時期＝トラウマ活性状態。炎症を起こすたびに細胞が更に増殖。＞その関節部分が肥厚し、変形する。„

備考　母子の側か、パートナーの側か、局部的トラウマであるか、考慮する。

治療　トラウマ、軌跡を見つけ出し解消し、合理的生体特別プログラムを完了させる。

リウマチは運命的に進行していく病気ではなく、精神的原因によるものであることを理解する。

心構え：「何事も悲観的に考えない。」「高い要求をすることはやめる。」「完ぺき主義を捨てる。」「自分自身を信じている。」「私は強い。」

ヒルデガルド療法：シマセンブリ茶、スペアミントエリキシル、杉の実粉末（内用）。場合により石油療法（http://petroleum_de.lorincz-veger.hu）。肝油。重篤な時期の処置法は282ページ参照。慢性-寛解期の処理法は287ページ関節炎の項参照。場合により、西洋医療の抗リウマチ薬。大麻油。短期間のみコルチゾン。極端な場合、短期間Methotrexat。

3　ハマー博士著「Wissenschaftliche Tabelle der Germanischen Neuen Medizin®（ゲルマン新医学学術的要項一覧）」63, 75ページ参照

骨膜表面の合理的生体特別プログラム

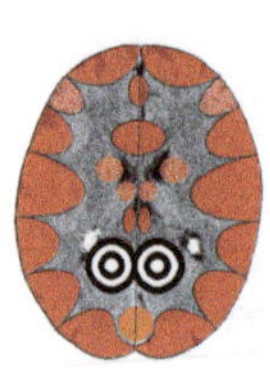

外肺葉

リウマチ II[1]

特徴	トラウマ活性期に痛み—「冷たい」組織における流動的痛み。
トラウマ	強度の、残酷な別離のトラウマ。他の人が受けた痛みによる、または自分自身が受けた痛みによる別離のトラウマ。
例	❁ 38ページ、後頭部の痛みの項参照。
組織	骨膜表面 –外肺葉. ハマー博士は骨膜の二つの層を区別している。骨に直接、接する深層は骨の合理的生体特別プログラム(自己価値のトラウマ)に属し、表層はリウマチに関わり、活性期に痛みがある。－日中またストレス下にあるとき(＝残酷な別離のトラウマ)。
トラウマ活性期	日中、痛みが走りその部分が冷たく感じる、または実際に冷たい。腫れ、発赤はなく栄養不足である。重要な症状：足が冷たい。ふくらはぎが冷たくなることも。殆どの場合手が冷たくなる。患部の感覚障害。
回復期	痛みに対する感覚が衰える。多くの場合トラウマ反復。
備考	交感神経優位状態(日中)で痛みが激しくなり、夜または安静にしているときには痛みが和らぐ。鎮痛剤はほとんど効果がない。(自己価値のトラウマによる場合は逆)。母子の側か、パートナーの側か、局部的トラウマであるか、考慮する。
質問	この合理的生体特別プログラムではストレスを受けている時に痛みが始まったはずである。そうでなければ自己価値のトラウマがあった。痛みが始まったころ何がストレスになっていたか？　どのような別れがあったか？　そのことに関連して自分にはどのようなインプリンティングがあるか？(子供の頃、例えば両親の離婚、妊娠中、例えば生まれることが望まれていなかった、出産時、例えば何かの理由で母親の傍に入れなかった)　どのような新しい姿勢が助けになるか？　どのような感情に別れを告げたいか？　外的にはどんなことを自分は変えられるか？
治療	トラウマ、軌跡を見つけ出し、可能であれば実際に解消する。ヒルデガルド療法：足が冷たい場合－アナグマの毛皮を靴底に敷く。痛みに対しては、トネリコの葉で湿布。Brottrunk。肝油。場合により石油療法。その他の治療法は287ページと上記参照。

1　ハマー博士著「Wissenschaftliche Tabelle der Germanischen Neuen Medizin®(ゲルマン新医学学術的要項一覧)」142,147ページ参照

骨折、疲労骨折

骨折は怪我であり、五つの生体自然法則には当てはまらない。しかし、事故が起きるのは精神的次元から見ると偶然ではない。個人の人間的成長に重要であるならば、その原因を考えてみることは有意義なことである。

新医学の観点から見ると骨折においても合理的生体特別プログラムは働いている：骨の合理的生体特別プログラムにおいてトラウマ活性期に骨は細胞分解により弱化する。>骨膜(骨に直接接していて、骨にある程度の強靭さを与える)が包帯の役割を果たしているが、それでも疲労骨折の危険性がある。回復期にはこの包帯としての役割は果たされなくなる。骨の浮腫により骨膜が持ち上げられるためである。

それに加えて、骨組織は回復期において海綿状に膨張するため、折れやすくなる。>生命体は痛みがあると安静にするが、骨が回復するためである(＝生物学的意味)。

靭帯、腱、筋肉の過度伸展、断裂に関しても同じことが言える。－活性期において組織弱化。しかし自分では感じず、元気だと思っている。>怪我をしやすい。回復期には痛みにより気を付けるようになり、行動にブレーキがかけられる。

治療

西洋医療の処置法である骨折部固定をする。しかしギプスをはめるのは短期の方が良い。骨折部分に直接手が届く場合、新鮮なコンフリーをつぶし、湿布する。またはコンフリー軟膏を塗る。お茶：コンフリーの根、スギナ。ヒルデガルド療法：シマセンブリ、ヘラオオバコ、オオバコ、内用、外用。ギプスを外した後の処置法は289ページ関節炎の項参照。

頭からつま先までの運動器系

骨、軟骨、靱帯の合理的生体特別プログラム

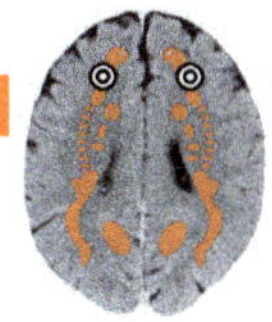

半卵円中心　中胚葉

−＋

首筋の痛み、頸肩腕症候群 、手のしびれ

神経根の部分において場が占拠されることにより、腕の神経、血管が圧縮され手が静止状態（浮腫の圧力が大きい場合）になり、しびれる。（手自体の合理的生体特別プログラムではない場合が多い）。

トラウマ　道徳的理性的自己価値のトラウマ。不正、不和、不自由、不誠実、忘恩、無作法、不寛容、と感じる。自分自身を馬鹿だ、理性的でないと感じる。

例

- 年金生活者の女性は老人クラブで体操の指導をしていた。ある日突然、彼女は体操の時間にもう必要ないと会長から伝えられた。。そして体操のメンバーが彼女に続けて指導してほしいと切願したとき、彼女に回復が始まった。＝不当に扱われた－自己価値のトラウマ。活性期に頸椎の組織分解。回復期に組織再生、首筋に痛みを伴う。（著者資料）
- 患者の男子学生は卒業試験のため勉強していたが、時間が足りなかった。＝理性的自己価値のトラウマ。それ以来、彼は何か勉強しなければならない状況になると、軌跡に乗り込んだ。＞首筋の痛み。（著者資料）
- 秘書を勤める女性は理性面で過剰な負担を負っていた。彼女の上司は完璧主義者で、仕事は全て時間内に終わらせるようと言った。その上司が健康上の理由（心筋梗塞）でゆっくりとしか動けなくなると彼女に回復が始まった。＞西洋医学の 頸肩腕症候群。（著者資料）
- 48才、右利きのスポーツ好きの男性患者は二度目の結婚をしていて娘が二人いた。長女は一年半ボーイフレンドと一緒にいたが、男性患者の眼から見るとそのボーイフレンドは娘には全くふさわしくない「ひどいエゴイスト」だった。＝道徳的自己価値のトラウマが左側（母子の側）の頸椎に影響を及ぼした。何度も試みた末、娘はやっとボーイフレンドと別れた。娘がまた平和な日々を送れるようになり、彼は安心した。＝回復期が始まる＞四か月にわたり、左側の腕が夜中にしびれた。（著者資料）

段階　回復期、回復停滞中の場合も。トラウマ反復の場合が多い。

備考　運動不足（例えば何時間も座っている）は症状を悪くする。よくある併発症状：めまい。母子の側か、パートナーの側か、局部的トラウマであるか、考慮する。

質問　どのようなことを通して回復が始まったか？（週末、休暇、話し合い）　その前にどのようなことを通して自分が蔑視されているように感じたか？　そのようなトラウマは初めてだったか？　このトラウマの背後にどのようなインプリンティングがあるのか？（妊娠中の両親の感情、学校生活、教育、最初のパートナー）　どのような内的また外的な変化が回復をもたらすか？　どのような日々の瞑想が回復をもたらすか？　311、313ページの質問も参照。

治療　トラウマ、軌跡を見つけ出し、慢性の場合、可能であれば実際に解消する。

心構え：「私は自分の能力に自信がある。」「全ていっぺんにやることは不可能－落ち着いて、自分ができるところまでやればいい。」「自分で変えることができないことでイライラしない。」「痛みが激しい場合の処置は289ページの関節炎の項参照。」慢性の段階の処置法は287ページ変形性関節症の項参照。

頸椎椎間板ヘルニア

上記と同じ合理的生体特別プログラム。（上記参照）

段階　集中的回復期－場の占拠が大きくなり、膠様髄 が椎間板から外に押し出される。浮腫が消えると、また元に戻る。再発が無ければそれで終わりである。トラウマが反復する場合もある。

備考　椎間板性ヘルニアは症候群においてのみ発症する。椎間板ヘルニアという診断は、特に頸椎の場合は、患者にとっては恐ろしい宣告である。

患者の多くは「その病気と一生付き合わなければならない」、ずっと麻痺状態が続くと思う。＞
その個所に関わる自己価値のトラウマ＝診断ショック。それにより合理的生体特別プログラムは自走

するようになる。多発性硬化症(MS)の場合と似ている。

回復期の前には当然トラウマ活性期があり、椎体の接する部分また椎間板そのものに細胞マイナスが起こる。>そのため、回復期において、または活性期に圧力がかかりすぎる場合に 膠様髄 が押し出される。利き手、母子の側か、パートナーの側かを考慮する。(どちらの側から痛みが発するかも考慮)

治療　トラウマ解消。再発の場合:トラウマ、インプリンティング、信条を見つけ出し解消する。回復に付き添い、再発を防ぐ。椎間板性ヘルニアは一時的なものであり、回復期が完了すれば、、完治することを信じる。

処置法に関しては289ページ関節炎の項参照。痛みが激しい場合は安静にする(場合により数週間に及ぶ)

回復期の症状が重篤である場合は浸潤法(神経根の近くに鎮痛剤とコルチゾンを注射)を試みる。手術は最後の選択肢。

眼孔腫瘍

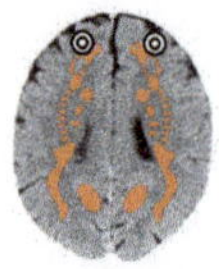

トラウマ　目に関わる自己価値のトラウマ

例　➡次のようなことを言われる状況に立たされる。「あなたの眼は醜いから遠ざかりたい。」

段階　回復期、回復停滞期。眼孔の再生＝腫瘍。

治療　トラウマ解消。回復に付き添い、再発を防ぐ。いかなる場合でも穿刺はしない。

肩の痛み

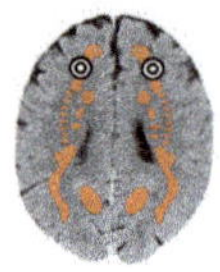

トラウマ　良い母親ではないと思う、自己価値のトラウマ(右利きの場合、左肩)、または
良いパートナーではないと思う(右利きの場合、右肩)。左利きの場合は逆。
注釈:ドイツ語で Schulter (肩)と Schuld(罪)という言葉は語幹が同じである。肩は良心の呵責、罪悪感、自責の念と関わりがある。−特に女性において。

例
- 女性患者は妊娠中に中絶しようかと考えていた。そのような思いが胎児に影響を与えることは彼女はわかっていた。＝いい母親ではないと思う自己価値のトラウマ。その後男の子が生まれ現在14才であるが、彼女の罪悪感は消えない。事あるごとに彼女は自分の母親としての資格はないと思う。＝トラウマの反復、母子の側の肩に慢性的痛み。(著者資料)
- 女性患者の娘は「自分の子供を全く見てくれない。妹の子供にはたくさん時間を取っているのに。」と嘆いた。>女性患者は自分はいい母親、祖母ではないと思う。>トラウマは絶えず反復した。娘に気に入られるようにできなかったからである。>慢性的肩の痛み。(著者資料)
- 女性患者は乳首が陥没しているために乳児に母乳を十分に与えられなかった。彼女が病院に行った時のこと、医師が「乳児は栄養失調である」と叱責した。＝良い母親ではないと思う自己価値のトラウマ。三年後に二番目の子供が生まれ、授乳がうまくいくと、彼女に回復が始まった。>組織再生>肩の痛み。(著者資料)
- 女性患者は夫と喧嘩をし、逆上し夫に激しく怒鳴った。その後すぐに彼女は自分がしたことに対する罪悪感に襲われた。(著者資料)

半卵円中心　中胚葉

−+

段階　回復期、またはトラウマの反復−関節の再生。痛み、炎症。

備考　母子の側か、パートナーの側か、局部的トラウマであるか、考慮する。

質問　症状をもとに回復期かトラウマ停滞期かを見極める。(半年以上の場合>停滞ー反復)　どんな出来事が今の回復をもたらしたか?((例えば、褒められた、良き話し合い、和解)　その前に何故自分は疑っていたか?(トラウマを見つけ出す)　肩の痛みは初めて?(そうでないなら初めての時の事情をはっきりさせる。なぜ自分はいつも自分の欠点を探すのか?　その背後にどんなインプリンティングがあるのか?(教育による自信欠乏、両親と似ているところ、妊娠中)　自分は神的なものと十分に繋がっているか?　その他の質問は282,284ページ参照)

治療　トラウマ解消。慢性の場合はトラウマ、軌跡を見つけ出し、解消する。心構え:「私は今、自分の最善を尽くす。」「過去のことは忘れる。」「今後、楽観的に考える。」バッチフラワー:マツ、カラマツ、ツメクサ。激しい痛みが治まったら:意識的に体を動かす。激しい痛みに対する処置法は287ページ関節炎の項参照。回復期の症状が重篤である場合、浸潤法(鎮痛剤とコルチゾンを肩峰の下に注射)。手術は効果がある場合もあるが、成果のない場合もある。

肩関節に石灰蓄積

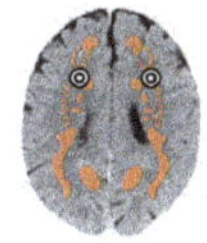

上記と同じ生体特別プログラム(上記参照)

段階　トラウマの反復−回復停滞。局所的に過剰に細胞形成(贅沢グループ)>関節の隙間に石灰化。

治療　トラウマ、軌跡を見つけ出し可能であれば実際に解消し、合理的生体特別プログラムを完了させる。質問は282,284ページ参照。殆どの場合、石灰蓄積があっても支障にはならない。もし蓄積部が大きくなりすぎて関節の隙間にはまる場合は手術も考える(食生活の改善などして、回復を待ってみた後に)。激しい痛みに対する処置法は287ページ関節炎の項参照。

テニス肘、ゴルフ肘

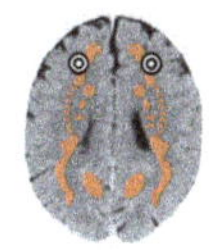

= 肘の腱付着点における痛みを伴う炎症。テニス肘=外側、ゴルフ肘=内側。

トラウマ　局部的自己価値のトラウマ、持っている、投げる、撃つ、突く、などができない。肘技法使えない。私の経験から見て、自分の能力を腕により表す人は、肘に影響が出る。(テニス、ゴルフをする人。職人。ウエイターなど。)そうでない場合は膝関節に出る。

例

❁ 22才の男性患者は親戚が営むレストランで実習生として仕事をしていた。彼は親戚の人に、自分ができることを見せようと一生懸命だった。二週間の実習の後、彼は思っていたよりもかなり安い賃金を払われた。=腕を使う仕事(ウエイター)で認めてもらえなかったという自己価値のトラウマ。彼が抗議する思いから、もらった安賃金を親戚に突き返すと、回復が始まった。>回復を意味する急性テニス肘。症候群による激しい腫れ。(著者資料)

❁ 半ばプロとしてボクシングをしている男性が重要な試合に備えてトレーニングをしていたが、その試合に負けた。=満足のいく結果を出せなかったという自己価値のトラウマ。十分に殴ることができなかったという局部的自己価値のトラウマ。それでも彼は成果を出さなければならないというプレッシャーの下、練習を続けた。そして彼が単に楽しみとしてボクシングを続けようと決めた時に肘が激しく痛み始めた。=回復期(著者資料)

❁ 建設現場の監督は数十年にもわたり会社の為にすべて犠牲にしてきたが、特にそのことで感謝もされなかった。=自分が認められないという自己価値のトラウマ。彼はすっかり疲れ切ってしまい、その時に仕事をそれほど重要なものと思うことはやめようと決めた。=トラウマ解消。回復期にテニス腕になり何か月も続いた。(著者資料)

❁ 14才、右利きのギムナジウム女子生徒は活発に柔道をしていた。16か月前に練習中、肘が脱臼してしまった。病院でギプスをはめられた。=局部的自己価値のトラウマ。ギプスが外されてから、毎回トレーニングの後に関節に炎症が起きた。それが既に15か月も続いた。彼女は毎回トレーニングのまえに、関節が耐えられるかどうか不安な思いをしていた。=局部的自己価値のトラウマの反復。専門の療法士が彼女に「トレーニングと肘の状況をあまり重大視しないで、成果を上げることに対してあまり気張らないように」とアドバイスした。=トラウマ解消。彼女が母子の側の肘を傷めたのは偶然ではないように思われた。何故なら、彼女にとって母親から褒められることはとても重要なことであったと彼女は言っていたからである。父親や他の人から褒められることよりも、母親から褒められることの方がはるかに重要なことだったのである。(著者資料)

段階　回復期:腱の再生。=肘炎症、テニス腕、ゴルフ腕。

質問　いつから?　母子関係の側か、パートナーとの関係の側か?　自分の腕は主に何のために使うか?　スポーツマンか、職人か?　その時どんな蔑視のトラウマが解消されたか?　何故そのことで自己証明をしようとするのか?　何故自分の能力を証明しなければならないのか?(自分自身の不安)　名誉欲に関連して自分にはどんなインプリンティングがあるか?(例えば名誉欲の強い両親、家族内の期待外れの厄介者)どんな新しい内的姿勢が助けになるか?

治療　トラウマ解消。回復に付き添い、再発を防ぐ。激しい痛みが治まったら:ストレッチ体操、運動、筋肉トレーニング。再発の場合:トラウマ、インプリンティング、信条を見つけ出し解消する。処置法は282ページ参照。

指関節の変形性関節症と多発性関節炎

トラウマ　不手際-自己価値のトラウマ。誰かを誤って扱ってしまったと思う。何かを誤って処理したと思う。何かを誤ってしまった。−実際にまたは比喩的意味で。手で行うことが失敗した(完璧主義者)。例えば舟状骨が折れてしまったために手に負担をかけられないという、局部的自己価値のトラウマ。親指は「

自分」エゴ、人差し指は非難、叱責、権利（人差し指を挙げて脅す）を表す。中指は軽蔑（臭い指）、性を表す。薬指はパートナー関係、絆を表す（結婚指輪）

例　　❁ 女性患者は自分が日常のことをちゃんとやっているか絶えず不安に思っていた。既に小さいころから彼女は全てにおいてきちんとするように教育された。完璧主義のため彼女は日々手に関わる自己価値のトラウマを負うようになった。その結果、関節が太くなった。（著者資料）

❁ 少年は職人になりたいと思っていた。しかし彼の母親はギムナジウムを卒業してほしいと切願した。少年は母親に従った。＝自己価値のトラウマ、手工業を学ぶことができない、手で仕事をしてはいけない。活性期に手根骨で細胞マイナス。回復期に関節炎。（著者資料）

段階　　多発性関節炎の急性再燃＝回復期。変形性関節症＝トラウマの反復

炎症の反復により関節が太くなる。＞悪循環。

備考　　利き手と、どちらの側であるかを考慮。多発性関節炎は完ぺき主義の人に多く見られる。

質問　　何をしている時に自分は手際がよくないと感じるか？　またはずっとその様に感じているか？　それはどこからくるものか？（子供の頃不器用だった、教育：「それはお前にはどっちみちできない。」）　同じような症状は先祖にもあったか？（家族の問題を知る手がかり＞家族の為に瞑想/祈り）　どんな新しい内的姿勢を身に付けたいか？　どのような実際的変化が助けになるか？（例えば、新しい趣味）

治療　　トラウマ、軌跡を見つけ出し、可能であれば実際に解消し、合理的生体特別プログラムを完了させる。心構え：「誰でも失敗はする。」「私は自分の能力を信じている。失敗しても深刻に受け止めない。」急性の痛みの場合は289ページの関節炎の項参照。慢性の場合は287ページの変形性関節症の項参照。

半卵円中心　中胚葉

腱鞘炎

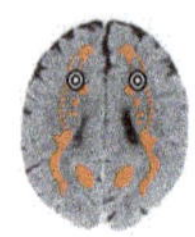

上記と同じ合理的生体特別プログラム（上記参照）

西洋医学では腱鞘炎の原因は過度の負担であるとされているが、部分的には正しい。しかし、ここでもトラウマは関わっている。

例　　❁ 若い女性はマッサージ師としての職業訓練を始めた。しかし彼女は自分のか細い手でマッサージ師が務まるだろうかと不安に思っていた。＝不器用さ-自己価値のトラウマ。彼女が複数の客から褒められるようになると、回復が始まった。回復期に腱鞘炎になった。。職業訓練を始めた頃に心配していたことが、その通りになった、仕事をやめなければならないと彼女が思ったため悪循環となった。（著者資料）

段階　　回復期。腱、腱鞘の再生。炎症、痛み。

−＋

生物学的意味　　組織の強化。痛みの生物学的意味：安静にするため、腱、腱鞘がじっくりと強化される。合理的生体特別プログラム完了後、腱はそれ以前より強くなる。

治療　　トラウマ解消。回復に付き添い再発を防ぐ。289ページの処置法参照。

手根管症候群

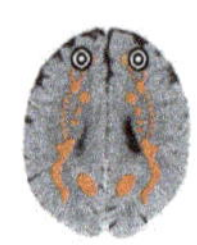

上記と同じ合理的生体特別プログラム（292–ページ参照）

手根管は手の屈折腱と正中神経を結ぶ通路を成しているが、慢性的に炎症すると狭まり、摩擦を起こす結果となる。

段階　　回復停滞：手根管、手-屈折腱の過剰な再生＞組織強化、手根管が狭まる。炎症、痛み＝手根管症候群。トラウマの反復の場合が多い。

生物学的意味　　組織強化。痛みの生物学的意味：痛みがあるために安静にする。

備考　　肉食で酸性血症気味の人に多い。また、捕まえておくことができないというトラウマ（下記参照）も関わっている。

治療　　トラウマ、軌跡を見つけ出し可能であれば実際に解消し停滞中の回復を完了させる。重篤な段階が過ぎたらストレッチ運動、柔軟運動。急性の痛みの場合は289ページ関節炎の項参照。慢性の痛みの場合は287ページの変形性関節症の項参照。場合により手術。

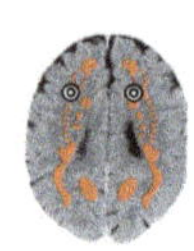

屈折腱の収縮（デュピュイトラン拘縮）

トラウマ　　不手際-自己価値のトラウマ。誰かを、または何かを捕まえておくことができないトラウマ。何かにしがみつくことができない。

例
➡土地を安く売りすぎたと思う＝お金をつかみ取ることができなかったというトラウマ。

❁ 男性患者は喧嘩をして親友を失った。＝親友を捕まえておくことができなかったトラウマ。二人は仕事上よく会ったため、トラウマが再発した。＞ デュピュイトラン拘縮。(著者資料)

組織
手関節の屈折腱-半卵円中心-中胚葉。

トラウマ活性期
屈折腱の細胞分解。

回復期
再生。トラウマの反復により腱拘縮。＞腱が瘢痕状に収縮し太くなりその状態が残る。＞手を完全に開くことはできなくなる。しかしつかむことはよくできる(贅沢グループ)。

生物学的意味
よりしっかりと抑えることができるように、腱が強化される。

備考
肉食者に多い。母子の側か、パートナーの側か、局部的トラウマか、考慮する。

質問
いつから?(症状が出るまでの期間も考慮)　誰を、または何を自分のもとに留めておきたいか?　しっかりと捕まえておくということが自分の通常の姿勢か?　そのことに関連して先祖はどうだったか?　どのような出来事が自分にインプリントされたか?　どんな方法で現在のトラウマを解消することができるか?　どのような手放す姿勢を自分の身に付けたいか?

治療
トラウマ、軌跡を見つけ出し、まだ活性状態である場合、可能であれば実際に解消する。心構え:「私は解放す。」ストレッチ、柔軟体操。水泳、体操。手術は効果がないことが多い－最後の選択肢。287ページ変形性関節症の項参照。

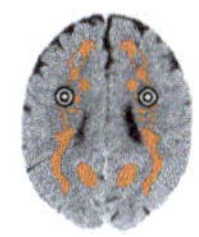

胸骨または肋骨の痛み

トラウマ
局部的自己価値のトラウマ。抱きしめてもらえない、または誰かを抱きしめてはならない(肋骨)。胸に抱きしめてもらえない、または誰かを胸に抱きしめてはならない(胸骨)、または美しさ(デコルテ)に関わるトラウマ。多くの場合副次的トラウマ。

例
❁ 女性患者は乳房切除の後、自分は完全な女性ではないと感じた。＝局部的自己価値のトラウマ。回復期に彼女は肋骨に痛みを覚えた。骨浮腫ができ西洋医学では「転移」と診断された。(著者資料)

❁ 予防検診で医師が聴診器を当て「肺がどうもおかしい」と言った。(著者資料)

❁ 女性患者は乳がんとの診断を受けて局部的自己価値のトラウマを受けた。「私にはもう価値がない」と思った。腫瘍切除の手術が成功した後、彼女は肋骨に痛みを覚えた＝回復期(著者資料)

段階
−＋ 回復期:再生、痛み。

治療
トラウマ解消、回復に付き添う。処置法は289ページ関節炎の項参照。

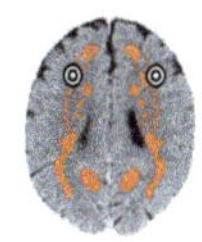

胸椎の痛み

トラウマ
自己価値のトラウマ、打ちのめされた、侮辱された、馬鹿にされたと感じる。何かを我慢しなければならない。抑圧されたというトラウマ。「彼は気骨がない!」

または、例えば胸郭の部分がおかしいという局部的自己価値のトラウマ。

備考
脊椎全体に言えることは:一つ一つの椎骨は内臓と繋がっているということである。例えば胸椎9-11は腎臓と繋がっている。＞そこに痛みがある場合は腎臓のトラウマがないか聞いてみる。

例
❁ 女性患者は実習生として実習を受けられるところがやっと見つかり喜んでいた。彼女は上司にぼろくそに言われたが、それも受け入れなければならないものと思っていた。辛かったけれど、抵抗はしなかった。＝自己価値のトラウマ、打ちのめされた。実習を受けた二年間、彼女は激しい胸椎の痛みに苦しんだ。＝トラウマの反復。彼女は次の職場では我慢はしないと自分に誓った。それ以来痛みは消えた。(著者資料)

❁ 女性は乳房が小さいと思い、コンプレックスを感じていた。＝局部的自己価値のトラウマ。(著者資料)

段階
回復期、トラウマの反復。椎体または軟骨が再生、痛み。

質問
自分は人に頭を下げるか?(権威ある人、年上の者に従属、上司)　先祖も同じような傾向を持っていたか?(家族の問題を見つける手がかり)　自分自身を下位におかなければ何が起きるだろうか?　どのような信条が自分をこのようにならしめているのか?(例えば「いい子にしている時だけ自分は愛される。」)

治療
トラウマ解消。反復の場合はトラウマ、軌跡を見つけ出し実際に解消する。心構え;「私を打ちのめす権利は誰にもない。」「正直にまっすぐ私は生きて行く。」エネルギーの観点から見ると、胸椎の痛みは空の状態を意味する。ヒルデガルド療法:月桂樹オイルを塗る。回復の痛みが激しすぎる場合は抗リウマチ薬。その他の処理法は287ページ関節炎の項参照。

脊柱側弯症、猫背(若年性脊柱後彎症 、ショイエルマン病 、楔状椎)

胸椎に症状がある場合は上記と同じ合理的生体特別プログラム。(上記参照)

多くの場合、脊椎のねじれを伴なうこの湾曲は小児期から青少年期に発症する。

トラウマ活性期	トラウマの内容に相応し、椎体の片側劣化(母子の側、パートナーの側)>脊椎の一部がわきへ曲がる。体は均整を保とうと、その上またはその下に逆の湾曲を形成しようとする= 若年性脊柱後彎症椎体の腹部側が劣化すると 楔状椎、猫背になる。
回復期	劣化し、非対称的になった脊椎は固定される。－全てセメントで固められるように。細胞再生期においてのみ痛み。>脊椎は殆どの場合ずっと曲がったままである。
備考	湾曲はその後の苦痛の原因になるとは限らない。私の知っている患者には、背骨が酷く曲がっているけれど、全く支障のない人もいれば、背骨はまっすぐだけれど、苦痛を訴える人もいる。>体はこのような変化にもうまく対応する。
質問	子供の時に脊椎側彎症になる場合>両親のまたは家族の問題を見つけ出す。>自分の子供は自分の意識を働かせることで助けられる。テーマ:誠実さ、正直さ、愛の為に自分を偽る、金銭、名声。脊椎側彎症は他の家族にも見られるか?(似ているところを見つける)
治療	トラウマを見つけ出し、まだ活性状態であれば、解消する。脊髄に良い思いを送る。疑い、不和は何の役にも立たない。姿勢を正す体操、筋力トレーニング、多様なスポーツ。

腰椎、仙腸関節、尾てい骨の痛み、腰痛、坐骨神経痛

半卵円中心　中胚葉

−＋

トラウマ	核心的人格の自己価値のトラウマ。説明:根底的なところでショックを受ける。負担が多すぎる、圧力に耐えられない。例えば、腸癌または痔と診断されることによる、局部的自己価値のトラウマまたは性的不審。
例	❁ 右利きの既婚女性には二才の子供がいた。その子の誕生以来、彼女は母子の側である左側に、腰椎の痛みと坐骨神経痛を患っていた。 トラウマを受けるようになった経緯:彼女は夫の母親と一緒に同じ家に住んでいた。姑は彼女が子供をちゃんと育てられないと思っていた。そのため事あるごとに姑は彼女を批判した。=子供に関わる核心的自己価値のトラウマ。彼女は劣等感を感じ、そのような状況で仕方なく妥協していた=トラウマ停滞>恒常的腰痛((ClaudioTrupiano著「DankeDr.Hamer」261ページ参照) ❁ 今日41才になる男性患者は工業高校で数学教師から何年も不当な扱いを受けた。繊細な彼はとても傷ついた=核心的自己価値のトラウマ。学校を終え、その後彼は「今度こそ自分ができることを見せてやる」という信念で工科大学を卒業した。今日優秀なエンジニアである彼は、学生時代から激しい腰痛に悩まされている=トラウマの反復。軌跡に乗り込むきっかけ:ストレス下での計算。(著者資料) ❁ 男性は腸癌であるという診断を受けた。=局部的自己価値のトラウマ。(著者資料) ❁ 女性患者がとても愛していたパートナーが彼女から去ってしまった。彼女は自分が彼にとって良き恋人ではなかったと思った。=局部的、核心的自己価値のトラウマ。(著者資料)
段階	回復期,またはトラウマ反復。殆どの場合自覚されずに分解された組織が再生される。回復中の骨、軟骨、椎間円盤の組織は腫れて、脊柱管、神経根を圧縮する(坐骨神経痛)。
備考	母子の側か、パートナーの側か(どちらの足から痛みが発しているか?)、局部的トラウマであるかを考慮する。医師はよく「あなたの仙腸関節は機能停止している。あなたの足は長さが違う。」というようなことを言うが、まともに捉える必要はない。余りにも物理的見方である。私が知っている患者には、体は完璧に左右対称であるけれど絶えず痛みのある人もいるし、逆にかなり体の釣り合いが取れていないが(骨盤傾斜、脊柱側弯症)痛みのない人もいる。しかし仙腸関節をほぐす療法は、骨盤に良い効果を与えるため、意味がある。
質問	痛み始めた時にどのようなトラウマが解消されたか?　何によって回復が始まったか?(例えば、褒められた、厄介な仕事が終わった、週末、休暇、定年退職)　座っていることは苦になるか?(そうであるなら> そうであるならトラウマは座っている状態で経験した-軌跡は座っていること) なぜ自分はその圧力に対処できなかったのか?　自分で自分に圧力を与えるか?　似たような症状は先祖にも見られたか?(家族の問題を見つける手がかり)>　自分の家族は何故自分自

身に圧力を与えるのか、そしてどのような信条がその背後にあるかを見つけ出す（例えば、「大切なのは実績だ。」「能力のあるものだけが愛される。」「病気の者だけが休息してもいい。」）　どのような内的また外的な変化をもたらすことに取り組みたいか？

治療　トラウマ解消。慢性の場合トラウマ、軌跡を見つけ出し、解消する。心構え：「プレッシャーは振り払うためにある。」「気楽に、愉快に生きる。そうすれば全て順調に行く。」

カイロプラクティック、オステオパシー、筋力トレーニング、筋肉強化。場合により抗リウマチ薬。回復期の症状が余りに重篤である場合は浸潤法（鎮痛剤とコルチゾンを神経根の近くに注射）

急性の痛みの場合289ページ関節炎の項参照。慢性的段階では287ページ変形性関節症の項参照。

腰部脊椎－椎間板ヘルニア、椎間板突出

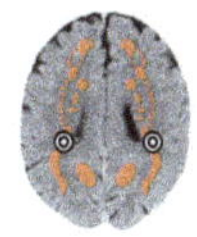

上記と同じ合理的生体特別プログラム（上記参照）

例　❁ 既婚の男性患者は自分の家を建築中だった。同時に会社でも仕事をこなさなければならなかった。＝核心的自己価値のトラウマ。家がやっと完成し、家族でその家に住むようになると、彼は椎間板ヘルニアになった。＝回復期（著者資料）

段階　集中的回復期、またはトラウマの反復。椎間板ヘルニアは症候群においてのみ発症する。回復期の前にはもちろんトラウマ活性期があり、椎体の椎間板に接する部分、または椎間板における細胞マイナスを伴う。＞そのため回復期において、または既に活性期において負担がかかりすぎる場合は、髄核が押し出されてしまう。組織が修復され、浮腫が消えると、押し出された髄核はまた元に戻る。再発が無ければ、それで回復完了である。

半卵円中心　中胚葉　−＋

備考　椎間板ヘルニアだと診断されること自体がトラウマの原因となり得る。多くの患者は一生その病気と付き合っていかなければならないと思う。＝その患部に関わる副次的自己価値のトラウマという診断ショック＞悪循環の危険性。昔も椎間板ヘルニアはあったが、幸いなことに、めったに椎間板ヘルニアだと診断されることはなかった（足の指がしびれる場合）。何故なら、昔はCTやMRの機械がなかったからである。

治療　自己価値のトラウマを解消し、再発を防ぐ。避難のトラウマを解消する。

心構え：「プレッシャーや疑念は捨てる。」椎間板ヘルニアは一時的なものであり、回復が完了すればなくなるものであると信じる。処置法は289ページ関節炎の項参照。回復期の症状があまりに重篤である場合、浸潤法（鎮痛剤とコルチゾンを神経根の近くに注射）を試みる。長期にわたり治らない場合は最後の選択肢として手術。

脊柱管狭窄症

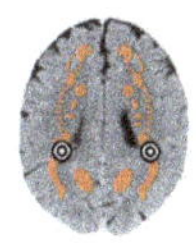

上記と同じ合理的生体特別プログラム（295ページ参照）

段階　長期間にわたる回復の停滞。過剰に骨が形成されることにより脊柱管が狭くなる。神経が圧迫され、足の方に痛みが走る。

治療　トラウマ、軌跡を見つけ出し可能であれば実際に解消し、合理的生体特別プログラムを完了させる。質問に関しては前項参照。ストレッチング、体操。痛みが激しい場合は抗リウマチ薬。全ての手を尽くしてもダメな場合は、困難な手術を試みる。急性の痛みの場合289ページ関節炎の項参照。慢性の痛みの場合、284ページ関節摩耗の項参照。

脊椎すべり症

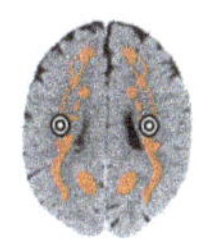

脊椎すべり症という診断ははっきりしない場合が多い（その疑いがあるという診断）。上記と同じ合理的生体特別プログラム（295ページ参照）

段階　トラウマの反復－トラウマ活性期の停滞。椎体、椎間板が縮小。一つ一つの椎体が支えを失い、前に、または後ろに滑る。

治療　トラウマ、軌跡を見つけ出し可能であれば実際に解消。質問に関しては前項参照。筋力トレーニング。体の均衡をよくするために筋肉作り（ストレッチはしない）。急性の痛みの場合289ページ関節炎の項参照。慢性の段階では287ページ変形性関節症の項参照。

恥骨、骨盤の痛み

トラウマ　局部的自己価値のトラウマ。男性の場合、性的能力に関わる場合が多い。女性においては性的自己価値のトラウマに対しては骨盤、仙骨、恥骨が反応する。

例　➡失禁で悩む。＝局部的自己価値のトラウマ。活性期に骨質分解。回復期に再生、痛み。

➡前立腺手術の後、性的不能になった。

➡男性は射精するのが早すぎるため、妻を満足させることができず悩む。

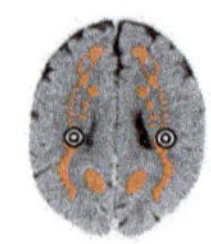

段階　回復期。骨質の再生。トラウマ反復の場合も。

備考　母子の側か、パートナーの側か、局部的トラウマか考慮する。

治療　トラウマ解消。回復に付き添う。処置法は289ページ関節炎の項参照。質問に関しては前項参照。

骨盤の疲労骨折

上記と同じ合理的生体特別プログラム（上記参照）

段階　トラウマ活性期が停滞：骨量低下＞安定性が無くなる。痛みはほとんどない。寒く感じる場合がある。

治療　トラウマ、軌跡を見つけ出し、可能であれば実際に解消する。質問に関しては前項参照。処置法は282ページ参照。

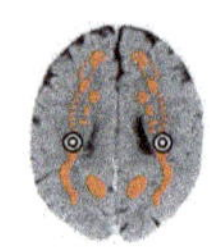

座骨の痛み

トラウマ　何かを所有できない、我慢できないという自己価値のトラウマ。性に関わる場合もある。または局部的トラウマ。

例　➡例えば職場での状況などを耐えることができない。

➡痔を患っている＝局部的自己価値のトラウマ。

回復期　骨の再生、痛み。トラウマが反復することもある。

治療　トラウマ解消。回復に付き添う。処置法は289ページ関節炎の項参照。

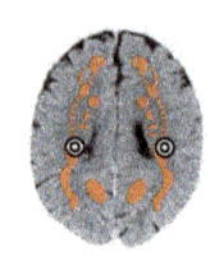

腰の痛み

トラウマ　何かを耐え抜くことができないという自己価値のトラウマ。性に関わる場合もある。

例　❁若い、右利き女性は子供のころから骨盤が歪んでいたが、特に問題はなかった。彼女はパートナーとの間に子供が欲しいと思っていた。それで地域で名医と言われる医師に、妊娠しても大丈夫か調べてもらうことにした。専門医は裸の彼女の体を隅から隅まで調べた。そして「子供は儲けないほうがいい。もし子供を産むのであれば、妊娠する前に骨盤輪を手術して拡げなければならない、つまり腰の骨の一部を取り出し、膝の近くに一時的に移植する必要がある、というのである。そして出産、授乳後にその骨をまた元に戻すのである。＝腰、骨盤に関わる、局部的自己価値のトラウマ。彼女は泣きながら友人にそのことを話し、別の医師から助言を求めることにした。そして経験ある産婦人科医が彼女に妊娠しても大丈夫だ断言した。元気な男の子が生まれると左側（母子の側）の腰に回復が始まった。痛みが半年続いて、車のところまで歩いてい行けないほど痛みは酷かった。その後、もう一人元気な男の子が生まれ彼女は健康上、何の問題もない。（著者資料）

❁男性患者の母親はいつも彼ら夫婦に干渉した。彼がジレンマに立たされてどうしたらいいのかわからず、どちらつかずの状態だった。＝その状況を耐え抜くことができないという、自己価値のトラウマ。（著者資料）

❁69才の左利き女性には二人の成人した息子と、とても可愛がっている犬が一匹いた。－その犬は家族の一員であり、彼女のパートナーでもあった。しかしその犬は日々衰弱していった。彼女はその犬が痛みで苦しまなくて済むように、最後は安楽死させようと思っていた。＝自己価値のトラウマ－「犬を殺さなければならないなんて、無理だ。」左側（パートナー側）の腰に症状

半卵円中心　中胚葉

−＋

が出た。彼女はやっとの思いで犬を獣医のところへ連れて行った。－彼女は犬が死んでしまったことを悲しんだが、一方で安楽死が済んでほっとした。–10日後、回復期に左側の腰に痛みを覚え、4週間痛みは続いた。（著者資料）

段階 回復期またはトラウマの反復。骨、軟骨の再生＞炎症、動きが制限される、痛み。

備考 母子の側か、パートナーの側か、局部的トラウマかを考慮する。

質問 痛みはどれくらい続いているか？（半年以上の場合＞慢性的停滞中のトラウマ。半年以下の場合＞回復期、または慢性的停滞中のトラウマ）　利き手はどっち？　自分は何に耐えられない/我慢できないか？　何が重荷になっているか？　どんなこと、また誰に自分は対抗できないか？　先祖にも腰の痛みはあったか？（家族の問題であることを示す）　その問題にはどんな感情が伴っているか？　そのことの関わる一番幼いころの思い出は何か？　妊娠中はどうだったか？　出産は？　母親は分娩を耐え抜くことができないと思ったか？　内的に自分は何を変えたいか？　外的には？　どのような新しい姿勢を身に付ければ気楽に生きることができるか？

治療 トラウマ解消。反復の場合はトラウマ、軌跡を見つけ出し実際に解消する。

処置法は289ページ関節炎の項参照。

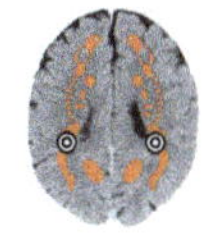

股関節症

上記と同じ合理的生体特別プログラム（上記参照）

段階 トラウマの反復：細胞分解期、細胞再生期が反復すると、必ず後に低質の瘢痕組織が残る。関節の表面が荒くなる＞軟骨が徐々に破壊される。動きが制限されるようになる。痛み。

治療 トラウマ、軌跡を見つけ出し、可能であれば実際に解消する。質問に関しては上記参照。

心構え：「もうこれ以上できないと思う時、どこからか光が差し込んでくる。」「全てはまたうまくいく。」バッチフラワー：カラマツ、栗の実、ヤナギ。

処置法は287ページ関節症の項参照。トラウマの反復により、関節の表面が破壊している場合は人工股関節置換術を受ける。優秀な外科医と高度の技術のお陰で手術は成功することが多い。

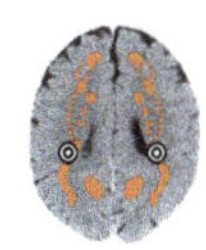

大腿骨骨頭溶解（大腿骨骨頭壊死、ペルテス病）

上記と同じ合理的生体特別プログラム（296–297ページ参照）

症状 大腿骨骨頭の一部が死滅し、酷い場合は崩壊する。＞突然激しい痛み、疼痛回避姿勢。犬、小さな子供によく見られる病気。

段階 トラウマ活性期：骨組織の分解＞安定性が無くなる＞大腿骨骨頭崩壊。

治療 質問に関しては上記参照。トラウマ、インプリンティング、信条を見つけ出し解消する。ケースバイケースで検討する。子供の場合は親からトラウマを受け継いでいる場合があるので、考慮する。

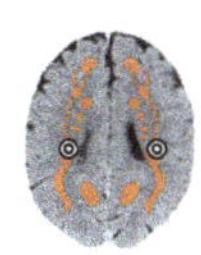

膝の痛み、膝関節炎症（関節炎）、滑液包炎

トラウマ 運動能力欠如－自己価値－トラウマ。自分が認められない、志が満たされない。そこから侮辱されたという感情が生じる。足で自分の能力を示す人の場合、膝に影響が出る。（サッカー選手、競争選手、サイクリストなど）

❁ 若い右利き男性は妻の家族が経営する会社で仕事をしていた。彼は一生懸命仕事をしたが、妻の両親は彼を誉めることはなかった。妻の両親が退職すると彼は急にみんなから認められるようになった。トラウマが大きかったために、右側（パートナー側）の膝が何年も炎症を起こし、腫れていた。＝回復期。症状が良くならなかったので膝人工関節を入れた。（著者資料）

❁ 現在50才の右利き男性は多難な人生を歩んできた。彼は両親に自尊心を踏みにじられ育った。学校生活は悲惨だった。授業についていけないために、彼は一年生を二度繰り返した。努力して何とか美容師の職業訓練を受ける場所が見つかったが、彼は「自分には美容師の仕事はできない」と思っていたので、当惑した。＝自己価値-運動能力欠如、右側（パートナー側）の

膝に影響が出た。彼は受かるとは思っていなかったが、職業訓練の修了試験に臨んだ。－三か月後に試験合格の通知が来た。＝右膝が腫れ始めた。＝回復期。何度も膝の手術をしたが成果はなく、二年間寝たきりだった。－そして良くはなったが、何度も手術をしたため、また再発の為に彼の膝は常時激しく痛んだ。(著者資料)

段階　回復期：代謝が盛んになる。細胞再生、腫れ。発赤。痛み。

備考　母子の側か、パートナーの側か、局部的トラウマかを考慮する。トラウマ再発の場合が多い。

質問　痛みはいつからか？(その前にトラウマが解消されたはず)急性の(夜間の)痛み：突然にトラウマが解消された。ゆっくりと痛み始める：トラウマの解消が遅い、または慢性的トラウマ。　どのようなトラウマが解消されたか？　利き手はどっち？　誰を思い知らせたかったか？(手をたたくテストで分かる)　何故認められること/褒められることに自分は飢えていたのか？(その背後にどのような強い欲求があるのか-多くの場合愛されたいという欲求)　自分を論ずるときに何故実績に重きを置くのか？(教育、両親の性格、先祖)　自分が侮辱されたように、またはちっぽけな人間だと感じたことがあるか？　家族のだれに自分は似ているか？(インプリンティングを知る手がかり＞似たような動機を探し出す)　認められることが無ければ自分に何の価値があるか？　どのような具体的方法でトラウマを解消することができるか？　どのような新しい姿勢を身に付けたいか？　どのような瞑想が助けになるか？

半卵円中心　中胚葉

−＋

治療　トラウマ解消。回復に付き添う。反復する場合：トラウマを見つけ出し解消する。

処置法は289ページ関節炎の項参照。

回復期の症状が余りに重い場合、抗リウマチ薬、または浸潤法(鎮痛剤とコルチゾンを注射)

膝半月板断裂、膝軟骨破損、交叉靱帯または側副靱帯の一部または完全断裂

上記と同じ合理的生体特別プログラム(上記参照)

例　✿ 私は23才の時ウィンドサーフィンの選手としてロスアンゼルスのオリンピックに参加し、その後一年休養した。そしてまた次のオリンピックに出場するために復帰を試みた。しかし数か月に及ぶ予選では良い結果を出せなかった。－私はチャンスを逃した。＝運動能力欠如－自己価値のトラウマ。まだ予選が行われていたころ左側(パートナー側)の膝半月板が断裂してしまい、関節鏡による処置を必要とした。＝活性期に組織が弱まっていたために断裂。(著者自身の経験)

段階　トラウマの反復 。

備考　膝半月板断裂、靱帯断裂は大抵、事故により起こる。しかし、単に怪我として分類されるべきではない。何故なら、骨が弱まり、もろくなっている事が原因だからである。この怪我は活性期または回復期において起こり得る。また、栄養が不十分であったり、運動不足であることも、要因となっている。痛みがあるということは安静にして、ゆっくり動くようにということである。そのことが理解されさえすれば回復期における断裂は防ぐことができる。

治療　トラウマ、軌跡を見つけ出し、可能であれば実際に解消する。質問に関しては上記参照。

心構え：「他の人は知らないとしても、私は自分にできることを知っている」「真の恩賞は内からくる。善なることをしたり人を愛すると気持ちがいい。」急性の痛みの場合289ページ関節炎の項参照。慢性の段階では287ページ関節症の項参照。回復期の症状が余りに重篤である場合、抗リウマチ薬または浸潤法(鎮痛剤とコルチゾンを直接間接に注射)間接の表面がトラウマの反復により破壊されている場合はひざの手術。この手術は成功する場合が多く、外科医を称賛したい。

膝-動揺関節

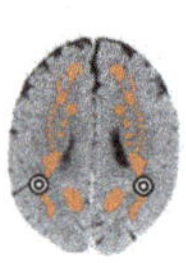

上記と同じ合理的生体特別プログラム(297–298ページ参照)

骨の一片、軟骨、または間接の膜組織が関節内で浮いていて、それが挟まると突然動きが制限され痛む。

段階　合理的生体特別プログラム完了後の状態－トラウマの反復。怪我による場合もある。

治療　トラウマ、軌跡を見つけ出し、まだ活性状態であれば実際に解消する。
骨片などが関節に挟まることが頻繁にある場合>関節鏡を用い洗浄し、関節表面を平らにし、また炎症が起こらないようにする。
骨片などが関節に挟まると、副次的に局部的自己価値のトラウマを招く恐れがある。

交叉靱帯、外側靱帯の一部または完全断裂

トラウマ　運動能力が劣るための自己価値のトラウマ。Frauenkron-Hoffmann女史は交叉靱帯は-その機能から推論し-運動能力が劣ることで後退する、方向転換する、新しくスタートするということと関係するとしている。

段階　トラウマの再発により靱帯がもろく傷つきやすくなる。

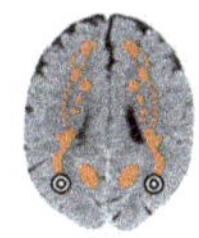

治療　トラウマ、インプリンティング、信条を見つけ出し解消する。
整形外科医と相談のうえ手術または添え木。

足首関節または 足の指節間関節の炎症

トラウマ　誰かを、またはある状況を我慢できない。自己価値のトラウマ。走ること、跳ぶこと、蹴ること、急に止まること、などができない。または局部的自己価値のトラウマ。所在地に関わる場合が多い：「ここではなく、あそこにいたい。」「ここには私の居場所がない。」「あいにく、ここに居なければならない。」

例　❁ 男子生徒はハイキング合宿を楽しみにしていたが、風邪で行けなくなってしまった。＝局部的自己価値のトラウマ、走ること、跳ぶことができない。ハイキング合宿が終わると回復期が始まった。>足首炎症。（著者資料）

段階　回復期：骨または軟骨組織の再生。痛み、腫れ。

備考　中足指節関節の炎症は痛風があることを意味している場合が多い（＝症候群）

質問　痛みはいつから？（先行するトラウマはその少し前に解消）　初めての痛みか？（そうでない場合>初めての時の事情を調べる）　誰に、または何に自分は耐えられなかったか？　あるいは自分の居場所に満足していないか？（職場、居住地、家族）　どのような感情を伴っているか？　どのような子供の頃の思い出がこの感情を思い出させるか？　先祖も似たような経験をしたか？（両親と話す）　どのような新しい感情が治癒をもたらすか？　外的には何を変えられるか？

治療　トラウマ解消。回復に付き添う。反復の場合はトラウマを見つけ出し解消する。ヒルデガルド療法：ナス属薬草の特別調合。回復期の症状が余りに重篤である場合、抗リウマチ薬または浸潤法（鎮痛剤とコルチゾンを直接、関節に注射）。処置法は289ページ関節炎の項参照。

半卵円中心　中胚葉

−＋

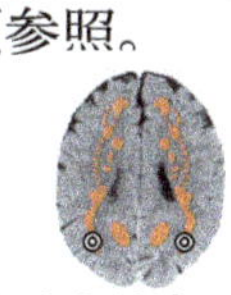

アキレス腱炎症

トラウマ　自己価値のトラウマ。アキレス腱が無ければ跳ぶことも走ることもできない。そのためトラウマは上に行くこと、前に進むことに関わる。Frauenkron-Hoffmann女史によれば：より高いものを目指す、何かから降りたい、しかしそれができない。

例　❁ 男性患者はサッカーチームのトレーナーだった。チームの成功も失敗も彼は直に体験した。＝自己価値のトラウマ、上に上ることができない。彼のチームがやっと続けて勝つことができるようになると、彼のアキレス腱に回復が始まり痛みだした。（著者資料）

段階　回復期：腱組織の再生、強化。負担をかけると痛む。腱が太くなる（贅沢グループ）。トラウマの反復の場合が多い。

質問　痛みが始まったころどのようなトラウマが解消されたか？　初めての症状か？（場合により初めての時の事情を探る）　走れない/前に進めないということに関わるか？ あるいは上に上がれないということに関わるか？　どのような感情とインプリンティングが原因となっているか？（野心、短気）　それはどこから来ているのか？

治療　トラウマ解消。回復に付き添う。注意：断裂の危険性があるため、注意深く動かす。処置法は289ページ関節炎の項参照。

アキレス腱、側副靱帯の一部または完全断裂

上記と同じ合理的生体特別プログラム（上記参照）

段階　トラウマの反復、トラウマ活性期、回復期。概ねは停滞中のトラウマ。

備考　怪我と合理的生体特別プログラムの境界はここではははっきりしないことが多い。怪我が起こる下地は弱化したもろい組織である事が多い。回復期におけるアキレス腱断裂は気の短いアスリートによく見られる（痛みがあるにもかかわらず、無理なトレーニングをする。）

治療　トラウマ、軌跡を見つけ出し、まだ活性状態である場合は実際に解消する。

処置法は289ページ関節炎の項参照。塩基性食物。必要な場合は手術。

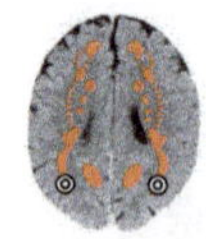

踵骨棘

トラウマ　自己価値のトラウマ。トラウマの側面：誰かに拍車をかけることができない、駆り立てることができない。あるいは十分に早く避難する/逃げることができない（ずらかる）。

半卵円中心　中胚葉

例　❁ 女性教師は同僚の女性からいじめを受けていた。彼女がプロジェクトを実行すると同僚の女性は毎回、反対の立場に立った。＝自己価値のトラウマ、同僚を駆り立てることができない。彼女が大きなプロジェクトをやり遂げた時、痛みの伴う踵骨棘が回復期にできた。（著者資料）

❁ 左利きの女性患者の母親は庭仕事中の事故で足首の骨を折ってしまった。女性患者はその事故の責任が自分にあると思い、母親の代わりに自己価値のトラウマを負った。母親のギプスが外れ、また元気になると女性患者に回復が始まった。＞右側（母子の側）のかかとに激しい痛み。（www.germanische-heilkunde.at/index.php/erfahrungsberichte）

−＋

段階　回復期：骨、腱の過剰再生（贅沢グループ）。トラウマの反復により、広く石灰化。回復期が完了してからレントゲンで踵骨棘がまだ見えたとしても、多くの場合痛みは完全に消える。

質問　誰を駆り立てることができなかったか？（攻撃的瞬間）　あるいは誰かから逃げたいとと思ったか？（例えば、姑、傲慢な上司）　何が自分を形成したか？（両親、子供の頃）

治療　トラウマ解消。反復の場合は、トラウマ、軌跡を見つけ出す。

心構え：「私は心の中で和解する。私に降りかかるすべてのことには意味があり、そのことを通して何かを学ぶことができる。」処置法は287ページ関節症の項、289ページ関節炎の項参照。

履き心地のよい靴を履く。場合により開いている靴を履く。痛みのある個所が当たらないような中敷きをを靴に入れる。手術を必要とすることは稀である。＞治るまでずっと待つ方が良い。

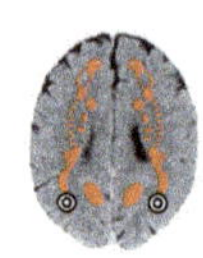

足親指が斜め（外反母趾 ）

トラウマ　誰かを蹴り飛ばすことができない。自己価値のトラウマ、走る、踊る、バランスをとる、跳ぶ、蹴る、急に止まることができない。所在地のトラウマの場合もある。Frauenkron-Hoffmann女史によれば:方向性のトラウマ：行くべき方向性を強制される。行きたいところに行ってはならない。　扉が閉ざされている。

段階　トラウマの反復、回復停滞。炎症（回復期、細胞プラス）すると、層が一つ増える。＞厚くなる、斜傾。足指と指節関節の変形。

備考　ちいさい靴、またはかかとが高すぎる靴をずっと履いていると、指節関節を壊してしまう（この場合トラウマが原因ではない）。醜い外反母趾のために自己価値のトラウマが生じ悪循環を繰り返す危険性がある。母子の側か、パートナーの側か、局部的トラウマかを考慮する。

治療　トラウマ、軌跡を見つけ出し、可能であれば実際に解消し、合理的生体特別プログラムを完了させる。平べったい、幅の広い、場合により開いている靴を履き、足の指に十分なスペースがあるようにする。

筋肉

筋肉組織には二種類ある：中脳に支配される内臓における不随意の平滑筋と、大脳に支配される運動器系における随意の横紋筋である。
この章で扱う横紋骨格筋は大脳の二つの部分から支配されている：1. 大脳皮質（神経支配＝神経伝導）、2.大脳半卵円中心（栄養）。ここで扱う二つの合理的生体特別プログラムはお互いに連鎖している、つまり同時に進行する場合が多い。麻痺、痙攣、癲癇、パーキンソン病など多くの筋肉の症状は筋肉神経分布の合理的生体特別プログラムから来るものである。（次のページ参照）

筋肉－神経分布の合理的生体特別プログラム

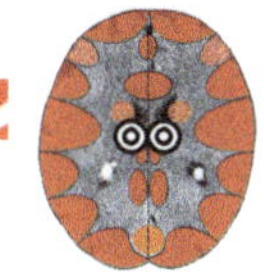

外肺葉 −+

基本的経緯[1]

運動神経の刺激、つまり筋肉緊張または筋肉弛緩の命令は大脳皮質の運動中枢から出される。

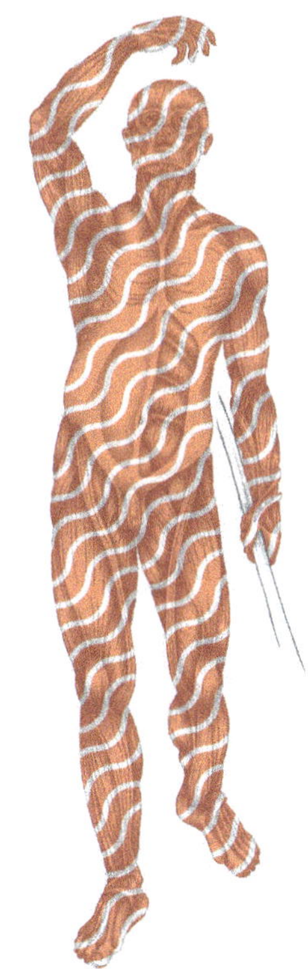

トラウマ	実際の転倒、事故、怪我による場合が最も多い。比喩的意味で：恐怖で身動きが取れない＝トラウマ、動いてはいけない、動きたくない、動けない。 ある状況から逃げることができない。逃げ道がない。自分は無力または無能だと感じる。どうしていいか分からない。 慣用句：「恐怖で体が硬直する。」「驚きで体がこわばる。」「硬直して口がきけない。」「この先どうしていいか分からない。」 肩、背中の筋肉：誰かを、または何かを避けることができない。 足と腕の屈筋と内転筋：誰かを、または何かを取り抱えておくこと、引き寄せること、抱きしめることができない。 足と腕の伸筋と外転勤：誰かを、または何かを押し離すこと、殴り飛ばすこと、蹴り飛ばすこと、撃退することができない。 足全般：離れる、逃げる、一緒に来る、ついていくことができない。十分早く走ること、よじ登ること、上にまたは下に行くこと、踊ること、跳びあがること、バランスをとること、などができない。「膝がガクガクする！」
組織	横紋筋－大脳皮質 - 外肺葉（神経分布＝神経支配）
活性期	神経機能の低下、運動中枢から筋肉への刺激が減少>衰弱、トラウマの強さに応じて麻痺。落ち着きが無くなる。
生物学的意味	擬死：多くの動物は敵に追われたり、助かる見込みがないような状態で死んだ真似をする（鹿、ネズミ、蛇など）。そうすると敵は獲物を放っておく。（例えば、猫は動いている獲物にしか興味がない。モットー「危険が去るまで動くな。」）
回復期	始め悪化し、その後神経分布の再生。
回復山場	痙攣＝癲癇性痙攣。局部的痙攣＝筋肉痙攣。寒気、身震い。チック。足が落ち着かない。
備考	注意：回復期の初めと回復山場の後、一時的に麻痺が酷くなることがあるが、それは脳の神経系が浮腫により膨張するためである。実際は良い兆候であるが、間違って理解され、悪循環を招いてしまう事が良くある。筋肉の疾患は薬による中毒からくる場合が多く、その場合は精神的原因ではない。中毒と精神的原因が混合する場合もよくある。悪影響を及ぼす薬としては血圧の薬、コレステロール低下薬、精神安定剤などが挙げられる。>薬の使用説明書を読む。服用を始めた時期と、症状が出た時期の関連性を明らかにする。.

1　ハマー博士著「 Wissenschaftliche Tabelle der Germanischen Neuen Medizin®（ゲルマン新医学学術的要項一覧）」138,143ページ参照

筋肉新陳代謝の合理的生体特別プログラム

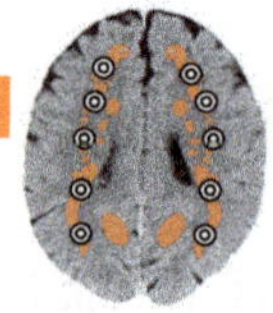

半卵円中心　中胚葉

基本的経過[1]

新陳代謝（栄養、組織形成、分解）は大脳‐半卵円中心により制御されている。

トラウマ	動くことに関わる自己価値のトラウマ（詳しくは301ページ参照）
組織	横紋筋－半卵円中心‐中胚葉－栄養、新陳代謝。
トラウマ活性期	栄養低下、影響を受ける筋肉で筋肉分解。筋肉衰弱（壊死、萎縮）。
回復期	痛みを伴い筋肉が再生される。筋肉の横断面拡大（肥大）。
生物学的意味	始めの状態よりも筋肉強化（贅沢グループ）。
備考	医療現場での経験からすると、上記二つの合理的生体特別プログラムは連鎖する、つまり症候群として進行することが多い。

1　ハマー博士著「Wissenschaftliche Tabelle der Germanischen Neuen Medizin®（ゲルマン新医学学術的要項一覧）」61, 72ページ参照

筋肉神経支配の合理的生体特別プログラム

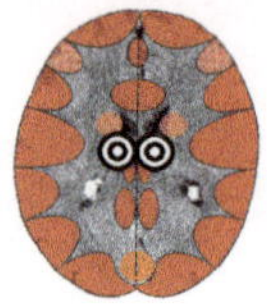

外胚葉

筋肉麻痺、多発性硬化症（MS）、小児麻痺、筋萎縮性側索硬化症（ALS）[1]

多発性硬化症では中枢神経系の神経鞘（ミエリン鞘）が炎症を起こし、神経刺激を迅速に伝えるという役割を果たせなくなる。この合理的生体特別プログラムはそのため指令伝達に関わる。

トラウマ	動くことのトラウマ。恐怖で身動きができなくなる。トラウマ、動いてはいけない、動きたくない（301ページ参照）Sabbah博士によれば：従順のトラウマ。命令はいつもすべて実行されなければならないと思う。嫌なのにそれでも実行する。このトラウマは幼児期に始まる：反抗期にくじける。嫌だということは許されない-権威ある人の言うことは何が何でも従わなければならない。
例	❂ 63才の年金生活をする男性は退職後も退屈することはなかった。趣味のスポーツや日曜大工でいつも忙しくしていた。ある日、彼はスキーの事故で腰の骨を折ってしまった。四か月は安静にしているようにと医師から指示を受けた。＝動いてはいけないという、動くことに関わるトラウマ。長い間、安静を強いられたが、その後彼はリハビリを始め、かなりの改善を見せた。彼はまたもとのように戻れると思った。＝トラウマ解消。すると夜中に両足のふくらはぎに激しい痙攣が起きるようになった。痙攣は何週間も続き、だんだん悪くなった。彼にとって腰の骨折よりも苦痛だった。痙攣により、また動きに関わるトラウマが生じる＝悪循環。何度も医師に相談し、結局病院に送られることになった。そこで腰椎穿刺、MRI、神経伝導検査を受けた。突然、医師の表情が曇り、ALSと診断された。進行性の病気であり、体全体の筋肉が萎縮するため、最後は窒息死するとの説明を受けた。＝全般的動きに関わるトラウマ、もうすぐ体全体が麻痺する。半年ほどたつと病気は進行し、かつてスポーツ好きだった彼は車いすに座るようになり、一人で寝返りをうつこともできなくなった。悪循環、また医師の診断が正しかったことを証明（＝自分自身で医師の予言を現実のものにした。）とても悲劇的な例である。（著者資料） ❂ 50才の右利き女性は顔に痛みがあり、神経科の医者に行った。そこで鎮痛剤と抗うつ剤が処方された。その薬は両方とも副作用として麻痺することがあると書かれていた。－その薬を飲み始めて数週間後、彼女の右足が軽い麻痺を起こした。痛みは依然として残っていた。何度も神経科医師に相談し、CTと腰椎穿刺の検査を受け多発性硬化症（MS）と診断された。＝その診断故にに動きに関わるトラウマ。彼女は既に自分が車いすに座っている姿を思い浮かべ、全く必要もないの杖を買った。>麻痺が徐々に強くなった。>下降の一途をたどる悪循環が始まった。（著者資料）
段階	活性期、トラウマ活性期の停滞。>筋肉衰弱または麻痺。
生物学的意味	擬死 反応‐危険が去るまで動かない。従順のトラウマ：命令/指示はどうせ実行できないのだから、強制さ

1　ハマー博士著「Wissenschaftliche Tabelle der Germanischen Neuen Medizin®（ゲルマン新医学学術的要項一覧）」138,143ページ参照

れなくなる/そっとしてもらえる。

備考　西洋医学においてもMSの診断は曖昧なものであるとされている。腰椎にタンパク質が確認されることがその一要因とされるが、健康な人にもタンパク質は確認されることがある。CTとMRIで怪しげな白い影を探すが、これは誰にでも見られるものである。西洋医療での診断により、元々のトラウマより悪い、動きに関わるトラウマが生じる。患者の多くは既に車いすを思い浮かべる。このトラウマは克服されないことが多い。＝医師の診断によりトラウマの活性状態が停滞（医原性）。またごく一部の対麻痺患者もこの種の損害を被った人たちである。

視神経に影響がある場合もこの合理的生体特別プログラムに関係する（87ページの眼の章参照）　また感覚障害も多発性硬化症と診断されることがある（297ページの皮膚の章参照）

筋萎縮性側索硬化症の診断はもっと壊滅的である-窒息して死亡すると予告するのである。実際はしかし同じ合理的生体特別プログラムが進行しているのである。

その他の麻痺の原因：1. 事故または手術の失敗（物理的麻痺－神経切断）2. 化学物質、薬物による中毒（毒物による麻痺）：例えば予防接種の毒物、アスパルテーム。3. 脳の運動中継が浮腫により圧迫される（自己価値のトラウマの回復期）

質問　症状はいつから？（トラウマはその前。症状が急に現れた場合トラウマはそのすぐ前。病気がゆっくりと始まった場合トラウマは数年前であることも考えられる。）　単に衰弱/麻痺だけか？（そうであるなら>単にトラウマ活性状態）　痙攣もあるか？（そうであるなら>断続的回復期）　どの体の部位に最初に症状があったか？（症状の見られる筋肉群からトラウマを解明できる、301ページ参照）　母子関係の側か、パートナーとの関係の側か？（手をたたくテスト）　転倒または事故はあったか？（典型的動作のトラウマ）　従順のトラウマはあったか？　自分はいつも従順で、人に合わせるか？　自分の反骨精神は子供の頃にくじけてしまったか？　先祖にも筋肉の病気はあったか？（そうであるなら>家族の問題を見つける手がかり>その先祖には何があったのか詳しく探し出す。）　どのような他のインプリンティングが関わっているか？　妊娠中はどうだったか？（事故、母親の従順のトラウマ）　出産はどうだったか？（動作のトラウマがよくある）　自分にとって病気であることは利点をもたらすか？（愛/世話を受ける。戦う必要がない。努力しなくてもいい。命令を受けなくてもいい）　利点の方が多いか？（そうであるなら、そのことが回復の邪魔になっていないか？>自分が本当に望んでいることは何かをはっきりさせる）　どのような内的変化に取り組みたいか？　例えば特別な回復のための瞑想は役に立つか？　外的にはどのような措置を講じたいか？

治療　トラウマ、軌跡を見つけ出し、可能であれば実際に解消する。重要なことは：精神面との関連性を理解することである。心構え：「私は何が起きているか分かっている。呪縛から自分自身を開放する。」「私はまたもとのように動けるようになる。運動療法、しかし成果を出さなければならないというプレッシャーを自分で自分に与えない。伝統的マッサージ、針、つぼマッサージなどの体を活性化する治療法。ケイシー療法：ピーナッツオイルまたはオリーブオイルと没薬チンキ剤で力強くマッサージ。場合により 石油療法。水泳、体操、ヨガなど。塩化マグネシウム（$MgCl_2$）で足湯。肝油。日光浴、またはサンルーム。コロイダルゴールド。ブラッシングと交代浴。ビタミンB合成剤。ローズマリーオイル、シナモンオイル、またはカンフルオイルを塗る。場合により Low-dose Naltrexon (LDN)。西洋医学で用いられるコルチゾン、βインターフェロン などは意味がないので薦められない。処置法は282ページ参照。

筋痙攣

トラウマ　動くことのトラウマ。恐怖で身動きができなくなる。トラウマ、動いてはいけない、動きたくない（301ページ参照）

例

❁ 男性患者は冬に急な山道を車で下っていた。突然彼は車のスピードを出しすぎたため、次のカーブを曲がりきることができないと思った。動きに関わるトラウマ、ブレーキをかけることができない。崖の寸前に雪の塊があったため、車は止まることができた。その後三日間、夜になると彼の右足（ブレーキの側）のふくらはぎに痙攣が起きた。回復期－二次性分利。（著者資料）

❁ 年配の女性は登山中、他の若い仲間と歩調をそろえるため懸命に歩いた。動きに関わるトラウマ一緒に行くことができない。その登山の後、彼女は夕方になると大腿部筋肉に激しい痙攣を覚えた。＝回復期における回復山場。その登山グループに加わると毎回同じ痙攣が起きた。彼女が一人で山歩きをしても、その後痙攣は起こらなかった。（著者資料）

段階　回復期における回復山場＝（癲癇による山場）。トラウマ反復の場合もある。

備考　痙攣が起こるのは静かにしている時、または緊張の後である。その前に起こる麻痺は大抵自覚されない。痙攣は局部的癲癇である。全身痙攣＝癲癇（304ページ参照）母子の側か、パートナーの側か、局部的トラウマかを考慮する。

質問　どの筋肉群か？（トラウマを見つける手がかり。痙攣が始まる前自分は何をしていたか？（多くの場合トラウマはすぐ前、または前日）　母子の側/パートナーとの関係の側か？（手をたたくテスト）　なぜ自分はその状況に対処できなかったのか？　どんな感情が伴うか？　このことに関連して自分にはどんなインプリンティングがあるか？

治療　トラウマ、軌跡を見つけ出し実際に解消し、合理的生体特別プログラムを完了させる。

夜に発症する痙攣は大抵の場合、朝起きると止まる（＝副交感神経優位下で起こる回復山場の終了）塩化マグネシウム（$MgCl_2$）で足湯（ www.salz-schwarzmann.de）.

ヒルデガルド療法：ふくらはぎ痙攣：オリーブオイルとバラオイル少々、セージクリーム特別調合を擦り込む。酵母食品のビタミンB合成剤物（ビール酵母など）。亜麻仁油、肝油、ビタミンD3。313ページの筋肉緊張の項参照。

痙攣性麻痺

トラウマ　動くことのトラウマ。恐怖で身動きができなくなる。トラウマ、動いてはいけない、動きたくない（301ページ参照）

例　❁ 母親の胎内にいた子供が生まれる前に両親が大声で喧嘩するのを何度も聞かされた。＝動きに関わるトラウマ、その場から逃げることができない。＞活性期にふくらはぎの筋肉が痙攣。回復山場に痙攣。回復が停滞すると痙攣が続く。（ハマー博士著「Goldenes Buch」第二巻419ページ参照）

➡動くことに関わるトラウマは胎児が母親の胎内にいる時に超音波検査、羊水検査を受ける時に生じることが多い。また生まれてから予防接種の時に押さえつけられるも同様である。

段階　回復山場の症状が強く出る、回復停滞期。影響を受ける筋肉が持続的に緊張。

質問　どの筋肉群？（トラウマを知る手がかり。一番よく見られるのは上腕二頭筋＞トラウマ、しっかり捕まえておくことができない。）　主に症状のある側、利き手は＞　その他の質問に関しては303ページ参照。

治療　トラウマを見つけ出し、可能であれば実際に解消し、合理的生体特別プログラムを終了させる。塩化マグネシウムで足湯。リハビリテーション、作業療法、水治療法。ダンス療法、音楽療法。治療としての乗馬。大麻油、酵母食品に含まれるビタミン合成。亜麻仁油、肝油、伝統的マッサージ、針、つぼマッサージ。日光浴、またはサンルーム。場合によりLow-dose Naltrexon (LDN)。

むずむず脚症候群、運動ニューロパチー

トラウマ　動くことのトラウマ。恐怖で身動きができなくなる。トラウマ、動いてはいけない、動きたくない（301ページ参照）

段階　むずむず脚症候群：回復期における回復山場（＝癲癇性発作）。回復停滞の場合が多い。症候群が発症するのは静かにしている時（副交感神経優位）である。運動ニューロパチー：痙攣、麻痺、筋肉萎縮、反応減少の場合に診断される。MSと診断される場合と同じである。トラウマが反復する場合が多い。

治療　トラウマ、軌跡を見つけ出し、解消し、合理的生体特別プログラムを完了させる。
塩化マグネシウム（$MgCl_2$）で足湯（ www.salz-schwarzmann.de）。大麻油。伝統的マッサージ、リンパドレナージュ、針、つぼマッサージ、水泳、体操、ヨガ、その他。

癲癇

何度も突発的に起こる痙攣発作で意識不明になる場合と意識不明にならない場合があるが、西洋医学ではこのようなケースは癲癇と診断される。

トラウマ　動くことのトラウマ。恐怖で身動きができなくなる。トラウマ、動いてはいけない、動きたくない。（301ページ参照）

例　❁ 30才のオーストリア人女性は次のような動作に関わるトラウマを経験した：彼女がそりで山を下り滑った時のこと、スピードが出すぎだと彼女は思った。その直後、凍った川底に激突し、脊椎関節突起を二か所折った。その後彼女は動くことができなかったため、自分が麻痺してしまったと思った。動きに関わるトラウマ、急に止まることができない、もう動くことができない。その事故の二、三日後に彼女は癲癇の発作を起こし、尿を漏らし短時間意識不明になった。その発作の数時間前、彼女は安堵して泣いた。発作の後、心は穏やかで晴れやかだった。（ www.gnm-forum.eu/board）

❁ 登山中に男性は山頂まで登れるかどうか、不安になった。彼は他の仲間と歩調を合わせることができなかった。＝動きに関わるトラウマ、一緒に行けない、十分早く歩けない。山頂に付くと彼は癲癇の発作

を起こした。その後も彼は同じ状況で癲癇の発作を繰り返した。山を登っているときはトラウマ活性状態（自覚されないが、足が麻痺）、山頂に付くと回復が始まり癲癇発作（回復山場）を起こす。（著者資料）

❁ 男の子は未熟児として生まれ、盲目だった。動き始め辺りを探り始めたころ何かにぶつかったり転んだりし、運動に関わるトラウマを続けざまに感じた。静かにしている時にその子は癲癇の発作を何度も起こした。（著者資料）

➡ 子供は医師が注射器をもって、採血または予防接種の為に自分に近づいてくる事に気づいた。その場から逃げようとしたが、母親がその子をしっかり押さえていた。＝動きに関わるトラウマ、逃げることができない、注射の針から自分を守ることができない。＞回復期に癲癇（トラウマによる予防接種の害）。注意：医師の白衣、注射器の針、診察室の匂いはトラウマへの軌跡となり得る。母親が子供をしっかり押さえつけるために、母親が軌跡となることもある。

段階

回復山場＝癲癇発作。－全般的筋肉の痙攣（全身筋肉の痙攣）。筋肉痙攣と癲癇は静かにしているとき（副交感神経優位）に起こる。発作の間、患者はビデオの早送りのようにトラウマを再経験することがある。トラウマの反復の場合が多い。

備考

発作を起こすたびに脳細胞が破壊されると西洋医学では言われているが、それは間違いである。気絶を伴う癲癇は、状況をあまりにも辛く感じ、そのトラウマ状況が過ぎ去るまでその現実から逃避（瞬間移動）したいということを意味している。内側に腕が痙攣する場合、誰かをまたは何かを手に取りたいけれど、できないということを示している。胎児期の屈曲はトラウマに防御/守りがないという側面があること示す。逆に外側に曲がる場合は近しい人がいなくて寂しいというトラウマの側面を示している。

質問

発作はいつから？（最初のトラウマはその前）　一番最近の発作があったその前日に何があったか？（トラウマ再発の手がかり）　更に先々回の事情を探る。　症状のある筋肉群はトラウマがどのように起きたかを示す。もし分からない場合は：どのような動きをしたかを話してもらう。もし発作が何度も来るようであれば、再発の状況/軌跡を探す。（例えば、夢、特定の場所での思い出）　どのようなインプリンティングがトラウマの下地となっているか？（先祖のまたは妊娠中の母親における事故、転倒）　回復に向けてどんな第一歩を踏む出したいか？　どのような新しい感情/姿勢を身に付けたいか？

治療

トラウマ、インプリンティング、信条を見つけ出し解消する。発作が何度も起こるようであれば、再発の状況または軌跡を探す必要がある。（例えば、夢、思い出）

心構え：「私は望むことを何でもできる」「私は自由だ。」「神様の助けを借りて全ての拘束を取り払う。」ダンス、ヨガ。ヒルデガード療法：メノウ石とクリソプレーズ石を身に付ける。メノウ石を飲料水に入れる。塩化マグネシウム（$MgCl_2$）で足湯。ビタミンB合成剤。ビタミンD3。大麻油。-西洋医学の抗てんかん薬：トラウマ解消しても改善がない場合のみ。服用する必要がないかもしれないため、薬の量を減らしてみる。

パーキンソン病

西洋医学ではパーキンソン病はゆっくり進行する退行性の脳疾患であるとされている。典型的症状：筋肉の震え、筋肉硬直、動作緩慢。

トラウマ

Sabbah博士は誰かに対して恐怖で身が震える、または誰かが自分に対して恐怖で震える動作のトラウマであるとしている。私自身の経験からすると、他の人を何が何でも（暴力により）変えたいというトラウマである。いずれにしても攻撃性、権威、強制、恐怖に関わる。

パーキンソン病の三つの症状：1. 震え「ヤマナラシの葉のように震える」　震えるということは恐怖を意味する。2. 筋肉硬直：「恐怖で硬直する」　3. 動作が遅くなる：猫が戦いを避けて通り過ぎようとするとき危険な場所をスローモーションの速さでこっそりと首をすくめて通り過ぎる。慣用表現：「こっそり失せろ！」

例

❁ 40才の実業家は長年の得意先に商品を納めていた。ところが得意先の会社が経費削減のため、依頼内容を書き変えた。長い間、交渉を重ねたが彼は結局得意先を失ってしまった。＝動きに関わるトラウマ、得意先をしっかり手でつかんでいることができなかった。二十年にわたりトラウマ活性状態が停滞＝パーキンソン病－手の震え（著者資料）

❁ パーキンソン病を患っていたMuhammad AliはJoe Frazierと戦った時のことをよく夢で見ると話していた。この試合で彼は初めての悲痛な敗北を味わったのである。自分を守れなかったというトラウマを彼は負った＞手が震えた。驚愕のトラウマ＞言語障害。リングから逃げることができない＞歩行障害。その夢を見るたびに彼は一時的にトラウマ活性状態になった。パーキンソン病は終わりのない回復期の症状、詳しく言えば回復山場の症状である（＝回復の停滞）。

❁ 70才の年金生活者に数か月前からパーキンソン病の症状が見られた。彼は子供の頃、大抵は食事の前に父親からぴんたをくらった。彼自身も自分の子供をそのように厳しく育てたが、そのことが未だに心

外肺葉

	の痛みになっていた。=他の人が自分への恐怖の為に震えるというトラウマ。彼は瞑想を通して、彼の家系は6代前から男性が極端に厳格であったことが分かった。(著者資料)
段階	回復停滞中に回復山場の症状が進行:震え、筋肉硬直、動き緩慢(=パーキンソン病)。再発、軌跡により多くの場合一時的にのみトラウマ活性状態となる。回復が主流となるが、終了しない。
備考	母子の側か、パートナーの側か、局部的トラウマかを考慮する。影響を受けている筋肉群によりトラウマの経緯が読み取れる。私の経験から、パーキンソンは症状が出るまでに数年かかる。多発性硬化症の場合と同じように「あなたはパーキンソン病だ。」と診断されることにより、更なる動きに関わるトラウマを負うことになる。手を普通に動かすことはもうできなくなってしまうと想像することで催眠術のように潜在意識にそう思い込ませてしまうのである。
質問	どの筋肉群に最初に症状があったか?(トラウマの手がかり、301ページ参照) 利き手、どちら側?(手を打つテスト) 症状はゆっくりと始まったか?(そうであるなら>トラウマはずっと前のものであり、継続している。 誰かが自分を恐怖で震えさせたか? あるいは自分が誰かを震えさせたか?(今日まで頭から離れない恐怖の状況を探す) 乗り越えることができないような転落/事故はあったか?(今日まで後を引いている) 暴力のインプリンティングは?(子供の頃殴られた、厳しい両親、先祖) 自分は何を内的に変えたいか、外的には?
治療	トラウマ、軌跡を見つけ出し解消し、停滞する回復を完了させる。塩化マグネシウム ($MgCl_2$)で足湯。ビタミンB合成剤。大麻油。肝油。場合により Low-dose Naltrexon (LDN)、石油療法 (http://petroleum_de.lorincz-veger.hu)。西洋医学で用いられるパーキンソン病の薬、L-Dopa 、ドパミンアゴニストの効果は疑わしい>薦められない。

筋肉新陳代謝の合理的生体特別プログラム

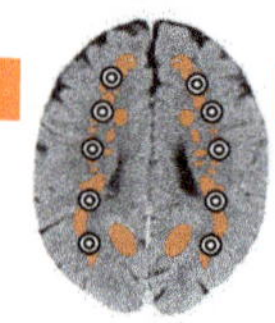

筋肉緊張、筋硬化症、筋硬化 [1]

半卵円中心 中胚葉

トラウマ	常時、何かをしなければならないと思い、緊張する。落ち着きがない。患部の位置に相応する自己価値のトラウマ。(トラウマの詳細、例は280ページ参照)。例えば首筋の緊張=道徳的-理性的自己価値のトラウマ。
段階	トラウマの反復。
備考	不自然な生活習慣や無理な姿勢(ずっと事務所に座っている)は当然、筋肉の緊張を招く。母子の側か、パートナーの側か、局部的トラウマかを考慮する。
治療	トラウマ、軌跡を見つけ出し、可能であれば実際に解消する。 心構え:「私は全てを気楽に受け止める−生粋のイタリア人のように。」「私は自分の能力を信じている。」ストレス解消。緊張するとき(スポーツ)とリラックスするとき(昼寝)のバランスを保つ。 日常生活でも多様な動きをするよう心掛ける。様々なスポーツをする、特に体操、リハビリテーション。器械体操、ヨガ、ダンス、水泳。伝統的マッサージ、つぼマッサージ、反射区療法。水治療法、泥パック、泥浴、サウナ、赤外線室。塩化水素で足湯。酵母食品に含まれるビタミンB複合物(ビール酵母など)大麻油。

筋肉の過度伸長、筋断裂

これらは怪我であるが、ここでも合理的生体特別プログラムは作用している。

上記と同じ合理的生体特別プログラム(312ページとこのページの上参照)

段階	トラウマ活性期またはトラウマ活性期停滞。回復期の場合もある:筋肉衰弱、強靭さが無くなり、怪我をしやすくなる。
治療	伝統的マッサージ、リンパドレナージュ、塩化マグネシウムで足湯。水治療法、泥パック、泥浴。サウナ、赤外線室。リハビリテーション。必要な場合は手術。

1 ハマー博士著「Wissenschaftliche Tabelle der Germanischen Neuen Medizin®(ゲルマン新医学学術的要項一覧)」61, 72ページ参照

筋委縮(筋ジストロフィー、筋委縮症)、筋無力症

考え得る原因(多くの場合複数の原因が組み合わさる)
- 体を動かさない(例えば、寝たきり、障害のため)
- 動きに関わるトラウマ(恐怖で身動きできない):活性期または活性期停滞:影響を受ける筋肉の麻痺または衰弱>筋委縮(301ページ参照)
- 自己価値のトラウマ:活性期またはトラウマ活性期の停滞: 筋組織の分解。横断面縮小、衰弱(301ページ参照)
- 栄養失調(飢餓、断食療法など)

治療
原因に対応する処置法。その他の処置法は284ページ関節症の項参照。

コンステレーション、「現代病」

多くの精神的疾患及び性格の特異性もまたトラウマ、詳しく言えばトラウマのコンステレーションと関係があることをハマー博士はその研究過程で発見した。
新医学の観点から「精神病」をどう見ているかを理解するにはハマー博士の著書を熟読する必要がある。しかし治療に関してはあまり期待はできない。私自身長年の実践から言えることは、コンステレーションは確かに興味深いことではあるが、残念ながら患者にとっては期待したほど役には立たないと言うことである。このことに関連して、Hellinger氏により発見された家族の秩序(25, 50ページ)とインプリンティングに関する知識(24ページ)はより重要で回復効果をもたらすものであると私は思う。
コンステレーションとは、脳の右側と左側にできた二つまたはそれ以上の活性状態のハマー病巣が相互に作用することであると私達は理解している。
私達はみんな多かれ少なかれコンステレーションに影響を受けている。それが眼に見える形で現れないとしてもである。トラウマが大脳のどこに、どの順番で反応を表すかは、性別、利き手、ホルモン状態、年齢、以前に受けたトラウマにより決まる。
大脳コンステレーションに関して私が右利きの人ばかり取り上げるからと言って、左利きの人がコンステレーションの影響を受けないというわけではない。左利きの人はトラウマの感じ方、順番が違うのである。何故なら左利きの人は反対側の脳の半分で行動しているからである。
コンステレーションが必ず体に病気を起こすとは限らない。何故ならコンステレーションが発生すると、トラウマ量の蓄積がストップするからである。
そのため、コンステレーションの状態にあるハマー病巣が気管支への中継部にあっても、気管支には何の症状も起こらないことがよくある。
現時点で知られているコンステレーションに関して概観を以下に記したい。

脳幹のコンステレーション

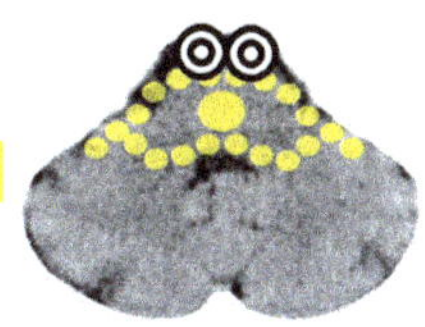

精神錯乱、狼狽、アルツハイマー病、植物状態[1]

内胚葉

+−

特徴	硬直。空間的/時間的に支離滅裂。反応不能。固執。無感動。無気力。忘れっぽい。決断力欠如。収集癖。乱雑。極端な場合は植物状態のアルツハイマー病。
トラウマ/脳域	塊のトラウマ。脳幹の左側と右側(図:腎集合管)
器官	脳幹-合理的生体特別プログラム、特に腎集合管の両側。
生物学的意味	苦境が過ぎ去るまで、じっと待つ方がいい。(省エネモード)

1 ハマー博士著「Wissenschaftliche Tabelle der Germanischen Neuen Medizin®(ゲルマン新医学学術的要項一覧)」11ページ参照

小脳のコンステレーション

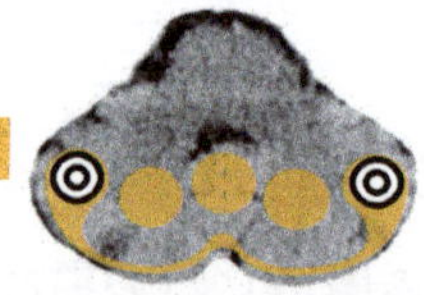

小脳 中胚葉

+−

感情的に死人の様に燃え尽きた状態。非社交的または過剰社交的態度[1]

特徴	無気力、空っぽで冷たい、何も感じない、近寄りがたい、無愛想。感情的に鈍感で殻に閉じこもる、バーンアウト。型破りで気違いじみた行動をする傾向。
トラウマ/脳域	攻撃、心配、争いのトラウマ。小脳右と左（図：乳腺）
器官	乳腺、腹膜、胸膜、心膜または真皮右と左。
生物学的意味	非社交的：それ以上燃え尽きないために自分自身を守るため。過剰社交的：全てを出し尽くして、また社会から受け入れられるようになるため。

1　ハマー博士著「Wissenschaftliche Tabelle der Germanischen Neuen Medizin®（ゲルマン新医学学術的要項一覧）」43ページ

大脳-半卵円中心のコンステレーション

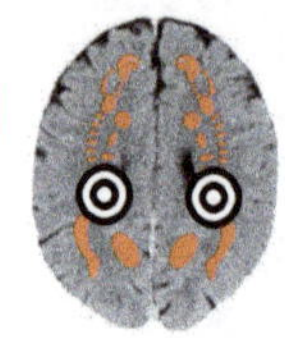

半卵円中心 中胚葉

−+

妄想（誇大妄想）[1]

特徴	どの様な種類の妄想であるかはトラウマの内容による：膝：運動能力の妄想。陰嚢/卵巣>性交能力の妄想。心筋：私は何でもできるという妄想、ヘルパー症候群。頸椎：「自分が一番賢いという　妄想」
トラウマ/脳域	自己価値のトラウマ。大脳-半卵円中心左側と右側。
備考	例外：このコンステレーション（＝妄想）は回復期が終わるまで続く
生物学的意味	自己価値が破壊されたため自分自身が偉大であると信じることで勇気が湧き窮地から引き上げられる。

1　ハマー博士著「Wissenschaftliche Tabelle der Germanischen Neuen Medizin®（ゲルマン新医学学術的要項一覧）」59ページ参照

大脳皮質のコンステレーション

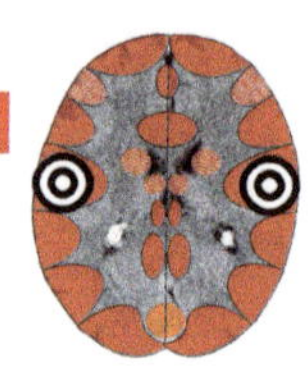

外胚葉

−+

躁病と鬱病[1]

躁であるか鬱であるかは大脳皮質の右側または左側の勢力範囲に関わる領域にトラウマが影響を及ぼしているか、
またどちら側がより強く影響を受けているかにより決まる。

左側（女性的側）の勢力範囲に関わる領域：• 冠状静脈と子宮頚粘膜 • 直腸粘膜 • 咽頭の粘膜と筋肉 • 右側膀胱粘膜

右側（男性的側）の勢力範囲に関わる領域：• 冠状動脈と精嚢粘膜 • 胃粘膜-扁平上皮、胆管、膵臓導管 • 気管支の粘膜と筋肉• 左側膀胱粘膜。

簡単に言うと：左側がより強く影響を受けると躁状態になり、右側がより強く影響を受けると鬱状態になる。トラウマの強度が右と左で交互に代わると躁鬱状態になる。

どの中継部に影響を受けるか、その強度がどれくらいかにより様々な形態、軽重がある。例えば、鬱的または躁的は自閉症患者もいれば、躁鬱で虚言壁を持つ人もいる。

1　ハマー博士著「Krebs und alle sog. Krankheiten 」（引用文献参照）59ページ、また320ページバーンアウトの項参照.

落ち着きがない行動(躁病)[1]

特徴　過度の興奮、内的に落ち着きがない、繊細さ欠如、注意力欠如(話を聞けない)、無批判な態度、訳もなく上機嫌。「そわそわしている」

状態　躁的コンステレーション。

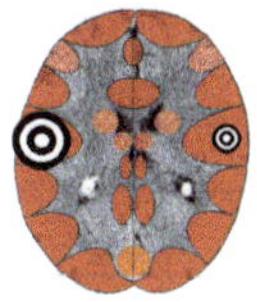

トラウマ　勢力範囲に関わるトラウマ－左側(女性的側)のトラウマが強い。

脳域　大脳皮質－勢力範囲に関わる領域。

意気消沈(鬱病)[1]

特徴　無気力、喜ぶことができない。軽い形態:繊細な人。恥ずかしがりや、内気な人。

状態　鬱的コンステレーション。

トラウマ　右側(男性的側)のトラウマが強い。トラウマを一つ受けるだけで鬱になり得る。しかし大抵私達は安全なコンステレーションにある。

器官　影響を受けるのは大概、冠状動脈への中継部である。そのため、うつ病患者には心臓病、心臓

恐怖症の人が多いが、必ずしもそうなるとは限らない。コンステレーションではトラウマの量が増強することはないからである－守られているのである。

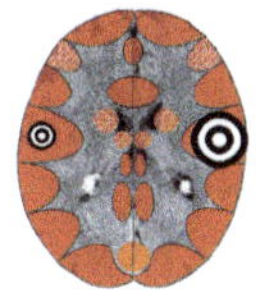

脳域　大脳皮質－勢力範囲に関わる領域。

治療　トラウマを見つけ出し解消する。長い間単独だったトラウマに注意する。

外肺葉

−＋

死後-コンステレーション、あの世-コンステレーション[2]

特徴　自分は不必要な者だと感じる。死、死後の世界というテーマが身近にある。宗教、秘教に関心をもつ。セクトに入りやすい。亡くなった人、天使とコンタクト。動物と仲がいい。早期に遺言を書く。「自分が死んだらその後どうなるんだろう?」と問う。

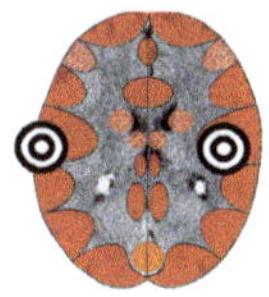

トラウマ　女性的性的勢力範囲喪失のトラウマ+男性的勢力範囲喪失のトラウマ。

脳域/器官　大脳皮質－膵島周辺左側と右側、冠状静脈と動脈。

生物学的意味　この世ではすべてを失ってしまった。>あの世に自分のいるべきところがあるように感じる。

色情狂-コンステレーション、色魔-コンステレーション 性欲亢進(女性色情症、男性色情症)

上記と同じ合理的生体特別プログラム

特徴　異性に目が向く。異性の後を追うが、過去の傷があるために関係を持つことができない。オーガスムス能力低下/不感症。同性愛、両性愛、異常性欲になる傾向。売春婦、売春婦のひも、修道女、牧師によく見られるコンステレーション。年少者のコンステレーションは成熟停止、小児性愛によるものである。

トラウマ　女性的-性的勢力範囲喪失のトラウマ+男性的勢力範囲喪失のトラウマ。
男性的勢力範囲喪失のトラウマにおいても、性的またパートナーに関わる内容を有する。

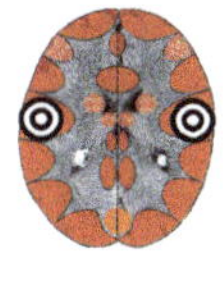

脳域/器官　大脳皮質－膵島周辺左側と右側。冠状静脈と動脈。

生物学的意味　強い性欲>素早くパートナーを選ぶ>勢力範囲喪失のトラウマが解消される。

窃盗症

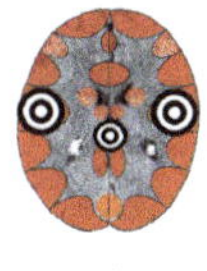

死後－コンステレーションに加え、運動に関わるトラウマ

生物学的意味　勢力範囲(生活の基盤、栄養源)を失ったなったため、生き延びるために他人の勢力範囲から盗む。

2　ハマー博士著「Wissenschaftliche Tabelle der Germanischen Neuen Medizin®(ゲルマン新医学学術的要項一覧)」104ページ参照

自閉症-コンステレーション-引きこもり、内向性(自閉症)[3]

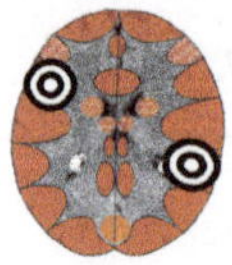

特徴	鬱に比重：周囲の人々とあまり交わらない。くよくよ考える。変人。ぼんやりと空間を見つめる。躁に比重：行動せずにいられない。仕事に極度に没頭する。
トラウマ	恐怖、驚愕のトラウマ＋勢力範囲に関わる怒り。(右利きの場合)
脳域	大脳皮質－側頭葉左側と右側。
生物学的意味	勤勉な労働者は最後までその仕事をやり遂げる－チームにおける重要な任務。

虚言癖－コンステレーション—冗舌(虚言癖)、外向性[4]

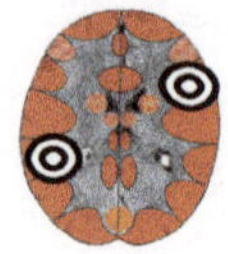

特徴	良くしゃべり弁が立ち機嫌がいい。愉快。あまり信頼できない。政治家、ジャーナリスト作家、牧師、コミュニケーショントレーナー、司会者、コメディアンによく見られる。
トラウマ	アイデンティティのトラウマ＋勢力範囲に関わる恐怖のトラウマ。(右利きの場合)
脳域/器官	大脳皮質－側頭葉左側＋右側。直腸粘膜＋気管支の粘膜。
生物学的意味	HP Körner「コミュニケーションにより集団は団結し強くなる。」

生物攻撃的コンステレーション – 攻撃性、躁暴、通り魔[5]

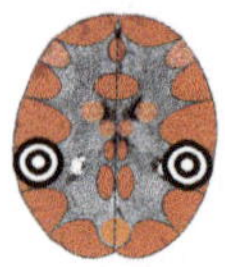

特徴	行動せずにいられない、エネルギーレベルが高い、スポーツ好き(特に格闘技)。すぐかっとなる。暴力的、復讐心を抱く。鬱が強い場合：ピアス、身を切りつける。
トラウマ	アイデンティティのトラウマ+勢力範囲に関わる怒りのトラウマ。(右利きの場合)
脳域	大脳皮質 – 後頭葉左側と右側。
生物学的意味	窮地に追い込まれ、余裕が無いために、破壊的暴力で反応する。

外肺葉

−+

正面からの恐怖-コンステレーション – 心配性、将来に対する不安(不安神経症)[6]

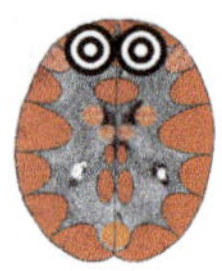

特徴	将来に対する不安、例えばアポイントメントなどに対する不安。最悪の状況を想定する。
トラウマ	無力感のトラウマ＋正面からの恐怖のトラウマ。(右利きの場合)
脳域/器官	前頭葉左側と右側。甲状腺導管+咽頭弓。
生物学的意味	極端な心配性または慎重さが新たな災いから身を守る。

勢力範囲の印付け-コンステレーション—閉所恐怖症、夜尿

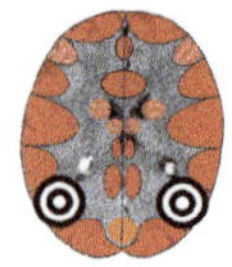

特徴	人混み、トンネル、エレベーター、公共の場などで恐怖感を覚える。
トラウマ	勢力範囲に印をつけることに関わるトラウマ。
脳域	大脳皮質—側頭葉左側と右側。
器官	膀胱粘膜右側と左側。
生物学的意味	閉所恐怖症の為に特定の閉所を避ける=守られる。

3 ハマー博士著「Wissenschaftliche Tabelle der Germanischen Neuen Medizin®(ゲルマン新医学学術的要項一覧)」103ページ参照

4 ハマー博士著「 Wissenschaftliche Tabelle der Germanischen Neuen Medizin®(ゲルマン新医学学術的要項一覧)」101ページ参照

5 ハマー博士著「Wissenschaftliche Tabelle der Germanischen Neuen Medizin®(ゲルマン新医学学術的要項一覧)」102ページ参照

6 ハマー博士著「Wissenschaftliche Tabelle der Germanischen Neuen Medizin®(ゲルマン新医学学術的要項一覧)」96ページ参照

後頭－コンステレーション—迫害妄想（パラノイア）、幻覚[7]

特徴	理由のない恐怖、全ての裏に策略、陰謀があると思う。常に注意深く、疑い深い。予感、予知などをする場合もある。
トラウマ	差し迫った恐怖-トラウマ。
脳域/器官	大脳皮質 –視覚野左側と右側。網膜、硝子体左側と右側。
生物学的意味	注意深さと予感で、更なる災いから身を守る。

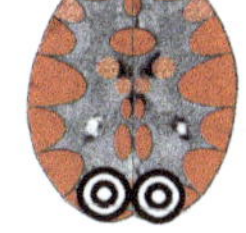

前頭後頭-コンステレーション – 恐怖で硬直（カタレプシー）、恐怖[8]

特徴	気まぐれ –罠にかかったように感じる。パニック状態、恐怖。
トラウマ	失神- 正面からの恐怖のトラウマ及び差し迫った恐怖のトラウマ。
脳域	大脳皮質 – 前頭葉左側と右側+視覚野左側、右側。
器官	甲状腺-導管、咽頭弓+網膜、硝子体。
生物学的意味	窮地にある場合、または前後からの危険が迫る場合、何にも触らなまたはとっぴなことするほうがいい。

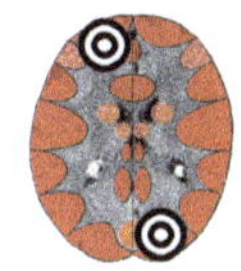

−＋

浮揚-コンステレーション – 超脱し世離れ[9]

特徴	宙に浮いている。自分が啓発されていて崇高だと感じる。高慢、傲慢、飛行の夢、幽体離脱（躁傾向）、落下の夢（鬱傾向）。セクト的傾向。高いと事が好き。地に足がつかない。パイロット、スカイダイバー、グルに多く見られる。
トラウマ	驚愕、恐怖のトラウマ+勢力範囲に関わる怒りのトラウマ。（右利きの場合）
脳域	大脳皮質 – 後頭葉左側と右側。
器官	喉頭粘膜と/または筋肉+気管支粘膜と/または筋肉。
生物学的意味	現実という重荷から解放される=精神的に軽くなる。

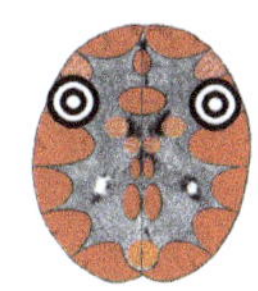

聴覚-コンステレーション – 声が聞こえる（聴覚性幻覚）[10]

トラウマ/特徴	聴覚のトラウマ。声が聞こえる – 思い込み、あるいは異次元からの実際のの声。両方の場合が考えられる。西洋医学では「Vox」=誇大妄想的精神分裂、裂。透聴、チャンネリング- 作曲家-コンステレーション。
脳域/器官	大脳皮質 – 聴覚溝右側と左側（図示されているより下）。内耳右側と左側。
生物学的意味	声、耳鳴りにより、似たような状況になることを警告。（警報装置）

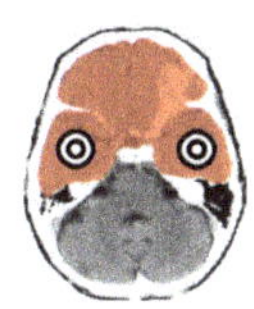

強迫的-コンステレーション – 強迫的行動

特徴	洗浄脅迫、不潔恐怖、確認強迫、接触強迫、その他。
トラウマ	恐怖-嫌悪-トラウマ+感覚/運動のトラウマ。（右利きの場合）
脳域	間脳左側+大脳皮質右側感覚野、運動野。
器官	膵臓 – アルファ膵島細胞 + 皮膚、筋肉。

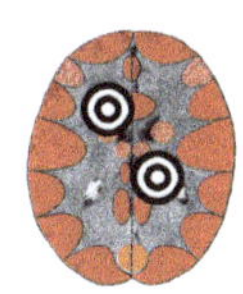

7　ハマー博士著「Wissenschaftliche Tabelle der Germanischen Neuen Medizin®（ゲルマン新医学学術的要項一覧）」106ページ参照

8　ハマー博士著「Wissenschaftliche Tabelle der Germanischen Neuen Medizin®（ゲルマン新医学学術的要項一覧）」106ページ参照

9　ハマー博士著「Wissenschaftliche Tabelle der Germanischen Neuen Medizin®（ゲルマン新医学学術的要項一覧）」104ページ参照

10　ハマー博士著「Wissenschaftliche Tabelle der Germanischen Neuen Medizin®（ゲルマン新医学学術的要項一覧）」108,109ページ参照

外肺葉

拒食症-コンステレーション – 食欲不振[11]

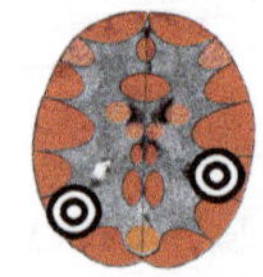

トラウマ	左脳の勢力範囲に関わるトラウマ+勢力範囲に関わる怒りのトラウマ。(右利き)
脳域	大脳皮質　後頭葉左側と右側。
器官	左脳勢力範囲に関わる合理的生体特別プログラム+外肺葉由来の胃粘膜。
備考	拒食症は初潮の後に始まることが多い =勢力範囲に関わることを意味する。

過食症-コンステレーション – 神経性過食症[12]

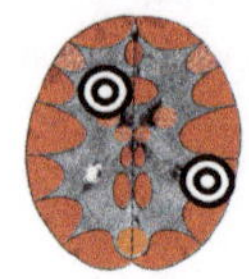

トラウマ	恐怖-嫌悪-トラウマ+回復期(停滞中)の勢力範囲怒りのトラウマ。(右利きの場合)
脳域	間脳左側+大脳皮質-後頭葉右側。
器官	膵臓 –α膵島細胞 + 外肺葉由来胃粘膜。
備考	低血糖による極度の空腹感。胃粘膜の回復山場の吐き気。

−+

思考能力喪失(認知症、アルツハイマー、健忘症)

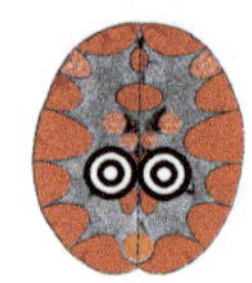

特徴	非常に忘れっぽくなる、学習困難(学校などで)。
状態	感覚コンステレーション。
トラウマ	慢性的に活性状態、または反復する悲痛な別離の記憶。(263ページ参照)
例	➡長年連れ合った配偶者と死別=悲痛な別離の記憶。
	➡老人ホームに入らなければならない。突然何もかも自分の好きなようにはできなくなる。
脳域	大脳皮質 – 感覚野左側と右側。(図は足の感覚野のみ)
トラウマ活性期	短期記憶力低下、思考能力喪失、簡単なこと、例えば買い物の予定を立てるなど困難になる。
器官	おそらく脳にのみ発現。(皮膚に影響が及ぶかどうか、私はまだ分からない)
生物学的意味	思考、記憶能力が低下することで、あまり苦しまなくなる。
備考	注意;低下するのは意識の表現能力だけであり、意識そのものではない。.
治療	トラウマ、軌跡を見つけ出し可能であれば解消する。ココナッツオイルを毎日大さじ一杯。

11　ハマー博士著「Wissenschaftliche Tabelle der Germanischen Neuen Medizin®(ゲルマン新医学学術的要項一覧)」103ページ参照

12　ハマー博士著「Wissenschaftliche Tabelle der Germanischen Neuen Medizin®(ゲルマン新医学学術的要項一覧)」110ページ参照

その他の、考え得る認知症の原因。

- 脳幹のコンステレーション:この場合、空間的時間的錯誤が顕著。自分の部屋を見つけられない、人や物を認識できない、別の場所にいるように思う、または過去に別の場所にいるように思う。(223ページ、307ページ参照)
- 「生きること」に意欲がない、使命や目標がない(全て他の人がやってくれる – 老人ホーム)。好奇心や関心を失ってしまう。
- 加工食品により慢性的栄養失調、食品添加物(グルタミン酸、アスパルテーム、保存料、着色料、クエン酸、アルミニウム、フッ素など)による中毒。
- 薬、例えば精神薬、抗凝固薬、降圧剤、予防接種などによる慢性的中毒。
- 常時、電磁波スモッグの害を受ける。(313ページ参照)。

あとがき

五つの生体自然法則とパートナー関係

日頃、医療現場にいると、人が経験するトラウマは直接的に、または間接的に男女間の問題にかかわっている場合が大部分であることが分かる。
パートナー関係、夫婦関係が上手くいけば多くのトラウマは避けられる。そのための特効薬などもちろんない。しかし男性と女性は根本的に違うということを理解し、それに順応すれば関係はよりうまくいくはずだ。
家族セラピストであるJohn Grayはそのテーマを本[1] に書いている。夫婦、恋人同士でまず初めに手に取って読んでみることを薦めたい。

五つの生体自然法則とスポーツ

私のスポーツに対する見方は以前とは全く違う：体を動かすことを楽しむためにするのであれば、スポーツは体に良い。スポーツでの競争心はどうしてもトラウマを招くので、害を及ぼしてしまう。それは大人のスポーツ選手においても子供においても同じである。もしスポーツに対する内的姿勢が競争心から成っているとすれば、競技をすべきかどうか論じても意味がない。
もちろんスポーツは体に良い：楽しむ、仲間意識を育む、体のエネルギーの流れを改善する、現代人にありがちな運動不足を解消する、ストレスを発散させる（糖分解）、自然と一体となる（接地）、自己価値を強める、など。私の友人Adi Sandnerは第二の自然法則に真剣に取り組み、いわゆる「トレーニング効果」も二段階からなることを発見した。トレーニングの刺激が交感神経優位の第一段階であり、再生期が副交感神経優位状態の第二段階である。段階が交替することで超回復により能力が向上する。

1　John Gray著「Männer sind anders. Frauen auch」（古いタイトル「 Männer sind vom Mars, Frauen von der Venus」Goldmann出版社 ミュンヘン1992年

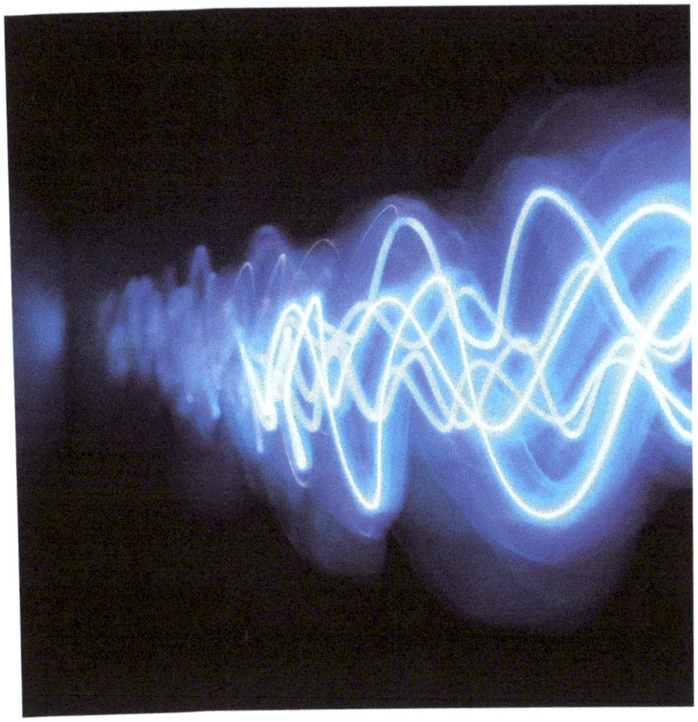

五つの生体自然法則と放射能汚染

放射能汚染は有毒であり分子、細胞を破損する。放射量が多ければ人体は火傷を負う。少量の場合、修復期に体の細胞が多かれ少なかれ入れ替えられなければならなくなる。血液、骨髄細胞が破損される場合、体は新しい細胞形成を促進する。そうすると血液中に多くの未熟な、拡大した血球が見られるようになる。それを西洋医学では白血病と呼んでいるが、実際は修復のための処置なのである（281ページ参照）

電磁波（携帯電話、電力供給網、ラジオ放送）

過去数年、この地球上の自然な電磁波情報フィールドには無数の人工的電磁波が重なり合っている。その電磁波の混乱がもたらす人間、動物、植物への悪影響はマスコミにより意図的に無害であるとされている。屋外の送電線からの電磁波、屋内の例えばラジオ目覚まし時計、寝室にあるテレビ、電子レンジ、蛍光灯、省エネ電灯、ワイヤレス電話、携帯電話、ラジオ放送、またアラスカのHAARPやノルウェーのEISCATのような軍隊の送信装置などからの電磁波である。
電磁波によるこのような害により影響を受けるか受けないかには個人差があるが、これは五つの生体自然法則が適用される範囲のものではない。つまり、精神的原因による衰弱、病気ではなく、放射線によるものである。 このような有害な電波はなくても済むということをドイツの研究者Hartmut Müllerは示している: 自然のフィールドに接続させることにより、摩擦なく、また人工のフィールドも必要とせずに、情報とエネルギーを伝送することに成功したのである。[2]

水脈と地球放射

水脈が有害だと言われるが、本当にそんなのだろうか。母なる地球の一部でないのだろうか。
事実は：それぞれの場所にはその特徴があり、特定の影響を及ぼす。ある人にとっては合わないけれど、他の人にとっては良い土地というものがある。例えば、蟻、ミツバチ、猫は地球放射を求めるが、犬、豚、馬は地球放射を避けるということは知られている。人間も地球放射を避けると言われている。
地球放射の他にも地球を取り囲む電磁波網（クリー・グ

2　. www.global-scaling-institute.de

リッド、ハートマン・グリッド)がある。
そのほかにも生命エネルギーの観点から見て、その土地の歴史により汚染されているところ(例えば、かつての地下牢)、または聖なる地がある。
土地の良し悪しに関しては様々な要因がある。
しかし、水脈や地球放射が本当に危険なものとなるのは私達がそれらを危険なものと信じる場合である。このテーマはできるだけ神経質にならずに対処する方がいい。そうすれば、どの場所が眠る場所としていいか、おのずと感じられるようになる。

五つの生体自然法則と進化論

生命の発生、人類の発生に関しては基本的に二つの理論がある:創造説と進化論である。80年代、進化論を唱える生物学者は、もうすぐ ミッシングリンク (類人猿と人間との中間にあったと仮想される動物)が見つかると信じていた。しかし三十年経ってもそこから全く前進していない。それどころか、後退している。真剣に探しているにもかかわらず、類似する種と種の間にその過渡的な種が一つたりとも発見されていないのである。
「アメーバからゲーテまで」(=大進化)は明らかに間違っている。事実(化石)が物語っているのは、明らかに種を超える進化ではなく、その種の内で環境に適応するための様々な変化があったということのみである(小進化)
我々ヒトは動物界の構成要素(プログラム、特別プログ

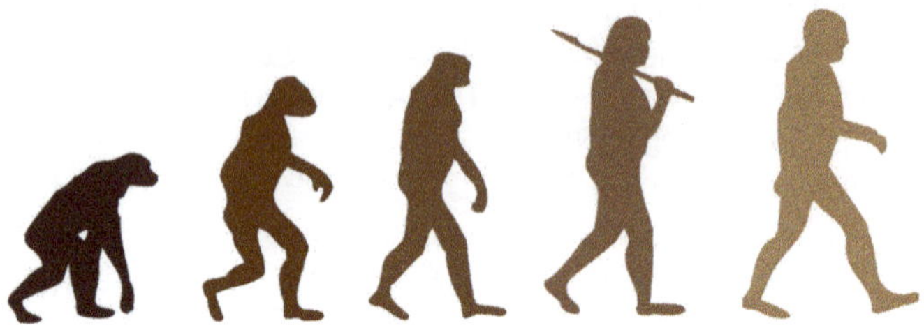

ラム)から成っているということは確かである。受精卵の様々な段階からも立証される。
このことに関しては Ivita Blömerがその著書「Verrückte Wahrheiten“ über interessante Wahrnehmungen der Hellsichtigen Swetlana und Nikolai Levashov」で記している。胎児のところに色々な動物が決まった順番に訪ねてくるのである: これは受精一か月後、細胞が5mm程度になると始まる。まず最初に魚の実体が訪ねて来て魚に似た構造(例えば鰓弓)が形成される。そして二か月目には両生類の実体が来て留まる。–今度は両生類に似た構造(例えば水かき)が形成される。三か月目に爬虫類の実体が訪れてきて、四か月目に哺乳類の実体が来る。

発生五か月目にしてヒトの魂が胎児に宿る–受肉(ラテン語で incarnatio=肉となる)が始まる。
この時点に至るまで実体と胎児の肉体との間で質のバリアがあると Blömerは語っている。複雑な人間の本質を受けるには胎児の肉体はまだ単純すぎるのである。そのため人間の魂は動物の実体により準備ができるまでじっと待っているのである。生物学ではこの時間的流れが確認されている:発生六か月目から例えば動物のしっぽなどの退化器官は なくなっていくのである。そしてこの小さな人間は出産までの間、個性的人間としてのエーテル体として成長するのである。

Ivita Blömer女史は、出産の時は座って、またはしゃがんで、または跪いていると楽で痛みが少ないと言っている(重力が共助する)。今日、仰向けの姿勢で出産するのが普通だが、最悪の姿勢である。

五つの生体自然法則と遺伝

西洋医学では遺伝子の異常が特定の病気の原因であり、その遺伝物質は一生変わらずに残ると考えられていた。
しかしこの「信仰」はニューヨークの細胞生物学者 Bruce Lipton(ブルース・リプトン)により、徐々に揺らぎ始めた:彼は人の性格が遺伝子により決定されるところは少なく、環境からの刺激に対する反応により決定されるという事を発見した。
遺伝子要因は環境要因より小さなもので、また変化可能なものなのである。遺伝子の基本的な構造のみがそのまま残るのである。Lipton の細胞膜に関する認識は彼をしてエピジェネティクス(遺伝子を超えたコントロール)の開拓者とならしめた。
ハマー博士の医学と遺伝の関連は実に単純である:トラウマが長く続くと遺伝物質を変えることがある–もちろんトラウマの解消も遺伝物質を変え得る。このようにして個々の遺伝は生命の要求に適応(「アップデート」)する。
何故、その家族内でよく発症する病気があるのだろうか。引き寄せの法則によれば同じものと同じものが引き合う。母親と父親は自分たちの性格に似た子供の魂を引き寄せる＞母親と似た心を持つ娘は、似た遺伝子を持ち、トラウマを同じように感じる＞状況を同じように感じ、同じ病気(特別プログラム)になる。
また、子供は既に母親の胎内にいる時に母親と父親の感情を感じている。＞この感情と思考のパターンが心に刻まれ、受け継がれていく。両親に似た、また子供本人の不死の魂に似た肉体が形成される。
同じような精神的基盤を持っているので、その後の人生で子供が似たようなトラウマ/病気を経験するのは当然である。
しかし、先代から受け継いだ制約はいつでも捨て去ることができるので、このような運命にいつも支配されるわけではない。
治らない(遺伝性の)病などなく、治らないのは頭の固い人間である。

五つの生体自然法則と寿命

この新医学を知ることで私達は病気になることを避け、健康でいることができるのか？

- その通りである。精神的健康と調和が健康の基礎であることに気づいたため、病気を避け健康であることができるようになる。その知識に従い、自分にとって何が良く、何が良くないかに気を付けるようになり、自分自身を拘束すること、人を当てにすること、型にはめることをやめ、できるだけ自分自身の判断で生きるようになる。
- その通りである。どのようなトラウマ、トラウマの軌跡が自分を病気にするのかに気づき、具体的に生活を変えれば病気を避け、健康であることができる。単純なことである：生活を変え、ストレスを無くすればよいのである。
- その通りである。新医学を知ることで診断ショックをそれほど受けなくなり、化学療法、放射線治療、予防接種、意味のない手術などの有害な治療を避けることができるようになる。例えば「すでに肝臓にも転移した！」とか「もう手の施しようがない。残りの人生を楽しく過ごすように。」などと言われると心配になるかもしれないが、パニックに陥ることはなくなる。
- そうでない場合もある。誰しもトラウマから守られているわけではない。予期しないことは予期していない時に起こる。基本的に冷静で落ち着いた姿勢であることはもちろん良いことである。

しかし、我々の最も本質にかかわる急所に触れると冷静ではいられなくなるが、まさにそこでトラウマが生じるのである。例えば、あまりよく知らない人が亡くなった場合、冷静でいることは容易である。しかし、自分の子供が亡くなる場合、冷静でいられるはずがない。車のマニアが車を盗まれた場合に冷静でいることはできないし、熱狂的なスポーツ選手が確実に取れると思っていたタイトルを失った場合も同様である。

新医学に対して余りにも期待しすぎている人が多い。ハマー博士は新医学における生存率は98%であると唱えているが、今日のシステムでは全くの幻想であり、非現実である。

私はこれまで西洋医学で亡くなる多くの人を見て来たし、病気になり、私の眼から見て全て正しく対処した人が亡くなるのも数多く見てきた。

五つの生体自然法則は生存を保証するものではない。むしろ我々は五つの生体自然法則の中で生き、死ぬのである。

私達は健康であることと病気であることを理解できるが、死ぬことの意味を理解する以外に何もできないということもよくある。例えば、トラウマが大きすぎたり、再発が何度も繰り返すような場合である。

残念ながら今日二つの物差し用いられている：ゲルマン医学（新医学）において誰か一人死亡すると大騒ぎをして「こんな馬鹿馬鹿しいことを信じなければ彼はまだ生きていたはずだ。」と言う。西洋医学で101人目の人が死亡すると「私達は最善を尽くした。彼を救う手はなかった。」というのである。

事実は：我々はみんないつかは死ぬ。そして霊的観点から見ると我々の寿命はある程度は定められている。最期の時が来ればどんな医学も助けることはできない。どんな理由であるにせよ運命が肉体の生命を終わらせたいのである。

もちろん、精神的、肉体的法則を無視すること、軽率さ、節度のなさ、破壊的考えや行いにより、寿命を縮めることもあり得る。

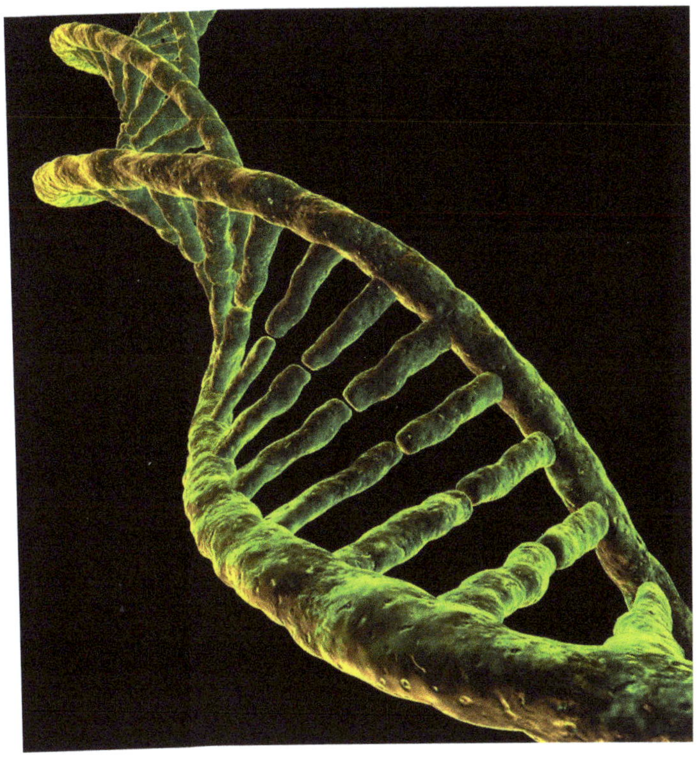

五つの生体自然法則と霊性

何事があっても、世界中のどんな人によっても冷静さを奪われることのないような人を想像してみよう。喪失、攻撃、別離、死などの悲惨な出来事によって動揺したこともなく、愛に満ちていて、自分自身、環境と完全に調和し、依存することなく、ショックや病気とも縁がない。非現実的に聞こえるかもしれないが、霊性が高まり、そのような理想的次元に近づいた人は実際にいる。

私が言いたいことは、ありのままでいいということである。ハマー博士により発見された生体特別プログラムは動物的生体の生き残りのためのプログラムと見ることができる。我々も欲求の塊、攻撃、防御、勢力範囲の感情に苛まれるときは、この動物世界の法則に従う必要がある。我々はしかし動物ではない。動物的な体を持っているが、個性的な不死の魂を持っているという点で動物とは違う。植物、動物と違い、我々は間違いを犯し、行動を反省し、自己認識することができる。

トラウマ、病気に対しては私達は五つの生体自然法則に従い、原始的動物的な部分で対応する。

霊性の成長、つまり性格の成熟と洗練、愛に満ちた思いと行動、依存性からの解放においては霊性の部分が動物的部分より優位に立つ。
一朝一夕においてなされるものではなく、少なくとも数回に及ぶ、肉体を持った人生を通してなされる。
動物的本能レベルから少しずつ離れると、このレベルで生体的トラウマの影響を受けることは少なくなる。しかし、トラウマに取りつかれてしまった場合には、そのレベルに応じてトラウマを生物学的に解消しなければならない。
今日、私達がインディアンやアボリジニの調和ある生活を称賛する時に忘れてはならないことは彼ら原住民は単に生体的自然な生き方をしているというだけでなく、深い精神性に基づいて生きているということである。
五つの生体自然法則のを拡大し過ぎて解釈すると、進化論により正当化される物質主義、強者に権利があるという考え、所有観念、縄張り観念に陥ってしまう危険性がある。
霊性を高めることによりそういった考えに陥ることを避けることができる。
病気を引き起こすものがなんであるかを知ることができるようになった事は喜ばしいことであるが、ここで人生における大切な問いかけを忘れてはならない。
私は誰なのか?私の人生の意味は何なのか?私はどこから来たのか?私はどこへ行くのか?
読者の中には心霊治療師、エネルギー治療師もおられると思うが、その治療法に関しては本書では取り上げられていないことをお詫びしたい。
本書で扱っているのは精神的、生物学的観点から見る健康と病気であり、肉体と精神の関係である。創造的な人々により、今後この視野がさらに広がっていくことを私は確信している。そして今後さらに多くを学んでいくに違いない。
骨折を数分で治すアボリジニの治療法やブラジリア人 Joao de Deus による数多くの心霊による回復の例などがある。
しかし、まずは生物学的な確かな基礎から心霊レベルのことを理解していくのが良いと私は思う。
意識的に実現した回復の根底にはいつも神との関係があると私は確信している。というより、回復により神との関係に気づくと言った方がいい。太初より私達は子供が親と結ばれているように神と繋がっているのだから。

微細物質的存在

微細物質的存在に関しては、ばかげたことだとする人も多く、扱いにくいテーマである。
しかし、私は自身の経験から、粗な物質レベルの陰に微細物質的次元、存在があり私達の生命と健康に影響を与えているとこを確信している。
子供、犬や猫などの動物の感覚はその次元の世界のことを感じやすい。
文明社会に住む我々大人のうち、死者の霊、天使、霊魂、妖精などを目覚めた状態で感じたり見たりする人は少ない。
その数少ない人の一人がスイスの建築家 Anton Styger である(著書「Erlebnisse mit den Zwischenwelten(中間世界との経験)」I – III巻、引用文献参照)。彼の著書には、中間世界は躍動に満ちた世界であり、信じられないほど多様な存在が植物、動物、そして私達人間と密な相互関係を持っていると書かれている。
Stygerは精神的、または肉体的に苦しんでいる人々に呼ばれ、彼らの家に行き、そこで何が起きているのかを調べるのである。

- そのような場で彼は亡くなった親族に煩わされたり、乗り移られている人、

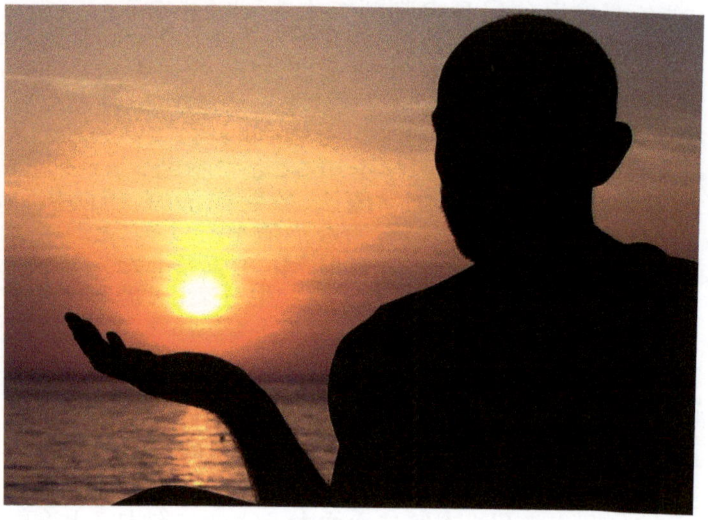

- また、亡くなったかつての住人が家の中をさまよっているために眠れなくて恐怖におびえている子供、
- また、ネガティブな考えにより悪魔を作り出し、どうしようもなくなった人、
- 死者に苦しめられ病気になった牛、
- 大地の精から憎しみを引き寄せてしまったために、自分の土地で幸せを感じられない人などを見てきた。

このような現象において難しい点はまず第一に何が起こっているのかを見極めること、第二に正しい処置をする事である。
Anton Stygerは当事者と一緒に祈り,害をもたらしている存在に直接話しかけ、その状況を説明しその後、光の中に送り出す。彼は毎回天使と守護霊に助けをお願いする。
彼の報告を読み気付かされたことは生きている全ての存在と愛をもって共存し,心をこめて対することがいかに大切かということである。
私の確信するところは:
トラウマをもたらす出来事、家族の力、微細物質的存在の影響など私達の身に降りかかることは全て私達の個人的な運命に添っている。
原因と結果の法則はまるで時計のように正確に機能している。私達の人生で起きることには全てひとつの理由の故に起きている:そのことを通して私達が学び、精神的に成長するためである。

将来への展望

私達が生きているこの転換の時代、精神、心が生命の中心であることが再認識されるようになり、この新医学が誕生した。物質至上主義的思想は今衰退しつつある。この時代に合わなくなってしまったのである。
唯物主義的医学の時代は終わった。ハマー博士は五つの生体自然法則を発見することにより、健康と病気を理解する鍵と治療のための鍵を私達に与えてくださった。「五つの生体自然法則は正しい」とだれか上部の人が言うのを待つ必要などない。全ての医師が考え方を変えるまで待つ必要などない。私達の健康、愛する人々はあまりにも尊いものであるので、それまで待ってなどいられない。五つの生体自然法則は今すぐ使い始めることができる。一度理解してしまえばこの法則は簡単なものである。詳しいことはすぐ知る必要はなく、あとで読んで調べればいい。
もちろんこの新医学は責任を伴うものである。その責任とは「無知のままで死なせない」ということである。
私自身の経験から、治療処置は控えめにした方が効果がある。
また、誰もがこの新医学を完全に受け入れる準備ができているわけではない。
医師に話す場合ははっきりとした言葉で、しかし心をこめて話すと良い。彼らには最新の科学を知る義務がある。残念なことに、今のところまだ新医学に基づいて治療を行う外科医、専門医はいないし、病院もない。親が子供の為に西洋医学以外の道を選択すると、親から子供が奪い取られてしまうという酷い実態もある。もし五つの生体自然法則が公的に認められれば、このような事はまずなくなるだろう。
最期に話が少し飛躍してしまうが：
トラウマの分析やここに細胞プラスは起こり、あそこに細胞マイナスが起こり、などということに集中するあまり最も癒し効果のある大切なしかもシンプルなことを忘れてはならない。

それは愛である。愛によりすべての傷は癒される。

愛、神との絆、喜び、慈恵の念、感謝の思いを新医学に満たしていこう。この生物学的知識を精神的指導者からのメッセージ、心霊的原理－すべての宗教の本質と結び付けていこう。多くの貴重な効果をもたらしてくれる他のセラピー手法への橋を渡そう。

皆様に神の祝福がありますように。

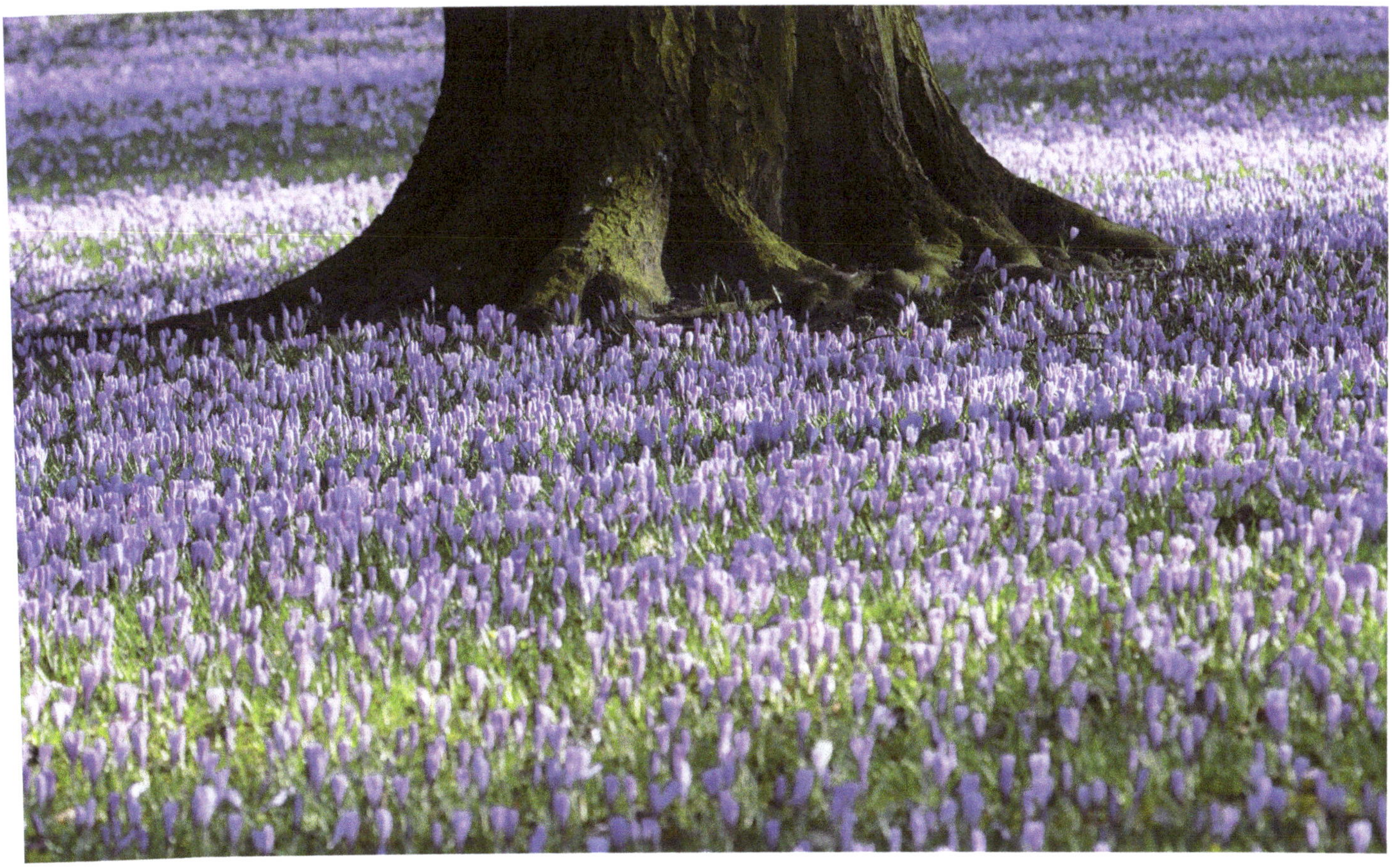

引用文及び挿絵の出典

リケ・ゲールト・ハマー(Ryke Geerd Hamer)医学博士神学修士の著作

• Wissenschaftliche Tabelle der Germanischen Neuen Medizin®(ゲルマン新医学学術的要項一覧)、Amici di Dirk 出版、ケルン、2006年11月現在、ISBN: 84-96127-22-2

• Vermächtnis einer Neuen Medizin, Teil 1(新医学の遺産第1部)、Amici di Dirk 出版、ケルン、第7版、1999年、ISBN: 84-930091-0-5

• Vermächtnis einer Neuen Medizin、Teil 2(新医学の遺産第2部)、Amici di Dirk 出版社、ケルン、第7版、1999年、ISBN: 84-930091-0-5

• Kurzfassung der Neuen Medizin(新医学要解)、Amici di Dirk 出版、ISBN: 84-930091-8-0

• Celler Dokumentation(ツェレ記録)、Amici di Dirk 出版、ケルン 1994、ISBN 3-926755-07-5

• 12 + 1 Hirnnerventabelle der Neuen Medizin(12+1新医学脳神経要項一覧)、第1版、2004年7月／第2版、2009年、Amici di Dirk出版、ISBN 84-96127-11-7

• Wissenschaftlich-embryologische Zahntabelle der Germanischen Neuen Medizin®(ゲルマン新医学発生学的歯科要項)、Amici di Dirk 出版、2009年、ISBN: 978-84-96127-36-4

• Krebs und alle sog. Krankheiten(癌およびすべてのいわゆる病気と呼ばれるものについて)、Amici di Dirk 出版、2004年、ISBN: 84-96127-13-3

• Präsentation der Neuen Medizin(新医学紹介)、Amici di Dirk出版、2005年

• Germanische Neue Medizin® Kurzinformation(ゲルマン新医学ガイド)、Amici di Dirk 出版、2008年、ISBN: 978-84-96127-31-9

• Brustkrebs – Der häufigste Krebs bei Frauen?(乳癌:女性で最も多い癌なのか?)Amici di Dirk 出版、2010年、ISBN: 978-84-96127-47-0

Amici di Dirk 出版連絡先:
ドイツ: ミヒャエラ・ヴェルテ(Michaela Welte)、電話番号: 07202-7756、e-メール: michaelawelte@yahoo.de
オーストリア: ヘルムート・ピルハー(Helmut Pilhar)、電話ファックス番号: 02638-81236, www.germanische-heilkunde.at (セミナー、講演、ニュースレター)

他の著者の著作

•Angela Frauenkron-Hoffmann (アンゲラ・フラウエンクローン=ホフマン)、Biologisches Dekodieren – So befreien Sie Ihr Kind(生物学的解読:子供を自由にするために)、出版社:Resonaris Verlag、ケルン 2013年

• Claudio Trupiano(クラウディア・トゥルピアーノ)、Danke Doktor Hamer(ありがとう、ハマー博士)、出版社:Secondo Naura s.r.l.,Bagnone、第3版、2010年、ISBN: 978-88-95713-10-6

• Mirsakarim Norbekov(ミルサカリム・ノルベコフ)、Eselsweisheit – Der Schlüssel zum Durchblick oder wie Sie Ihre Brille loswerden(ロバの知恵　視界を開く鍵、もしくは如何にして眼鏡とおさらばするか)、出版社:Goldmann Verlag、第2版、2006年

• Marion Kohn(マリオン・コーン)、Die fünf geistigen Gesetze der Heilung(治癒のための心理的5法則), 出版社:Verlag Silberschnur、ギュレスハイム、第1版、2010年

• Karl Dawson, Sasha Allenby(カール・ドウソン&サーシャ・アレンビー)、Matrix Reimprinting(マトリックス・リインプリンティング)、出版社:Trinity Verlag、ベルリン／ミュンヘン、2010年

• Bert Hellinger(ベルト・ヘリンガー)、Ordnungen der Liebe,(愛の秩序)、出版社:Carl-Auer Verlag、ハイデルベルク、第8版、2007年

• Monika Berger-Lenz & Christopher Ray(モニカ・ベルガー&クリストファー・レイ)、100 Tage Herzinfarkt(心筋梗塞100日)、出版社:Faktuell、2009年

•Ralph Bircher(ラルフ・ビルヒャー)、Geheimarchiv der Ernährungslehre(栄養学のマル秘資料室)、出版社:Bircher-Benner Verlag、バード・ホンブルク、第11版、2007年

• Böcker/Denk/Heitz(ベッカー／デンク／ハインツ)、Pathologie(生理学)、出版社:Urban & Fischer、2004年

• Walter & Lao Russel(ヴァルター&ラオ・ラッセル)、Radioaktivität. Das Todesprinzip in der Natur(放射能　自然における死の原理)、出版社:Genius Verlag、ブレーメン、2006年

• Callum Coats(カラム・コーツ)、Naturenergien verstehen und nutzen – Viktor Schaubergers geniale Entdeckungen(自然のエネルギーを理解し用いる:ヴィクトル・シャウベルガーの天才的発見)、出版社:Omega Verlag、デュッセルドルフ、1999年

• Harold J. Reilly&Ruth H. Brod(ハラルド・J・ライリー&ルース・H・ブロード)、Das Große Edgar-Cayce-Gesundheits-Buch(エドガー・ケイシー健康法大全)、出版社:Bauer Verlag、第9版、1989年

• Herbert Woschnagg & Wolfgang Exel(ヘルベルト・ヴォシュナッグ&ヴォルフガング・エクセル)、Mein Befund(私の所見)、出版社:Ueberreuter Verlag、1991年

• Heinrich Krämer(ハインリッヒ・クレーマー)、Die stille Revolution der Krebs- und AIDS-Medizin(癌・エイズ医療の静かなる革命)、出版社:Ehlers、2001年

• Michael Leitner(ミヒャエル・ライトナー)、Mythos HIV(HIVという神話)、出版社:Verlag videel、2005年

• Ulrich Abel(ウルリヒ・アーベル)、Chemotherapie fortgeschrittener Karzinome(進行がんの化学療法:批判的現状調査)、Eine kritische Bestandsaufnahme(進行癌の化学療法:現状批判)、第2改訂版、出版社:Hippokrates Verlag、1995年

• Richard Willfort(リヒャルト・ヴィルフォート)、Gesundheit durch Heilkräuter(薬草による健康法)、出版社:Rudolf Trauner Verlag、1986年

• Leo Angart(レオ・アンガート)、Vergiss deine Brille(眼鏡はもういらない)、出版社:Nymphenburger Verlag、第5版、2007年

• Kurt Allgeier(クルト・アルガイアー)、Die besseren Pillen(より良い薬)、出版社:Mosaik Verlag、2003年

• Susanne Fischer-Rizzi(スザンネ・フィッシャー=リッツィ)、Medizin der Erde(大地の医術)、出版社:AT Verlag、2006年

• Dr. Gottfried Hertzka & Dr. Wighard Strehlow(ゴットフリート・ヘルツカ&ヴィグハルト・シュトレーロフ)、Große Hildegard-Apotheke(ヒルデガルド調剤術大全)、出版社:Christiana Verlag、2007年

• Brandon Bays(ブランドン・ベイズ)、The Journey – Der High-

way zur Seele(旅－魂へのハイウエー), 出版社:Ullstein、ベルリン、2008年
- Franz-Peter Mau(フランツ＝ペーター・マウ)、EM: Fantastische Erfolge mit Effektiven Mikroorganismen in Haus und Garten, für Pflanzenwachstum und Gesundheit-Anwenderbuch(EM－屋内・庭に生息する微生物の植物栽培・健康への活用法)、Goldmann Verlag、2002年
- Jürgen Schilling(ユルゲン・シリング)、Kau dich gesund(よく噛んで健康に)、出版社:Haug Verlag、2003
- John Gray(ジョン・グレイ)、Männer sind anders. Frauen auch(男は違うし女も違う[旧題名: Männer sind vom Mars, Frauen von der Venus(男は火星人、女は金星人)])、出版社:Goldmann Verlag、ミュンヘン、1992年
- Karin Achleitner-Mairhofer(カリン・アハライトナー＝マイアホーファー)、Dem Schicksal auf der Spur(運命を追って)、出版社:Ennsthaler、2010年
- Rainer Körner(ライナー・ケルナー)、BioLogisches Heilwissen(治療のためのバイオ＝ロジカルな知)、出版社:Heilwissen Verlag、2011[www.BioLogisches-Heilwissen.de]、ISBN: 978-3-9814795-0-8
- Johannes F. Mandt(ヨハネス・F・マント)、was Gesund macht(健康なもの)、出版社:Mandt-Verlag、第1版、2009年[Bergstraße 48, 53919 Weilerswist／www.mandt-verlag.de]、ISBN: 978-3-00-028725-1
- Anton Styger(アントン・シュタイガー)、Erlebnisse mit den Zwischenwelten(間の世界の体験)、第1／2巻、出版社:Styger-Verlag、オーバーエーゲリ、スイス、2008 年／2010年
- Ramiel Nagel(ラミエル・ナーゲル)、Karies heilen(虫歯を治す)、出版社:Golden Child Publishing、2013年

挿絵と写真

4、5、10、12、13、18、25、29、35 – 37、39、40 – 49、52 – 60, 322 – 325 、327ページの写真: www.fotalia.com.

7、8、9、11、17、19、、24 – 28、50、51、326 ページの図と写真: 著者

表紙と辞典部分(59－307ページ)の解剖図はウィーンのデッサン家により鉛筆で描かれたものに、ハマー博士が示した由来胚葉による分類に基づき著者が色付けをしたものである。

索引

す

せ

そ

た

ち

つ

て

と

www.ingramcontent.com/pod-product-compliance
Ingram Content Group UK Ltd.
Pitfield, Milton Keynes, MK11 3LW, UK
UKHW051022091026
15624UKWH00012B/637

9 781948 909358